改訂第2版

# スキントラブルケア
## パーフェクトガイド

病態 検査 治療
予防 ケア がすべてわかる!

編集 ▶ 内藤 亜由美　医療法人 篠原湘南クリニック クローバーホスピタル 創傷マネジメントセンター センター長
　　　▶ 安部 正敏　医療法人社団 廣仁会 札幌皮膚科クリニック 院長

Gakken

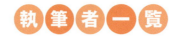

## 執筆者一覧

### 編集

| | |
|---|---|
| 内藤亜由美 | 医療法人 篠原湘南クリニック クローバーホスピタル 創傷マネジメントセンター センター長 |
| 安部　正敏 | 医療法人社団 廣仁会 札幌皮膚科クリニック 院長 |

### 執筆者（執筆順）

| | |
|---|---|
| 安部　正敏 | 医療法人社団 廣仁会 札幌皮膚科クリニック |
| 福地　　修 | 東京慈恵会医科大学附属柏病院 皮膚科 |
| 平郡　隆明 | ひらぐん皮ふ科・アレルギー科 |
| 佐藤　俊宏 | いいそらヒフ科クリニック |
| 遠藤　幸紀 | 東京慈恵会医科大学 皮膚科 |
| 天野　博雄 | 岩手医科大学医学部 皮膚科学講座 |
| 妹尾　明美 | 岡山赤十字病院 皮膚科 |
| 古結　英樹 | 医療法人社団 裕和会 長尾クリニック |
| 山口　道也 | 山口大学医学部 皮膚科 |
| 米田　明弘 | 桑園オリーブ皮膚科クリニック |
| 草竹　兼司 | 形成外科・皮膚科 草竹クリニック |
| 高橋　一夫 | 国際医療福祉大学熱海病院 皮膚科 |
| 新谷　洋一 | シンタニ皮フ科 |
| 小野田雅仁 | おのだ皮膚科 |
| 田宮　紫穂 | 東海大学医学部付属大磯病院 皮膚科 |
| 袋　　秀平 | ふくろ皮膚科クリニック |
| 加藤　恭子 | 愛知県がんセンター 薬物療法部 |
| 坂東　英明 | 愛知県がんセンター 薬物療法部 |
| 室　　　圭 | 愛知県がんセンター 薬物療法部 |
| 山田　顕光 | 横浜市立大学大学院医学研究科 消化器・腫瘍外科 |
| 日髙　寿美 | 湘南鎌倉総合病院 腎臓病総合医療センター 腎移植内科 |
| 渡邉　　学 | 東邦大学医療センター大橋病院 外科 |
| 桐林　孝治 | 東邦大学医療センター大橋病院 外科 |
| 松尾　光祐 | 藤沢市民病院 整形外科 |
| 飯坂　真司 | 淑徳大学看護栄養学部 栄養学科 |
| 孟　　　真 | 横浜南共済病院 心臓血管外科 |
| 内藤亜由美 | 医療法人 篠原湘南クリニック クローバーホスピタル　創傷マネジメントセンター |
| 石澤美保子 | 奈良県立医科大学医学部看護学科 成人急性期看護学 |
| 神野　剛史 | 埼玉医科大学病院 臨床工学部 |
| 松岡　美木 | 埼玉医科大学病院褥瘡対策管理室 |
| 石飛　仁美 | 松江赤十字病院 専門看護領域 皮膚・排泄ケア認定看護師 |
| 西林　直子 | 奈良県立医科大学附属病院 看護部　皮膚・排泄ケア認定看護師 |
| 石濱　慶子 | 独立行政法人地域医療機能推進機構星ヶ丘医療センター 皮膚・排泄ケア認定看護師 |
| 室岡　陽子 | 東京慈恵会医科大学医学部 看護学科 |
| 石川　　環 | 東北福祉大学健康科学部 保健看護学科 |
| 三富　陽子 | 京都大学医学部附属病院 看護部 |
| 関谷　宏祐 | 東京医科歯科大学医学部附属病院（救急災害医学分野/救命救急センター） |
| 松井佐知子 | 群馬大学医学部附属病院看護部 看護師長 皮膚・排泄ケア認定看護師 |
| 松原　康美 | 北里大学看護学部 臨床看護学/北里大学病院 |
| 日野岡蘭子 | 旭川医科大学病院 看護部 |
| 志村　知子 | 日本医科大学付属病院 高度救命救急センター |
| 高木　良重 | 国際医療福祉大学 福岡看護学部 |
| 森岡　直子 | 静岡県立静岡がんセンター看護部 皮膚・排泄ケア認定看護師 |
| 松本　琴美 | 日本フットケアサービス株式会社 |
| 吉嶺　　開 | 日本フットケアサービス株式会社 |
| 大平　吉夫 | 日本フットケアサービス株式会社 |

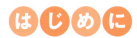

　臨床で皮膚・排泄ケア認定看護師(WOCN)としてさまざまなスキントラブルに関する相談を受けるなか，内科系，外科系などの診療科に特徴的な相談と，全科に共通する相談があることに気づきました．何度も同じ回答をするうちに，WOCNが不在の施設ではどのように対処しているのだろう？　患者さんや現場の看護師，医師は困っているのでは？　という疑問を抱きました．そして，日常的に多い相談について1冊の本にまとめれば，WOCNが不在の病院や，いつも同じ質問をしてWOCNに「またか……」と思われるのではないかと胸を痛めている看護師たちのお役に立てるのではないかと考え，編集・執筆させていただいたのが，2008年に発行されたNursing Mook「病態・処置別スキントラブルケアガイド」でした．その後，2015年には皮膚科疾患についてさらに詳しい解説を加えた「病態・予防・対応がすべてわかる！スキントラブルケアパーフェクトガイド」へと発展させてきました．

　一方で，Nursing Mook刊行からの11年，日本の医療・看護界では，「チーム医療の推進」「看護師特定行為研修制度」「役割拡大」「病床機能再編」「地域医療構想」「地域包括ケアシステム」などがkey wordとなるパラダイムシフトの時代を迎えました．さらに，人々の価値観は多様化し，共有意思決定(shared decision-making：SDM)においては看護師をはじめ多職種の役割が重要視されています．

　「治す医療から支える医療」の時代を迎え，看護師は患者さんの安全・安楽を確保し，生活を支えるためにも，患者さん一人ひとりの病態を理解するスキルアップが必要と考えます．

　そこで，今回の改訂にあたっては，スキントラブルに対して効果的なケアを実践するため，基礎疾患の理解，治療の理解につながるような内容に強化しました．

　これまでは，スキントラブルに関する本と基礎疾患の本の2冊を用意して勉強しなければならなかったのですが，今回はそれらを1冊にまとめて「私自身がほしい本」に内容を充実させました．

　この書籍が急性期病院，慢性期の病院や施設，在宅医療の現場など広く皆様のお役に立てることを願っております．

　最後になりましたが，お忙しいなか，われわれの欲張りでわがままな要望に応えて，理解しやすくより実践的な内容を執筆してくださった先生方に心より感謝申し上げます．

2019年7月

内藤亜由美

安部　正敏

# 改訂第2版 スキントラブルケアパーフェクトガイド
―病態・検査・治療・予防・ケアがすべてわかる！

## Chapter 1　知的スキンケアのための皮膚の基礎知識

| | | | |
|---|---|---|---|
| 1 | 皮膚の構造を踏まえたスキンケア | 安部　正敏 | 10 |
| 2 | 皮膚の機能を踏まえたスキンケア | 安部　正敏 | 19 |
| 3 | 皮膚の症状を踏まえたスキンケア | 安部　正敏 | 22 |
| 4 | 年齢とともに考えるスキンケア | 安部　正敏 | 28 |
| 5 | 外用薬を理解したスキンケア | 安部　正敏 | 33 |
| 6 | 創傷治癒促進のためのスキンケア | 安部　正敏 | 40 |
| 7 | 老化防止のスキンケア | 安部　正敏 | 46 |
| 8 | 皮膚症状に関わる検査 | 安部　正敏 | 51 |

## Chapter 2　おさえておきたい皮膚疾患

| | | | |
|---|---|---|---|
| 1 | 湿疹・皮膚炎 | 福地　修 | 62 |
| 2 | 蕁麻疹 | 平郡　隆明 | 67 |
| 3 | 真菌感染症 | 佐藤　俊宏 | 73 |
| 4 | 薬疹・中毒疹 | 遠藤　幸紀 | 78 |
| 5 | アトピー性皮膚炎 | 天野　博雄 | 82 |
| 6 | 細菌感染症 | 妹尾　明美 | 87 |
| 7 | ウイルス性発疹症 | 古結　英樹 | 91 |
| 8 | 疥癬 | 山口　道也 | 95 |
| 9 | 分子標的薬による皮膚障害 | 米田　明弘 | 100 |
| 10 | 皮膚腫瘍 | 草竹　兼司 | 106 |
| 11 | 膠原病・血管炎 | 高橋　一夫 | 111 |
| 12 | 光線過敏症 | 新谷　洋一 | 118 |
| 13 | デルマドローム | 小野田雅仁 | 123 |
| 14 | 手湿疹 | 田宮　紫穂 | 130 |
| 15 | うっ帯性皮膚炎 | 袋　秀平 | 135 |

## Chapter 3 スキントラブルに関する病態理解

1. がん化学療法に関する総論　　　　　　　　　　加藤　恭子, 坂東　英明, 室　圭　140
2. 乳癌の治療に関する総論　　　　　　　　　　　　　　　　　　　　山田　顕光　146
3. 透析治療に関する総論　　　　　　　　　　　　　　　　　　　　　日髙　寿美　153
4. SSI（手術部位感染）に関する総論　　　　　　　　　　　　渡邉　学, 桐林　孝治　159
5. 整形外科の固定法　　　　　　　　　　　　　　　　　　　　　　　松尾　光祐　164
6. 栄養とスキントラブル　　　　　　　　　　　　　　　　　　　　　飯坂　真司　169
7. 深部静脈血栓症　　　　　　　　　　　　　　　　　　　　　　　　孟　　真　174

## Chapter 4 各科に共通するスキントラブルの予防・対応

1. 軽度の褥瘡の予防・対応　　　　　　　　　　　　　　　　　　　　内藤亜由美　182
2. MDRPU（医療関連機器圧迫創傷）とは　　　　　　　　　　　　　　石澤美保子　196
3. NPPV（非侵襲的陽圧換気）を受ける患者のスキントラブル
　　　　　　　　　　　　　　　　　　　　　　　　神野　剛史, 松岡　美木　204
4. 経鼻カテーテル挿入中のスキントラブル（胃管, イレウス管）　石飛　仁美　211
5. ギプス・シーネ固定部のスキントラブル　　　　　　　　　　　　　西林　直子　218
6. 点滴ルート固定部のスキントラブル　　　　　　　　　　　　　　　石濱　慶子　226
7. スキン-テアの予防・対応　　　　　　　　　　　　　　　　　　　　室岡　陽子　231
8. 下痢によるIAD（失禁関連皮膚炎）の予防・対応　　　　　　　　　内藤亜由美　240
9. 出血傾向のある患者のスキントラブル　　　　　　　　　　　　　　石川　　環　249
10. 瘙痒感のある患者のスキントラブル　　　　　　　　　　　　　　　内藤亜由美　255

## Chapter 5 外科系でのスキントラブルの予防・対応

1. チューブ・ドレーン創周囲のスキントラブル　　　　　　　　　　　内藤亜由美　260
2. 陰圧閉鎖療法を成功させるための看護ケア　　　　　　　　　　　　内藤亜由美　268
3. ストーマ周囲のスキントラブル　　　　　　　　　　　　　　　　　三富　陽子　275
4. 瘻孔周囲のスキントラブル　　　　　　　　　　　　　　　　　　　内藤亜由美　288
5. 陰圧閉鎖療法中患者のスキントラブル　　　　　　　　　　　　　　関谷　宏祐　294

## Chapter 6 内科系でのスキントラブルの予防・対応

1 ステロイド薬を長期内服中のスキントラブル　　松井佐知子　304
2 胃瘻周囲のスキントラブル　　松原　康美　310
3 皮膚感染症をもつ患者のスキントラブル　　松井佐知子　316
4 透析患者のスキントラブル　　日野岡蘭子　323

## Chapter 7 クリティカルケア領域でのスキントラブルの予防・対応

1 気管挿管チューブ固定部・気管切開口周囲のスキントラブル　　三富　陽子　332
2 GVHD（移植片対宿主病）患者のスキントラブル　　志村　知子　341
3 TEN（中毒性表皮壊死症）患者のスキントラブル　　松井佐知子　350

## Chapter 8 がん患者のスキントラブルの予防・対応

1 がん化学療法中のスキントラブル　　高木　良重　354
2 がん放射線療法中のスキントラブル　　森岡　直子　363
3 がん性皮膚潰瘍　　内藤亜由美　371

## Chapter 9 フットケア

1 糖尿病患者のスキントラブルとフットウェア
　　松本　琴美, 吉嶺　開, 大平　吉夫　378

**索引**　386

本書に記載されている内容は，出版時の最新情報に基づくとともに，臨床例をもとに正確かつ普遍化すべく，著者，編者，監修者，編集委員ならびに出版社それぞれが最善の努力をしております．しかし，本書の記載内容によりトラブルや損害，不測の事故等が生じた場合，著者，編者，監修者，編集委員ならびに出版社は，その責を負いかねます．
また，本書に記載されている医薬品や機器等の使用にあたっては，常に最新の各々の添付文書や取り扱い説明書を参照のうえ，適応や使用方法等をご確認ください．

株式会社 学研メディカル秀潤社

*Chapter 1*

# 知的スキンケアのための皮膚の基礎知識

- **1** 皮膚の構造を踏まえたスキンケア
- **2** 皮膚の機能を踏まえたスキンケア
- **3** 皮膚の症状を踏まえたスキンケア
- **4** 年齢とともに考えるスキンケア
- **5** 外用薬を理解したスキンケア
- **6** 創傷治癒促進のためのスキンケア
- **7** 老化防止のスキンケア
- **8** 皮膚症状に関わる検査

Chapter 1　知的スキンケアのための皮膚の基礎知識

# 皮膚の構造を踏まえたスキンケア
## プロの看護師のテクニック！

プロの看護師が行うスキンケアは，皮膚の解剖・生理を熟知してこそ差別化が図られるものである．基礎的知識のバックグラウンドがなければ，市中にあふれるコスメティックショップのスタッフと何ら変わりがない．本項では，ターゲットとなる皮膚の構造を知り，"なぜその処置が必要なのか？　そのケアが必要なのか？"といった疑問に答える基礎固めを行う．

執筆●安部　正敏

## 自分の皮膚表面をみてみよう

「スキンケア」を行うにあたり，皮膚の構造を知らねばならないが，解剖学というのは何より覚えづらいものである．そこで，まず本書を離れて，自分の皮膚表面をみてみよう．

皮膚の表面は平滑ではなく，多数の溝がみられる．この溝を皮溝とよぶ．皮溝は浅いものと深いものが存在する．浅い皮溝で囲まれる領域を皮丘とよび，それより大きな範囲で深い皮溝によって囲まれる領域を皮野とよぶ．また，皮膚表面には毛孔と汗孔が開口している．皮溝の走行は身体各部位により一定方向に決まっている．とくに指腹の走行は指紋として個人認証に使用される．

スキンケアで外用薬を塗布する場合，外用薬は皮溝に沿って塗布する（図1）．よく背部に縦方向に軟膏を塗布する場面をみかけるが，これは誤りであり，外用薬は横方向に塗るのがプロの技である．病理組織学的に，表皮は皮溝の部分がもっとも薄い．外用薬の吸収は表皮を通過し，真皮で効果を及ぼす場合も多いので，薄い部分に十分いきわたるように塗布するのがコツである．

皮膚は皮下脂肪組織を加えると体重の約15％に

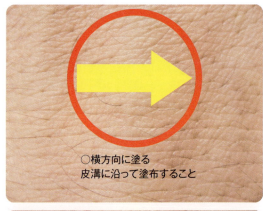
○横方向に塗る
皮溝に沿って塗布すること

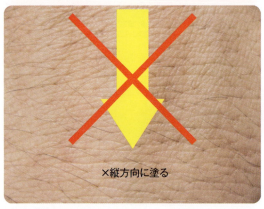
×縦方向に塗る

図1　皮膚の構造を考えた外用薬の塗布方向

及ぶ人体最大の臓器である．皮膚の厚さは1.5～4.0 mmであるが，部位により異なり，眼瞼や包皮・小陰唇内側がもっとも薄く，手掌・足底がもっとも厚い．皮膚は人体をくまなくすっぽり覆い，過酷な外界環境から内臓を守る健気な臓器であるが，その面積は各個人の手掌100枚分である．つまり，ヒトの体表面積の1%はそのヒトの手掌1枚分であり，記憶しておくと便利である．

## 皮膚の組織学――皮膚を縦方向にみてみよう（表皮・真皮・皮下脂肪組織・付属器）

### 表皮の構造

表皮は例えると，ブロック塀を想像するとよい（図2）．ブロック塀は頑丈なコンクリート製のブロックどうしがセメントでしっかり固められて外敵から家を守っている．表皮のブロックにあたるものは角化細胞とよばれる．角化細胞は，下から順に基底層，有棘層，顆粒層，角層（角質層）と4種に分けられる（図3）．このうち角層は死んだ細胞であり，表皮の角化細胞はあたかも自らを犠牲にして外敵からわれわれを守ってくれる，"けなげな！"細胞なのである．

［基底層］

表皮の最下層は，1層の基底細胞からなる．基底細胞は縦に長く円柱形を呈する．約20日ごとに有糸分裂し，2個に分かれた細胞のうち1個は上昇して有棘細胞となる．残る1個は基底層にとどまり，次の分裂に備える．つまり基底層は「表皮の工場」である．

［有棘層］

表皮の大部分を占め，5～10層からなる．基底層寄りの細胞は多角形であるが，上昇するに従い次第に扁平となる．顕微鏡で組織学的に観察すると，有棘層の細胞どうしは細胞間橋とよばれる構造で繋がっているようにみえ，これがまるで棘のようにみえることから，この名が付いた．

［顆粒層］

表皮の上層2～3層である．細胞はさらに扁平と

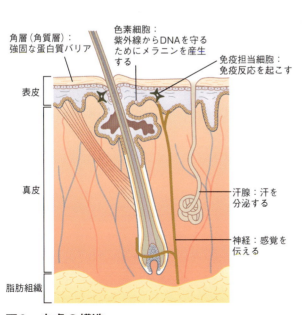

図2　皮膚の構造

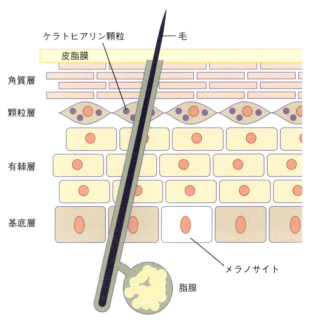

図3　表皮の構造

# Chapter 1　知的スキンケアのための皮膚の基礎知識

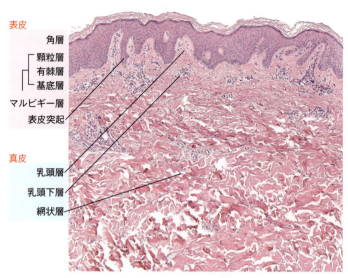

図4　表皮・真皮の組織学的所見（HE染色）

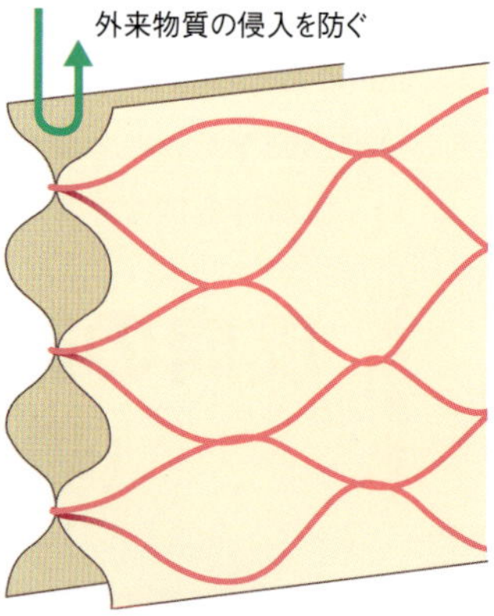

細胞どうしの結合は，膜貫通結合蛋白により構成される網目状構造物によって形成される．

図5　顆粒層におけるタイトジャンクション

なり，細胞質中にケラトヒアリン顆粒とよばれる好塩基性蛋白が出現する．そのため，ヘマトキシリン－エオジン染色（HE染色）を行い，皮膚を組織学的に観察する場合，紫色の顆粒としてみることができる（図4）．

ケラトヒアリン顆粒を構成するプロフィラグリンは断片化され，10個以上のフィラグリン分子となる．フィラグリンはバリア機能に重要な役割を有する蛋白であり，ケラチンを凝集するほか，さらに低分子アミノ酸，ウロカニン酸，ピロリドンカルボン酸に分解され，バリア機能に関与する．最近，フィラグリン遺伝子変異が日本人におけるアトピー性皮膚炎の重要な発症因子であることが示され，フィラグリンに注目が集まっている（p.82参照）．

また，顆粒層にはタイトジャンクションとよばれる構造が存在し，外来物質の侵入を防ぐバリア機能として働く．タイトジャンクションとは，細胞と細胞の間隙をシールで接着するような構造である．それぞれの結合は膜貫通結合蛋白により構成される網目状構造物によって形成され，隣り合う細胞の結合蛋白は強く結合する（図5）．その結果，細胞間で物質の通過が困難となり，バリア機能を発揮する．

[角層]

人体の最外層の細胞で，既に細胞核は自己消化された死細胞である．約10層からなるが細胞自体は膜様となり，その最外層がいわゆる「垢」となって入浴などで自然に脱落する．テレビ番組等でタレントが「垢すり」を体験し，多量の垢の出現に狂喜乱舞するお約束のシーンがみられるが，これは自然に脱落しない角層までも剥がしてしまうものである．しかし，長期間入浴を拒む患者には余分な角層が付着し，悪臭を放つ．これを「アカツキ病」という（図6）．

手掌足底に限っては，光を強く屈折するため角層最下部に明るくみえる透明層が存在する．

角質細胞は物理化学的刺激に対し非常に安定な周辺帯を有しており，細胞どうしはコルネオデスモソームで連結される．さらに，細胞間にはセラミド・コレステロール・脂肪酸などからなる角質細胞間脂質が存在し，バリア機能を司る（図7）．

[そのほかの細胞]

表皮にはこの他，メラノサイト（色素細胞），ランゲルハンス細胞，α樹状細胞，メルケル細胞が存在する．

メラノサイトは色素産生細胞であり，メラニンを産生することで紫外線を防御し，紫外線障害や皮膚がんの発生を防ぐ．黒人は白人に比べメラノサイト自体が発達しており，メラニン産生能が高い．メラ

# ① 皮膚の構造を踏まえたスキンケア

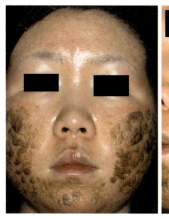
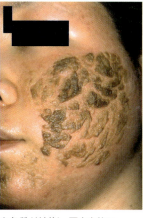

長期間入浴をしていない患者には余分な角質が付着し，悪臭を放つ．

**図6　アカツキ病**

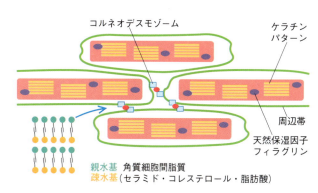

細胞間の角質細胞間脂質はバリア機能を司る．

**図7　角質層の微細構造**

ノサイトは表皮の基底層に，おおむね基底細胞10個につき1個の割合で存在し，数と分布に人種差はない．HE染色では，染色過程で細胞質が収縮するため，明るく抜けてみえ，茶色くはみえない（このため，澄明細胞ともよばれる）．

ランゲルハンス細胞は，骨髄由来で免疫を担当する細胞である．有棘層の中層から上層に存在する．通常のHE染色での同定は困難であり，免疫組織学的染色を行うとCD1a*が陽性となる．また，電子顕微鏡学的所見で，バーベック顆粒**をもつことが特徴である．ランゲルハンス細胞は，リンパ球に対し抗原提示作用をもつ．概念的には表皮で，皮膚のセキュリティーを担う"門番"と理解するとよい．

α樹状細胞は，ランゲルハンス細胞に類似する細胞であるが，バーベック顆粒をもたない．その由来と機能は未だ不明の，ナゾに包まれた細胞である．

メルケル細胞は，基底層に存在し触覚を司る．物理的刺激を受けると，メルケル細胞顆粒から神経伝達物質が分泌され，知覚神経へ情報が伝達される．

［表皮真皮接合部］

表皮は次に述べる真皮と接しているが，接合部には複雑な構造が存在する．基底細胞側から，透明帯，基底板，係留線維が存在する．

透明帯はラミニン5，フィブロネクチンなどの蛋白から構成される．

*CD1a：細胞表面に存在する抗原に結合するモノクローナル抗体による分類．ランゲルハンス細胞や胸腺皮質細胞に陽性である

**バーベック顆粒：細胞内の抗原輸送を行う細胞質内の顆粒

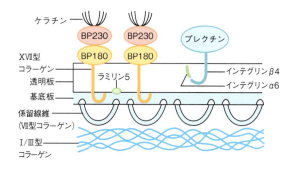

それぞれの蛋白の欠乏によりさまざまな先天性表皮水疱症が起こる．

**図8　基底膜部の構造**

基底板は基底細胞が産生するIV型コラーゲン，ラミニン5などの蛋白から構成される．

係留線維はVII型コラーゲンから構成され，真皮のコラーゲンと結合している．

なお，最近のトピックであるスキン-テアにおいては，外力が関係する天疱瘡，類天疱瘡，先天性表皮水疱症等の創傷については，疾患に由来するものかどうか判断しがたく，スキン-テアに含めることになっているため，とくに基底膜部の構造はより重要性を増してきた（図8）．

## 真皮の構造

真皮は膠原線維（コラーゲン）を多量に含む厚い組織であり，表皮の約40倍の厚さにまで達する

# Chapter 1 知的スキンケアのための皮膚の基礎知識

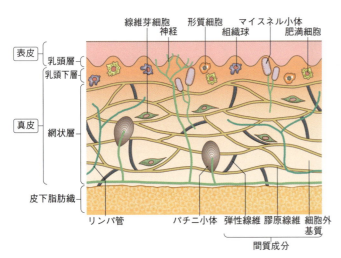

**図9　真皮の構造と構成する成分**
五十嵐敦之：新版皮膚科疾患ビジュアルブック．学研メディカル秀潤社，東京，p.4, 2012. より引用

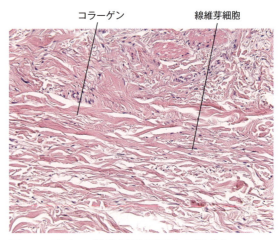

**図10　真皮の組織学的所見（HE染色）**

（図2，図9¹⁾）．「シワ」は真皮の変化が原因であり，女性にとっては若々しくみせるためにケアしたい部分である．真皮をたとえるなら"水を含んだスポンジ"というイメージである．

真皮は乳頭層，乳頭下層，網状層に分けられる．

乳頭層は表皮との間に食い込んでいる部分（表皮が延長している部分を，表皮突起とよぶ）で，毛細血管や知覚神経終末が存在する．

乳頭層の直下を乳頭下層とよび，ここまでは比較的線維成分が少ない．

乳頭下層の下から皮下脂肪組織までを網状層とよぶ．網状層は真皮の大部分を占めており，線維成分が多い．

[細胞成分]

真皮の細胞成分として重要なものに，線維芽細胞，組織球（マクロファージ），肥満細胞，形質細胞がある．

線維芽細胞は真皮の構成要素であるコラーゲン，弾性線維やムコ多糖を産生する，細長い紡錘形の細胞である．真皮の工場と捉えたい．「シワ予防にはビタミンC！」という宣伝は間違いではなく，実験レベルで線維芽細胞にビタミンCを作用させると，コラーゲン産生が増強することが知られている．しかし無論，シワ予防を謳う各種補助食品のなかには眉唾なシロモノも多々あることから注意したい．

組織球は，真皮の免疫担当細胞である．さらに蛋白分解酵素も産生し，真皮の組織修復にも関与する．

肥満細胞は，体重増加の「肥満」とはまったく関係がない．最近ではマスト細胞ともよばれる．ヒスタミンやヘパリンなどの化学伝達物質を多量に含み，主にI型アレルギー反応に関与する細胞である．近年では，それ以外に，真皮の組織修復などにも関与することが明らかとなってきた．

形質細胞はBリンパ球が抗原刺激を受けて分化したものであり，抗体を産生し免疫に関与する．

[線維成分と基質]

真皮の大部分を占めるのがコラーゲンであり，そのほか弾性線維，細胞外基質がある．

コラーゲンは熱を加えるとゼラチンを生ずることから，膠原線維ともよばれる．きわめて強靭な線維であり，線維走行に沿う力に強い．乳頭層では垂直方向に，乳頭下層と網状層では水平および垂直方向に走行する．HE染色ではピンク色に染まる（図10）．コラーゲンは20種類が存在するが，真皮に存在するコラーゲンの約8割はI型コラーゲンである．次いでIII型コラーゲン（細網線維ともよばれる），V型コラーゲンが多い．

弾性線維はエラスチンとよばれる蛋白からなり，皮膚の弾力性を規定する．乳頭層では垂直に，乳頭

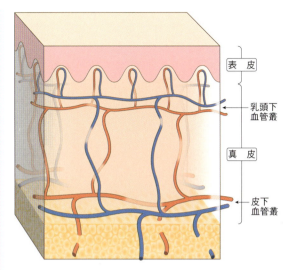

**図11　皮膚の血管**
五十嵐敦之：新版皮膚科疾患ビジュアルブック．学研メディカル秀潤社，東京，p.5，2012．より引用

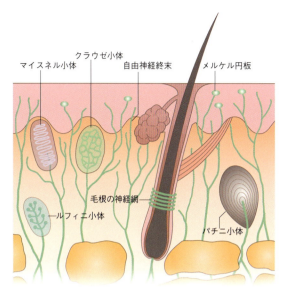

**図12　皮膚の受容器**
五十嵐敦之：新版皮膚科疾患ビジュアルブック．学研メディカル秀潤社，東京，p.5，2012．より引用

下層で網工をなし，網状層では平行に走る．

　細胞外基質とは，真皮において細胞や線維の間を満たす，糖蛋白やプロテオグリカンからなるゲル状の成分である．糖蛋白は水分保持や線維成分と結合することでその安定化を図る．

　一方，プロテオグリカンは蛋白とムコ多糖が多数結合した巨大な分子であり，ヒアルロン酸やデルマタン硫酸などが存在する．前者は水分保持に，後者は線維成分安定化に寄与する．真皮はスポンジのイメージであることが，おわかりいただけるであろうか？

［脈管系］

　血管は，真皮浅層と深層の2カ所で表皮に平行した網工を形成する．動脈はまず，真皮深層で網工を形成した後，垂直方向に上行して乳頭下層で網工を形成する．さらに小動脈が乳頭層中を上行し，係蹄（ループ）を構成した後，諸静脈に移行して下行し，乳頭下層の網工に至る．静脈はさらに垂直に下行して，真皮深層で網工を形成する（**図11**）[1]．

　真皮内で血管が垂直に走る解剖学的特徴は，そのレベルで応力が発生した際に容易に表皮と真皮上層が虚血に至ってしまうことから，皮膚潰瘍発症機序においてきわめて重要である．

［神経系］

　真皮には知覚神経と自律神経が分布する．知覚神経は温痛覚と触圧覚に関係する．自律神経は血管や汗腺の機能を調節する．知覚神経には自由神経終末と終末小体として，触覚に関係するマイスネル小体や振動覚に関係するパチニ小体がある（**図12**）[1]．

## 皮下脂肪組織

　皮下脂肪組織の大部分は，脂肪細胞である（**図13**）．脂肪細胞は細胞質のほとんどを脂肪滴が占め，核は辺縁へ押し付けられる構造をとる．

　皮下脂肪組織は，外力に対しクッションの役割とともに，体温喪失の遮断や熱産生による保温機能に重要な役割を果たしている．

## 付属器

　これ以外の毛包脂腺と汗腺を合わせて，付属器とよぶ．

［毛器官］

　毛とそれを取り囲む毛包から構成される．

　毛包は表面から順に，漏斗部，峡部，下部毛包に

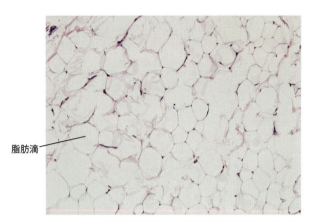

図13　皮下脂肪組織の組織学的所見（HE染色）

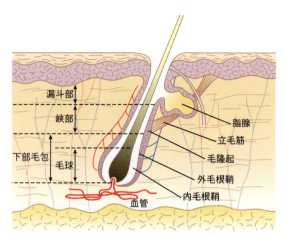

表面から順に漏斗部，峡部，下部毛包に分けられる．
図14　毛包の構造

分けられる（図14）．峡部には毛隆起があり，立毛筋が付着する．この部位には表皮の幹細胞が存在しており，創傷治癒に重要な役割を有する．すなわち，創傷において，その深さによりこの部分が残存するか否かにより，創傷部は正常に復するか瘢痕治癒するかが決まる．

　また，漏斗部の下部には脂腺が開口する．毛包の外側を結合組織性毛包とよび，真皮と連続する．その内側に外毛根鞘，さらに内側には内毛根鞘が存在する．内毛根鞘はハックスレー層とヘンレ層に分けられる．HE染色所見で外毛根鞘は，明るく抜けた細胞として観察される．

　一方，下部毛包の下端は球状に膨れあがっているため毛球とよばれ，毛球のなかに毛乳頭が存在する．毛乳頭の頂点には毛母があり，ここから毛は発育する．また，この部分に色素産生細胞が存在し，われわれ日本人の黒髪を生む．

　毛の断面は，内側から毛髄質，毛皮質，毛小皮に分けられる．表皮と同様に毛は最終的に角化すなわち死に至る．毛小皮はキューティクルともよばれ，毛の過度な物理的もしくは化学的処置により傷害されると，いわゆる自然な艶のない髪になってしまう．

　毛は成長期，成長を停止して退縮する退行期，発毛停止の休止期の3周期を繰り返す．成長期は約5～8年，退行期は2週間，休止期は3～4カ月である．ちなみに，眉毛や睫毛はこの周期が約1カ月と短いため，余分に伸びすぎることはない．頭髪は自然な状態でも1日に60～100本は抜けるので，過度に脱毛を気にする人は実際に数えてみるとよい．

［脂腺］

　脂腺は皮脂を作る腺であり，毛漏斗部に開口する．皮脂は中性脂肪，スクアレン，コレステロールなどからなり，毛包から表面に出る．一部の脂腺は毛漏斗部ではなく，直接表皮に開口し独立脂腺とよばれる．

　脂腺は性ホルモンにより調節され，男性ホルモンのテストステロンが重要であると考えられている．また，加齢により増殖する傾向がある（図15）．

［エクリン汗腺］

　いわゆる汗を作る腺である．汗は1日に700～900 mLも作られている．エクリン汗腺は全身にくまなく分布している．分泌部を観察すると，中央から粘液を分泌する暗調細胞，その外側にはグリコーゲンを多量に有する明調細胞，さらにそれを取り囲む筋上皮細胞がみられる．この筋上皮細胞が収縮することで，汗は汗腔から汗管に押し出される．

［アポクリン汗腺］

　いわゆる動物でいうフェロモンを作る腺である．腋窩，乳輪，外陰部など限られた部位に存在する．

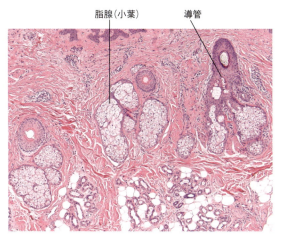

図15 脂腺の組織学的所見（HE染色）

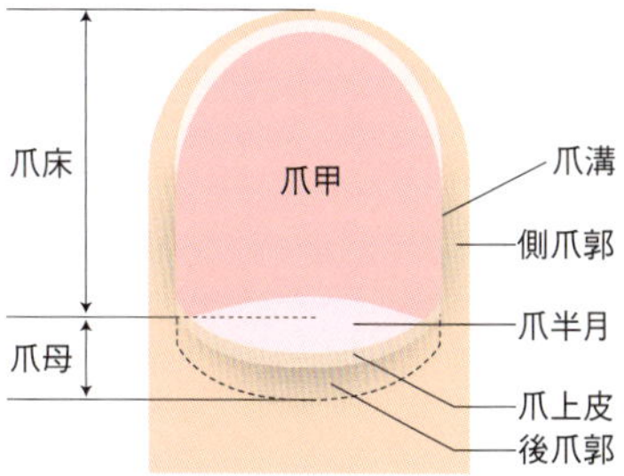

図16 爪の構造

腺細胞が一列に並び，それを筋上皮細胞が取り囲む．腺細胞は，管腔に面した部分の細胞質が突出し，ちぎれるように分泌する特有の形式（断頭分泌）を呈する．

[爪]

爪は，爪甲，爪母，爪郭，爪床の4部位からなる（図16）．いわゆる硬い爪が爪甲であり，10日で約1mm程度伸びる．爪甲の下に密着する皮膚組織のうち，遠位約2/3を爪床とよぶ．また，近位約1/3は爪母とよばれ，爪甲の発生母地，つまり爪の工場である．

爪甲は表皮と同様に角化により作られる．ときに，完全に角化せず核が残った状態（不全角化）となり，爪甲で小さな白斑としてみえる．この白斑は"幸せの印"と称されるが，無論嘘っぱちであり，著者の爪甲にもしばしば現れるが，不幸の連続の毎日である．

爪郭は爪甲の両側（側爪郭）と近位側を覆う部分（後爪郭）からなり，とくに後者は"あまがわ"と俗称される．

## 皮膚とよく似ている口腔粘膜の構造

口腔粘膜には，咀嚼粘膜，被覆粘膜のほかに，舌背などの特殊粘膜が存在する．ただし，病理組織学的には共通する点が多い．

概括すると，口腔粘膜は表面から，粘膜上皮，粘膜固有層，粘膜下層からなる．粘膜上皮は最表層から順に，表在層，有棘層（中間層），基底層が存在する（図17）．

[表在層]

表在層は扁平な形態をとる．皮膚の角層にあたる部分を剥離層とよぶ場合もあり，そこでは角質同様核が消失し，最外層から次第に剥離する．

[有棘層（中間層）]

有棘層では，皮膚同様棘状突起により，隣接する細胞どうしは結合する．棘状突起はトノフィラメントとよばれる細胞骨格からなり，デスモゾームにより結合する．それ以外の部分は細胞間隙とよばれる空間である．

口腔粘膜では，この間隙が表層から粘膜固有層まで続いており，単核球や白血球が遊走するほか，薬剤吸収経路としても重要である．

[基底層]

基底層は補充層ともよばれ，皮膚の基底細胞同様の働きを有する．すなわち，細胞分裂を行い，上皮表面方向への細胞を供給している．

また，基底細胞は粘膜固有層に向かって強い凹凸を形成し，その結合を補強する役割をもつ．

基底膜は透明板，基底板，線維細網板からなる．透明板は基底細胞に接する面に，ラミニンにより形成される．基底板はⅣ型コラーゲンで構成され，非常に細い線維である．

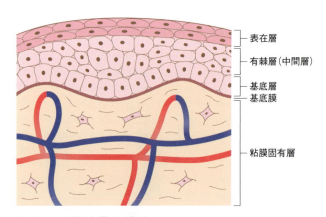

**図17　口腔粘膜の構造**

　線維細網板は細網線維で構成され，粘膜固有層の結合組織に存在するコラーゲンが基底板を巻き込む構造がみられ，これを固定線維とよぶ．

　粘膜固有層は，皮膚の真皮に相当し，血管や神経を含む結合組織である．皮膚同様，上皮直下は粘膜固有層乳頭層とよばれる構造があり，上皮内へ突出する．結合組織の大部分は真皮I型コラーゲンであり，皮膚同様粘膜においてもケロイドを生ずることがある．

　粘膜下層は，粘膜を筋や骨と強く結合する組織である．その組成は粘膜固有層と類似しているが，加齢により脂肪細胞が出現する．

> **看護師にここを見てほしい！**
>
> プロたるスキンケアを行ううえで，皮膚の構造の理解は必須である．ただし，あまり細かなところまで覚える必要はない．ドライスキンのケアが多い場合には表皮の構造を，褥瘡など創傷ケアが多い場合には真皮の構造をメインに覚えておくとよい．実際の臨床現場では当然皮膚の構造などみえるわけではないのであるから，皮膚のアセスメントにおける発疹学用語が，どのような変化を来しているのか想像しながら毎日のケアにあたれば，次第に理解できるようになる．

〈引用・参考文献〉
1）五十嵐敦之：新版皮膚科疾患ビジュアルブック．学研メディカル秀潤社，東京，pp.4-5, 2012.

# 2 皮膚の機能を踏まえたスキンケア
## たかが石けん！ されど石けん！

皮膚の機能は「外界からのバリア」と集約されるが，実は多彩である．人体において最大の臓器である皮膚を健やかに保ち，その機能を最大に発揮させるために，正しい洗浄法も熟知しなければならない．健気に戦う皮膚をやさしくいたわる行為こそ，スキンケアの極意である．

執筆●安部　正敏

## 皮膚の機能は7つ

皮膚は，外界との遮断以外にも重要な機能をさまざま有し，今日ではヒトの最大臓器として認識されている．

[①バリア（外界からの遮断・保護）作用]

皮膚は外界からの異物や紫外線の侵入を防ぐとともに，体液成分の喪失を防ぐ．皮膚表面は脂質膜により弱酸性に保たれており，細菌，真菌の侵入を防ぐ．また，皮下脂肪組織は外力に対し，クッションの役割を果たすほか，エネルギーの貯蔵としての働きをもつ．

[②体温調節作用]

脂肪組織による保温，発汗による熱の放散を行う．

[③知覚作用]

温痛覚や触覚をもつ．

[④分泌作用]

エクリン発汗，アポクリン発汗，および脂腺から脂成分を分泌する．

[⑤産生作用]

コレステロールやビタミン$D_3$を生合成する．

[⑥免疫作用]

各種サイトカインを分泌する．また，各種アレルギー反応において表皮および真皮を主座に炎症が惹起される．

[⑦吸収作用]

低分子のものは細胞内および細胞間隙を通じて吸収されるほか，毛包脂腺系を通じた吸収経路がある．

## 皮膚の保護（バリア）機能

最大の皮膚の機能は，なんといっても人体を外界から保護することである．「スキンケア」は皮膚の保護機能を十分に発揮させることが重要な目的である．

以下，皮膚の保護機能を解説する．

[柔軟性]

真皮および皮下脂肪組織がクッションとしての役目を果たし，機械的外力に抗する．坐位での90°ルールが褥瘡予防によいとされているのは，臀部付近の解剖学的特徴によるものである（図1）．

[紫外線防御]

紫外線はシミやシワを作るほか，過度に浴びると皮膚がん発症も促すことから，その防御は重要である．生体では，メラニンが重要な役割をもつ．メラニンは表皮基底細胞において，核の上方に集まることで核を保護する．

ちなみにメラニンは，チロシンからチロシナーゼとよばれる酵素の働きをもって合成される．生成経

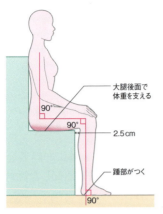

坐位の基本は，上半身を90°に起こした姿勢で，背もたれがあって，足底が床面につく椅子に腰かけた姿勢をいう．

**図1　坐位での90°ルール**

**表1　主な美白剤**

| | |
|---|---|
| ハイドロキノン | チロシン→ドーパ→ドーパキノンを抑制．最も強い美白作用がある |
| コウジ酸 | 酒造りの職人の手が，糀（コウジ）により白くなったことから発見された美白剤．チロシン→ドーパ→ドーパキノンを抑制する． |
| ビタミンC | ドーパキノンをドーパに戻す．皮膚からの吸収は悪く，不安定な物質 |
| プラセンタエキス | ドーパクロムの生成を阻害．また新陳代謝を促進する効果もあるので美白効果がある |
| アルブチン | コケモモなどの葉に含まれる．ハイドロキノンのグルコース配糖体 |
| 甘草エキス | 甘草からの抽出液でチロシン→ドーパ→ドーパキノンを抑制する |

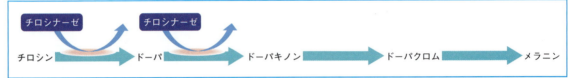

**図2　メラニンの生合成過程**

路の概略は，チロシン→ドーパ→ドーパキノン→ドーパクロム→メラニンであるが（**図2**），この反応を抑制するものが美白剤として用いられている（**表1**）．コウジ酸もその一つであるが，これは酒造り職人の手が，コウジにより白くなったことから発見された．

[物理的遮断性（バリア機能）]

皮膚は外界からの異物の侵入を防ぐ．皮膚表面のpHは角層表面の脂質膜の存在により5.5～7.0程度と弱酸性に保たれている．この脂質酸性膜により水分や細菌，真菌の侵入を防いでいる．

また，外界からの遮断とともに体液成分の喪失も防ぐ．全身熱傷の患者が，厳格な循環管理をしなければ死に至ることを想像すると，いかに健康な皮膚が体液成分の保持に重要であるかが容易に理解できよう．

### バリア機能を意識した石けんの使い方

ここで問題となるのは皮膚を清潔に保つ行為，すなわち洗浄方法である．

日頃，われわれは清潔に保つため，何気なく石けんを使用する．石けんは界面活性剤からできており，厳密には脂肪酸ナトリウムと脂肪酸カリウムのみを石けんとよび，それ以外を合成洗剤とよぶ．

界面活性剤は，親水基と疎水基が結合したもので，通常混ざることのない水と油を結合させる．界面活性剤は，以下に示した4つの作用により汚れを落とす．

[浸透作用]

水に界面活性剤を加えると，界面張力が下がり，水が浸入しやすくなる．

[乳化作用]

油が界面活性剤の分子に取り囲まれ，小滴となる．

［分散作用］
　界面活性剤を加えると，細かな粒子になり，水中に散らばる．

［再付着防止作用］
　界面活性剤を加えると，汚れは再付着しなくなる．

　厳密な意味で，JIS規格の石けんのpHは9～11とアルカリ性であり，皮膚表面のpHを大きく狂わせてしまう（**図3**）．通常の健康な皮膚の場合，石けんにより一過性にアルカリ性に傾いたとしても，皮膚は速やかにpHが回復する．これを皮膚の緩衝作用とよぶ．

　また，皮膚表面の皮脂や汗などは酸性物質であり，石けんはこれらにより大部分の界面活性作用を失うことから，さらに皮膚表面へのダメージは少なくなる．

　しかし，高齢者の皮膚はその生理的特徴から元々アルカリ性に傾いている．そのため石けんで洗浄した場合，皮脂などが少ないため弱酸性に戻りにく

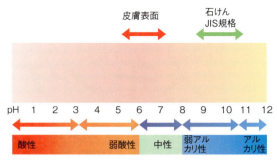

**図3　洗剤のpHによる分類**

い．
　この観点から，最近では弱酸性ながら十分な洗浄効果をもち，かつ皮膚表面の脂質膜に影響を与えない合成洗剤が開発されており，高齢者やアトピー性皮膚炎患者などのバリア機能が低下した皮膚には使用する価値がある．
　高齢者やアトピー性皮膚炎患者の皮膚に普通の石けんを用いる場合には，十分なすすぎと洗浄後の保湿剤使用が必要である．

看護師にここを見てほしい！

> 皮膚のもっとも重要な機能はバリア機能であるといっても過言ではあるまい．プロの看護師が行うケアにおいては，いかに皮膚の水分量を適切に保ちながら，保清をキープするかが重要となる．その点において洗浄剤の理解は重要であり，日常のケアで使用している製品を適時理解しながらケアにあたると，理解が深まる．また，皮膚はそれ以外にも多彩な機能を有する，人間最大の臓器であるという捉え方をしていただきたい．

# 3 皮膚の症状を踏まえたスキンケア
## 正しい用語の使用なくして正しいアセスメントなし！

皮膚の病的状態を示す共通用語を理解することは，スキンケアを行ううえで必要不可欠である．皮膚科領域においては，皮膚に現れる色調変化を発疹学として定義している．これは単に色調変化を表したものではなく，組織学的変化を踏まえたものであり，その発症機序を類推することが可能となる．

執筆●安部　正敏

## 原発疹

原発疹とは，最初に現れる発疹である．以下に各症状を示す．

### 紅斑（こうはん）

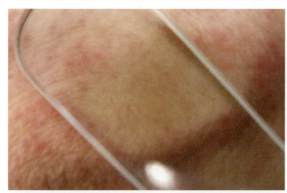
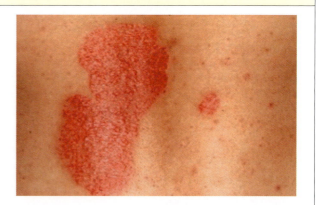

真皮乳頭層の血管拡張や充血によって起こる紅色の斑である．硝子板で押すと紅斑は消える（硝子圧法）．

## 3 皮膚の症状を踏まえたスキンケア

### 紫斑（しはん）

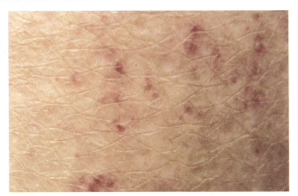

皮内出血による紫色の斑．硝子板で押しても紫斑は消えない．

### 白斑（はくはん）

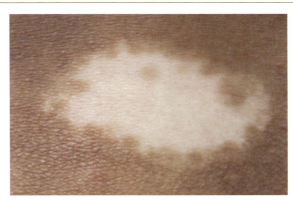

色素脱失や局所の貧血により生じた白色の斑．

### 色素斑（しきそはん）

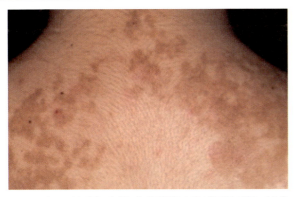

メラニンやヘモジデリンなどによる黒褐色の斑．硝子板で押しても色素斑は消えない．

### 丘疹（きゅうしん）

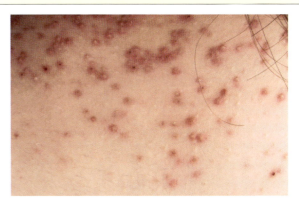

直径5mm程度までの皮膚表面から隆起した発疹．

### 結節（けっせつ）

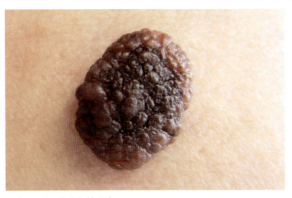

丘疹より大きな隆起性発疹．

### 水疱（すいほう）

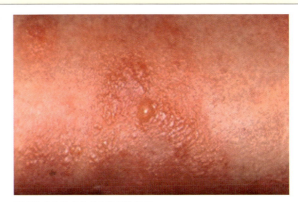

透明な内容物を有する隆起性発疹．

| 膿疱（のうほう） | 膨疹（ぼうしん） |
|---|---|
| 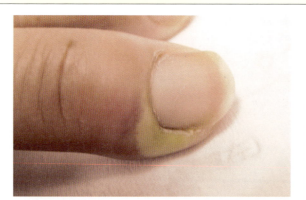 | 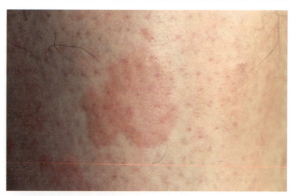 |
| 黄白色調の膿性内容物を有する隆起性発疹. | 一過性の限局性の皮膚の浮腫. 原則24時間以内に消褪する. 蕁麻疹でみられ, おおむね瘙痒を有する. 一般人は「蚊に刺されたような皮疹」と評することが多い. |
| 囊腫（のうしゅ） | 小水疱（しょうすいほう） |
| 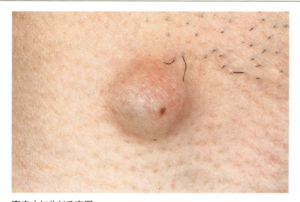 | 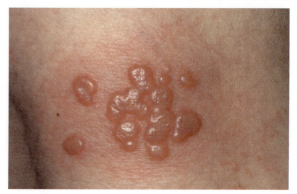 |
| 真皮内に生じる空洞. | 小型の水疱. |

# 続発疹

原発疹や他の続発疹に次いで出てくる発疹である．以下に各症状を示す．

### 鱗屑（りんせつ）

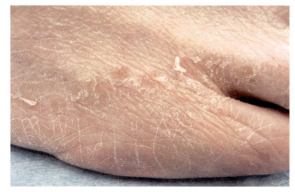

角層が蓄積した結果，白色のいわゆる"フケ"様物質が付着した状態．皮膚が乾燥した場合にもみられる．

### 落屑（らくせつ）

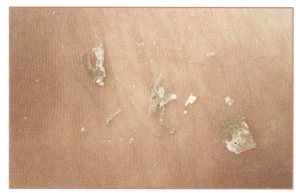

鱗屑が皮膚表面から落ちたもの．

### 痂皮（かひ）

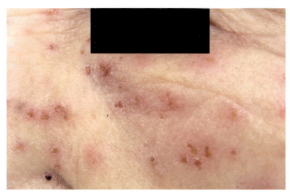

角質や滲出液が皮膚表面に固着したもの．

### 表皮剥離（ひょうひはくり）

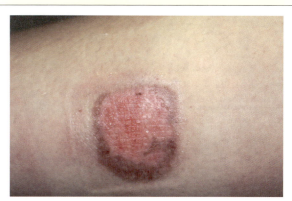

表皮の一部が欠損した状態．

| びらん | 潰瘍（かいよう） |
|---|---|
| 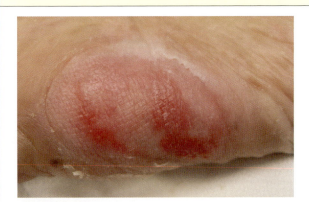 | 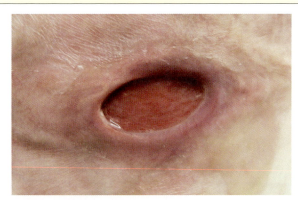 |
| 表皮全層が欠損したもの． | 真皮に及ぶ欠損． |
| 亀裂（きれつ） | 膿瘍（のうよう） |
| 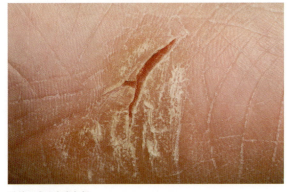 | 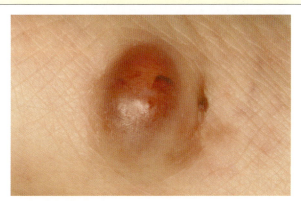 |
| 線状に走る皮膚欠損． | 真皮に膿が貯留したもの． |
| 瘢痕（はんこん） | 萎縮（いしゅく） |
| 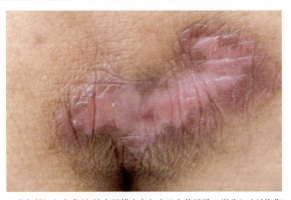 | 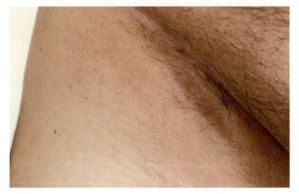 |
| 一度欠損した皮膚が，結合組織を主とする肉芽組織の増生により修復されたもの． | 皮膚全体が薄くなった状態． |

### 胼胝（べんち）

角質が外側に増殖し軽度隆起した状態.

# その他の発疹

その他の発疹を以下に各症状を示す.

\*

一部に「発赤」という用語が多用されているが，一歩進めて「紅斑」「紫斑」などのテクニカルターム（専門用語）を用いることで皮膚のアセスメントがより正確となる.

また，褥瘡ケアで用いられるNPUAP（米国褥瘡諮問委員会）の深さによる分類で，ステージIは「紅斑（圧迫しても蒼白にならない）」と和訳されているものもあったが，これは前述の「紅斑」の定義からは外れたものとなる.

NPUAP：
National Pressure Ulcer Advisory Panel

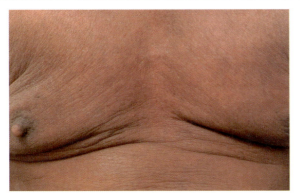

### 紅皮症（こうひしょう）

全身皮膚の90％以上がびまん性に潮紅した状態.湿疹に続発するほか，乾癬や薬疹，悪性腫瘍に伴うこともあり，注意が必要.

> **看護師にここを見てほしい！**
>
> "発赤"という言葉はよく聞かれる用語であり，無論使用していけないわけではない.しかし，この用語は単に皮膚表面が赤いといっているだけであり，組織学的変化を類推しにくい言葉である.皮膚科医が用いる用語は"発疹学"とよばれ，その一言で皮膚科医同士では相互理解が可能となるほど，専門性の高いアセスメントを担保するテクニカルタームである.すべてを覚える必要はないが，代表的な"原発疹"などは日常のケアで使いこなしたい.それにより，他には真似のできないアセスメントが可能となる.

# 4 年齢とともに考えるスキンケア
## スキンケアはゆりかごから墓場まで？

皮膚の機能も年齢により変化する．たとえば，若さのシンボルであるニキビは思春期に好発し高齢者にみることは少ない．おおむね，加齢により皮膚は水分の少ない乾燥した状態，いわゆるドライスキンとなる．本項では主にドライスキンのスキンケアについて考える．

執筆●安部　正敏

## ドライスキンのスキンケア

### 皮膚の保湿能にかかわる3つの因子

皮膚の保湿能に関係する部位は表皮であり，3つの因子が深く関係する．すなわち，表面の①皮脂膜，表皮細胞間の②天然保湿因子，同じく表皮細胞間の③セラミドである（**図1**）．表皮細胞をブロック塀に例えると，①は最上層を固定するセメント，②と③はブロック間の水が溜まる隙間と思えば理解しやすい．

[①皮脂膜]

さまざまな部位で作られる脂による膜．脂腺由来のトリグリセライド，スクアレン，ワックスエステ

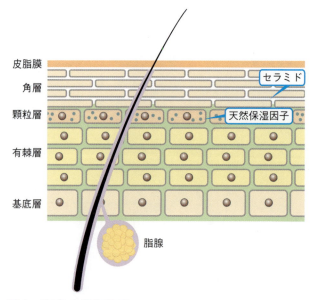

図1　表皮の保湿因子

ルなど，細胞膜由来のコレステロールエステル，遊離コレステロールなど，細胞間由来の脂肪酸，スフィンゴ脂質などが主成分として，外界からの遮断作用を発揮する．

[②天然保湿因子]

表皮の項（p.12参照）で解説したケラトヒアリン顆粒から生ずるアミノ酸とアミノ酸代謝産物，糖，ペプチド，無機塩などにより作られる．水分子と結合し，保湿能を発揮する．

[③セラミド]

細胞間脂質である．サンドウィッチ状の構造で水を蓄え，保湿能を発揮する．

これらの因子が減少すると，表皮はあたかも"ざる"のようになってしまい，外界からの異物の侵入とともに，生体からの水分が外界に逃げることとなる（図2）．

最近の優れた基礎研究では，このドライスキンの状態が続くと真皮に存在する痒みにかかわる神経がより表皮表層まで伸びてくることが明らかとなった（図3）．すなわち，ドライスキンでは軽微な物理的刺激でも痒みのスイッチが入ってしまい，結果として皮膚瘙痒症とよばれる"痒み"を主訴とする疾患を生ずる．このため患者が皮膚を掻くと，皮膚の"ざる"様状態はさらに進行してしまう．

角質細胞間には多量な水を保持することが可能である．角層に存在する蛋白には，一次結合水およびその外層の二次結合水といった形で水が存在するが，さらに角層に水が多量に侵入すると，水は自由水として存在することが可能である．これらのうち自由水の量がもっとも多く，水分量調節には重要であると考えられる．

## 皮脂欠乏性湿疹

高齢者にみられる皮脂欠乏性湿疹は，腹部や下肢を中心に好発するが，皮膚は一見光沢を失い，表面に細かな鱗屑を付す乾燥局面に小さな紫斑がみられることが特徴である（図4）．図5にその発症機序を示す．この図でわかるとおり，皮脂欠乏性湿疹はドライスキンにプラスαが加わることで発症する．保湿を図るとともに，生活環境を整えることを含めて「スキンケア」と捉えたいものである．

保湿が必要となるのは高齢者だけではない．アトピー性皮膚炎患者は「ドライスキン」が増悪因子となるほか，近年の機密性の高い住居とエアコンディショナーの完備という生活環境の変化や，過度な清潔概念の普及による石けん（とくに液体石けん）の過度な使用は，若年層の「ドライスキン」の増加を促している．

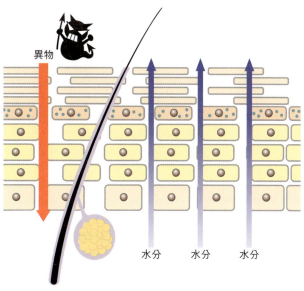

図2 防御能・保湿能が低下するドライスキン

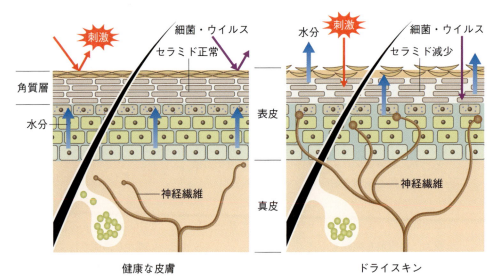

ドライスキンの状態が続くと，真皮に存在する痒みにかかわる神経が，より表皮表層まで伸びてくることが明らかになった．
**図3　痒みが生じるしくみ**

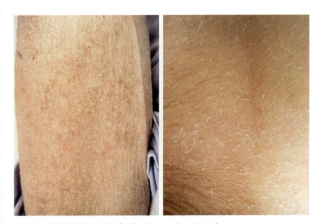

**図4　高齢者の乾皮症（ドライスキン）**

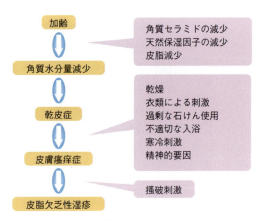

**図5　皮脂欠乏性湿疹の発症機序**

　最近は加湿器を完備した家庭も増加しているが，昔はストーブの上にヤカンを置き湯を沸かす光景が冬には普通であり，きわめて合理性の高い生活の知恵であったといえる．

　ともあれ，以前は高齢者がメインであった保湿のスキンケアも，最近では若年者を含めたすべての人に求められるものとなった．

## ドライスキンの対策

　対策としては理論上，①皮脂膜，②天然保湿因子，③セラミドを補えばよく，モイスチャライザー（水分と結合）効果およびエモリエント（被膜をつくる）効果をもった保湿剤を用いるとよい．

　ただし，これらほとんどは市販品であるものが多く，商品によっては高価である．医療現場において保湿目的で実践的に用いることができる外用薬を次項（p.33参照）で述べる．

# 浸軟皮膚のスキンケア

## 過剰な水分が浸軟を引き起こす

　水分が過剰な状態を，皮膚の浸軟とよぶ．浸軟した皮膚が病的状態であり，さまざまなスキントラブルを惹起することは，医療従事者であれば誰しも経験的に習得している事実である．とくにストーマトラブルにおいては，ドライスキンより，むしろ「浸軟」が問題となることも多い．

　しかし，ドライスキンによる皮膚障害のメカニズムについては，詳細な検討が多数なされているのに比較し，皮膚の浸軟については詳細な記載がある成書も少なく，その捉え方や概念を含めてときに混乱がみられる場面も少なくない．

　浸軟とは「水に浸漬して角層の水分が増加し，一過性に体積が増えてふやけることで，可逆性の変化である」と定義される．あくまで角層の変化であり，適切な処置により元に戻る変化である．浸軟した皮膚においては，光の屈折により，表面は白色にみえる．これは水分を含む鱗屑であり，白斑*と誤認してはならない（**図6**）．

## 過剰な水分によるバリア障害

　角質における過剰な水分の存在からバリア機能が大きく障害された結果，病的皮膚に至る．

［①物理的バリアの障害］

　角層における過剰な水分は，自由水という形で角質細胞間に貯留する．そのため，角層では，間隙が拡大することから通常では角層を通過しない程度の分子量を有する蛋白も，角層を通過することとなる．

　また，天然保湿因子の主成分であるアミノ酸などは可溶性であり，さらに皮脂膜やセラミドも過剰な水の存在により減少し，細胞間脂質の組成にも変化を来す．

　以上の機序から物理学的バリアが障害される．

［②化学的バリアの障害］

　表皮細胞は，抗菌ペプチド，プロテアーゼやその阻害剤を産生している．これらは角層において，細菌などに対し化学的バリアとしての役割を担っている．

　角層に過剰な水分が存在すると，これらが十分に機能しなくなることから化学的バリアが障害される．加えて，過剰な水分は皮脂膜にも影響を与え皮膚表面のpH値に変化を及ぼす．

　なお，水分が汗や排泄物であった場合，それらのpHがさらに皮膚表面のpHを変化させてしまうこと

*白斑

→P.23参照

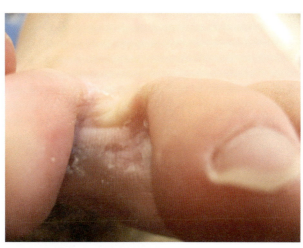

**図6　浸軟した皮膚（足白癬）**

から，化学的バリアはより影響を受ける．

[③免疫学的バリアの障害]

表皮に存在するランゲルハンス細胞は表面から侵入する細菌やウイルスなどの異物を認識し，Tリンパ球を活性化させることで遅延型アレルギー反応を惹起する．過剰な水の存在は，異物自体はもちろん，炎症反応にも影響を与えることから，免疫学的バリアを障害することとなる．

浸軟した皮膚は以上の3つの機序を破綻させることで，皮膚のバリア機能を障害し，病的皮膚を形成することとなる．

### 看護師にここを見てほしい！

皮膚における適切な水分量の保持は，意外に奥が深く難しいものである．時に，何がなんでも保湿！　と考える看護師も存在するが，皮膚はそんな単純なものではない．たしかにドライスキンは皮膚のバリア機能を低下させるが，さりとて過剰な水分も同様であり，不健康な皮膚となってしまう．現在は優れたケア用品が多数使用可能であり，しっかりと基礎固めをして，適切な水分保持に努めていただきたい．

# 5 外用薬を理解したスキンケア
## 目からウロコの薬選び！

外用薬には古典的な軟膏とクリーム，ローションがある．軟膏とクリームの違いを理解したうえで，各種剤型の特性を踏まえて，適切な使用方法・使用量を心得なければならない．

執筆●安部　正敏

## 外用薬の種類

　外用薬には古典的な軟膏とクリーム，ローションがある．一般に使われる化粧品がクリームやローションであるのは，軟膏に比べてべとつかず使用感がよいからである．保湿目的に用いられる外用薬にも各種剤型が存在する．
　外用薬に求められるのは次の5点である．
①安全であること（無刺激・無臭・無色が望ましい）．
②安定性が高いこと．
③薬剤の運搬と吸収に優れていること．
④伸びがよく，すぐ流れ落ちないこと．
⑤できるだけ安価であること．
　外用薬において薬効を示す物質を配合剤とよび，それを保持する物質を基剤とよぶ．配合剤を荷物，基剤は車と捉えるとよい（**図1**）．軟膏・クリームなど剤型の違いはこの基剤すなわち車の違いである（**図2**）．

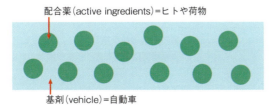

図1　外用薬の構造

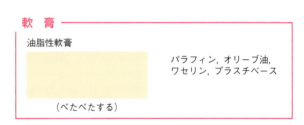

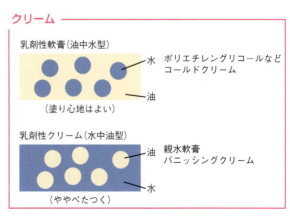

図2　軟膏とクリームの組成の相違

## 軟膏とクリームの違い

軟膏はワセリンやパラフィンといった油のみでできており，塗ったときベタベタする．

クリームは水と油を，界面活性剤により混合したものである．このうち油が主成分で，そのなかに水が存在するものを油中水型とよぶ．乳剤性軟膏ともよばれ，塗り心地はよい．塗ったときに皮膚表面の熱を奪うため，コールドクリームとも称される．

他方，水が主成分でその中に油が存在するものを水中油型とよぶ．バニッシングクリームとよばれ，ややべたつくが，加湿効果に優れている．代表的な親水軟膏は，基剤そのものがハンドクリームとして用いられる．

この他，マクロゴール軟膏に代表される水溶性基剤があり，塗布面を乾かす吸水効果がある．

以上の分類から，一見クリームのほうが使用感の面から有利に思われるが，クリームはびらん面への塗布は禁忌であり，迷った際には軟膏を選択するほうが無難である．

さらに，商品名の軟膏やクリームの表記は，基剤を正確に表さない場合があるため，注意を要する．たとえばオルセノン軟膏は水中油型のクリームであり，滲出液の多い創面には用いないほうがよい．

## 保湿目的に使用する外用薬

保湿目的に優れた効果を示す外用薬を**表1**に示す．

[油脂性軟膏]

基剤として用いられるワセリンや親水軟膏などの外用薬も保湿能を有し，安全性や経済性の面で優れている．使用感に若干の問題が残るものの，スキンケアにかかる経費が包括化されている施設などでは十分使用価値がある．

[ヘパリン類似物質含有外用薬]

ヘパリン類似物質含有外用薬は，保湿効果が高く有効性が高い．剤型も豊富で，塗りやすい油中水型クリームや水中油型ローションがあり，使用感も良好である．

[尿素軟膏含有外用薬]

尿素軟膏含有外用薬も保湿効果が高い．一般向けにOTC製剤*として市販もされており，ハンドクリームなどとして用いられる．

[セラミド含有外用薬]

セラミド含有外用薬も市販されており，理論に沿った外用薬といえる．ただし，保険適用がないためコストがかかる．

*OTC製剤：Over the Counterの略．一般用医薬品，処方箋不要薬

### 表1 保湿目的に用いる外用薬

| 保湿薬 | | 長所 | 短所 |
|---|---|---|---|
| 一般名 | 商品名 | | |
| 油脂性軟膏 | 白色ワセリン，プラスチベース®，亜鉛華軟膏，親水軟膏 | ・コストが安い<br>・刺激感が少ない | ・べたつく |
| ヘパリン類似物質 | ヒルドイド®，ヒルドイド®ソフト，ヒルドイド®ローション ヒルドイド®フォーム | ・保湿効果が高い<br>・べたつきが少ない<br>・塗りやすい | ・ときに臭いを訴える患者がいる |
| 尿素クリーム，ローション | ウレパール®，ケラチナミン，パスタロン®など | ・保湿効果が高い<br>・べたつきが少ない | ・ときに刺激感がある |
| セラミド | キュレル，AKマイルドクリーム | ・皮膚の保湿機能を担う角質細胞間脂質である | ・コストが高い<br>・保険適用がない |
| 入浴剤 | グリセリン，キシリトール，米糠，米発酵エキスなど | ・刺激感が少ない<br>・使用が容易 | ・コストが高い<br>・保険適用がない<br>・転倒事故などに注意 |

［入浴剤］

近年，米糠などを用いた入浴剤も開発されている．入浴により保湿効果が得られるため，きわめて手軽であり患者の負担も少なくてすむ．しかし，保険適用がないためコストがかかる．

## 保湿剤の使用方法

［単純塗布］

文字どおり外用薬を，ただ塗るだけである．可能な限り皮溝に沿って塗るほうがより有効である．

［重層療法］

軟膏を塗った上に，別の種類の軟膏を塗りガーゼで覆う方法．亜鉛華軟膏や亜鉛華単軟膏などが用いられ，痂皮の除去や，びらん面の保護として有効である．亜鉛華軟膏をリント布に塗布したものがボチシートとして市販されており，有用性が高い．

［密封療法］

軟膏を塗った上からポリエチレン薄膜で密封する方法である．薬剤の吸収率が上がる．著者は手湿疹の治療に，夜間睡眠時のみワセリンをたっぷり塗りラップで覆うように指導しており，安価で患者にも好評である．

また，保湿剤を塗布する時間も重要である．可能であれば入浴後15分以内に外用するのが浸透の面から有利である．

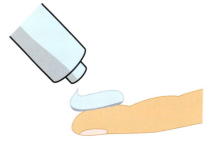

・5gチューブは，人差し指で第1関節までの長さだけ指にとる＝1FTU．
・0.5gで，手のひら×2つ分くらいの広さに塗るのが適量．
・5gのチューブ1本で，手のひら×20個分の面積に塗ることができる．

図3　フィンガーティップユニット（FTU）

## フィンガーティップユニット

使用量に関しては，最近フィンガーティップユニット（FTU：finger-tip unit）という考え方がある（図3）．

成人の指尖部に軟膏・クリームを乗せた量をFTUという単位にして使用量の目安にしたもので，人差し指の指腹側の末節部に乗せた量を1FTUとする．ローションでは1円玉大となる．

1FTUは約0.5gで，手のひら2つ分の広さに塗るのが適量とされているが，これはあくまで副腎皮質ステロイド外用薬の概念であり，保湿剤はやや多めに（約1.2倍程度）塗る方がよい．

# 古典的軟膏のすすめ

近年は創傷治療外用薬において，多数の優れた製剤が使用可能となった．表2に主な褥瘡・創傷治療に用いる薬剤を示す．多種多様な薬剤の選択が可能になったことは，治療遂行において良きストラテジーとなったが，その反面，従来からの亜鉛華軟膏やマクロゴール軟膏などのいわゆる古典的外用薬の使用頻度が減っている．

しかし，これらの薬剤は基剤として優れた効果がある．このほかにも，安価であり，病変の性状に応じて使用すると優れた効果をもたらすことも多く，ぜひ使いこなしたい．

［亜鉛華軟膏，亜鉛華単軟膏（通称"ボチ"）］

亜鉛華軟膏は酸化亜鉛，流動パラフィン，精製ラノリン，白蝋，白色ワセリンからなる．他方，亜鉛華単軟膏は酸化亜鉛，黄蝋，胡麻油からなり，両者とも外観こそわずかに異なるが使用法に大きな差はない．水に溶けず，水を吸わないため，皮膚保護作用を有し，たとえば痂皮を軟化させる際などに重宝する．さらに，自家製剤として0.5％のアクリノールを混合したアクリノール亜鉛華軟膏（通称"リバボチ"）は抗菌作用も有しており重宝する．

［マクロゴール軟膏］

水溶性軟膏の成分であるポリエチレングリコール

## 表2 褥瘡・皮膚潰瘍治療薬

| 目的 | 商品名 | 一般名 | 剤型 | 使用法 |
|---|---|---|---|---|
| 肉芽形成促進・創の縮小 | フィブラスト®スプレー | トラフェルミン | スプレー：250 μg, 500 μg | 1日1回．溶解後は冷暗所保存．2週間以内に使用 |
| | オルセノン®軟膏 | トレチノイントコフェリル | 軟膏：0.25% | 1日1～2回 |
| | アクトシン®軟膏 | ブクラデシンナトリウム | 軟膏：3% | 1日1～2回 |
| | プロスタンディン®軟膏 | アルプロスタジルアルファデクス | 軟膏：0.003% | 1日2回 |
| | リフラップ®軟膏・シート | リゾチーム塩酸塩 | 軟膏：5%, シート | 1日1～2回 |
| | ソルコセリル®軟膏・ゼリー | 軟膏幼牛血液抽出物 | 軟膏：5%, ゼリー：10% | 1日1～2回 |
| 滲出液・感染・壊死物質制御 | ゲーベン®クリーム | スルファジアジン銀 | クリーム：1% | 1日1回 |
| | ユーパスタコーワ軟膏 | 白糖・ポビドンヨード配合剤 | 軟膏：白糖70%, ポビドンヨード3% | 1日1～2回 |
| | カデックス®軟膏・外用薬 | カデキソマー・ヨウ素 | 軟膏：0.9%, 外用散：0.9% | 1日1回 |
| | ヨードコート®軟膏 | ヨウ素 | 軟膏：0.9% | 1日1回 |
| | ブロメライン軟膏 | ブロメライン | 軟膏：5万単位/g | 1日1回 |
| | デブリサン® | デキストラノマー | 外用散（特定保険医療材料） | 1日1～2回 |
| | フランセチン・T・パウダー | フラジオマイシン硫酸塩・トリプシン配合剤 | パウダー：フラジオマイシン硫酸塩10 mg, 結晶トリプシン2,500 USP単位 | 1日1～2回 |
| | テラジア®パスタ | スルファジアジン | 軟膏：5% | 1日1～数回 |
| その他 | アズノール®軟膏 | ジメチルイソプロピルアズレン | 軟膏：0.033% | 1日1～数回 |
| | 亜鉛華軟膏 | 亜鉛華軟膏 | 軟膏：10%, 20% | 1日1～数回 |

## 表3 基剤との対照表

| | | | | |
|---|---|---|---|---|
| 疎水性基剤 | 油脂性基剤 | | 創部の保湿・保護 | 亜鉛華軟膏<br>アズノール®軟膏<br>プロスタンディン®軟膏 |
| 親水性基剤 | 乳剤性基剤 | 水中油型 | 加湿効果 | オルセノン®軟膏<br>ゲーベン®クリーム |
| | | 油中水型 | 創部の保湿・保護 | リフラップ®軟膏<br>ソルコセリル®軟膏 |
| | 水溶性基剤 | マクロゴール軟膏 | 吸水効果 | アクトシン®軟膏<br>カデックス®軟膏<br>ブロメライン軟膏<br>ユーパスタコーワ軟膏 |

（マクロゴール）は分子量により液体から固体までさまざまな形態を呈するので、目的に応じた剤型が作成できる。水洗性、吸水性に優れており、滲出の多い創面などに重宝する。

市販品としては、アクトシン®軟膏やヨードコート®軟膏が水溶性基剤である。

また、抗菌薬を含有させるなどの自家製剤の作成が可能であり重宝する。

いずれにしても外用薬は創面の性状に応じた基剤の使い分けが重要である（表3）。

注意すべきは、必ずしも商品名が基剤を示すものではない（例：アクトシン®軟膏は油性基剤ではなく水溶性基剤、オルセノン®軟膏は水中油型のクリーム）ことである。

# ステロイド外用薬

副腎皮質ステロイド外用薬は、皮膚科領域でもっとも重要な外用薬である。主として、湿疹・皮膚炎群に用いられ、誰しも一度は使用したことがある薬剤であると考えられる。副腎皮質ステロイドの皮膚への作用はおおむね以下のとおりである。

- 血管収縮作用
- 膜透過性抑制作用
- 炎症性ケミカルメディエーター遊離抑制作用
- アラキドン酸低下作用
- 免疫抑制作用
- 細胞分裂抑制作用

副腎皮質ステロイド外用薬はその強さにより5ランクが存在する（表4）。どのようにして、強さを判定するかであるが、主に薬剤を塗布した際の血管収縮の度合いをみることが多い。

病変の程度や部位により副腎皮質ステロイド外用薬のレベルを使い分けるべきである。おおむね原則は以下のとおりである。

**ストロンゲスト**：顔面、陰部以外の高度な接触皮膚炎、湿疹病変など（紅斑が強く、滲出も高度な病変）。

**ベリーストロング**：顔面、陰部以外の中等度の接触皮膚炎、湿疹病変など（滲出傾向が少ないもの）。

**ストロング**：顔面、陰部以外の痒みを伴う湿疹病変など（滲出傾向のないアトピー性皮膚炎や皮脂欠乏性湿疹など）。

**ミディアム**：顔面、陰部の高度な接触皮膚炎、湿疹病変など、顔面、陰部以外の軽度の痒みを伴う湿疹病変など。

**ウイーク**：顔面、陰部の軽度の接触皮膚炎、湿疹病変など、顔面、陰部以外の軽度の痒みを伴う湿疹病変など。

副腎皮質ステロイド外用薬の主な適応疾患は下記のように多岐に及ぶ。保険適用疾患として、湿疹・皮膚炎群（手湿疹、進行性指掌角皮症、脂漏性皮膚炎を含む）、乾癬、薬疹・中毒疹、痒疹群（虫さされ、ストロフルス、蕁麻疹様苔癬、結節性痒疹を含む）、紅皮症、紅斑症（多形滲出性紅斑、Darier遠心性環状紅斑）、Gibertバラ色粃糠疹、掌蹠膿疱症、扁平紅色苔癬、慢性円板状エリテマトーデス、肉芽腫症（サルコイドーシス、環状肉芽腫）、特発性色素性紫斑（Majocchi紫斑、Schamberg病）、円形脱毛症、肥厚性瘢痕・ケロイド、悪性リンパ腫（菌状息肉症を含む）、アミロイド苔癬、水疱症（天疱瘡群、Duhring疱疹状皮膚炎・水疱性類天疱瘡）があげられる。

副腎皮質ステロイド外用薬の副作用は熟知しておく必要がある。主な副作用を表5に示す。

皮膚萎縮や酒皶様皮膚炎、感染症などの副作用を出さないために、症状の軽快とともに、より弱いランクの副腎皮質ステロイド外用薬に適時レベルダウンするべきである。また、副腎皮質ステロイド外用薬使用時に懸念されるのが、全身性の副作用である（表6）。外用は内服に比較し吸収が悪く、下垂体・副腎皮質機能抑制は軽度であると考えられるが、それでも使用する外用薬のレベルにより長期に連用していると副腎機能抑制がかかる。この点に関しても、全身的副作用を検討したさまざまな報告があるが、おおむね最高クラスのストロンゲストの副腎皮質ステロイド外用薬においても、成人で1日5g程度の使

## 表4 ステロイド外用薬

| 分類 | 代表的商品名 | 一般名 | 軟膏 | クリーム | ローション | テープ |
|---|---|---|---|---|---|---|
| strongest | デルモベート® | 0.05%プロピオン酸クロベタゾール | ○ | ○ | ○ | |
| | ダイアコート® | 0.05%酢酸ジフラゾン | ○ | ○ | | |
| very strong | アンテベート® | 0.05%酪酸プロピオン酸ベタメタゾン | ○ | ○ | ○ | |
| | マイザー® | 0.05%ジフルプレドナート | ○ | ○ | | |
| | フルメタ® | 0.1%フランカルボン酸モメタゾル | ○ | ○ | ○ | |
| | トプシム® | 0.05%フルオシノニド | ○ | ○ | | |
| | リンデロン®DP | 0.064%ジプロピオン酸ベタメタゾン | ○ | ○ | | |
| | ネリゾナ® | 0.1%吉草酸ジフルコルトロン | ○ | ○ | ○ | |
| | パンデル® | 0.1%酪酸プロピオン酸ヒドロコルチゾン | ○ | ○ | ○ | |
| | メサデルム® | 0.1%プロピオン酸デキサメタゾン | ○ | ○ | ○ | |
| strong | エクラー® | 0.3%プロピオン酸デプロドン | ○ | ○ | ○ | ○ |
| | リンデロン®V | 0.12%吉草酸ベタメタゾン | ○ | ○ | ○ | |
| | プロパデルム® | 0.025%プロピオン酸ベクロメタゾン | ○ | ○ | | |
| | フルコート® | 0.025%フルオシノロンアセトニド | ○ | ○ | | |
| medium | ロコイド® | 0.1%酪酸ヒドロコルチゾン | ○ | ○ | | |
| | キンダベート® | 0.05%酪酸クロベタゾン | ○ | | | |
| | リドメックスコーワ | 0.3%吉草酸酢酸プレドニゾロン | ○ | ○ | ○ | |
| | レダコート® | 0.1%トリアムシノロンアセトニド | ○ | ○ | | |
| | アルメタ® | 0.1%プロピオン酸アルクロメタゾン | ○ | | | |
| weak | オイラゾン®D | 0.1%デキサメタゾン | ○ | | | |
| | ドレニゾン® | フルドロキシコルチド | | | | ○ |
| | プレドニゾロン® | 0.5%プレドニゾロン | ○ | ○ | | |
| 合剤 | リンデロン®VG | 0.12%吉草酸ベタメタゾン・0.1%硫酸ゲンタマイシン | ○ | ○ | ○ | |
| | フルコート®F | 0.025%フルオシノロンアセトニド・0.35%硫酸フラジオマイシン | ○ | | | |
| | ベトネベート®N | 0.12%吉草酸ベタメタゾン・0.35%硫酸フラジオマイシン | ○ | ○ | | |
| | ケナコルト®AG | 0.1%トリアムシノロンアセトニド・0.25%硫酸フラジオマイシン・0.025%グラミシジン | ○ | ○ | | |
| | テラ・コートリル® | 1%ヒドロコルチゾン・3%塩酸オキシテトラサイクリン | ○ | | | |
| | 強力レスタミンコーチゾン | 1%酢酸ヒドロコルチゾン・0.1%塩酸ジフェンヒドラミン・0.35%硫酸フラジオマイシン | ○ | | | |
| | エキザルベ® | 0.25%ヒドロコルチゾン・混合死菌浮遊液含有 | ○ | | | |
| | オイラックス®H | 0.25%ヒドロコルチゾン・10%クロタミトン | ○ | | | |
| | グリメサゾン® | 0.1%デキサメタゾン・0.2%脱脂大豆乾留タール | ○ | | | |

**表5　副腎皮質ホルモン外用薬の主な副作用**

- 皮膚萎縮
- 酒皶様皮膚炎
- 皮下出血
- 接触皮膚炎
- 口囲皮膚炎
- 痤瘡
- 感染症（細菌・真菌・ウイルス）
- 多毛
- 続発性副腎機能不全
- リバウンド

**表6　副腎皮質ホルモン全身投与における主な副作用**

- 続発性副腎機能不全
- 糖尿病
- 高血圧
- 満月様顔貌
- 中心性肥満
- 高脂血症
- 精神症状
- 骨粗鬆症
- 感染症
- 無菌性骨頭壊死
- 白血球増多
- 筋力低下
- 消化管潰瘍
- 白内障
- 緑内障
- 中枢神経症状
- 多毛
- 脱毛
- 不眠
- 痤瘡
- 皮下出血

用であればおおむね問題ないとされる．当然このクラス以下の外用薬であればさらに多量塗布が可能であるが，それぞれのレベルの外用薬の安全域を記憶するのは至難の業であるので，まずはどのような外用薬であっても1日5g以下の使用とするように記憶するとよい．ただし，高齢者のドライスキンやアトピー性皮膚炎など，ドライスキンでバリア機能が障害された皮膚からは，より多くの副腎皮質ステロイドが吸収されるため，注意が必要である．

副腎皮質ステロイド外用薬の剤形には**軟膏**，クリーム（油中水型，水中油型），ローションなどがある．このうちクリームは軟膏と同等の効果を得られないものがあり，注意を要する．おおむね，クリームの方が軟膏基剤に比較し強さは弱いとされる．基本的には軟膏を選択すべきであり，顔面や頭部などの塗布部位のアドヒアランスを考慮し，クリームやローションを選択する．乾燥病変などにはクリームが有効であるが，刺激作用を有するのでびらん面に用いてはならない．ステロイド軟膏外用で十分な効果が得られない場合，密封療法が有効である．その場合ステロイド含有テープ剤を用いると簡便である．

また，抗菌薬と副腎皮質ステロイド外用薬の合剤も発売されている．とくに皮膚科以外での使用が目立つが，耐性菌の問題などもあり可能な限り診断を確定したうえで，副腎皮質ステロイド外用薬および抗生物質含有軟膏を単剤で使用することをお勧めする．

> **看護師にここを見てほしい！**
>
> 外用薬は，配合剤により使用用途が決まると考えられるが，実はその基剤も大変重要である．褥瘡に対し，創面の適切な湿潤環境を決定づけるのは配合剤ではなく，基剤である．外用薬の商品名は"軟膏"とあっても"クリーム"だったり，その逆も存在する．自らがよく接する外用薬についてはその基剤も把握しておきたい．また，副腎皮質ステロイド外用薬は優れた外用薬であり，湿疹皮膚炎にはなくてはならない薬剤であるが，局所および全身性副作用を十分理解したうえで適切に使用したいものである．

Chapter 1　知的スキンケアのための皮膚の基礎知識

# 創傷治癒促進のためのスキンケア
## 細胞たちの素敵なアンサンブル

健康な皮膚においては，創傷治癒は迅速に，そして確実に遂行される．しかし，看護師が接する創傷は，何らかの理由により，その機序が障害されている．負の因子を取り除くことが，治療でありケアである．創傷ケアの前提として，創傷治癒機構の正しい理解が不可欠である．

執筆●安部　正敏

## 創傷治癒過程の4つの段階

皮膚創傷治癒過程は，①血液凝固期，②炎症期，③（細胞）増殖期，④成熟期（再構築期）の4期に分けられる（図1）．

正常な創傷治癒の場合，これらはきわめてスムーズに進行する．各時期にさまざまな細胞の機能発現と抑制，形態の変化が起こる．その際，各種増殖因子や酵素が複雑に関与する．

[①血液凝固期]

皮膚に損傷が生じると，創面は血液により満たされ，活性化された血小板が凝集し止血される．血漿成分のフィブリノーゲンの働きにより，創面は血塊で覆われる．この時期は受傷直後より数時間以内である．

[②炎症期]

血小板から細胞増殖因子や炎症惹起物質が放出され，毛細血管の透過性亢進，好中球の血管内皮細胞への接着と血管外遊走が起こる．好中球は各種プロテアーゼを放出するかたわら，異物などを貪食する．

次いで貪食能を有するマクロファージが出現し，多くの増殖因子を産生分泌する．さらにリンパ球も出現し，リンフォカインを産生し，創傷治癒を制御する．この時期は受傷数時間後より，約3日間程度である．

[③増殖期]

創傷周囲に存在する線維芽細胞が，多数の増殖因子により活性化され，組織欠損部へ遊走し，真皮細胞外基質の主要構成成分であるⅠおよびⅢ型コラーゲン，プロテオグリカン，フィブロネクチンなどを産生し肉芽形成を促進する．創傷部位では持続的な低酸素状態となり，周囲の微小血管系から血管内皮細胞が組織欠損部に遊走し，血管腔を形成する．ある程度創傷欠損部が充填されると創収縮が起こり，創面積は縮小する．

増殖期の最終段階は上皮化である．良好な肉芽組織の表面には，コラーゲンやフィブロネクチンが豊富に存在し，創周辺部や毛隆起から角化細胞がインテグリンを介してこれらに接着し，創中央部へ移動する．この時期は受傷3日後からの時期である．

[④成熟期]

創が閉鎖した後，各種蛋白分解酵素やその活性抑制物質などの相互作用により，フィブロネクチンやヒアルロン酸，Ⅲ型コラーゲンが減少し，Ⅰ型コラーゲンやプロテオグリカン量が増加することで，創部はより強固になる（瘢痕治癒）．

この時期は，ときに年余にわたって続く．

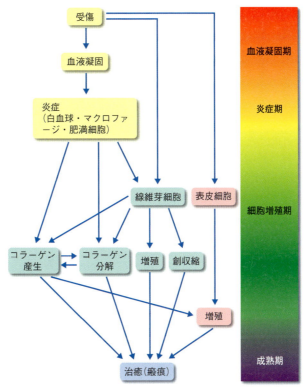

図1　皮膚創傷治癒過程

# 創傷治癒阻害因子

　慢性創傷は，何らかの全身的および局所的創傷治癒阻害因子により，創傷治癒機転が働きにくくなった状態，またはある時点で働かなくなったものである．

　慢性創傷の原因は，局所的要因として低酸素，感染，壊死物質の残存，創面の乾燥もしくは過剰な滲出液があげられる．

　一方，全身的要因としては，低栄養や免疫不全状態，基礎疾患の存在などによる日常生活活動性の低下などがあげられる．これらについて項目ごとに解説する．

## 壊死組織・不活性化組織

　壊死とは，物理化学的損傷や血流不全などが原因となり，生体において一部組織が死に至ったまま存在する状態であり，生体に機能的な障害を残す．消化管の一部が壊死に陥り，穿孔により惹起される重篤な腹膜炎などはこの例である．

　細胞レベルにおいては，細胞が周囲環境の悪化による受動的な死に至る過程をネクローシス（necrosis）とよび，それらからなる集塊が壊死組織であるといえる．これに対し，あらかじめ遺伝子レベルで規定されている死をアポトーシス（apoptosis）とよぶ．

　また，壊死に至らずとも，細胞の性質が変化し正常な生理機能をもたない細胞からなる組織は不活性化組織とよばれ，その体内動態は壊死に準ずる．

　皮膚潰瘍における壊死組織は，褥瘡における物理的圧迫に伴う局所虚血や化学熱傷などの化学的損傷，膿皮症などの感染などが原因となる．これらは必ず

しも体表に近い表皮を主体とするとは限らず，たとえば糖尿病における類脂肪壊死は真皮から皮下脂肪組織にかけて起こり，糖尿病の診断の手がかりとなる．壊死物質は通常，主に生体の免疫機能により取り除かれる．皮内もしくは皮下に生じた壊死は生体の防御反応から，自然と表皮を通じて生体外に除去される（経表皮排泄機能）．

しかし，褥瘡などの皮膚潰瘍では，広範囲に及ぶ壊死がこれらの機能だけでは修復できない場合も多い．創傷における壊死物質および不活性化組織の存在は，創傷治癒過程において，肉芽形成や上皮化，および創収縮が起こるべき物理的空間を占有することとなり，創傷治癒を阻害する．

さらに，壊死物質の変性した蛋白は生体にとって異物であり，それを除去するための過剰な免疫反応を惹起するほか，細菌感染の温床になることで，創傷治癒を阻害することとなる．

## 感染または炎症

細菌感染が創傷治癒を阻害する事実は経験的にも明らかであるが，その機序は複雑である．最近では，創部の微生物学的環境をこれまでの無菌あるいは有菌という捉え方から，両者を連続的に捉えるのが主流となっている．すなわち，創部の有菌状態を「汚染（contamination）」「定着（colonization）」「感染（infection）」と連続的に捉え，その菌の創部への負担と生体側の抵抗力のバランスにより感染が生じるとする考え方である．このうち，「感染」とは潰瘍創面に分裂増殖する細菌が著しく増加し，宿主の免疫力に対し細菌の増殖力が勝る状態である．

最近「定着」と「感染」の間に位置する「臨界的定着（critical colonization）」が，その注目を集めている理由は，たとえ宿主の免疫力が細菌を制御し得る範囲でも，さまざまな理由により創傷治癒が阻害されることが明らかとなったためである（**図2**）．

細菌を構成する蛋白自体は，真皮の結合組織代謝において，細胞と細胞外基質との結合を阻害するほ

| ①汚染（wound contamination） | 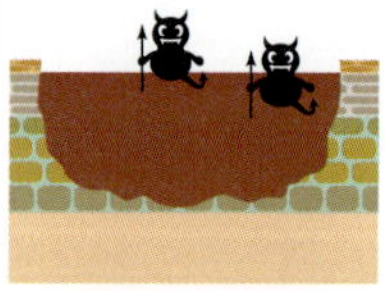 |
|---|---|
| 創に細菌が存在するが，増殖しない状態である | |
| ②定着（wound colonization） | 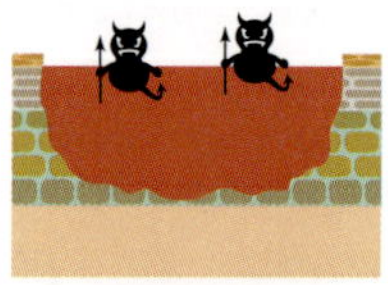 |
| 細菌（増殖能あり）が創に付着しているが，創には害を与えない状態である | |
| ③臨界的定着（critical colonization） | 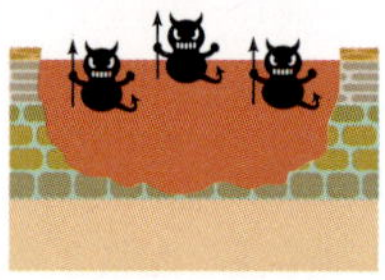 |
| 細菌数が②より多くなり，創感染に移行する可能性がある状態．または炎症防御反応により創治癒が遅滞した状態である．消毒薬を使用する | |
| ④感染（wound infection） | 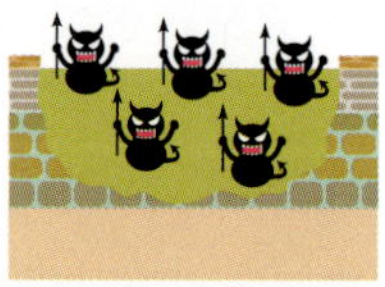 |
| 細菌が増殖し，組織内部に進入して，創に深部感染する状態である．消毒薬を使用する | |

**図2 汚染から感染までの流れ**

か，局所炎症反応に影響を及ぼす．また，「バイオフィルム（菌膜）」は，細菌が細胞外に多糖類・フィブロネクチン・ビトロネクチンなどからなる膜を作成することで，周囲の環境変化や化学物質から細菌自らを守ると同時に，周囲の生理活性物質へ影響を与える．

細菌感染は局所的のみならず，全身的な刺激が創傷治癒過程において炎症期を遷延させ，結果として治癒を阻害する微小環境を生み出すこととなる．炎症期を遷延させる原因は細菌感染だけではなく，たとえば壊疽性膿皮症では，局所の免疫反応を低下させることが治療の主眼におかれる．糖尿病では，創部は低酸素状態となり，線維芽細胞由来のコラゲナーゼが増加するのみならず，過剰な好中球やマクロファージが創部へ遊走し，炎症が惹起される．

炎症期の創部においては，好中球やマクロファージ，肥満細胞，線維芽細胞や血管内皮細胞が蛋白分解活性を有する酵素を多量に分泌する．重要な点は本来感染などに対する防御機能をつかさどる好中球やマクロファージが，その機能に比較し蛋白分解活性が大きく上回るということである．その結果，創部にはコラーゲンを分解するコラゲナーゼに代表されるMMPsとよばれる分解酵素群の発現が亢進するほか，これらを抑制する酵素TIMPの発現が低下し，創傷治癒過程を阻害する．

MMPsは，好中球，組織球，線維芽細胞により産生される．そのままでは活性をもたない潜在酵素として産生され，プロペプチドが切断されて活性をもつ．コラゲナーゼ以外のストロムライシンやゼラチナーゼなどの発現や活性は，通常の状態ではきわめて低い．

しかし，慢性創傷においては，さまざまなサイトカインや成長因子により誘導され，結果として創傷治癒を遷延化する．

一方，TIMPとは活性化されたMMPを特異的に抑制する因子である．現在までに4種類知られているが，その活性抑制作用はMMPsの種類により感受性が異なる．

さらに，好中球は種々の活性酸素を産生する．産生された活性酸素は直接真皮の結合組織および細胞外基質に障害を与えるほか，創傷治癒に関与する増殖因子産生にも影響を及ぼすことで，創傷治癒を遅延させる．

実験的には，創傷治癒過程において好中球を抗体により除去したところ，上皮化が促進されたとの報告や，肥満細胞と線維芽細胞の共生培養系において，肥満細胞を活性化させた場合には線維芽細胞由来の細胞外基質が分解されるとの報告がある．

## 滲出液の不均衡

近年のmoist wound healing*の概念の普及により，創傷治癒には適切な湿潤環境が重要であることは，もはや常識となった．滲出液とは血管内から血管外へと漏出した液体であり，細胞や各種の生理活性物質を含有する．正常な創傷治癒過程においては，さまざまな細胞由来の生理活性物質が複雑に作用することで創傷は治癒する（図3）．

しかし，この生理活性物質には至適濃度が存在する．ある種の増殖因子は，低濃度域はもちろんのこと高濃度域でも細胞増殖を抑制する．

また，滲出液が多量に存在すると，前述したMMPsなどの生理活性物質の不均衡が生ずることから，創傷治癒を阻害することになる．以上より，滲出液の不均衡が創傷治癒過程に大きく影響を与えることが理解できる．

局所的には，過剰な滲出液は創周囲を浸軟させ，バリア機能を傷害することで創傷治癒に影響を及ぼす．さらに，慢性創傷では急性創傷と比較し増殖因子の濃度が異なることが知られている．

たとえば，すでに臨床応用されている塩基性線維芽細胞増殖因子（bFGF）は，ヘパリン結合能を有する分子量約18〜25kDaの一本鎖ポリペプチドであり，線維芽細胞や血管内皮細胞増殖促進作用を有する．bFGFの皮膚潰瘍に対する作用機序はまだ十分に解明されていないが，高濃度のbFGFは線維芽細胞の遊走活性を低下させる．臨床現場において，本剤の使用法の遵守が求められているのはこのためである．

また，TGF-βは線維芽細胞に作用して細胞外基質産生を強力に促進するが，作用濃度やターゲット

---

*moist wound healing（湿潤環境下療法）：慢性期の深い褥瘡治療の後期において，創部を湿潤環境下に保つことでよりよい治療過程をたどること

MMPs：matrix metalloproteinase

TIMP：tissue inhibitor of merallopoteinase

bFGF：basic fibroblast growth factor

TGF-β：transforming growth factor-beta

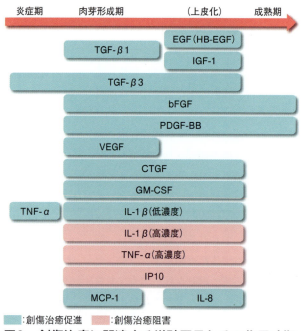

図3 創傷治癒に関連する増殖因子とその作用時期

となる細胞の種類によってまったく逆の作用を及ぼす.

## 進まない創辺縁または皮下ポケット

ポケットの存在は，さまざまな機序により創傷治癒を遷延化させる．ポケットは，外力がくり返し加わることにより生ずるものであるため，まず除圧などのケア方法を見直すことが求められる.

ポケット内部は，物理的にも十分な洗浄が行われにくいため細菌感染の温床となり，前述した炎症の遷延化や過剰な滲出液の残留，さらには壊死物質の長期残存による創傷治癒への障害が生ずる．その点，陰圧閉鎖療法は，それらを持続的に除去することから，きわめて理にかなった治療である.

さらに，目視での観察が不可能である点も，適切な治療選択を困難化させる．また，比較的適切に管理されたポケットにおいても，表皮細胞がポケット内部に向かい遊走し，表皮化することがある．この場合，表皮化した部分に肉芽形成が起こることはなく，放置しておいても治癒は期待できない．創辺の十分な観察とともに，外科的デブリードマンが必要となる.

## そのほかの要因

そのほか，全身的要因としては，貧血・低栄養など（たんぱく質・エネルギー低栄養状態：protein energy malnutrition［PEM］，表），微量元素不足，免疫不全状態，薬物，糖尿病，神経障害，悪性腫瘍，精神疾患の存在などによる日常生活活動性の低下などがあげられる．このうち，創傷治癒に関与する微量元素として，ビタミンC，亜鉛，銅などが知られている．これらは，*in vitro*のデータでもアスコルビン酸がヒト線維芽細胞の細胞外基質産生を促進させることが明らかとなっている.

さらに，医療現場における看護・介護職員の人手不足や，創傷に関する専門的知識を有する医師・看護師の不在，さらには高齢化社会の到来と核家族化による，独居高齢者の増加などの社会的要因も見逃してはならない.

表　PEMの指標

| 体重減少 | 1カ月で5%以上 |
|---|---|
| 血清アルブミン値 | 3.0g/dL以下 |
| BMI（体格指数） | 19.8以下 |
| ヘモグロビン値 | 11.0g/dL未満 |
| ヘマトクリット値 | 男：40%，女：34%以下 |
| 総コレステロール値 | 160mg/dL以下 |
| TLC（総リンパ球数） | 1,200/mm$^3$未満 |

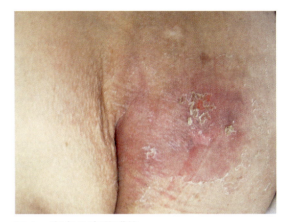

図4　皮膚の真菌感染

## 創傷治癒とスキンケア──創周囲に炎症がみられたら

臨床現場で潰瘍を治療するのは，炎症期と増殖期がメインである．

この時期は先述したとおり，生体内のあらゆる細胞のコラボレーションにより創傷治癒が図られる．この細胞による創傷治癒のアンサンブルが，外的要因たとえば感染や異物により障害されると当然創傷治癒は遅延してしまう．

創傷治癒のスキンケアにおいては，創周囲の保清がメインとなる．創周囲は前述のように，石けんを使用し十分汚れを洗い流したうえで，過剰な水分を除去する．ときに創周囲に炎症がみられることがあるが，この場合は接触皮膚炎と真菌感染が問題となる．

[接触皮膚炎]

いわゆるかぶれである．接触皮膚炎には一次刺激性とアレルギー性がある．

一次性とはいわば皮膚に毒を塗るようなものであり，その物質に触れると，初回から誰にでも皮膚炎が起こる可能性がある．

一方，アレルギー性とは，原因物質との接触により皮膚免疫がその物質を異物と判断し（感作），その後，同物質に再接触したときに生じる皮膚炎である．

接触皮膚炎の特徴は，境界明瞭な紅斑とともに漿液性丘疹とよばれる頂点に小水疱を有する丘疹がみられることであり，診断に重要である．

創周囲の場合，消毒薬や外用薬が原因となり創傷治癒遅延を起こしている場合がある．原因の除去とともにパッチテストを行い，原因物質の同定を行う．

[真菌]

湿潤した環境下においては，ときにカンジダなどの真菌感染が生ずる．とくに患者が免疫不全状態にある場合は起こりやすい．

皮疹は紅斑と薄い鱗屑が主体であり，この鱗屑を剥離し，顕微鏡で直接鏡検することで診断する（**図4**）．治療は抗真菌外用薬を塗布するとともに，皮疹部を乾燥させることも重要である．

---

**看護師にここを見てほしい！**

褥瘡をはじめとする創傷ケアは，今後わが国の高齢化がより進行するに従いさらなる問題となろう．医療制度が在宅にシフトしていくなか，看護師には適切なケアと助言が求められる．この場合，基礎知識として皮膚の創傷治癒過程への理解は必須となる．なぜ目の前の褥瘡は治らないのか？　創傷治癒過程のどこに問題があるのかを理解することで，解決策がみえてくるであろう．創傷治癒阻害因子とともに，そのメカニズムを理解しておきたい．

Chapter 1 知的スキンケアのための皮膚の基礎知識

# 7 老化防止のスキンケア
## 避けたい！ 避けよう！
## 紫外線，そしてスキン-テア

皮膚も当然年齢により，その組織学的構造は変化する．ここでは，まず年齢による皮膚の構造の差異を記載したあと，紫外線防御について述べる．

執筆●安部　正敏

## 子どもの皮膚と高齢者の皮膚の違い

［子どもの皮膚］

　子どもの皮膚の特徴として，身体各部位の面積比が年齢によって異なることがあげられる．たとえば頭部は成人では9％であるが，新生児では18％を占める．熱傷の際の評価指標としてWallaceの9の法則*が使用できないことは有名である．

　一方，子どもの皮膚の構造は成人皮膚と大きく変わることはない．しかし，厚さは薄く，成人に比較し，新生児の皮膚の厚さは約半分である．これは，個々の細胞の大きさが小さいことも関係するが，皮下脂肪組織が薄いためである．

　また，成人においては部位により皮膚の厚さが異なるが，乳児期においては差がないことが知られている．成長するにつれ，まず表皮が厚さを増す．その後，思春期になると真皮が厚くなることで，次第に成熟していく．

　真皮においては，成人で膠原線維は網状層に比較し，乳頭層のほうが細いが，新生児ではともに細く，区別がつきにくい．弾性線維も成人では新生児に比較し細い．

　一方，線維芽細胞は成人に比較し，新生児では数も多く，活発に蛋白合成を行っている．

［高齢者の皮膚］

　高齢者の皮膚においては，表皮の菲薄化と表皮突起の平坦化，真皮乳頭層の毛細血管係蹄の消失が観察される．この変化は高齢者では軽微な外力により，容易に表皮剥離が起こる事実からも推察できる．また，皮脂分泌の減少，セラミドや天然保湿因子の減少が起こり，バリア機能が低下する．

　真皮の老化には，生理的老化（chronological ageing）と光老化（photoageing）の2つのメカニズムが存在する．生理的老化では，真皮は全体として萎縮し，コラーゲンおよび細胞外基質のプロテオグリカンも減少する．また，弾性線維も減少もしくは変性する．

　一方，光老化ではコラーゲンの変性，血管壁の肥厚，プロテオグリカンの増加や弾性線維の増加や不規則な斑状沈着，軽度の血管周囲性の炎症細胞浸潤がみられる．また，ヒアルロン酸などの細胞外基質も減少する．

　細胞レベルにおいても，線維芽細胞を培養した場合，高齢者由来では増殖能が低下する．

　また免疫機能の変化も生じる．T細胞ではCD4$^+$T細胞およびCD8$^+$T細胞が加齢によりともに減少するが，CD8$^+$T細胞の減少が優位である．ヘルパーT細胞は，細胞性免疫に関与するTh1細胞と液性免疫に関与するTh2細胞に分けられ，加齢によりTh2細胞優位となる．高齢者ではツベルクリン反応

*Wallaceの9の法則：熱傷面積の算出法．顔面頭頸部を9％，上肢9％×2，下肢9％×2，体幹前面・体幹後面・左下肢・右下肢をそれぞれ15％で計算する

# 7 老化防止のスキンケア

が陰性化する傾向があるのはこのためである．

B細胞はT細胞に比較して加齢による変化は少ないが，T細胞の変化が協調不全によりB細胞の変化をもたらすため，単クローン性免疫グロブリンの産生が増加する．

このように，細胞レベルにおいて，線維芽細胞の老化や免疫機能の変化により，創傷治癒も遷延する．

## 光老化——お肌の老化を防ごう

UVA：
Ultraviolet A（紫外線A波）

UVB：
Ultraviolet B（紫外線B波）

SPF：
sun protection facto

PA：
protection grade of UVA

われわれが受ける紫外線にはUVAとUVBがある（図1）．UVAのほうが波長は長く，より深く真皮レベルまで達し，UVBは波長が短く表皮レベルに留まる．

UVAは光老化とよばれる，いわゆる"シワ"の形成に関係し，UVBはシミなどの色素誘導や，皮膚がんの発症に深く関係する．紫外線からの「スキンケア」は高齢者のみならず，むしろ子どもの頃から積極的に行うべきである．

### 光老化とは？

光老化ではコラーゲンの変性，血管壁の肥厚，プロテオグリカンの増加や弾性線維の増加や不規則な斑状沈着，軽度の血管周囲性の炎症細胞浸潤がみられる．弾性線維の変化は光老化に特異的な変化であり，日光弾性線維症とよばれる．臨床的に生理的老化は細かいシワを生じ，光老化は深く目立つシワをつくる．

[光老化のメカニズム]

高エネルギー紫外線は線維芽細胞に対し，細胞傷害性を有する．細胞傷害を来さない量の紫外線はコラーゲンの産生を低下させ，コラーゲンを分解するコラゲナーゼなどの酵素の産生を亢進させる．ムコ多糖は生理的老化でもその量は減少し，60歳で乳児の約25％となるが，光老化ではグリコサミノグリカン量は増加する（図2）．

[活性酸素の作用を理解する]

紫外線は酸素存在下での光動力学的反応により，細胞内外で活性酸素を発生させる．活性酸素は細胞膜の脂質を酸化して細胞レベルの老化をもたらすが，それと同時にコラーゲンの減少，エラスチンの増加と変性，グリコサミノグリカンの増加をもたらす．

### 光老化のスキンケア—SPFとPA

光老化を防ぐには，サンスクリーンをうまく使用することが重要である．サンスクリーンにはSPFとPAという指標が表示されている．

SPFとは，UVBをどれだけカットできるかとの指標であり，最小紅斑量という紅斑を誘起するために要する最小の光線照射量を基準として，サンスクリーン未塗布部と塗布部の比から求めたものである．

簡単にいえば，サンスクリーンを何もつけていない人が炎天下10分で皮膚に紅斑が生じたとする．そこにサンスクリーンを塗布したところ100分で紅斑が生じた場合は100/10で，SPFは10となる．SPFはおおむね20〜30程度で十分であるとされる．

一方，PAとはUVAカットの指標である．紫外線照射直後からメラニンの酸化で起こる即時型黒化反

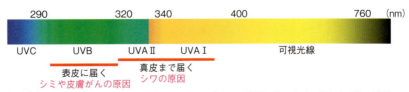

紫外線（ultraviolet）は10〜380 nm（ナノメートル）までの波長の光であり，それより長い波長のものは可視光線である．波長が短いほうからUVC（10〜290 nm），UVB（290〜320 nm），UVA（320〜380 nm）に分ける．UVAをさらにUVA I（340〜380 nm），UVA II（320〜340 nm）に分ける場合もある．これらのうち，UVCはオゾン層で吸収され，地表には届かない．

**図1　紫外線の分類**

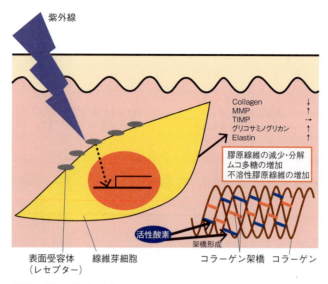

図2　光老化のメカニズム

応を指標として検定したものである．＋～＋＋＋＋と表示され，＋＋程度で十分である．サンスクリーンの上手な使用法は，自分の皮膚や嗜好に合った製品を選択し，こまめに塗り直すことである．また，活性酸素対策としては，ビタミンC，ビタミンE，βカロテン，ポリフェノール類を摂取するとよい．

## スキン-テアとは？

スキン-テアとは，皮膚粗鬆症ともよばれ，高齢者の脆弱な皮膚において軽微な外力により生ずる裂傷を指す用語である．皮膚科学においては，この用語を使用しなくとも何ら問題がなく，国際疾病分類第10版（ICD10）において"表在損傷"と表記すれば事足りるからである．しかし，なぜ看護学において，本用語が重要であるかといえば，欧米において看護師などがケアを行う際，たとえばベッド柵に患者の前腕が接触して生じた皮膚裂傷が，患者家族から虐待と誤認され，大きな問題となることなどによる．このことから，スキン-テアの概念が提唱され，疫学や発症機序，予防法などの研究が急速に進んだ．皮膚科医は主に創傷治療に関与するが，看護師はスキン-テアという概念により，創傷発症のリスクを患者毎にアセスメントし，その予防を視野にケアを遂行していることを理解する必要がある．

［スキン-テアとは］

スキン-テアとは，皮膚の裂傷であり，脆弱な皮膚を有する患者において，軽微な外力により生ずる創傷と捉えることができる．英語ではSkin Tearと表記し，初心者には"皮膚の涙"と理解されるかもしれないが，tearには"涙"とともに"裂け目""割れ目"という意味がある．無論この場合の意味は後者となり，発音が異なる．海外においては，前述のように，スキン-テアの発生要因が看護師による虐待と誤認されることがある．このこともあり，スキン-テアは高齢者の看護ケアを行ううえで，重要なキーワードとして認識されるようになった．わが国においては，欧米に比較し，訴訟になるリスクは少ないと思われるが，今後患者の権利意識が一層強化された場合には看過できない問題であろう．

スキン-テアの定義は，「主として高齢者の四肢に発生する外傷性創傷であり，摩擦単独あるいは摩擦・ずれによって，表皮が真皮から分離（部分層創傷），または表皮および真皮が下層構造から分離（全層創傷）して生じる」とされている．

スキン-テアは，高齢者の四肢に好発し，摩擦やずれ力などの物理的外力により生ずる創傷であり，表皮のみが傷害され形成される比較的浅い創と，真皮に及ぶ深い創がみられる場合がある．時に，表皮

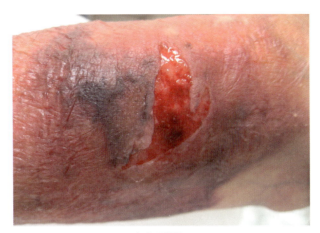

図3 スキン-テアの臨床所見

と真皮が分離する結果，あたかも水疱蓋のごとく，真皮と分離した表皮が創面上に残存する場合もみられる．通常周囲には紫斑を伴うことが多く，高齢者には比較的よく遭遇する臨床症状であろう（図3）．

日本創傷・オストミー・失禁管理学会学術教育委員会では，スキン-テアの同定方法を，「摩擦・ずれによって，皮膚が裂けたり，剥がれたりする皮膚損傷をスキン-テアとする．なお，外力が関係する天疱瘡，類天疱瘡，先天性表皮水疱症等の創傷については，疾患に由来するものかは判断がしがたいため，含めて調査する」としている．このため，看護師にも天疱瘡，類天疱瘡，先天性表皮水疱症の理解が求められることとなり，皮膚科医としてはこれら疾患についての高度な知識も求められることとなり，ウカウカしていられない．

スキン-テアの具体例として，
・四肢がベッド柵に擦れて皮膚が裂けた（ずれ）
・絆創膏を剥がす時に皮膚が裂けた（摩擦）
・体位変換時に身体を支持していたら皮膚が裂けた（ずれ）

等があげられる．なお，褥瘡や医療関連機器圧迫創傷，失禁関連皮膚障害はスキン-テアには含めないことに注意する．

[スキン-テア発生機序]

スキン-テアが生ずる原因には，加齢による皮膚変化が関与する．しかし，若年者においても，例えば副腎皮質ステロイドによる加療を長期に受けていた場合，同様の病態となる．

スキン-テアが好発する高齢者の皮膚では，表皮の菲薄化と表皮突起の平坦化，真皮乳頭層の毛細血管係蹄の消失が観察される．この変化は高齢者においては軽微な外力により，容易に表皮剥離が起こる機序を示唆するものである．また，高齢者の表皮では，皮脂分泌の減少，セラミドや天然保湿因子の減少が起こり，バリア機能が低下する．一方，真皮の老化には，生理的老化 chronological ageing と光老化 photoageing の2つのメカニズムが存在する．スキン-テアの発症には光老化の理解が必須である．

[スキン-テアのアセスメント]

スキン-テアに関しては，日本創傷・オストミー・失禁管理学会が熱心に取り組んでおり，日本語版STARスキン-テア分類システムを発表している．他方，スキン-テアのリスクに関しては，日光曝露歴を聴取するほか，紫外線により惹起された皮膚変化（深い皺など）の有無を注意深く観察することが重要であろう．

光老化でみられる皮膚症状の代表格として以下の2つがあげられる．

**項部菱形皮膚 cutis rhomboidalis nuchae（図4）**：屋外労働者など，紫外線曝露歴の多い高齢者の項部に，皺襞斜交する粗大な菱形皮野を形成する疾患．

**Favre-Racouchot症候群（図5）**：男性高齢者の眼窩周囲にみられる黄白色丘疹．通常，黒色面皰も混

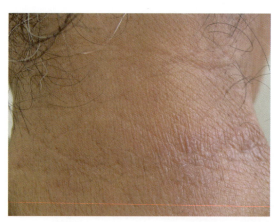
図4　項部菱形皮膚（cutis rhomboidalis nuchae）

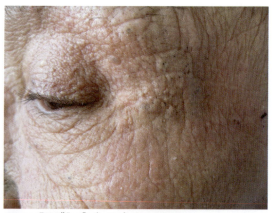
図5　Favre-Racouchot症候群
　　　（ファーヴル　ラクーショ）

在する．

　高齢者に対する医療行為において，時に皮膚裂傷は避けて通れない場合もあるかと思われる．しかし，この"スキン-テア"の概念を十分に理解することにより，そのリスクを最小限にとどめたいものである．

［スキン-テア対処法］

　通常の創傷管理と同様に，止血操作とともに十分な洗浄を行うことが大前提である．もし，表皮と真皮の分離が起こっており，表皮を元に戻すことが可能であれば，被覆表皮で創面を覆う．そのうえで，肉芽形成・表皮化を促す外用薬や脆弱な皮膚に使用可能な被覆材を用いる．このうち，被覆材は，各メーカーからさまざまな製品が発売されており，その特性を十分に理解して使用すべきある．

［第一選択］

　創傷被覆材は，それ自体により新たな創傷を作ることがないよう，シリコーンメッシュドレッシング，多孔性シリコーンゲルシート，ポリウレタンフォーム/ソフトシリコーンなどの非固着性の製品が第一選択となる．なお，保湿薬の使用によりスキン-テア発生リスクが軽減されることが知られており，積極的に使用する．この場合，低刺激性で塗布する際摩擦の少ない油性ローション剤などを用いるとよい．

難治な場合には，外用薬を用いる．外用薬は上皮化を促すため，創傷保湿効果を期待して，油脂性軟膏である白色ワセリンやジメチルイソプロピルアズレンを用いる．

　以上で十分な効果が得られない場合には，肉芽形成および上皮化促進を期待してトラフェルミンを用いるとともに，適切な創傷被覆材を選択する．また症例によっては，ハイドロコロイドやハイドロジェルなどの創傷被覆材や，外用薬としてアルプロスタジルアルファデクスを用いるのもよい．

> **看護師にここを見てほしい！**
>
> 高齢者の皮膚は，組織学的に変化がみられることから，さまざまなトラブルを生ずる．生理的変化に加え，紫外線などの後天的変化を理解することが正しいケアを行ううえで第一歩となる．とくに近年着目されているスキン-テアは，発症した際のケアはもちろんであるが，長期的にみた光老化のケアは看護師が社会に啓発を促すことで大きく発症リスクを下げられる可能性がある．大げさではなく，地道に正しいケアを教育していくことが，国民の健康福祉の向上につながるのである．

# 8 皮膚症状に関わる検査

皮膚疾患の診断において重要なのは，何をさておいても皮疹の把握である．その際，皮膚科特有の検査法を追加することで，確定診断にきわめて大きな手掛かりとなる．皮膚科領域で行う検査法は，他科領域で行うものも含めるとその種類は多く，さらにエコーやレントゲンなど画像診断を含めるときわめて膨大となる．そこで本項では，ナースがベットサイドで簡単に実施できる検査法とともに，ナースが確定診断に悩むことが多い真菌検査に絞って解説する．

執筆●安部　正敏

## 皮膚描記法

　皮膚描記法は診療現場のみならず，ボールペンが1本あればどこでも手軽に試みることができる検査法であり，とくに機械性蕁麻疹の診断においては不可欠な検査である．また肥満細胞症において，Darier徴候は他の色素沈着症との鑑別に必須である．ところが，意外にも本検査は忙しい日常臨床現場においては積極的には行われていないようである．たしかに蕁麻疹やアトピー性皮膚炎においては皮膚描記法を行わなくても診断をつけるのは困難ではない．しかし，とくに小児の場合，患児に皮膚描記法を行った後，後述する本法の意義を保護者に説明すると，疾患に対する理解と納得を得られやすい．時には，患児が本法を覚えてしまい，自ら診察時に皮膚描記法を行ってみせてくれることで，診療が非常にスムーズに進行することも経験する．本項ではまず，正しい皮膚描記法の手法を述べ，その意義と解釈，著者の工夫の順に述べる．

### 皮膚描記法とは？

　皮膚描記法は皮膚生理機能検査に位置づけられる．皮膚表記症，皮膚描画症，皮膚紋画法などの同義語があるが，最近ではほぼ皮膚描記法に統一されている．
　皮膚生理機能検査としての皮膚描記法は，主に①紅色皮膚描記症，②白色皮膚描記症，③隆起性皮膚描記症に分類される．さらに，③に関連した特殊なものとして肥満細胞症（色素性蕁麻疹）における④Darier徴候があるが，これは皮疹部で隆起性皮膚描記症がみられる現象と捉えることができる．おおむね①，②は真皮の血管径の変化を，③，④は血管周囲の浮腫を反映する検査であり，皮膚描記症とは「機械的刺激を皮膚に加え，患者の皮膚血管運動系の状態を把握する目的で行われる検査法」と定義できる．皮膚描記症は加える刺激の程度によって健常人にも陽性となることから，病的意義をもたせるためには，正しい手法を習得する必要がある．

［①紅色皮膚描記症 red dermographism］
　皮膚に一定の擦過刺激を加えた場合，その部位に一致して紅斑を生じる現象である．皮膚を先端の鈍なもので線を描くように擦った場合，擦過刺激の程度によっては健常人にも色調の変化がみられる．皮膚表面にある程度の強さの刺激擦過刺激が加わると，真皮に存在する肥満細胞から遊離したヒスタミンにより毛細血管が拡張し，刺激後15秒以内に充血性線条とよばれる紅斑を生ずる（図1）．充血性線条は時に1時間程度持続することもある．その後，ヒスタミンやサブスタンスPを介する軸索反射による小動脈拡張により，充血性線条の周囲に充血性紅暈（潮紅 red flareともよばれる）が出現する．時に，潮紅周囲は蒼白になる場合がある．その後，おおむ

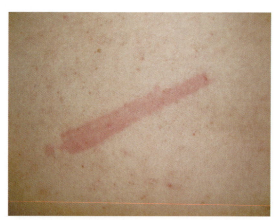

図1　紅色皮膚描記症

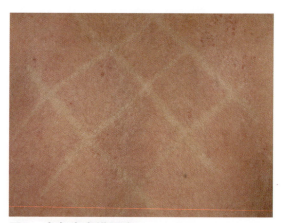

図2　白色皮膚描記症

GVHD : graft versus host disease

ね3分以内にヒスタミンによる血管透過性亢進により紅色線条は鮮やかで比較的大型の膨疹となる．この反応は通常10分程度で消失する．この充血性線条→充血性紅暈→膨疹に至る変化をtriple responseとよぶ．

このように紅色皮膚描記症は，個体差もあるうえ，潜伏時間，強さ，程度，持続時間はまちまちであり，正常と異常との間にクリアカットに境界線を引くことが困難であることから，病的意義は低い．しかし，triple responseが著明に観察される場合には蕁麻疹を疑うほか，甲状腺機能低下もしくは亢進症，自律神経系の不安定状態，ペニシリンなどの薬剤の影響，フェニルケトン尿症などの存在を示唆することがある．

[②白色皮膚描記症 white dermographism]

一般に擦過刺激が弱いと，同部に流れている血液が周囲へと圧排され，表面皮膚色は白くなる（圧迫性白線）．しかし，この反応は数秒間で元に戻る生理的な現象であり，これを白色皮膚描記症と捉えてはならない．

白色皮膚描記症とは，前述したtriple responseを惹起する程度の擦過刺激により充血性線条が生じた直後に，それが貧血性白線とよばれる白色線条に変化する現象である（図2）．貧血性白線は圧迫性白線と異なり刺激部を超えて拡大し，通常数分間続く．ただし，アトピー性皮膚炎患者などにおいては，皮膚はすでに紅斑や潮紅が存在しており，紅色線条が明らかにならない場合も多く注意が必要である．

白色皮膚描記症はアトピー性皮膚炎の診断において重要であるとされるが特異的なものではなく，接触皮膚炎，紅皮症（GVHD）皮膚筋炎などでも出現する．とくにアトピー性皮膚炎では，紅斑部や毛孔性角化がみられる部位に陽性となりやすい．

本症の機序として，前述のとおり貧血性白線と称される血管収縮による機序が考えられているが，一方で真皮の急激な浮腫により血管拡張が逆に目立たなくなるために起こるという考え方もあり，詳細はいまだ不明である．

[③隆起性皮膚描記症（欧米では単にdermographismと表記される）]

前述したtriple responseにおいても最終的には膨疹が生ずるが，隆起性皮膚描記症は舌圧子や硝子棒など比較的幅広い先端を有する器物で皮膚に擦過刺激を加えた場合，顕著に膨疹を生ずる現象である（図3）．時にこの現象自体が検査名ではなく人工蕁麻疹もしくは物理性蕁麻疹を称することもあり，注意を要する．

日常生活においても擦過刺激はさまざまな場面で加わる．実際，物理性蕁麻疹患者は，「引っ掻くとミミズ腫れができて痒い」とか「下着の線が擦れると赤く盛り上がってきて，痒い」などと，この現象を自ら経験し，主訴として受診する場合も多い．また，擦過刺激を加えた部位が全体として膨疹とならず，小さな紅斑を伴う膨疹が生じ次第に融合し瘙痒

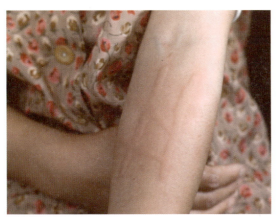

図3　隆起性皮膚描記症

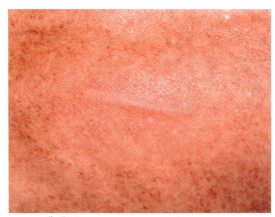

図4　Darier徴候

を生ずる場合，コリン作動性蕁麻疹であり場合がある．診断的価値は高いものの，その頻度は高くない．

隆起性皮膚描記症は慢性蕁麻疹，とくに物理性蕁麻疹で陽性になるが，寒冷蕁麻疹や急性蕁麻疹でもみられることがある．本症の機序の詳細は不明であるが，本態は真皮の浮腫である．

[④Darier徴候]

肥満細胞症患者の皮疹部に擦過刺激を加えると，その部位に一致して膨疹が出現する（図4）．これをとくにDarier徴候とよぶ．皮疹部に存在する肥満細胞が物理的刺激により脱顆粒を起こし，ヒスタミンやヘパリンなどのケミカルメディエーターを放出することで，血管透過性が亢進し浮腫を来すことにより生じる．本検査は肥満細胞症の診断にはきわめて有用な検査であるが，疥癬患者にみられる色素斑や皮膚白血病の皮疹部でも認められることがあり，特異的ではない．しかしながら，肥満細胞症患者の約9割にみられることから，本症の診断には欠かせないものであるといえる．注意すべき点として，きわめて疾患活動性の高い患者に対して本法を行うと，全身性の蕁麻疹発作が出現することがあり，病歴を確認してから行うべきである．

## 皮膚描記法の実際

以上に述べたように，皮膚描記法の手技は意外に難しいものである．しかし皮膚描記法は，日常臨床現場において慢性蕁麻疹，アトピー性皮膚炎や肥満細胞症の診断に重要であるほか，triple responseの出現様式により前述した基礎疾患を推定することが可能である．皮膚科診療上必須の検査ではないが，患者への侵襲がきわめて少ない検査法であるので，ぜひとも正しいやり方を修得し，上手に利用していただきたい．

隆起性皮膚描記症とDarier徴候の診断に関しては，皮膚描記法を行うにあたり，比較的困難な点はないと思われる．具体的には，比較的幅の広い棒の先端を用いて，やや皮膚が陥凹する程度の力を保ちながら線状に皮膚を擦ればよい．隆起性皮膚描記症に関しては，陽性所見がみられない場合，同一部位を何度か擦ると陽性となりやすい．膨疹を引き起こす反応は大多数が数分以内に出現することが多く，外来診療時間内に十分実行可能である．しかし，時には20分近くを要する例もあることから，陰性の場合でも可能であれば一定時間観察するのが望ましい．

紅色皮膚描記症と白色皮膚描記症は先端がやや尖った棒を用いて，わずかに皮膚が陥凹する程度を保ちながら線状に皮膚を擦る．

検査にあたっては力加減が何より難しいが，慣れないうちは場所を変え，さまざまな程度の刺激を加えることで，どれくらいの擦過刺激により本法が陽性になるかを習得すればよいだろう．

皮膚描記症の陽性率は部位により異なる．一般に背部がもっとも短時間で皮膚変化が生じ，持続時間

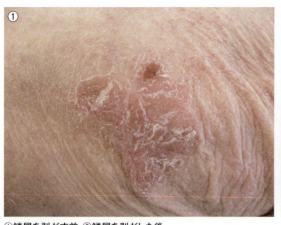
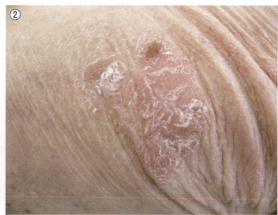

①鱗屑を剥がす前, ②鱗屑を剥がした後.
**図5　蝋片現象**

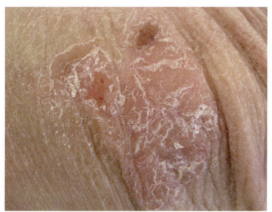

**図6　Auspitz現象（最終的に出血をみる）**

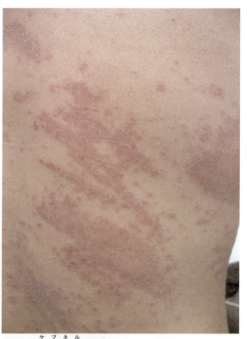

**図7　Köbner現症**

も長い．次いで胸部，上腕，腹部，前腕，下肢の順である．日常診療においては前腕が実行しやすい部位であるが，可能であれば背部で行うようにするほうがよい．また，性差では男性に比べ女性のほうが，年齢では高齢者よりも若年者のほうが，それぞれ陽性率は高い．

［Nikolsky現象］

皮疹のない健常皮膚に摩擦刺激が加わることで，水疱が生ずる現象である．表皮細胞間の接着異常を示唆する現象であり，尋常性天疱瘡などで陽性となる．また，水疱中央部を圧迫した際，水疱が周囲に拡大する現象を偽性（もしくは第2）Nikolsky現象とよぶ．

［蝋片現象とAuspitz現象］

鱗屑を剥離すると，次々と鱗屑が浮き上がり，剥がすことができる現象を蝋片現象と呼ぶ（**図5**）．さらに続けると紅斑が出現し，表面に点状小出血がみられる現象をAuspitz現象（**図6**）とよび，尋常性乾癬の診断にきわめて重要である．

［Köbner現象］

皮疹のない健常皮膚に刺激が加わることで，同一

の皮疹を生ずる現象である（**図7**）．診察時に再現できる検査ではなく，皮疹の性状，分布で判断する．乾癬や扁平苔癬でみられる．

［疥癬トンネル・水尾徴候］

いずれも疥癬でみられる所見であり診断的価値が高い．指間や手掌に通常数ミリ程度の細くわずかに隆起する白色線条がみられ，これを疥癬トンネルと呼ぶ（**図8**）．また，手掌では疥癬虫の進行に伴い，水尾型の鱗屑がみられ，やはり尖端に虫体が存在する．これを水尾徴候とよぶ．同部の鱗屑をKOH法で観察すると疥癬虫や卵が検出でき，診断が確定する．

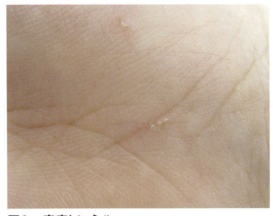

図8　疥癬トンネル

# 真菌検査

白癬やカンジダなどの表在性真菌症は表面の鱗屑を採取し，顕微鏡下で観察することで菌糸を確認して診断する．

## 真菌検査の目的

本検査は皮膚真菌症において，真菌を検出し診断するための検査であり，苛性カリ（KOH）を用いた直接鏡検法と培地を用いた分離培養法がある．とくに前者は外来診察時に短時間で手軽に施行でき，浅在性皮膚真菌症の診断に大変有用である．後者は原因菌を分離同定することが可能であり，たとえKOH法で検出できない場合でも正しい診断が可能となる．

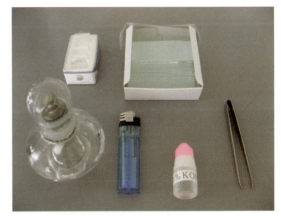

図9　KOH法で準備すべき用品

## KOH直接鏡検の方法

皮疹部より採取した鱗屑，爪片，毛，粘膜などの試料をスライドグラス上に載せ，10～30％のKOH液を数滴垂らし，カバーグラスをかぶせる．この状態で数分間静置する．この間，アルコールランプなどを用いて加温すると時間の短縮が可能である．その後，カバーグラスを軽度圧迫し，顕微鏡で観察する．観察する際には，コンデンサーレンズを絞り込むと，真菌の輪郭がより鮮明となり観察しやすい．まず100倍で観察し，真菌要素を確認した後，400倍で形態を詳しく観察する．

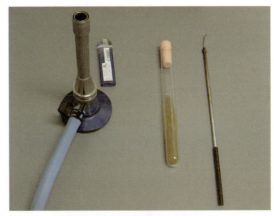

図10　培養検査法で準備すべき用品

### 介助のポイント

- KOH法は日常診療でたびたび行う検査である．よって，スライドグラスやカバーグラス，KOH液など必要物品を準備しておく（図9）．
- 培養検査では，医師が清潔操作をする際には，必要物品を準備のうえ補助業務を行う（図10）．

# 皮膚生検術

皮膚腫瘍を代表とする病理組織学的診断が必要な場合には，皮疹部を一部切除し，病理標本を作って診断する．この一連の検査を皮膚生検術とよぶ．

### 皮膚生検術の目的

本検査は，病理組織学的診断のための組織標本を作製する目的で，皮膚病変の一部（小病変であれば全部）を切除し，皮膚組織を採取する検査である．

### 採取部の選択

皮疹を観察し，整容的に問題が少なくかつ診断に有用な情報が得られる部位を選択することが重要である．炎症性皮膚疾患においては，時間が経過した皮疹では十分な情報が得られないため，可能な限り出現後時間が経過していない皮疹を選択する．また，正常との対比のため健常部を含めて皮膚を採取するのが望ましい．一方，腫瘍性病変は，疾患によっても採取する部位が異なる．また，悪性黒色腫が疑われる場合は，安易に生検することで患者の予後を悪くする可能性がある．このため，生検後の凍結標本による迅速診断と，その後の拡大手術をきちんと準備してから生検を行う．

### 皮膚片採取方法

皮疹部を十分に消毒した後，塩酸リドカインなどで局所麻酔する．麻酔後，少なくとも10分程度経過したところで，麻酔した部分を注射針で軽く刺すことで，麻酔が十分効いているかどうかを患者に確認する．麻酔が十分効いたことを確認後，メスを用いて紡錘形に部分切除する（図11）．皮疹が小型の場合には全摘してもよい．また，トレパン（パンチ）を用いて円形にくり抜く方法もあり，簡便で手軽である．トレパンには種々の大きさが用意されており，目的に応じて使い分けできる（図12）．皮膚片は，少なくとも脂肪組織を含める深さまで採取するが，筋膜を主体とする疾患などでは，それ以上の深さが必要な場合もある．採取後は，ナイロン糸で縫合する．採取部が小さい場合には縫合なしに抗生物質含有軟膏を充填するいわゆる開放療法でもよい．その後，ガーゼ等で固定する．

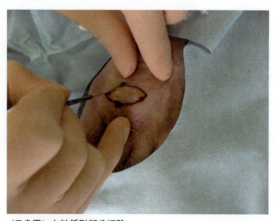

メスを用いた紡錘形部分切除．
**図11　皮膚生検**

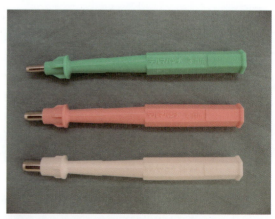

さまざまな大きさの皮膚片が採取できるように工夫されている．
**図12　トレパン**

[組織固定]

採取した組織は速やかに10%ホルマリン溶液で固定する．組織を分割することが可能であれば凍結固定や2%グルタールアルデヒド固定も行う．10%ホルマリン溶液で固定した後，ヘマトキシリン・エオジン染色（HE染色）による病理組織学標本を作製する．また，目的に応じて特殊染色標本を作製する．凍結固定標本は直接蛍光抗体法，2%グルタールアルデヒド固定標本は電子顕微鏡観察に用いる．

## 検査にあたっての注意点

- 外科的小手術とほぼ同様に，以下の物品を準備する（図13）．
  ①メスホルダー，メス刃（11番または15番）
  ②マッカンドー有鉤鑷子，グレーフェ有鉤鑷子，消毒用鑷子，ヘガール持針器，形成直剪刀
  ③滅菌ガーゼ，消毒用綿球，薬杯，注射器，注射針，1%ピオクタニン
  ④グルコン酸クロルヘキシジンやポビドンヨードなどの消毒薬
  ⑤1%塩酸リドカインなどの局所麻酔薬
  ⑥針付きナイロン糸（黒もしくは白）

  ただし，④～⑥は事前に術者の指示を受ける．またトレパンを用いる場合には①，⑥および②のマッカンドー有鉤鑷子，ヘガール持針器，形成直剪刀などは準備不要である．

- 外科的小手術と同様に手技であることから，文書によるインフォームド・コンセントが必要である．
- 検査する病変部は，必ず事前に写真撮影にて記録する．なお，その際にも写真撮影のインフォームド・コンセントが必要である．
- 消毒薬や局所麻酔薬に対するアレルギーの有無を患者に確認する．

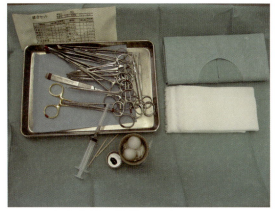

図13　皮膚生検で準備すべき用品

## 介助のポイント

- 検査前には術者に確認のうえ，必要な薬品，機材を準備しておく．
- 被髪頭部などの生検の場合には，術者に相談のうえ，あらかじめ剃毛を行う．
- 術者が清潔操作に入った後には，指示に応じて薬品や器具を無菌的に準備する．この際，医療事故防止のため術者と口頭による相互確認を必ず行う．
- 皮膚片が採取された後には，術者の指示に従い皮膚片を固定液などに投入する．
- 患者により，検査に対する多大な不安を有する場合があるため，精神的サポートに努める．

# ツベルクリン反応検査

最近では皮膚疾患においても，生物学的製剤を用いた治療が行われることが多くなった．そのため，結核関連検査を行う頻度が以前より増している．最後にツベルクリン反応検査について略記する．

本検査法は，結核アレルギーを検索する検査法であり，PPDを抗原として用いる皮内反応をとくにツベルクリン反応と呼ぶ．PPDとは，結核菌の加熱滅菌培養液から結核菌由来のタンパク質を精製したものである．本法は皮内反応のうち，細胞性免疫の強度を検査するものであるため，判定には48時間を要する．

PPD：purified protein derivative

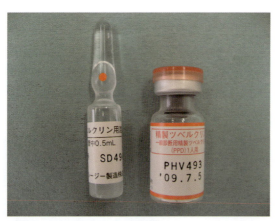

図14　ツベルクリン注射液

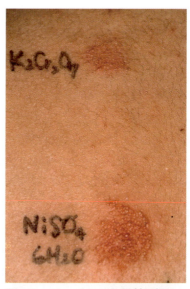

図15　パッチテスト陽性所見

### ツベルクリン反応検査の方法と判定基準

まず，前腕伸側中央部に一般診断用ツベルクリン注射液（0.05 μg/mL）を0.1 mL皮内注射する．48時間後に注射部位の発赤の直径とその性状をもって以下のとおり判定する．ただし，反応は24～48時間でピークに達するが，72時間で反応が陽性となる場合もあり，注意を要する．

[判定基準]
- 4 mm以下：陰性（−）
- 5～9 mm：偽陽性（±）
- 10 mm以上（発赤のみ）：弱陽性（＋）
- 10 mm以上（硬結あり）：中等度陽性（＋＋）
- 10 mm以上（硬結，二重発赤，水疱壊死あり）：強陽性（＋＋＋）

結核が強く疑われるものの，一般診断用で陰性もしくは偽陽性の場合には，確認診断用ツベルクリン注射液（0.5 μg/mL）を0.1 mL皮内注射し，同様に判定を行う．

ツベルクリン反応は結核に特異的とされるが，実際にはPPDは多種の抗原を含むため，BCG接種においても陽性反応を示す．わが国ではほとんどの人がBCG接種を受けており，ツベルクリン反応のみで結核感染を断定することは困難である．また，ツベルクリン反応はサルコイドーシスやHodgkin病，麻疹，重症結核，癌の末期などで減弱化もしくは陰性化することがあり，注意が必要である．逆に，サルコイドーシスなどを疑った場合には本検査を施行する．

なお，最近では以上のような問題からクォンティフェロン®TB-2GやTスポット®.TBが結核診断に用いられるようになり，現在では保険適用も有する．

### ツベルクリン反応の介助のポイント

医師の指示に従い，ツベルクリン注射液（図14）を準備する．その際，1 mL用の注射筒と26G程度の細い注射針を準備する．

## 皮膚貼付試験

接触皮膚炎など，遅延型アレルギー反応を調べる検査法が皮膚貼付試験（パッチテスト）である．いわゆるかぶれの原因検索や金属アレルギーの有無をみるために行う，皮膚科ではおなじみの検査法である．

[検査の方法]
原因と思われる物質をミニプラスターなどの絆創

膏のような検査用具に塗布し，背中など貼付しやすい部分に貼付する．そのまま48時間連続で貼付した後に剥がし，30分程度経た後に原因物質を塗布した部分の皮膚の変化を観察する．紅斑や漿液性丘疹の有無により判定を行う（**図15**）．判定は貼付後48時間，72時間，必要に応じて7日後にも行う．被検物質の刺激性が懸念される場合には適時ワセリンなどで稀釈して行う．また，非特異的な刺激による擬陽性反応を除外するため，必ずワセリンなど陰性コントロールを置くことが重要である．

他方，紫外線が関与する接触皮膚炎を検査する場合には，パッチテストを2系列同様に作製し，片方には24時間後紫外線を当てることで，紫外線を当てたほうのみに反応が表れる，もしくは強くなることで陽性と判断する．

最近では，金属アレルギーや主要アレルゲンに対するパッチテスト資材が発売されており，便利である．

### 看護師にここを見てほしい！

皮膚科診療における検査法について述べたが，看護師自らが検査を選択し行う場面は少ないと思われる．しかし，医師が検査を行う際，その目的と意義を十分理解していれば，きっとアセスメント力の向上につながる．また，皮膚生検や真菌検査，皮膚貼付試験は看護師の補助があると短時間ではるかに効率的に行うことができ，その点でもその理論の理解が求められる．検査の種類によっては患者が不安に陥ることもあり，その心理的サポートは看護師だからこそ行うことのできる，不可欠な医療行為である．

Chapter 2

# おさえておきたい皮膚疾患

1. 湿疹・皮膚炎
2. 蕁麻疹
3. 真菌感染症
4. 薬疹・中毒疹
5. アトピー性皮膚炎
6. 細菌感染症
7. ウイルス性発疹症
8. 疥癬
9. 分子標的薬による皮膚障害
10. 皮膚腫瘍
11. 膠原病・血管炎
12. 光線過敏症
13. デルマドローム
14. 手湿疹
15. うっ帯性皮膚炎

Chapter 2 おさえておきたい皮膚疾患

# 湿疹・皮膚炎

湿疹とは，皮膚に起こる炎症のことで皮膚炎という．本項では，手湿疹以外の湿疹，皮膚炎について解説する．

執筆●福地　修

## 湿疹・皮膚炎とは

### 接触皮膚炎

[原因]

いわゆる「かぶれ」であり，刺激性とアレルギー性の機序に分かれる．前者は一定の刺激閾値を超えれば誰にでも発症する（たとえば化学薬品など）のに対し，後者はその物質に対する感作が成立した場合に発症するため低濃度，少量の曝露でも生じうる．アレルギー性接触皮膚炎の原因となりやすいものを表[1]に示す．

[症状・臨床所見]

原因物質の触れた部位に一致して紅斑，丘疹，水疱，膿疱が生じ，症状が著しい場合はびらん，潰瘍を呈し滲出液を伴う（図1）．程度に差はあるが，痒みが必発であり，びらんや潰瘍を呈する際は，痒みよりも疼痛のほうが強くなることもある．

接触が繰り返されると苔癬化を来し，慢性化する．また，後述するように，原因物質の触れた部位に皮疹が生じたあと，それ以外の部位にも紅斑，丘疹，小水疱が生ずることがあり，自家感作性皮膚炎とよばれる．

[検査]

問診と視診（発症部位，皮疹の形態・分布）により原因物質の同定が可能なこともあるが，原因物質は同定できないが，何らかの外来物質によると推測される場合も接触皮膚炎と診断することが多い．

数種類の原因物質が疑われる際は，パッチテスト*（図2）を行うと確定できることがある．歯科金属，ネックレス，ピアスや腕時計などが疑われる際は，金属パッチテスト（図3）が有用である．

*パッチテスト：現在，パッチテスターと試薬がセットされたもの［パッチテストパネル®(S)］も，発売されている．これにより，より簡便にパッチテストを行うことが可能となった

　アレルギー性接触皮膚炎の原因となりやすいもの

| 金属 | コバルト，ニッケル，クロム，水銀，金 |
|---|---|
| 植物 | ウルシ，サクラソウ，ギンナン，キク，ユリ |
| 食物 | マンゴー，ギンナン，レタス，タマネギ |
| 日用品 | デスクマットなどの抗菌製品，ゴム製品（MBT），衣類，洗剤，冷感タオル |
| 化粧品 | 白髪染め（パラフェニレンジアミン），各種香料，保存料 |
| 医薬品 | NSAIDs外用薬・貼布薬，消毒薬，点眼薬，ステロイド外用薬 |
| 職業性 | 各種金属，樹脂類（レジン），ゴム製品，機械油 |

清水　宏：あたらしい皮膚科学 第3版，中山書店，東京，p.118, 2018. より引用，一部改変

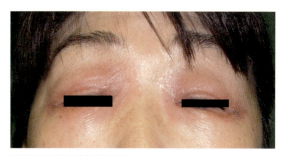

両眼囲のびまん性紅斑と腫脹.
**図1 点眼薬による接触性皮膚炎**

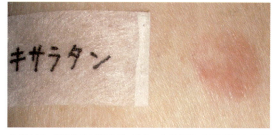

キサラタン点眼薬を付けたパッチシールを貼り，48時間後に陽性所見がみられた．
**図2 パッチテスト**

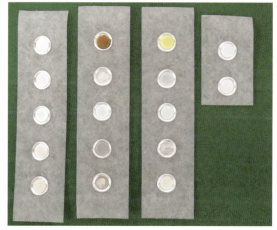

背部に貼付し48時間後，72時間後，1週間後に判定する．
**図3 金属パッチテストユニット**

[治療]

原因物質の特定と曝露を避けることが最も重要である．皮疹に対してはステロイド外用薬で主に治療し，抗ヒスタミン薬，ステロイド内服薬を併用すると治癒が早まる．

## 貨幣状湿疹

[原因]

夏期・冬期に出現することが多く，虫刺症（夏期），乾皮症（冬期）から進展する．また，金属アレルギーにより生じることもある．

[症状・臨床所見]

四肢に拇指頭大の円形～類円形の湿潤性紅斑・局面を生じ（図4），痒みが強い．下腿伸側に最も多く，多発することが多い．

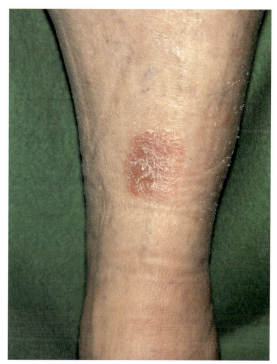

下腿伸側の類円形紅色局面．下腿全体の乾燥が顕著．
**図4 貨幣状湿疹**

[検査]

尋常性乾癬，白癬と鑑別を要することがあり，生検（病理検査），顕微鏡検査がときに行われるが，貨幣状湿疹は一般的には視診で判断がつく疾患である．

[治療]

ステロイド外用薬が第一選択であり，痒みが強い場合は抗ヒスタミン薬の内服も行う．

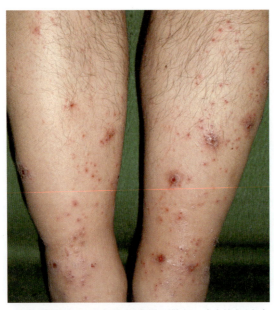

両下腿に示指大の紅色局面（原発巣）が散在し，半米粒大の紅色丘疹（撒布疹）が多発する．

**図5　自家感作性皮膚炎**

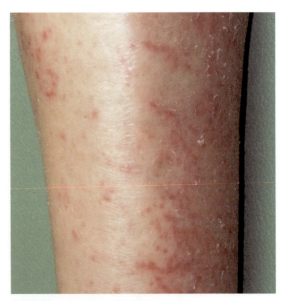

下腿伸側に白色の鱗屑と紅斑が混在．

**図6　乾皮症・皮脂減少性湿疹**

## 自家感作性皮膚炎

[原因]

　ある部位に限局していた皮疹（原発巣）が増悪したり，治癒が遷延すると，他の部位に播種性に小さな皮疹（撒布疹）が新生し始める．原疾患として貨幣状湿疹，接触性皮膚炎，虫刺症が多い．

[症状・臨床所見]

　撒布疹は2〜5mm大の紅斑，紅色丘疹，漿液性丘疹，小膿疱が全身性に散在，あるいは多発し強い痒みを伴う（**図5**）．

[治療]

　ステロイド外用薬と抗ヒスタミン薬の内服が基本であるが，皮疹が全身性に及んだ際はステロイド内服薬が効果的である．

## 乾皮症・皮脂減少性湿疹

[原因]

　加齢，入浴時の擦り過ぎによる皮脂減少や冬期の乾燥などの環境要因により，角質の水分が低下して生じる．

[症状・臨床所見]

　乾皮症は，皮膚表面に白色の鱗屑が付着し炎症所見を伴わないが，痒みの閾値が低下し搔破しやすくなる．進行して紅斑，紅色丘疹を伴うようになると皮脂減少性湿疹となる（**図6**）．

[治療]

　入浴時の洗い方を改善し（強く擦り過ぎない．石けんの使用量を減らす），頻繁に保湿剤を塗布することにより発症・増悪を予防できる．とくに，冬期のスキンケアは乾皮症から皮脂減少性湿疹へ進行させないために重要である．紅斑などの炎症症状がみられた際は，保湿剤に加えてステロイド外用薬を併用する．

## 脂漏性皮膚炎

[原因]

　皮脂中のトリグリセリド\*\*が皮膚常在菌によって分解され，分解産物である遊離脂肪酸が皮膚に刺激を加えることによる．

　環境因子（気温・湿度など），精神的ストレスや洗髪・洗顔不足が誘発・増悪因子となることも多

\*\*トリグリセリド：直鎖脂肪酸であり，皮脂を構成する成分のなかで一番多く占める

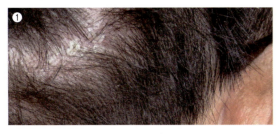
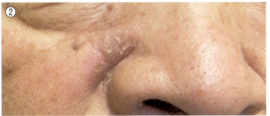

①頭皮に発症．②鼻に発症．
**図7　脂漏性皮膚炎**

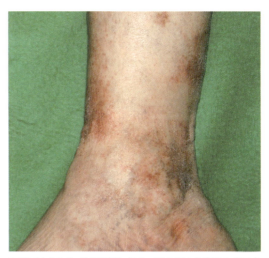

下腿下方から内・外顆周囲に紅色～褐色調の色素斑や紫斑を生じる．
**図8　うっ滞性皮膚炎**

い．また，皮膚常在真菌であるマラセチアの関与も指摘されている．

[症状・臨床所見]

新生児～乳児と思春期以降の成人（とくに中高年）に好発する．頭部，眉毛部，眉間部，鼻唇溝，耳，前胸部，臍部，腋窩，鼠径部などの脂漏・間擦部位に境界が比較的明瞭な紅斑を生じ，淡黄白色～白色の鱗屑を混じる（**図7**）．痒みは軽度であるが，頭部は強いことがある．

新生児～乳児期の症状は徐々に改善するが，成人期以降の症状は一度軽快しても繰り返すことが多い．ふけ症は，紅斑がなく白色の鱗屑をみる症状であり，脂漏性皮膚炎の前駆症状と考えられている．

[鑑別疾患]

新生児～乳幼児では，アトピー性皮膚炎との鑑別が困難なことも多い．また成人では，顔面・頭部に皮疹が存在する際は，乾癬，酒皶＊＊＊，光線過敏症，全身性エリテマトーデスなどが，腋窩・鼠径部の場合は白癬，カンジダ症が鑑別疾患となる．

[治療]

適度に入浴・シャワーを行い，石けん，シャンプーを用いて洗顔，洗髪に努めるのが基本である．抗真菌外用薬およびステロイド外用薬を併用することが多い．

＊＊＊酒皶：
主として顔面に生じる原因不明の慢性炎症性疾患．主症状は頬や鼻部を中心とする紅斑や毛細血管拡張．

## うっ滞性皮膚炎

静脈瘤に代表される下肢血流循環不全や内臓疾患に伴う下腿浮腫を有する人に多いが，長時間の立ち仕事に従事している人にも生じ，職業，生活習慣の影響も受ける．中年以降に発症し，肥満は発病・増悪因子となる（くわしくは，p.135参照）．

[症状・臨床所見]

下腿下方から内・外顆周囲に紅色～褐色調の色素斑や紫斑を生じ（**図8**），進行するとびらん，潰瘍を呈してくる．

[検査]

静脈瘤が存在しているか否かを視診で確認し，判断しにくい場合は超音波検査，血管造影などを行う．下腿浮腫を生じる基礎疾患がある場合，原疾患の治療状況を確認する．

[治療]

静脈瘤の状態により，外科的な手術が必須な場合は優先させる．弾性包帯による下肢圧迫を基本とし，安静，下肢挙上に努める．痒みが強いときはステロイド外用薬を，びらん，潰瘍を生じた場合は抗菌薬や創傷被覆材を選択する．

> **看護師にここを見てほしい！**
> 
> 湿疹・皮膚炎は，皮膚疾患患者の1/3以上を占めるといわれている．紅斑，丘疹，水疱，膿疱などの皮疹がみられ痒みを伴い，短期間で治癒するものから長期化するものまでさまざまである．気候が大きく影響する疾患（皮脂欠乏性湿疹は冬季に多く，虫刺性皮膚炎や汗疹は夏季に多い）もある．痒みのない皮疹である場合は，別の疾患を顧慮する．問診を的確に行うことが診断・原因を特定するための基本である．

〈引用・参考文献〉
1）清水　宏：あたらしい皮膚科学 第3版．中山書店，東京，p.118, 2018.

# 蕁麻疹

蕁麻疹は，日常診療において遭遇する可能性の高い皮膚疾患のひとつで，膨疹，すなわち紅斑を伴う一過性の浮腫が病的に出没する疾患と定義され，その病型・原因は多岐にわたる．また，皮膚ないし粘膜の深部に生じた限局性浮腫のことを血管性浮腫とよぶ．

執筆●平郡　隆明

## 蕁麻疹とは

蕁麻疹とは，真皮に存在するマスト細胞が，何らかの刺激により脱顆粒し，放出されたヒスタミンなどの化学伝達物質の作用により生じる一過性の真皮の浮腫（膨疹）である．蕁麻疹は，その誘因・原因，発症機序，罹病期間などにより，さまざまな病型に分けられる．蕁麻疹診療ガイドラインにおける蕁麻疹の分類を**表1**[1]に示すが，16病型に分類されている．

基本的な分類の考え方としては，まず，特定の刺激により誘発できない蕁麻疹，誘発できる蕁麻疹に大別する．

### 特発性の蕁麻疹

特定の刺激により誘発できないものは，いわゆる「特発性の」蕁麻疹とし，そのうち罹病期間が6週間以内のものを「急性蕁麻疹」（**図1**①），6週間以上のものを「慢性蕁麻疹」（**図1**②）とよぶ．これらは特発性であり，明確な原因・誘因はないが，感染，疲労・ストレス，薬剤，自己抗体などさまざまなものが増悪因子として作用しうる[1]．

### 刺激により誘発できる蕁麻疹

刺激により誘発できる蕁麻疹には，外来抗原に対する即時型アレルギーであるアレルギー性の蕁麻疹，食物依存性運動誘発アナフィラキシー，そのほかの非アレルギー性の機序で起こる蕁麻疹，アスピリン蕁麻疹（不耐症による蕁麻疹），さまざまな物理的刺激で誘発される蕁麻疹〔機械性蕁麻疹（**図1**③），寒冷蕁麻疹，日光蕁麻疹，温熱蕁麻疹，遅延性圧蕁麻疹，水蕁麻疹〕などが存在する．コリン性蕁麻疹

### 表1　蕁麻疹の分類

| Ⅰ　特発性の蕁麻疹 | 1. 急性蕁麻疹（発症後6週間以内）<br>2. 慢性蕁麻疹（発症後6週間以上） |
|---|---|
| Ⅱ　刺激誘発型の蕁麻疹（特定刺激ないし負荷により皮疹を誘発することができる蕁麻疹） | 1. アレルギー性の蕁麻疹<br>2. 食物依存性運動誘発アナフィラキシー<br>3. 非アレルギー性の蕁麻疹<br>4. アスピリン蕁麻疹（不耐症による蕁麻疹）<br>5. 物理性蕁麻疹（機械性蕁麻疹，寒冷蕁麻疹，日光蕁麻疹，温熱蕁麻疹，遅延性圧蕁麻疹，水蕁麻疹）<br>6. コリン性蕁麻疹<br>7. 接触蕁麻疹 |
| Ⅲ　血管性浮腫 | 1. 特発性の血管性浮腫<br>2. 刺激誘発型の血管性浮腫<br>3. ブラジキニン起因性の血管性浮腫<br>4. 遺伝性血管性浮腫 |
| Ⅳ　蕁麻疹関連疾患 | 1. 蕁麻疹様血管炎<br>2. 色素性蕁麻疹<br>3. Schnitzler症候群およびクリオピリン関連周期熱症候群 |

秀　道広ほか：蕁麻疹診療ガイドライン．日皮会誌 128（12）：2503-2624, 2018. ©日本皮膚科学会

① 急性蕁麻疹

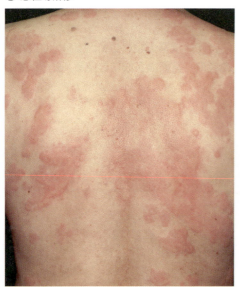

③ 機械性蕁麻疹

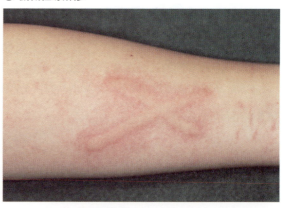

④ コリン性蕁麻疹

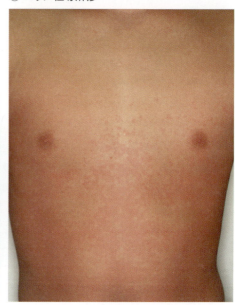

② 慢性蕁麻疹

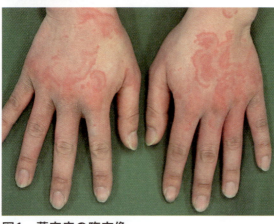

図1　蕁麻疹の臨床像

（図1④）では体温上昇や発汗時に点状の膨疹が誘発される．

## 血管性浮腫

血管性浮腫（図2①）は，通常の蕁麻疹と合併する場合としない場合があり，通常の蕁麻疹が24時間以内に跡形なく消褪するのと比べると個疹の持続時間は長い（2〜3日）．血管性浮腫のなかには，特発性の蕁麻疹と同じ機序で起こるもの，外来抗原およびNSAIDsなどの薬剤，物理的刺激などを誘引として生じるもの，ブラジキニン起因性のもの（ACE阻害薬によるものなど）や，遺伝性血管性浮腫（HAE）などがある．

## 蕁麻疹関連疾患

蕁麻疹関連疾患には，蕁麻疹様血管炎（図2②），色素性蕁麻疹（図2③），Schnitzler症候群およびクリオピリン関連周期熱症候群がある．

蕁麻疹の病型と患者数の割合を図3[2)]に示した．一般的に患者が思い描く"いわゆる"蕁麻疹は外来抗原によるアレルギー性の蕁麻疹であるが，実際は数％にしかすぎず，大部分は原因の不明な特発性の

NSAIDs：
non-steroidal
anti-
inflammatory
drugs

HAE：
hereditary
angioedema

① 血管性浮腫

② 蕁麻疹様血管炎

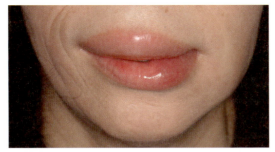

③ 色素性蕁麻疹（Darier徴候）

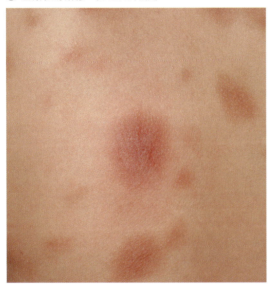

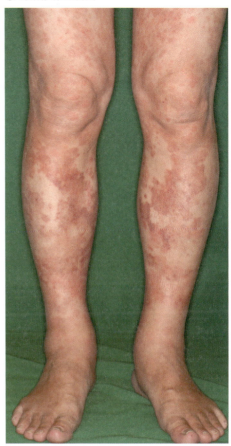

図2　血管性浮腫と蕁麻疹関連疾患

蕁麻疹である．

[症状・臨床所見]

　蕁麻疹の皮疹はさまざまな形を示す（図1①〜④）が，通常の蕁麻疹は基本的には膨疹と紅斑のバリエーションであり，皮疹の大小，形などのみから正確に蕁麻疹を分類することはできない．しかし，機械性蕁麻疹の場合は基本的に線状であり（図1③），コリン性蕁麻疹（図1④）では粟粒大から小豆大くらいまでの円形の膨疹で皮疹の出現時にはピリピリした痛みを伴うことが多い．

　さらに，紫斑や膨疹の消褪後に色素沈着を伴う場合は，蕁麻疹様血管炎の可能性を考える必要がある（図2②）．

　また逆に，蕁麻疹患者が受診した際に皮疹を認め

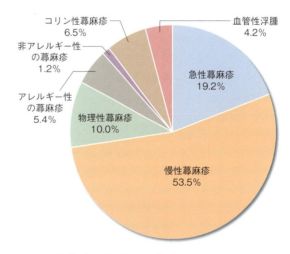

図3　蕁麻疹の各病型の頻度

田中稔彦ほか：広島大学皮膚科外来での蕁麻疹の病型別患者数．アレルギー 55(2)：136, 2006. より転載，一部改変

ないことは珍しくない．その場合は，「痒みがありましたか？」「皮膚が赤くなりますか？」「蚊に刺されたように盛り上がりますか？」「その一つひとつは数時間〜長くても1日程度で消えますか？」などと質問するとよい．最近は携帯電話やスマートフォンで，自ら写真を撮って持参する患者も多い．

皮疹以外の症状としては，急性蕁麻疹の場合は発熱，上気道感染，下痢など消化器症状を伴うことがある．また，症状誘発型の蕁麻疹におけるアナフィラキシーショックや血管性浮腫における気道浮腫では生命予後にかかわることがあり，注意が必要である．

[検査]

蕁麻疹というと，特異的IgEの検査がまず想起されることが多いが，前述のようにその適応は限られている．また，とくに誘因なく，毎日のように膨疹が出没する特発性の蕁麻疹に特異的な検査はない．

ただし，一部の症例では感染や肝機能障害を伴うものもあり，身体診察所見に基づいて一般的な血液検査（血算，肝機能，腎機能，CRPなど）は施行してもよい．

臨床的に特定の抗原の関与が疑われることがない場合に，さまざまな外来抗原に対する特異的IgEを測定することは避けるべきである．特発性の慢性蕁麻疹の症例では，自己血清皮内テストが陽性になる例（抗高親和性IgEレセプター抗体，抗IgE抗体）や抗甲状腺自己抗体が陽性になる例がある．

Ⅰ型アレルギーによる蕁麻疹では，皮膚テスト（プリックテスト*，スクラッチテスト**），特異的IgEの測定，ヒスタミン遊離試験，症例によっては負荷試験（食物負荷，運動負荷，アスピリン負荷など）を行う．

物理性蕁麻疹についてはそれぞれの病型により誘発を行う．蕁麻疹の各病型に対する検査とその所見について，表2[1,3,4]にまとめた．

[治療]

特発性の蕁麻疹については，抗ヒスタミン薬の内服が第一選択となる．安全性や効果の面からいわゆ

*プリックテスト：プリック針で少量のアレルゲンを皮膚に入れ，出現した膨疹径を測定する方法

**スクラッチテスト：皮膚表面にアレルゲンを含んだ試料を付着させ，アレルゲンを皮膚内に吸収させるため，その部位の皮膚表面を針で引っ掻き，反応をみる方法

表2 蕁麻疹における検査

| 病型 | 有用な検査 |
|---|---|
| 特発性の蕁麻疹 | 特異的なものはなく，増悪・背景因子の検索 |
| アレルギー性の蕁麻疹 | プリックテスト，CAP-RAST法による特異的IgEの証明 |
| 食物依存性運動誘発アナフィラキシー | 特異的IgEの証明，食物負荷後の運動誘発 |
| アスピリン蕁麻疹 | 少量内服誘発試験 |
| 機械性蕁麻疹 | ペン軸やヘラで皮膚を擦過 |
| 寒冷蕁麻疹 | ビニール袋に入れた氷で皮膚局所を5分間冷却 |
| 日光蕁麻疹 | 可視光，UVA，UVBの照射 |
| 温熱蕁麻疹 | 50℃以下の温水入り試験管を5分間皮膚に接触 |
| コリン性蕁麻疹 | 運動による発汗刺激，アセチルコリンの皮内注射（衛星膨疹が誘発） |
| 血管性浮腫 | HAEが疑われる場合はC1-インヒビター，CH50，C3，C4など |
| 蕁麻疹様血管炎 | 皮疹部の生検（血管炎の証明） |
| 色素性蕁麻疹 | 皮疹部の擦過（ダリエ徴候），皮疹部の生検（マスト細胞の集簇） |

秀 道広ほか：蕁麻疹診療ガイドライン．日皮会誌 128（12）：2503-2624, 2018. 三原祥嗣：蕁麻疹の誘発試験（物理性蕁麻疹，アスピリン蕁麻疹，食物依存性運動誘発アナフィラキシー）．アレルギー 58（7）：760-765, 2009. Magerl M et al：The definition, diagnostic testing, and management of chronic inducible urticarias-The EAACI/GA2LEN/EDF/UNEV consensus recommendations 2016 update and revision. Allergy 71（6）：780-802, 2016. をもとに作成

### 表3 非鎮静性の第二世代抗ヒスタミン薬（50音順）

| |
|---|
| エバスチン（エバステル®） |
| エピナスチン塩酸塩（アレジオン®） |
| オロパタジン塩酸塩（アレロック®） |
| セチリジン塩酸塩（ジルテック®） |
| デスロラタジン（デザレックス®） |
| ビラスチン（ビラノア®） |
| フェキソフェナジン塩酸塩（アレグラ®） |
| ベポタスチンベシル酸塩（タリオン®） |
| ルパタジン（ルパフィン®） |
| レボセチリジン塩酸塩（ザイザル®） |
| ロラタジン（クラリチン®） |

（　）内は商品名

る第二世代の抗ヒスタミン薬のなかでも非鎮静性のもの[5,6]（**表3**）が用いられることが多く，大部分の症例で満足できる効果が得られる．近年では第一世代の抗ヒスタミン薬や第二世代でも鎮静性の強いものについては推奨されない[7]．

一方，刺激により誘発できる蕁麻疹については，抗ヒスタミン薬の効果はそこまで期待できないので，特定の刺激を避けることを心がける．

特発性の蕁麻疹で，標準量，単剤の抗ヒスタミン薬の投与で十分な効果が得られない場合は，抗ヒスタミン薬を増量，併用，変更する．それでも効果が得られない場合は，補助的治療薬（ヒスタミン$H_2$受容体拮抗薬，抗ロイコトリエン受容体拮抗薬，トラネキサム酸など）を併用する．それでもさらに効果が不十分な重症例では，平成29（2017）年3月から適応拡大となった抗ヒトIgEモノクローナル抗体製剤であるオマリズマブやシクロスポリン，またはステロイドの全身投与が考慮される．

ステロイド外用薬については，症例，または場面により多少の効果は期待できるが，副作用（皮膚萎縮や多毛など）とのバランスを考えると，使用しないほうがよい[1]．

### 問診の重要性

24時間以内に痒みを伴う紅斑・膨疹が出没することが確認できれば，蕁麻疹と診断することは容易である．

しかし，蕁麻疹にはさまざまな病型が存在し，それぞれに対する検査，対応が必要であり，そのためには詳細な問診が不可欠である．

#### 看護師にここを見てほしい！

蕁麻疹の診断の決め手は視診・問診で，痒みのある赤く蚊に刺されたような膨らみ（膨疹）が短時間（1日以内）に出没することがわかれば，蕁麻疹という診断が可能である．通常の蕁麻疹であれば跡形もなく消えるが，個々の膨疹の持続時間が24時間を超えたり，色素沈着や紫斑を残したりする場合は，強い炎症細胞浸潤や血管炎がみられる場合があり，抗ヒスタミン薬による治療に抵抗性である．膨疹が毎日誘因なく出現するのか，それとも何かしら特定の刺激で出現するのか，ということがわかれば，おおむね病型の診断はできる．また，毎日夕食後に出るという場合は，食餌に対するアレルギーではなく，夕方に皮疹が出やすいという特発性の蕁麻疹の性質によることが多い．大半の蕁麻疹は特発性であって，治療への反応が良ければスクリーニング的な検査は必要ない．内服を継続して，膨疹が出現しない状態を継続することが重要である．

〈引用・参考文献〉
1) 秀　道広ほか：蕁麻疹診療ガイドライン．日皮会誌 128（12）：2503-2624, 2018.
2) 田中稔彦ほか：広島大学皮膚科外来での蕁麻疹の病型別患者数．アレルギー 55（2）：134-139, 2006.
3) 三原祥嗣：蕁麻疹の誘発試験（物理性蕁麻疹，アスピリン蕁麻疹，食物依存性運動誘発アナフィラキシー）．アレルギー 58（7）：760-765, 2009.
4) Magerl M et al：The definition, diagnostic testing, and management of chronic inducible urticarias-The EAACI/GA2LEN/EDF/UNEV consensus recommendations 2016 update and revision. Allergy 71（6）：780-802, 2016.
5) 谷内一彦ほか：中枢に移行しない第2世代抗ヒスタミン薬：PETによる脳内移行性に関する研究．西日皮膚 71（1）：3-6, 2009.
6) 森田栄伸（一般社団法人 日本アレルギー学会 編）：10 蕁麻疹/血管性浮腫 C治療．臨床医のためのアレルギー診療ガイドブック，診断と治療社，東京，pp.416-420, 2012.
7) Zuberbier T et al：The EAACI/GA²LEN/EDF/WAO Guideline for the Definition, Classification, Diagnosis and Management of Urticaria. Allergy 73（7）：1393-1414, 2018.

# 3 真菌感染症

# 真菌感染症

真菌は微生物の一種で，自然界に広く分布し，数十万種にも及ぶ．光合成ができないため，何らかの有機体に寄生して栄養源を得て生息している．"カビ"も真菌の一種であるが，食物などに生えるカビが皮膚に感染することはない．本項では疾患の概要に加え，真菌検鏡法の実際の写真も含めてわかりやすく解説する．

執筆●佐藤　俊宏

## 真菌感染症とは

[原因]

　白癬の主な原因菌である白癬菌（トリコフィトン）はケラチンを栄養源として主にヒトに寄生し，ヒトからヒトに感染する．

　一方，カンジダは健常人でも口腔内，消化管，腟などに少数常在する．湿潤した環境や免疫力の低下，抗菌薬服用による菌交代現象により異常増殖を来し，病変を形成する．また，癜風の原因菌であるマラセチアは酵母型（ピチロスポルム）として健常皮膚に常在し，スポーツをして発汗が多いときなどに形態を変え異常増殖し，病変を形成する．稀な皮膚真菌感染症として，スポロトリコーシス，黒色真菌症やクリプトコッカス症などがある．

[症状・臨床所見]

　足白癬では，角質増殖や剥離，小水疱，びらんなどを生じる（図1）．体部白癬では紅斑，漿液性丘疹，小水疱，鱗屑，痂皮がみられ，遠心性に拡大し中心治癒傾向がみられ，周囲との境界は明瞭で環状，連圏状となる（図2）．

　爪白癬では爪甲の白濁，肥厚，爪甲下角質増殖を生じる（図3）．カンジダ症では間擦部に紅斑，びらんを生じ，湿潤，浸軟した（ふやけた）角質を付着する（図4）．癜風では前胸部，背部，頸部などに円形の不完全脱色素斑や褐色斑を多発性に生じる．入浴や運動後に赤くなる（図5）．

[検査]

　苛性カリ法[1]で行う．真菌は角質内に生息しているため，角質を採取する．苛性カリにより生体要素は加水分解され，菌要素が観察しやすくなる．

　検査方法を以下に示す．

1) 検体の採取：剥がれかけた角質を攝子で採取しプレパラートへ置く（図6①）．剥がれにくい場合は剪刀も使用する．カンジダ，趾間白癬など浸軟した状態の場合，メスの刃を軽く当て横に滑らせて採取する．
2) 苛性カリを滴下：プレパラートを水平にして苛性カリ（KOH液）を1～2滴垂らす（図6②）．通常10～30％溶液を使用する．
3) カバーグラスを載せる．
4) 温める：当院では，ホットプレートを用いて数秒触れられる程度の温度で5～10分ほど温める（図6③）．
5) カバーグラスを圧迫し検体を薄く拡げる（図6④）．その際，はみ出たKOH液はろ紙で吸い取る（図6⑤）．

[検鏡]

　光源を絞り，菌糸や胞子を確認する（図7～9）．

[診断]

　これらの検査で真菌が検出されれば，診断は確定する．検出されない場合は，さまざまな条件により検出できなかった可能性が残るため，症状からの判断も重要となる．疑わしい場合は複数回検査を行う．

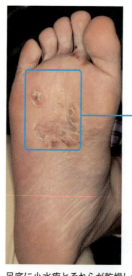

足底に小水疱とそれらが乾燥した細かい痂皮，角質剥離を認める．
**図1　足白癬の臨床像**

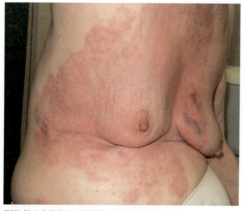

側胸部から腹部に連圏状の紅斑を認める．
**図2　体部白癬の臨床像**

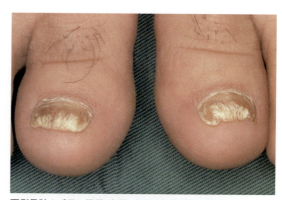

両側母趾の爪甲に肥厚，白濁，爪甲下角質増殖を認める．
**図3　爪白癬の臨床像**

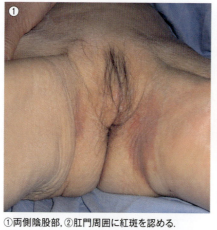
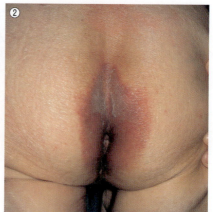

①両側陰股部，②肛門周囲に紅斑を認める．
**図4　カンジダ性間擦疹の臨床像**

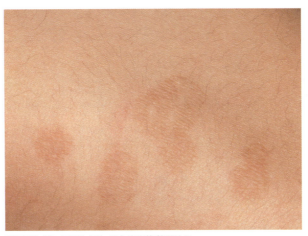

側頸部に淡い円型に近い褐色斑を複数認める．
**図5　癜風の臨床像**

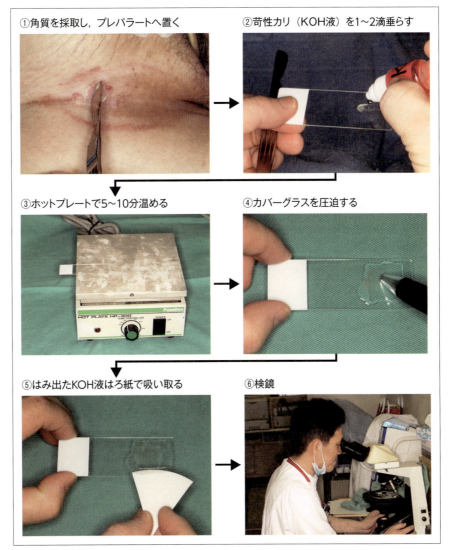

**図6　苛性カリ法の実際**

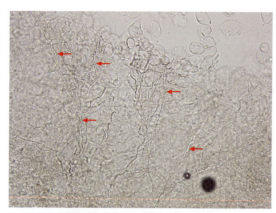

糸状の菌糸を認める(→).
**図7　白癬菌の検鏡所見**

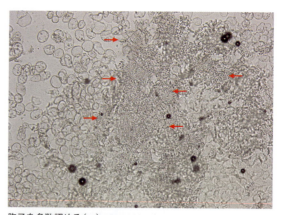

胞子を多数認める(→).
**図8　カンジダの検鏡所見**

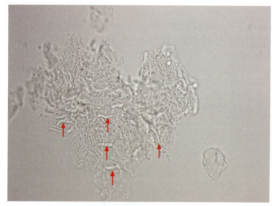

浅い"く"の字型の菌糸を多数認める(→).
**図9　マラセチアの検鏡所見**

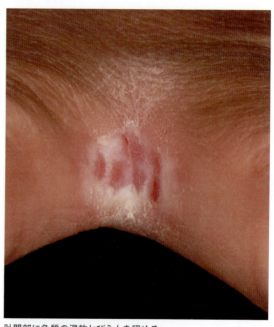

趾間部に角質の浸軟とびらんを認める.
**図10　趾間カンジダ症の臨床像**

[分類]

　白癬は発症部位により頭部白癬，体部白癬，股部白癬，足白癬，手白癬，爪白癬に分けられる．足白癬は症状により趾間びらん型，小水疱・鱗屑型，角化（角質増殖）型がある．カンジダ症は乳児寄生菌性紅斑，カンジダ性間擦疹，カンジダ性趾間びらん症（図10），カンジダ性爪囲炎・爪炎，カンジダ性毛包炎がある．

[ケアのポイント（鑑別診断）]

　足白癬，手白癬の鑑別として汗疱，掌蹠膿疱症があげられる．

　汗疱は発汗異常により生じ，小水疱が多発する．軽症では角質剥離のみの場合もある．

　掌蹠膿疱症は手足に小膿疱が多発する疾患で，病巣感染が原因となる場合がある．

　爪白癬の鑑別として厚硬爪甲があげられる．加齢や末梢循環不全などにより爪甲が肥厚する．

　また，カンジダ性間擦疹の鑑別として間擦部に生じた皮膚炎があげられる．湿潤した環境や便が刺激となり皮膚炎を生じる．

[治療]

　抗真菌薬の外用と内服がある．

**抗真菌薬外用**：各種抗真菌薬を1日1～2回外用する．

ただし，カンジダに対して適応がない抗真菌薬（トルナフタート，ブテナフィン塩酸塩）があるため，カンジダ症の場合，これらは使用しない．爪白癬には爪甲～爪甲下へ浸透可能な製剤（エフィナコナゾール，ルリコナゾール）が開発されたため，これらを使用する．その際は保険ルール上でも，検鏡等による真菌検出が必須である．

また，趾間白癬やカンジダ症でびらんを生じている場合，クリーム剤が刺激となり接触皮膚炎を生じることがあるため，そのような場合には軟膏剤を使用する．カンジダ性間擦疹で炎症が強い場合は，ステロイド薬と併用する場合もある．

**抗真菌薬内服**：外用療法で効果がみられない場合，あるいは効果が期待できない場合に使用する．イトラコナゾールを1日1回50～100 mg食直後（適宜増減），ただし，爪カンジダ症，カンジダ性爪周囲炎には1日1回100 mg食直後（適宜増減）に内服，最高量1日200 mg．もしくはテルビナフィンを1日1回125 mg食後（適宜増減）に内服する．

また，爪白癬に対してはイトラコナゾールのパルス療法を行う．1回200 mgを1日2回内服（1日量400 mg），食直後1週間投与し，その後3週間休薬．これを1サイクルとし3回繰り返す．適宜増減する．もしくは，ラブコナゾール1回100 mgを1日1回食後に12週間内服する．

[**ケアのポイント（スキンケア）**]

**足白癬**：手袋を着用し，抗真菌薬をしっかり塗り込む．弁状に浮いた角質は，むしり取らずに剪刀で切離する．

**爪白癬**：液状の抗真菌薬を爪甲遊離縁に垂らし，爪甲～爪甲下にしっかり染み込むようにする．厚く伸びた爪甲はニッパーで切離する．

**カンジダ性間擦疹**：石けんを使用し陰部洗浄を行う．ただし，赤みのある湿潤した病変の場合，刺激になり症状の増悪をまねく場合があるため，先に抗真菌薬を外用し，症状が落ち着いてからしっかり洗浄する．

### 看護師にここを見てほしい！

> 真菌感染症は俗に言うミズムシ，タムシで，ありふれた疾患であるため自己判断で治療してしまいがちだが，加齢による乾燥や蒸れ，汗疱疹や掌蹠膿疱症などの炎症性疾患との鑑別が難しいことがある．皮膚科で湿疹として加療されていたものが，実は白癬であったりすることもある．治療前に症状および検査でしっかりと診断することが大事である．

〈引用・参考文献〉
1) 清水　宏：あたらしい皮膚科学．第3版．中山書店，東京，2018．
2) 荒田次郎 監，西川武二ほか 編：標準皮膚科学 第7版，医学書院，東京，2005．

# 4 薬疹・中毒疹

薬疹とは，「全身投与された（経皮投与は除く）薬剤またはその代謝産物の直接的・間接的作用により誘導される皮膚粘膜病変」とされている．
一方，中毒疹は薬疹を含めてとらえたより広い概念で，薬物，細菌，ウイルスなどの作用により生じた全身性の皮膚病変をいう．

執筆●遠藤　幸紀

TEN：
toxic epidermal necrolysis

DIHS：
drug-induced hypersensitivity syndrome

AGEP：
acute generalized exanthematous pustulosis

## 薬疹・中毒疹とは

薬疹は，ほぼすべての発疹の形を網羅するといわれるように，さまざまな発疹型を呈する（**表1**）[1]．以下に代表的な発疹型（重症型を含む）について，解説する．

### 播種性紅斑丘疹型

[原因]

原因薬剤は，ペニシリン系，セフェム系の抗菌薬，NSAIDs（非ステロイド性抗炎症薬）のようなウイルス性，細菌性の急性発疹症の際に使用されるものが多い．

[症状・臨床所見]

最も多い発疹型である．粟粒大～小指頭大までの紅斑や丘疹が全身に左右対称性に生じる（**図1**）．「中毒疹型薬疹」ともいわれ，ウイルス性の急性発疹症と鑑別することが最も困難とされる．

### 多形紅斑型

[原因]

原因薬剤は，ペニシリン系，セフェム系の抗菌薬，ヒダントイン，アロプリノール，カルバマゼピンなどが知られている．

**表1　薬疹の発疹型**

| | |
|---|---|
| ① 播種性紅斑丘疹型 | ⑪ 紫斑型 |
| ② 多形紅斑型 | ⑫ 痤瘡型 |
| ③ 紅皮症型 | ⑬ 結節性紅斑型 |
| ④ 湿疹型 | ⑭ エリテマトーデス型 |
| ⑤ Stevens-Johnson症候群（SJS）型 | ⑮ 水疱型 |
| | ⑯ 血管炎型 |
| ⑥ 中毒性表皮壊死（TEN）型 | ⑰ 薬剤過敏性症候群（DIHS）型 |
| ⑦ 扁平苔癬型 | ⑱ 色素沈着型 |
| ⑧ 固定薬疹 | ⑲ 膿疱型（AGEP） |
| ⑨ 光線過敏型 | ⑳ その他（乾癬型，角質増殖型など） |
| ⑩ 蕁麻疹型 | |

塩原哲夫：薬疹・中毒疹の概念．玉置邦彦 総編，飯塚　一ほか 編：最新皮膚科学大系第5巻．中山書店，東京，p.6，2004．より転載，一部改変

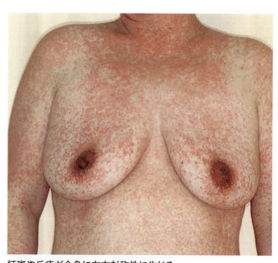

紅斑や丘疹が全身に左右対称性に生じる．
**図1　播種性紅斑丘疹型**

薬剤以外にも単純ヘルペスウイルスやマイコプラズマなどの感染症からも同様の発疹が惹起されることが知られている．

[症状・臨床所見]

浮腫性の円形～環状紅斑として生じる．環状紅斑はtarget lesionとよばれる特徴的な紅斑で，標的状，虹彩状を呈する（**図2**）．

## 固定薬疹

[原因]

原因となる薬剤摂取のたびに，同一部位に発疹が誘発される薬疹の特殊型である．原因薬剤は，バルビタール系，メフェナム酸，ミノサイクリン，アリルイソプロピルアセチル尿素などが知られている．

[症状・臨床所見]

手背や手指間，足背に好発するが，口唇，外陰部などの皮膚粘膜移行部も好発部位として知られている（**図3**）．

円形・類円形の境界明瞭な褐色～紫紅色斑として生じ，水疱形成を認める場合もある．一般的には，治癒後に色素沈着を残すことが特徴である．

## 光線過敏型

[原因]

薬剤のみでは皮疹は出現せず，さらに光照射が加わることによって発症する．すなわち薬疹と光線過敏症という2つの面を併せもつ．

原因薬剤は，ニューキノロン系やテトラサイクリン系の抗菌薬や，ピロキシカム，フルオロウラシル（5-FU）などが知られている．

[症状・臨床所見]

典型的な臨床症状は，顔面，耳介，項部，手背，前胸部V領域などの日光露光部に一致した紅斑である．（p.118参照）

## 紅皮症型

[原因]

悪性リンパ腫など造血器悪性腫瘍や内臓悪性腫瘍に伴い紅皮症を発症する場合もあり，紅皮症型薬疹との鑑別に困難な場合が多い．

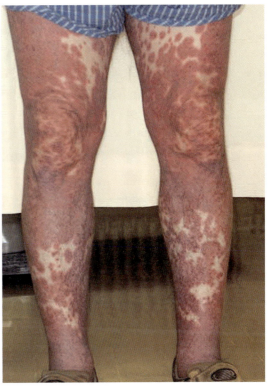

両下肢に大小の軽度浮腫性の紅斑が多数散在，融合している．
**図2 多形紅斑型**

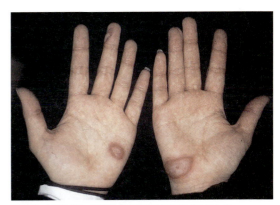

両手掌，左第3指に水疱形成を伴う紫紅色斑がみられる．
**図3 多発性固定薬疹**

[症状・臨床所見]

全身の皮膚にびまん性潮紅と鱗屑が及ぶ症候（紅皮症）を呈する薬疹をいう．播種状紅斑丘疹型薬疹，あるいは湿疹型薬疹が先行したものが多い．

### 湿疹型

[原因]

ある薬剤にすでに経皮的に感作されたあと，化学構造上，類似の薬剤を全身投与した際に，湿疹病変をきたしたものをいう．

原因薬剤としては，外用薬として使用される抗菌薬，抗真菌薬，消毒薬，局所麻酔薬などを中心に多岐にわたる．

[症状・臨床所見]

以前に経皮感作された部位から始まり，全身に紅斑，小丘疹，小水疱，びらん，鱗屑，痂皮が混在した湿疹病変が拡がる．投与が続くと紅皮症型に至る．

### 薬剤過敏性症候群（DIHS）

[原因]

発熱と臓器障害を伴う重症薬疹で，薬剤中止後も遷延化することを特徴とし，多くの場合でヒトヘルペスウイルス6（HHV-6）の再活性化を生じる．

原因薬剤は比較的限られており，最も多いのはカルバマゼピン，フェノバルビタールなどの抗痙攣薬である．アロプリノール，メキシレチン塩酸塩，ジアフェニルスルホン（DDS）などでも発症することが知られている．

HHV-6：
human herpesvirus 6

DDS：
4,4'-diaminodiphenyl sulfone

[症状・臨床所見]

初期は紅斑丘疹型や多形紅斑型を呈し，徐々に拡大し融合する．

また，早期から顔面に紅斑を認めることが多く，とくに口囲にみられる紅色丘疹，漿液性丘疹，小膿疱，黄色痂皮は特徴的な所見である．

### Stevens-Johnson 症候群（SJS）

[原因]

その多くは薬剤性と考えられているが，小児では

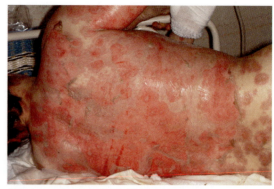

背部全体にびらんがみられている．
**図4　中毒性表皮壊死症（TEN）型**

マイコプラズマ感染が主な原因とされている．結膜炎や眼瞼癒着，角膜混濁や潰瘍を来し，治癒後も失明など重篤な後遺症が生じる可能性があるため，急性期から眼科との連携が必要である．

[症状・臨床所見]

発熱を伴う口唇，眼結膜，外陰部などの皮膚粘膜移行部における重症の粘膜疹および皮膚の紅斑である．しばしば，びらんや水疱などの表皮の壊死性障害を認めるが，体表面積10％未満である．

### 中毒性表皮壊死症（TEN）型

[原因]

原因のほとんどは薬剤と考えられている．抗菌薬，NSAIDs，抗てんかん薬が三大原因薬剤である．現在，SJSとTENは一連の病態とする考え方が世界的に受け入れられてきている．TENの大多数を占めるのは，SJS進展型のTENとされている．

[症状・臨床所見]

ほぼ全身に及ぶ広範な紅斑と，体表面積10％以上の水疱，びらんなどの著明な表皮の壊死性障害を認め，高熱と粘膜疹を伴うことを特徴とする（図4）．薬疹・中毒疹における最重症型である．

## 問診から診断まで

薬疹の診断は，まず薬疹を疑うことから始まる．薬剤投与後に皮疹が出現した場合は，いかなる皮疹であってもまず薬疹を疑うことが重要である．その際は，薬剤の投与開始時期と皮疹出現時期の関係，薬物アレルギー歴や免疫異常を伴う基礎疾患の有無についても注意深く聴取する必要がある．加えて，

市販内服薬やサプリメントなどの摂取歴も確認すべきである．

発疹型はどうか，薬剤以外の感染症など他の中毒疹との鑑別はどうかなど，十分に見極めたうえで，初めて薬疹と診断する．

[検査]

#### ①パッチテスト

遅延型アレルギー反応をみるために行う検査で，ワセリンで希釈した被疑薬を検査用ユニットを用いて患者の背部や上腕屈側に貼付する．48〜96時間後に，貼付部位の紅斑，丘疹，水疱形成の有無を観察し，本邦基準あるいは国際接触皮膚炎研究グループ（ICDRG）の基準に従い判定する．

固定薬疹の場合は，皮疹部に貼付すると陽性率が上がるとされている．また，光線過敏型の場合には光パッチテストを行う（p.58参照）．

ICDRG : International Contact Dermatitis Research Group

#### ②スクラッチテスト，プリックテスト

蕁麻疹型など即時型アレルギー反応が疑われる場合に行われる検査で，15分後の膨疹と発赤について判定する．皮内テストよりも安全性が高く，手技も簡便であるが，特異性と感度で劣る．

#### ③皮内テスト

スクラッチテスト，プリックテストよりかなり鋭敏のため，これらの検査が陰性の際に試みるべき検査である．15分後の膨疹と発赤に加え，24時間後の反応をみることで遅延型アレルギー反応も併せて検査することができる．

#### ④リンパ球刺激試験（DLST）

薬剤と患者末梢血単核球を混合培養してリンパ球の増殖率を測定することで，末梢血中に薬剤感作リンパ球が存在するかどうかをみる検査である．

DLST : drug-induced lymphocyte stimulation test

#### ⑤内服誘発試験

薬疹は薬剤そのものだけではなく，その代謝産物で起こることもあるので，再投与して皮疹の再現性を確認する本検査は最も信頼性が高い．常用量の1/10〜1/100の量を再投与するが，重症薬疹の場合はその危険性を考慮し，積極的に行うべきではない．

[治療]

#### ①原因薬剤の中止

薬疹が疑われる場合には，原則として可能であればすべての薬剤を中止すべきである．どうしても中止が困難な薬剤については別系統の薬剤に変更することが望ましい．

#### ②全身療法

原因薬剤の中止のみで症状の改善が得られる場合は，とくに不要であるが，重症薬疹では中止後も増悪が進むケースが多いため，副腎皮質ステロイドの全身療法を行う．

重症薬疹で注意すべきことは，早期からパルス療法を含めた十分量の副腎皮質ステロイドの投与を行うことである．

それでも効果が得られない場合は，長期投与は避け，血漿交換療法や大量ヒト免疫グロブリン製剤静注療法などの治療法を考慮する．

> **看護師にここを見てほしい！**
>
> ・あらゆる薬剤によって薬疹が生じる可能性があるが，発症直前に新たに内服した薬剤のみが薬疹の原因ではない．一般的には内服を開始して数日で出現する薬剤が多いが，数週間もしくは数ヵ月，場合によっては数年内服している薬剤で発症することもある．
> ・発症には薬剤だけではなく，多形紅斑型を呈する単純ヘルペスウイルスやマイコプラズマ感染に伴ってみられるもの，小児に多いマイコプラズマ感染によるStevens-Johnson症候群（SJS）など，感染症によるものもあるため注意が必要である．
> ・治療の基本は，まず原因薬剤の中止である．軽症であれば薬剤の中止のみで症状が軽減することが多いが，中等症以上の場合は薬剤中止だけでは難しいことも多いため，副腎皮質ステロイドなどの全身療法を要する．

〈引用・参考文献〉
1) 塩原哲夫：薬疹・中毒疹の概念．玉置邦彦 総編，飯塚 一ほか 編：最新皮膚科学大系第5巻．中山書店，東京，pp.2-7，56-66，67-74，75-82，121-123，300-315，2004．
2) 古江増隆 総編，相原道子 編：薬疹治療のフロントライン．皮膚科臨床アセット 2．中山書店，東京，pp.2-6，65-70，93-96，2011．

# アトピー性皮膚炎

アトピー性皮膚炎は痒みを伴う湿疹を主な病変とし，軽快・増悪を繰り返す皮膚の炎症性疾患である．

執筆●天野　博雄

## アトピー性皮膚炎とは

[原因]

　アトピー性皮膚炎の誘因，原因（発症機序）として，皮膚のバリア機能障害（いわゆる乾燥肌）と免疫・アレルギー機構の異常の2大要因があげられている．

　アトピー性皮膚炎の患者ではバリア機能障害を起こす原因として，①皮膚角層のセラミドの減少，②天然保湿因子となる蛋白の1つであるフィラグリン*の遺伝子の異常があるといわれている．皮膚のバリア機能障害により皮膚の水分保持能が低下し，外部からの刺激，たとえば，ダニやほこりといったアレルゲンや細菌が侵入しやすい状態になっており，皮膚に炎症が起こりやすくなっている（図1）[1]．

　免疫・アレルギー機構の異常としては，ヘルパーT細胞のアンバランス（急性期ではTh1**/Th2***の比が上昇し，慢性期では低下する）が原因と考えられている．

[症状・臨床所見]

　症状は年齢により皮疹とその分布は変化する．ただし，いずれの時期も痒みを伴う湿疹病変の存在が特徴である．

①乳児期

　鱗屑を伴う紅斑が頭部，顔面，頸部を中心にみられる（図2）．痂皮，丘疹，漿液性丘疹を伴い，ジュクジュクした急性湿疹の状態になることもある．

②幼小児期

　全体に乾燥し，肘，膝の屈側に皮膚炎が生じ，皮膚は厚ぼったくなる（苔癬化）（図3）．

③成人期

　乾燥性の皮膚症状に加えて湿疹性の病変が増えてくる（図4）．また，顔，頸の皮膚炎が目立つようになる．とくに，顔の赤みは治療でよくならないことも多く，赤ら顔（atopic red face）とよばれる．赤ら顔の原因として以下のような原因が考えられる．

①アトピー性皮膚炎自体の悪化
②皮膚に合わない塗り薬の使用（かぶれ）
③体に使用すべき強力なステロイド外用薬を顔に塗ったために起こる酒皶様皮膚炎
④日光によるもの

[検査・診断]

　表（p.85）に日本皮膚科学会のアトピー性皮膚炎の定義・診断基準を示す[2]．正しい診断をするためにはアトピー性皮膚炎の特徴的な皮膚の状態がわかること（診断基準2番の『特徴的皮疹と分布』の項），そして他の皮膚疾患を鑑別するということ（『除外すべき診断』にあげられている13の疾患を鑑別する）が必要不可欠である．

　検査は血清IgE値，RAST****，好酸球数の測定を適宜行う．アトピー性皮膚炎では血清IgEが高値（70～80％前後）になることが知られているが，病

---

*フィラグリン：
角層の構成蛋白質で，ケラチン線維に結合し角層の安定化の維持を行う．また，分解されると天然保湿因子となり，皮膚の水分保持の役割を担う

**Th1：
主にIFN-γを産生するヘルパーT細胞

***Th2：
主にIL-4, IL-5を産生するヘルパー細胞

****RAST：
radioallergosorbent test．免疫グロブリンE（IgE）の検査法の1つ．アレルゲンを固着させた濾紙で，患者血清の反応をみる

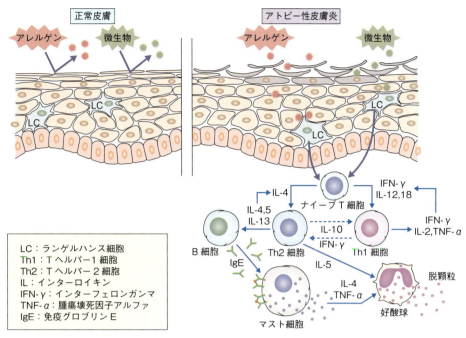

**図1　アトピー性皮膚炎の原因・病態生理**

宮地良樹：アトピー性皮膚炎. 最新皮膚科学大系第3巻. 玉置邦彦 総編集, 中山書店, 東京, pp.49-57, 2002. を参考に作成

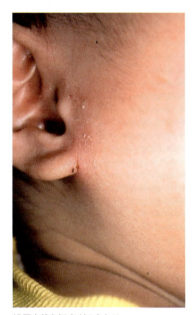

鱗屑を伴う紅斑がみられる.
**図2　アトピー性皮膚炎の臨床像（乳児期）**

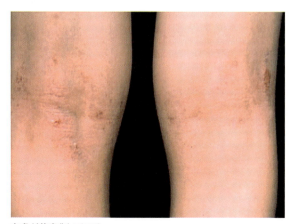

皮膚が苔癬化している.
**図3　アトピー性皮膚炎の臨床像（幼小児期）**

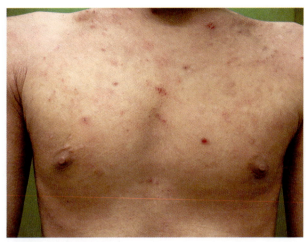

湿疹性の病変が増えてくる.
**図4 アトピー性皮膚炎の臨床像（成人期）**

勢を反映するものではないことに留意する必要がある.

一方, 血清TARCは短期的な皮膚症状の程度（病勢）を反映する指標と考えられている. 成人ではTARC値が700 pg/mL以上, 2歳以上の小児では760 pg/mL以上を中等症以上の重症度の目安としている.

[治療]

アトピー性皮膚炎治療の基本は, 皮膚炎（湿疹病変）と痒みをコントロールすることである（図5）. アトピー性皮膚炎の治療は外用療法と内服療法に大別される. 皮膚炎を抑えるための局所療法としてステロイド外用薬を用いる. ステロイド外用薬は効力により5段階に分類される. 効果が高いものほど皮膚萎縮, 感染症, 酒皶などの副反応も強く出現する. そのため, ストロングクラス以上の強力な外用薬は基本的に顔面には使用しないようにする.

顔面・頸部の皮疹には, 免疫抑制薬の外用薬であるタクロリムス軟膏（プロトピック®軟膏）を使用する. タクロリムス軟膏は顔面の湿疹病変に高い効果があり, 副腎皮質ステロイド外用薬の局所副作用で知られる皮膚萎縮, 毛細血管拡張, 潮紅, 多毛などが生じにくい.

しかし, 刺激感が多くみられ, 使用開始の5〜7日間は外用した部位に熱感やほてりが70%程度と高率に出現する. ただし, この刺激感はタクロリムス軟膏の使用を続けることで徐々に減弱することが多い. 乾燥がみられる場合には保湿薬を外用するとよい.

外用薬は塗り方, 外用量・外用回数などにより, 同じ外用薬を使用していても効果に顕著な違いが出る. そのため適切な外用薬使用の指導はきわめて重要である[3].

痒みを減弱する目的で, 抗アレルギー薬の内服を行う. 内服は抗アレルギー薬, なかでも第2世代とよばれる抗アレルギー薬を投薬する. 第2世代抗アレルギー薬は, 第1世代に比べ, 抗コリン作用と眠気の出現が少なく効果も高い. 第2世代抗アレルギー薬は1日2回内服と1日1回内服のものがあり, 患者のライフスタイルに合せて適宜使い分ける.

最近, 免疫抑制薬であるシクロスポリンの内服療法が最重症アトピー性皮膚炎の治療に新たに認可された. アトピー性皮膚炎のなかでも重症な患者への有効な治療法となる.

また, narrow-band UVB（紫外線療法）による治療も有効であるが, シクロスポリンとの併用は禁忌であり, 注意を要する.

2018年, 既存の治療で効果不十分なアトピー性皮膚炎に対し, 生物学的製剤（デュピルマブ）が発売された. アトピー性皮膚炎に対する初の生物学的

TARC: thymus and activation-regulated chemokine

**表　アトピー性皮膚炎の定義・診断基準（日本皮膚科学会）**

| |
|---|
| ●アトピー性皮膚炎の定義（概念） |
| アトピー性皮膚炎は，増悪・寛解を繰り返す，瘙痒のある湿疹を主病変とする疾患であり，患者の多くはアトピー素因を持つ．<br>アトピー素因：①家族歴・既往歴（気管支喘息，アレルギー性鼻炎・結膜炎，アトピー性皮膚炎のうちいずれか，あるいは複数の疾患），または②IgE抗体を産生し易い素因． |
| ●アトピー性皮膚炎の診断基準 |
| 1. 瘙痒<br>2. 特徴的皮疹と分布<br>　①皮疹は湿疹病変<br>　・急性病変：紅斑，湿潤性紅斑，丘疹，漿液性丘疹，鱗屑，痂皮<br>　・慢性病変：浸潤性紅斑・苔癬化病変，痒疹，鱗屑，痂皮<br>　②分布<br>　・左右対側性<br>　　好発部位：前額，眼囲，口囲・口唇，耳介周囲，頸部，四肢関節部，体幹<br>　・参考となる年齢による特徴<br>　　乳児期：頭，顔にはじまりしばしば体幹，四肢に下降．<br>　　幼小児期：頸部，四肢関節部の病変．<br>　　思春期・成人期：上半身（頭，頸，胸，背）に皮疹が強い傾向．<br>3. 慢性・反復性経過（しばしば新旧の皮疹が混在する）：乳児では2か月以上，その他では6か月以上を慢性とする．<br>上記1，2，および3の項目を満たすものを，症状の軽重を問わずアトピー性皮膚炎と診断する．そのほかは急性あるいは慢性の湿疹とし，年齢や経過を参考にして診断する． |
| ●除外すべき診断（合併することはある） |
| ・接触性皮膚炎　・手湿疹（アトピー性皮膚炎以外の手湿疹を除外するため）<br>・脂漏性皮膚炎　・皮膚リンパ腫　・単純性痒疹　・乾癬　・疥癬　・免疫不全による疾患　・汗疹　・膠原病（SLE，皮膚筋炎）<br>・魚鱗癬　・ネザートン症候群　・皮脂欠乏性湿疹 |
| ●診断の参考項目 |
| ・家族歴（気管支喘息，アレルギー性鼻炎・結膜炎，アトピー性皮膚炎）<br>・合併症（気管支喘息，アレルギー性鼻炎・結膜炎）<br>・毛孔一致性の丘疹による鳥肌様皮膚<br>・血清IgE値の上昇 |
| ●臨床型（幼小児期以降） |
| ・四肢屈側型　・痒疹型　・四肢伸側型　・全身型　・小児乾燥型　・頭・頸・上胸・背型　・これらが混在する症例も多い |
| ●重要な合併症 |
| ・眼症状（白内障，網膜剝離など）：とくに顔面の重症例　・カポジ水痘様発疹症　・伝染性軟属腫　・伝染性膿痂疹 |

加藤則人ほか：アトピー性皮膚炎診療ガイドライン2018．日皮会誌 128（12）：2431-2502．2018．© 日本皮膚科学会

製剤である．2型炎症反応の主要なサイトカインであるIL-4およびIL-13のシグナル伝達を阻害するモノクローナル抗体である．

［日常生活での注意点］
　以下の注意点があげられるが，過度に神経質にならず，できる範囲で実行する．
●規則正しい生活をし，睡眠をよくとる．
●刺激の少ない衣服を着用する．
●環境抗原のホコリ・ダニ，ストレスなどの増悪因子を可能な範囲で避ける．

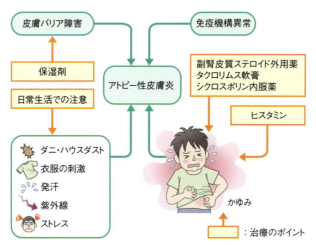

**図5 アトピー性皮膚炎の原因,悪化因子とその治療ポイント**
宮地良樹：アトピー性皮膚炎．玉置邦彦 総編集：最新皮膚科学大系第3巻．中山書店，東京，pp.49-57，2002．を参考に作成

## アトピー性皮膚炎の治療の目標

　現段階ではアトピー性皮膚炎を完治させることはできない．そのため，アトピー性皮膚炎の治療目標は，普通の人と同じように快適な日常生活を送れるように皮膚炎をコントロールすることである．高血圧の患者が，規則正しい生活を心がけるとともに降圧薬を内服し，塩分を控えめにして血圧をコントロールすることと同じようなイメージをもつようにする．

　どのような要因がアトピー性皮膚炎の原因・悪化因子になるかは個人個人によって違うため，患者一人ひとりに応じた治療方法を選択し，皮膚炎をコントロールするように心がけることが肝要である．

**看護師にここを見てほしい！**

　アトピー性皮膚炎の治療の目標は，外用薬や内服薬などを用いて治療を行い，快適な日常生活を送れるようにすることである．外用薬は，塗り方などの使用法により効果に大きな違いが生じるため，外用指導はきわめて重要である．外来・入院において実際に外用処置を行うこと，さらに処置の際に患者自身にも外用してもらうことで，適切に外用薬を塗ることができているか確認することも必要である．また，処置の際にいつもと違う発疹（とびひやヘルペス，真菌等）や痒み以外の症状がないか，皮膚の観察と患者への質問を行っていただきたい．

〈引用・参考文献〉
1）宮地良樹：アトピー性皮膚炎．玉置邦彦 総編集：最新皮膚科学大系第3巻．中山書店，東京，pp.49-57，2002．
2）加藤則人ほか：アトピー性皮膚炎診療ガイドライン2018．日皮会誌 128（12）：2431-2502，2018．©日本皮膚科学会
3）すぐに活かしたい皮膚科ナーシング——外用薬の基礎知識．（監修：石川　治，協力：安部正敏，天野博雄，提供：鳥居薬品株式会社）

# 6 細菌感染症

皮膚感染症の多くは急性感染症で，主要な病原菌は黄色ブドウ球菌と化膿性レンサ球菌である．感染病巣の深さより表在性の伝染性膿痂疹，深在性の毛包炎，癤，癰，癤腫症，丹毒，蜂窩織炎，壊死性筋膜炎などの疾患がある．臨床所見や細菌学的検査，病態を知ることによりただちに処置や治療を開始することができる．この意味で細菌感染症の知識は大事であり，ここでは各疾患の概要について述べる．

執筆●妹尾　明美

## 細菌感染症とは

### 伝染性膿痂疹

[原因]

主に黄色ブドウ球菌が原因で，この菌が産生する表皮剥脱毒素（exfoliative toxin）という毒素が皮膚を侵すことにより起こる．乳幼児・小児に好発し，とくに初夏から真夏に多く発症する．虫さされや汗疹（あせも），擦り傷の部位を掻破して感染を起こすことが多く，また，鼻孔の入り口にはさまざまな細菌が常在しているため，触れた手で掻破することが誘因となる．

[症状・臨床所見]

起炎菌により，ブドウ球菌性の水疱性膿痂疹と化膿性レンサ球菌による痂皮性膿痂疹に分類される．水疱性膿痂疹では，紅斑部に小さな水疱，膿疱，びらんを生じ，さらに痂皮ができる（図1）．一方，痂皮性膿痂疹はまれであり，水疱を形成することなく痂皮を形成する．ごく稀に発熱，リンパ節腫脹，ときに咽頭痛などの全身症状を呈することもある．

[検査]

膿の細菌培養を行う．原因菌を調べ，抗菌薬に対する感受性検査をしておくとよい．

[治療]

皮疹が数個で軽症の場合は，抗菌薬の軟膏による局所の処置で治癒することもある．最低でも1日1回は，シャワーをする．ガーゼに殺菌効果の高い石

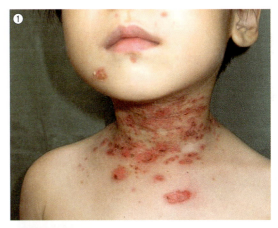
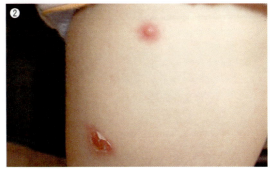

①：乾燥傾向のある大小のびらんが点在，融合して散在．
②：びらんと水疱．
**図1　伝染性膿痂疹**

けんをつけて，かさぶたや水疱を取り除くように洗い，よく乾かしてから軟膏を塗布する．しかし，数日は抗菌薬の全身投与を行ったほうが無難である．

とくにレンサ球菌による場合は抗菌薬を内服することで，腎炎発症の予防にも役立つ．

なかなか治らないときには，原因菌が抗菌薬に反応しない場合がある（MRSA膿痂疹，図2）．

痒みに対して，抗ヒスタミン薬の内服をして掻きむしらないように，病変が拡がるのを押さえることも大切である．手洗い，爪切りの指導をして，児童の場合はほかの児童にも感染するため，完全に治るまではプールは中止する．

### 毛包炎，癤，癰，癤腫症

[原因]

毛包炎は毛包に限局した感染で，主に表皮ブドウ球菌，黄色ブドウ球菌が原因である．癤は1本の毛包を中心とし，癰は複数の毛包を侵す．癤腫症とは癤，癰が多発するもので，黄色ブドウ球菌が原因である．

[症状・臨床所見]

起炎菌により痤瘡（にきび）治療中，菌交代現象として生じるグラム陰性桿菌性毛包炎や温水プールで感染する緑膿菌性毛包炎（浅在性多発性毛包炎）もあるが，多くはブドウ球菌性で毛包に一致して中心を毛が貫く紅暈のある膿疱である．瘙痒と軽い疼痛を伴う．

癤は疼痛のある尖形に隆起する紅色病変，緊満して周囲も発赤し，疼痛が強い．癰はドーム状になだらかに隆起する硬結として始まり，進行すると赤く腫れた紅斑の表面に複数の毛孔に膿点を生じ，その部分より排膿が起こる．癤腫症ともよぶ（図3）．全身倦怠，発熱，リンパ節腫脹，ときに咽頭痛などの全身症状を呈することもある．

[検査]

膿の細菌培養．癤腫症では鼻腔などの黄色ブドウ球菌の保菌状態の検索も必要である．感染性粉瘤と鑑別も要する．近年注目されているPVLは黄色ブドウ球菌が産生する毒素で，白血球を破壊し組織壊死を引き起こす．わが国でも皮膚・軟部組織感染症の外来患者，とくに癤，癰由来のMRSAはPVL陽性が多く，図3は陽性例である．

PVL：
Panton-Valentine leukocidin

MRSA：
methicilin resistant *Staphylococcus aureus*

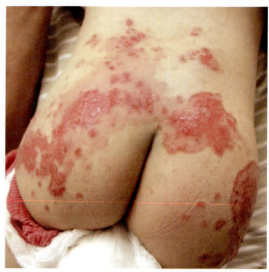

ステロイドを塗り，びらんが拡大した症例．
**図2　MRSA膿痂疹**

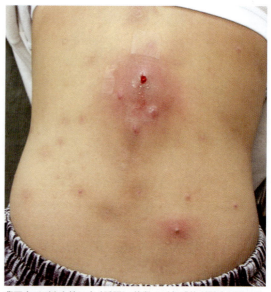

背正中でびまん性に赤く腫脹し，複数の毛包感染が融合している．
**図3　癤腫症**

[治療]

少数の毛包炎は治療の必要はない．重症度により抗菌薬の全身投与を選択する．鼻腔の保菌状態に対しフシジン酸ナトリウム軟膏を塗布し，とくにMRSAが検出される場合は抗菌薬のバンコマイシンを使用する．癤や皮下膿瘍でMRSAによる感染症の場合，PVL産生株の可能性があり，ドレナー

ジなどの外科的治療が必要となることが多い．また家族内伝播が疑われる場合には，ピンポン感染を防ぐために，感受性のある薬剤による家族を含めた治療とリネンやタオルの共用を避けるなど，伝播の遮断のための生活指導が必要となる．

## 丹毒，蜂窩織炎，リンパ管（節）炎

[原因]

丹毒は定型的にレンサ球菌によるびまん性皮膚感染症で，真皮が病変の主座であり，浅在性蜂窩織炎といえる．蜂窩織炎（蜂巣炎）は真皮深層から皮下脂肪組織の感染症で，原因となる細菌は黄色ブドウ球菌，レンサ球菌である．

感染源は皮膚の微小外傷（掻破，切創，打撲，虫刺）が最も多く，ほかにも皮膚疾患（足白癬，ひょう疽）などであるが，感染源がまったく特定できない場合もある．

[症状・臨床所見]

丹毒は主に顔面（**図4**），蜂窩織炎は四肢に好発し，上肢，下肢の下腿や足背にみられる．稀に臀部，腹部，頸部などにもみられる．症状は急性で，びまん性に紅斑の拡大を認め，局所熱感，腫脹，疼痛が特徴である（**図5**）．通常は発熱，悪寒などの全身症状を伴う．皮下のみならず皮膚の浅いところにも炎症が及ぶと水疱，血疱を呈する．

一方，リンパ管炎を併発することもあり，足の趾間白癬などの原病巣から感染が近位側へ向かって帯状に有痛性紅斑が拡がり，領域リンパ節が腫大することもある．下肢の蜂窩織炎の鑑別には血栓性静脈炎，結節性紅斑，虫刺症，マムシ咬症，接触皮膚炎，帯状疱疹などがある．

[検査]

血算，血液像（多核白血球数の増加，核の左方移動），CRP（亢進），生化学（肝腎機能），筋系酵素（上昇），血糖などの採血検査を行う．

ASO*は感染後2〜3週間くらいで上昇する．

[治療]

抗菌薬の投与が原則である．蜂窩織炎は重症でないかぎり，2〜3日で急性期は終わり，軽症の場合は抗菌薬の内服でセフェム系やペニシリンとβラク

*ASO
anti-streptolysin O antibody（抗ストレプトリジンO抗体）．体内の溶連菌が生み出すタンパク質であるストレプトリジンOの抗体．溶連菌が増えれば，この値も上昇する

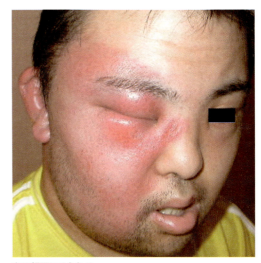

主に顔面にみられる．
**図4 丹毒**

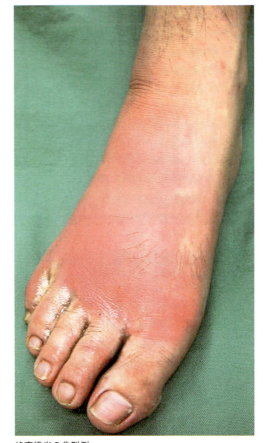

蜂窩織炎の典型例．
**図5 蜂窩織炎**

タマーゼ阻害薬（セフジニル，アモキシシリン・クラブラン酸カリウムなど）を第一選択とする．ニューマクロライド系のアジスロマイシンなども組織移行がよく，選択肢となる．

救急外来などでは中等症以上のことが多く，抗菌薬の点滴治療を開始する．また蜂窩織炎の再発例には，予防的にペニシリンGかドキシサイクリンかエリスロマイシン（エリスロシン®）500 mgの1カ月の予防内服をする[1]．

## 壊死性筋膜炎，ガス壊疽

[原因]

皮下組織から筋膜直上の急性細菌感染で，原因菌がレンサ球菌の場合は健常人に突然発症し，嫌気性菌は糖尿病など基礎疾患のある患者に発症する．陰部に生じた壊死性筋膜炎をフルニエ壊疽とよぶ．

ガス壊疽は主に嫌気性細菌（クロストリジウム属，ほか大腸菌など複数）により発症する，死亡率の高い疾患である．

[症状・臨床所見]

DIC：
disseminated intravascular coagulation

蜂窩織炎との鑑別の困難な場合があるが，急速に進展する皮膚の紫斑や血疱，壊死，激烈な疼痛などのある場合は壊死性筋膜炎への進展を考える．激痛を伴う発赤腫脹や潰瘍と発熱，全身状態の悪化，多臓器不全がみられる．

ガス壊疽では強い全身症状と筋肉の壊死，ガス産生，局所を圧迫する触診で雪を握ったような感触（握雪感）が得られる（図6）．

[検査]

採血での著明な炎症所見に加えて肝機能障害，凝固系異常を伴う．

病変の侵襲の深さや範囲，ガス貯留の有無を知るため，CT，MRIやX線による画像診断が有効である．

[治療]

ただちに病巣の切開，洗浄，デブリードメントが必要不可欠で，同時に有効な抗菌薬（ペニシリン系，クリンダマイシンなど）の大量投与を開始する．

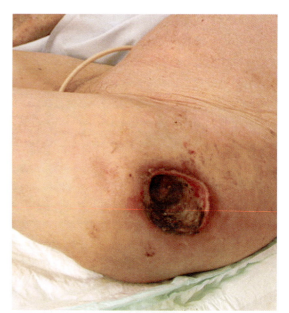

大腿部の皮膚に触れると握雪音を確認できる．
**図6　褥瘡に生じたガス壊疽**

創部を開放性に処置することで，嫌気性菌の繁殖を妨げる．

播種性血管内凝固症候群（DIC）に対する全身管理を行い，重症例では四肢切断も必要となる．

### 看護師にここを見てほしい！

小児の膿痂疹はアトピー性皮膚炎を合併しているかどうかに注意する．スキンケアの原則として石けん洗浄の重要性を指摘する．重症の蜂窩織炎と壊死性筋膜炎は鑑別が困難である場合が多く，急速に拡大する紅斑，紫斑を伴う水疱，血疱などのサインは早急なデブリドメントが必要である．くり返す蜂窩織炎のリスクファクターは①肥満，②足白癬，③過去の整形外科的外傷歴，④蜂窩織炎既往，の4つ[2]といわれており，知識として役立つ．

〈引用・参考文献〉
1) van Zuuren EJ et al：Penicillin to prevent recurrent leg cellulitis：a critical appraisal. Br J Dermatol 171（6）：1300-1303, 2014.
2) 岡崎亜希ほか：下肢蜂窩織炎のリスクファクター：教室入院例のprospectiveな検討．日皮会誌 121（1）：17-23，2011.
3) 廣瀧慎太郎，堀越裕歩：Panton-Valentine leukocidin産生黄色ブドウ球菌による小児の感染症．小児感染免疫 27（4）：305-309，2015.

# 7 ウイルス性発疹症

ウイルスはヒトに感染することでさまざまな臨床症状を呈する．ここでは，そのなかでも皮膚に特徴的な皮疹を呈するもののうち，結節や水疱を伴うもの，全身の紅斑を主体とするもの，特殊なウイルス感染症について解説する．

執筆●古結　英樹

## ウイルス性発疹症とは

**VZV：**
varicella-zoster virus

**ATLL：**
adult T-cell leukemia/lymphoma

**AIDS：**
acquired immune deficiency syndrome

疣贅（ゆうぜい）は，「いぼ」ともよばれる．ヒト乳頭腫ウイルスによるものや，伝染性軟属腫ウイルスによるもの，いわゆる「みずいぼ」とよばれ，結節をつくるものがある．水疱を伴うものには他に，単純疱疹（単純ヘルペスウイルス），水痘・帯状疱疹（VZV：水痘帯状疱疹ウイルス）がある．

全身の皮疹を主体とするものには，麻疹（[はしか]麻疹ウイルス），風疹（風疹ウイルス），特殊なウイルス感染症（ATLL：成人T細胞白血病/リンパ腫，AIDS：後天性免疫不全症候群）がある[1]（**表1**）．

### [原因]

原因となるウイルスが角化細胞に感染し，表皮の増殖性変化をきたすもの（疣贅など），角化細胞の変性により水疱を形成するもの（単純疱疹，水痘，帯状疱疹），全身性皮疹を来すもの（麻疹，風疹）がある．また，腫瘤や局面を形成するもの（ATLL），ウイルスの感染が引き起こす免疫低下状態がさらに別の感染症を引き起こすものもある（AIDS）．

宿主の免疫状態によりさまざまであるが，空気感染，飛沫感染するものから接触感染，さらに外傷からの感染，性行為感染まで感染経路は多様である．

このため，小児から高齢者まで幅広く，臨床症状も多様である．とくに化学療法中のがん患者においては生体の免疫力低下から典型的でない臨床症状を呈するため，鑑別に注意が必要である．

### [症状・臨床所見]

ウイルス性発疹症の鑑別に際し，注意すべき重要なことは，病変が限局しているか，全身性であるか，さらにその経過を確認することである（**図1**）．

発熱と同時またはその後に紅斑や水疱が出現したり，発熱以外の随伴症状が生ずるかを見極める必要がある．たとえば粘膜症状はどうか，口腔内，眼球結膜および眼瞼結膜はどうか，肛門部・陰部の症状はどうか，とくに排尿時や排便時の疼痛等に目を向ける必要があろう．

それぞれの臨床所見について解説する．

① **尋常性疣贅**

手指，足趾および手背・足底に好発．自覚症状はほとんどなく，小丘疹として初発し，しだいに増大し疣状に隆起する．多くの場合多発する．

② **伝染性軟属腫**

小児に好発し，数mm大のドーム状の小結節が多発する．中央部に陥凹があり，内容物が他の部位に接触すると，次々と伝播する．自覚症状はほとんどない．

③ **単純疱疹**

口唇，陰部，手指に好発し限局性の小水疱の集簇を認める．初感染では発熱，リンパ節腫脹を伴い，全身に小水疱を伴うこともある．再活性化によるものは，比較的症状は軽微であるが，繰り返すことが多い．

### 表1　代表的なウイルス発疹症

| | | 原因ウイルス | 特徴 |
|---|---|---|---|
| 結節を主体とする | 尋常性疣贅（いぼ） | ヒト乳頭腫ウイルス | 指，手背足底に好発する疣状の隆起．多発する |
| | 伝染性軟属腫（みずいぼ） | 伝染性軟属腫ウイルス | 小児に好発する，数mm大のドーム状小結節が多発する |
| 水疱を主体とする | 単純疱疹 | 単純ヘルペスウイルス | 痛みを伴う小水疱が集簇．口唇，陰部に好発．繰り返す |
| | 水痘（水ぼうそう） | 水痘帯状疱疹ウイルス | 発熱と同時に全身に紅斑性丘疹が出現，次第に痂皮化する |
| | 帯状疱疹 | 水痘帯状疱疹ウイルス | 一定の神経支配領域に疼痛が出現し，その後浮腫性紅斑，水疱が生じる．神経痛が紅斑，水疱の治療後にも持続することがある |
| 全身の紅斑を主体とする | 麻疹（はしか） | 麻疹ウイルス | 二峰性発熱，融合傾向のある紅斑 |
| | 風疹 | 風疹ウイルス | 発熱，リンパ節腫脹ともにみられる孤立性の紅斑 |
| 特殊なウイルス感染 | ATLL（成人T細胞白血病/リンパ腫） | 成人Tリンパ向性ウイルス1型：HTLV-1 | 腫瘍細胞の浸潤による特異疹と，反応性の非特異疹 |
| | AIDS（後天性免疫不全症候群） | ヒト免疫不全ウイルス：HIV | 免疫抑制をきたすことで各種合併症を併発，とくに感染症は非典型的な臨床像を呈する |

HTLV：human T-lymphotropic virus

HIV：human immunodeficiency virus

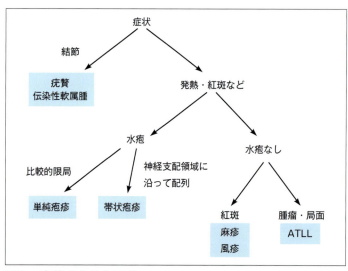

### 図1　症状からみた区分

・HIV感染の場合，非定型な臨床像をとることが多い
・さまざまな条件（宿主の免疫状態など）により臨床症状は異なるため，上記はあくまで一般的な分類である

### ④水痘

　小児に好発し，発熱・全身倦怠感とともに，全身に紅斑性丘疹が出現する．さらに水疱が出現し数日で痂皮化する．学校保健安全法により，皮疹がすべて痂皮化するまで出席停止とする．

### ⑤帯状疱疹

　神経節に潜伏していたVZVの再活性化による．神経支配領域に一致した部位に，帯状の疱疹を形成，神経に沿った疼痛を伴う．免疫能低下状態では水疱が汎発化することがある（図2）．

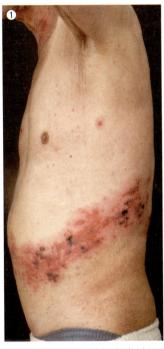
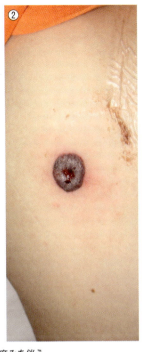
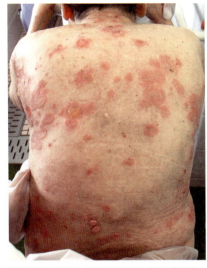

帯状疱疹と同様に水疱を伴うため，鑑別が必要．

**図3 水疱性類天疱瘡の臨床像**

❶：典型例．帯状に配列する紅斑．痛みや痒みを伴う．
❷：非典型例．帯状に配列していないこともあり，臨床からの診断は難しい．

**図2 帯状疱疹の臨床像**

水疱を伴うものに薬疹，自己免疫性水疱症〔水疱性類天疱瘡（**図3**）ほか各種病態あり〕，熱傷，虫刺症などがあるが，皮疹の分布や臨床症状から，鑑別可能である．

⑥麻疹

10～14日間の潜伏期を経て，発熱と感冒様症状で初発し，解熱とともに口腔内にコプリック斑（白色小丘疹）をみる．再度発熱した時期に，全身に紅斑をみる．紅斑は拡大・融合し，網状となる．

学校保健安全法により解熱後3日間経過するまで出席停止措置をとる．

⑦風疹

2～3週間の潜伏期を経て，発熱と同時に皮疹をみる．さらにリンパ節腫脹（とくに耳介後部）を認める．皮疹は融合せず，落屑や色素沈着を残さない．学校保健安全法により，紅斑性発疹が消褪するまで出席停止措置をとる．

⑧ATLL（成人T細胞白血病/リンパ腫）

HTLV-1（成人T細胞白血病ウイルス1型）感染を原因とする白血病もしくはリンパ腫．結節・腫瘤，丘疹，浸潤性局面など特異疹といわれる腫瘍細胞の皮膚浸潤が伴うものと，皮膚感染症や乾皮症などの反応性の皮膚病変（非特異疹）がある．

⑨AIDS（後天性免疫不全症候群）

抗HIV抗体陽性，$CD4^+$T細胞減少などの診断基準を満たした場合にAIDSと診断される．カポジ肉腫，伝染性軟属腫などの細胞性免疫低下に伴った皮膚粘膜感染症が特徴で，経過中に9割以上の患者が皮膚症状を呈することからも，早期診断の観点で注意が必要である[3]．

［検査］

水疱があればまず内容物を採取し，ギムザ染色を行う〔ツァンク（Tzanck）テスト〕（**図4**）．その他ペア血清でウイルス抗体価の上昇を確認する方法があるが，確定までに時間がかかるのが難点である．

地域の保健所を通じて感染の流行を問い合わせるのも重要である．

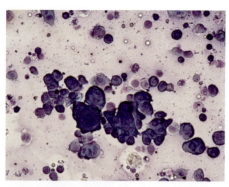

水疱底から採取した細胞をギムザ染色で鏡検。ウイルス性巨細胞が青く染まっている。

**図4　Tzank（ツァンク）テスト**

[治療]

　疣贅，伝染性軟属腫は摘除，凍結療法などがまず選択される．

　単純疱疹，水痘，帯状疱疹に対しては抗ウイルス薬の使用が中心になるが，年齢，基礎疾患を考慮し，また病変の拡がりで外用，内服，点滴療法を選択する．

　単純疱疹と帯状疱疹では，たとえば同じ薬剤でも用法・用量が異なることもあり，注意が必要である．

　麻疹，風疹に関しては対症療法が中心であるが，症状が重篤な場合は免疫グロブリンの使用も検討する．

　ATLLでは皮膚に限局した場合，局所療法が中心となるが，急性型・リンパ腫型では化学療法を行う．

　AIDSは種々の感染症に留意しながら，多剤併用療法（highly-active antiretroviral therapy）を行う．

### 看護師にここを見てほしい！

　ウイルス性発疹症においてとくに麻疹や風疹は医療安全上も問題になる．ご自身の既往歴，抗体価を把握しワクチン接種も考慮すべきであり，また外来診療の場や病棟内での感染拡大にも留意することになる．これは同僚や家族にも関係することでその場であわてないように日ごろから注意されたい．

　また帯状疱疹では皮疹とは別に疼痛の管理が重要であり，痛みを和らげるため極力温めることなど細やかな生活指導がその後のQOLにつながるので，十分な知識を備えてください．

〈引用・参考文献〉
1）清水　宏：あたらしい皮膚科学 第3版．pp.487-513．中山書店．東京．2011．
2）宮地良樹：WHAT'S NEW in 皮膚科学 2008-2009．メディカルレビュー社．pp.112-113，2007．
3）赤城久美子：日皮会誌 117（11）：1715-1720，2007．

# 8 疥癬

疥癬は，ヒトを固有宿主とするヒゼンダニが皮膚の角質層に寄生して発症する[1]．病型には通常型疥癬と角化型疥癬の2つがある．わが国では，老人保健施設などで，高齢者およびそれを介護する医療者に発症が多いが，ときに大きな病院でも集団感染がみられることがあり，注意が必要である[2]．

執筆●山口　道也

## 疥癬とは

[原因]

　ヒゼンダニは，ヒトにおいて皮膚表面を歩いたり，または角質層内に穴を掘って潜んでいる．その穴（いわゆる疥癬トンネル）に卵を産み付け，約1か月の間に，1日あたり2～3個の卵を産み続ける．卵は3～4日で孵化して幼虫となる．しかしヒゼンダニは，ヒトの皮膚から離れると比較的短時間で死滅し，またとくに乾燥に弱い[1]．

　感染経路には，2種類の経路がある[2]．ヒトの皮膚からヒトの皮膚への直接接触による感染と，布団などを介して感染する間接経路がある．ヒト皮膚以外でもヒゼンダニは低温・高湿の条件で2～3日間は生きているためである[3]．

　また角化型疥癬は，きわめて感染力が強いとされている．通常型疥癬では，その寄生虫体数は悪化例でも1,000匹/1人を超えないが，角化型疥癬では，100万～200万匹以上になるといわれている．角質増殖を来し，その落屑内には多数のヒゼンダニが生きている[1]．

[症状・臨床所見]

　疥癬（通常型）は，感染後約1カ月の潜伏期間をおいて発症する．この期間は，虫体数の増加，および虫体や排泄物などに対するアレルギー反応形成に必要な期間と考えられている．そのため，発症したときには多数のヒゼンダニが寄生していると考えるべきである．

　症状は，きわめて激しい痒み（瘙痒）であり，夜間は瘙痒のために不眠を訴える．皮疹の特徴は紅斑性小丘疹で，腹部，胸部，大腿内側，腋窩，前腕，上腕の屈側など左右対称性に散発し，融合は認めない[1]（図1）．

　また，手や指，とくに手関節屈側や指間，手掌に疥癬トンネルが好発する．これは疥癬に特異的な皮膚症状であり，診断に有用である（図2）．さらに，手や指以外にも陰股部や腋窩，臀部，足などにも認めることがある．疥癬トンネルの特徴は細くわずかに隆起する曲がりくねった線状の皮疹であり，そのトンネルの先端には小水疱を認める[4]．

　角化型疥癬は，ステロイド薬や免疫抑制薬の全身投与により免疫能低下の認められる人や，重篤な基礎疾患を有する人，悪性腫瘍のある人，また衰弱した高齢者にも発症する[5]．

　ときおり通常型疥癬に対して誤診され，ステロイド薬の外用をしている患者にも発症することがある．症状は通常型疥癬と異なり，瘙痒がまったくないこともある．皮疹は，主に手掌～手指に好発する．外観は，ざらざらとした，灰色から黄白色の牡蠣殻様に増殖した角質を認める．爪疥癬を認めることもある[1]．

[検査]

　疥癬の診断は，疥癬トンネルなどの特異的皮疹を有していたり，角質増殖型のような特徴的な病型であれば，比較的容易である．

　しかし，しばしば慢性湿疹などと誤診されるため，

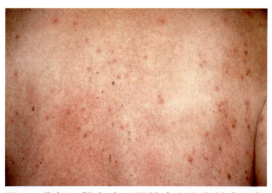

図1 背部に散在する粟粒大から米粒大の紅斑型小丘疹

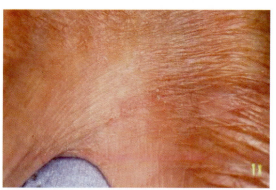

図2 疥癬トンネル：指間の鱗屑を伴う線状皮疹

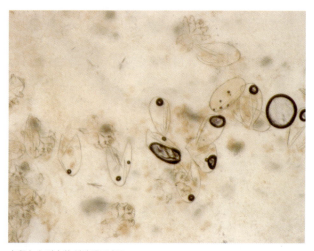

虫卵および虫体が確認できる．
図3 KOH直接鏡検

　皮膚科専門医による診断が必要である．確定診断の方法は，虫体・虫卵を検出することである．虫体や虫卵の検出率が最も高いのが疥癬トンネルである．約60％の患者で疥癬トンネルは手・指に発症するとされている[3]．慢性に瘙痒を伴う患者では，とくに手指，そのなかでも指間を観察することが重要である．

　実際の検出方法としては，KOH直接鏡検による顕微鏡検査が最も用いられている．疥癬トンネルや比較的新しい丘疹・結節などから，角質層を含めて，メスやピンセットでこそぎとり検体を採取する．採取した検体にKOH液を滴下して顕微鏡で直接鏡検すると，虫体，虫卵，虫卵の抜け殻などを確認することができる（図3）．疥癬を疑う場合で，検出できない場合には，複数部位の検査や繰り返し検査を行うことが重要である．

　角化型疥癬では，増殖した厚い角質内に，無数の虫体が寄生しているため，顕微鏡検査を行えば確定診断は容易である．

　日本皮膚科学会成作の疥癬診療ガイドラインによれば，①臨床症状，②ヒゼンダニの検出，③疥癬患者との接触機会を含めた疫学的流行状況，の3項目を勘案して診断するとされている[5]．通常は同一病棟およびユニット内で2カ月以内に2名以上の疥癬患者が発生した場合を集団発生と定義する．検査にてヒゼンダニが検出できれば確定診断となるが，検

出できなくても臨床症状や疫学的流行状況より疥癬の可能性があれば，再度間隔をおいて検査の実施を行うべきである．

[治療]

疥癬に対する治療対象は，ヒゼンダニが検出され確定診断された患者，および確定診断された患者との接触があり，明らかに疥癬の臨床症状を呈する患者に行う．

疥癬治療において保険適用のある薬剤は，外用硫黄剤および内服薬であるイベルメクチン（ストロメクトール®）の2種類のみである．そのほかの薬剤で，幅広く現場使用されている薬剤としては，クロタミトン（オイラックス®軟膏），安息香酸ベンジルやγ-BHCがあるが，いずれも保険適用ではないため，医師の責任のもとに使用されているのが現状である（**表1**）[5]．

外用治療では，皮疹部はもちろんのこと，無疹部にも広く外用することが重要であり，とくに指間部や外陰部，臀部などにもしっかりと外用する必要がある．

**①クロタミトン（オイラックス®軟膏）**

保険適用外薬品であるが，よく用いられる外用薬である．一般的には入浴後外用し24時間で洗い流し，5日間繰り返すとされるが，実際には10日から2週間程度必要である．

**②安息香酸ベンジル**

院内調剤し，6～35％のローションあるいはアルコール液として用いる．塗布後24時間で洗い流し，2～3日繰り返し，4～5日間休薬する方法や隔日外用を3回繰り返すなど，さまざまな方法がある．

**③フェノトリン（スミスリン®ローション）**

2014年8月に発売開始された，疥癬に対する外用薬として比較的新しい薬剤である．使用方法は，1週間間隔で1回1本（30g）を頸部以下（頭部から足底まで）の皮膚に塗布し，塗布後12時間以上経過した後に入浴，シャワー等で洗浄・除去するとなっている．フェノトリンは，安全性が高いピレスロイド系の殺虫剤として，以前からアタマジラミやケジラミなどに対してOTC薬として販売されていた．副作用として皮膚炎が起こることがある．

内服療法では，イベルメクチン（ストロメクトール®）が有用である．原則として，内服1週間後に顕微鏡検査を行い，ヒゼンダニの虫体または虫卵が検出されれば，再度イベルメクチンを同量内服投与する．1週間後に検査を行うのは，卵がイベルメクチンには感受性がないことや，孵化する期間を考え

**表1　わが国で用いられる主な疥癬治療薬**

| | 使用上の注意 | 一般名 | 製剤名 | 副作用 | 小児への適応 | 妊婦への適応 |
|---|---|---|---|---|---|---|
| 内服 | 保険適用 | イベルメクチン | ストロメクトール® | 瘙痒の増悪 肝障害 TEN型薬疹 など | 体重15kg以下の小児には安全性は確立していない | 安全性は確立していない 動物実験で催奇形性あり |
| 外用 | 保険適用 | フェノトリン | スミスリン®ローション | 皮膚炎, AST上昇, ALT上昇など | 安全性は確立していない（使用経験がない） | 安全性は確立していない（使用経験がない） |
| 外用 | 保険適用外 | クロタミトン | オイラックス®軟膏 | 接触皮膚炎 皮膚の刺激・熱感 | 広範囲の使用を控える | 大量または長期にわたる広範囲の使用は控える |
| 外用 | 特殊製剤のため患者にインフォームド・コンセントが必要 | 安息香酸ベンジル | 院内調剤 | 中枢神経障害 | 使用を控える | 使用を控える |

石井則久 ほか：疥癬診療ガイドライン（第3版）．日皮会誌 125（11）：2023-2048, 2015. ©日本皮膚科学会

てこの時期に再検査が必要だからである．

副作用としては肝障害が認められることがある．妊婦や授乳中の患者には原則投与はしない．また，合併症を多く有する高齢者についても安全性は確立されていない．

実際の治療では，年齢や合併症などを考慮し，内服および外用療法を組み合わせるか，または外用のみで行うかを検討する．通常疥癬においても外用治療のみでは，1カ月で治癒しないこともあるため，使用可能であればイベルメクチン内服を併用すべきである．角化型疥癬では，イベルメクチン内服が必須であり，必要であれば投与を繰り返すこともある．また，角化型疥癬では，サリチル酸ワセリンなどを用いて肥厚した角質をやわらかくした後に，入浴し軟化させ，除去するのも有用である[5]．

瘙痒に対しては，抗ヒスタミン薬の内服を行う．

**表2 疥癬予防のポイント**

| | 対応 | 通常疥癬 | 角化型疥癬 |
|---|---|---|---|
| 病室管理 | 個室に隔離（隔離にあたっては患者の同意をとり，人権に配慮する） | 不要 | 個室に隔離の上，治療を開始する 患者はベッド・寝具ごと移動する 隔離期間は治療開始後1～2週間とする |
| 手洗い | 手洗いを励行する（すべての感染症予防の基本） | 必要 | 必要 |
| 身体介護 | 予防衣・手袋を着用する．使用後の予防衣・手袋は落屑が飛び散らないようにポリ袋等に入れる． | 不要 | 必要（ただし隔離期間のみ） |
| リネン類の管理 | シーツ・寝具・衣類の交換 | 通常の方法 | 外用剤処置し，洗い流した後 イベルメクチン内服の翌日 |
| | 洗濯物の運搬時の注意（ビニール袋か蓋つきの容器に入れて運ぶ） | 必要 | 落屑が飛び散らないようにビニール袋に入れ，ピレスロイド系殺虫剤を噴霧し24時間密閉 |
| | 洗濯 | 普通の洗濯でよい | 普通に洗濯後に乾燥機を使用するか，50℃10分間熱処理後普通に洗濯する |
| 居室・環境整備 | 患者がいた居室に殺虫剤散布 | 不要 | 居室は2週間閉鎖するか，殺虫剤を1回だけ散布 |
| | 掃除 | 通常の方法 | 落屑を残さないように掃除機で清掃 |
| | 布団の消毒 | 不要 | 治療終了時に1回だけ熱乾燥またはピレスロイド系殺虫剤散布後掃除機をかける |
| | 車椅子，ストレッチャーは患者専用とする | 通常の方法 | 必要：隔離解除時に掃除機をかけるか，ピレスロイド系殺虫剤散布 |
| | 患者の立ち回った場所への殺虫剤散布 | 不要 | 1回だけ必要 |
| 入浴 | | とくに対策は不要 | 入浴は最後とし，浴槽や流しは水で流す．脱衣所に掃除機をかける |
| 接触者への予防的治療 | | 雑魚寝状態なら同室者．家族・同棲者には予防的治療を検討する | 必要：同室者は症状の有無を問わず予防的治療を検討する．職員は患者との接触の頻度・密度を配慮して予防的治療を検討する |

石井則久 ほか：疥癬診療ガイドライン（第3版）．日皮会誌 125（11）：2023-2048，2015 ⓒ日本皮膚科学会

とくにイベルメクチン投与初期には，一過性に瘙痒が強くなることがある．これは死骸に対するアレルギー反応と考えられている[1]．

疥癬の治癒判定には，顕微鏡検査が必要である．1〜2週間の間隔をあけて2回連続でヒゼンダニを検出できず，また，疥癬トンネルの新生のない場合を治癒とする．

しかし，再燃例もあるので，数カ月間は厳重な経過観察が必要となる．

## 発生後の感染予防対策

疥癬患者が発生した場合の感染予防対策として，多くの病院では個室隔離されているようであるが，通常型疥癬では集団発生でない限りは隔離の必要はない．外来，病棟どちらにおいても，一般の感染症と同様の予防対策でよい．

しかし，角化型疥癬では，感染力が強いため，個室隔離が必要である．その際には患者や家族への接触予防策についての十分な説明が必要であり，原則的には面会なども禁止するのが望ましい．

看護師をはじめとした医療者も十分な注意が必要であり，予防着や手袋，キャップなどの着用が必須である．病棟内において，面会者や医療スタッフに疥癬の感染の疑いがある場合には皮膚科を受診し，感染の有無を診断する必要がある．

疥癬が集団発生した場合には，病棟内，また場合によっては施設内すべての患者およびスタッフについて皮膚科診察を実施すべきである．潜伏期を考慮し，1週おきに診察を繰り返し行うのが望ましい．

発症した患者については，イベルメクチン内服を基本として病型に応じて速やかに治療を行う．

また，治癒後の再燃の可能性や無症状で潜伏期にある患者がいる可能性もあるため，そのような患者に対してもインフォームド・コンセントのうえ，外用薬の予防的塗布を行うなどの対策が必要である（**表2**）[5]．

### 看護師にここを見てほしい！

> 疥癬の診断は，「まず疑うこと」が大切です．疑うことができなければ診断の遅れにつながり，その結果，集団感染が起きかねない事態となるかもしれません．まず疑い，そして鏡検で確実な検査，そして適切な治療を行うことが疥癬治療にとって大切なことです．ただし，1名の患者に通常疥癬が発生したからといって，過剰な対応は慎むべきです．適切に対応すれば，通常感染が拡がることはありません．

〈引用・参考文献〉
1) 大滝倫子：動物性皮膚症環境因子による皮膚障害［疥癬］．玉置邦彦 編：最新皮膚科学大系 16．中山書店，東京，pp.56-63，2003．
2) 小澤美紀：疥癬流行病院からの患者．インフェクションコントロール，20（10）：1040-1045，2011．
3) Mellanby K：Biology of the Parasite. Scabies and Pediculosis. JB Lippincott, pp.8-16, 1977.
4) 和田康夫：疥癬の生態に基づく疥癬検出法．臨皮 59：66-77，2005．
5) 石井則久ほか：疥癬診療ガイドライン（第3版）．日皮会誌 125（11）：2023-2048，2015．

# 分子標的薬による皮膚障害

分子標的薬は，細胞分裂や細胞周期にはたらきかける従来の細胞傷害性抗悪性腫瘍薬とは異なり，それぞれの薬剤に特徴的な副作用を発現する．分子標的薬はキナーゼ阻害薬を中心とする低分子化合物，および高分子のモノクローナル抗体に大別される．薬剤によりさまざまな皮膚有害事象を生じるが，本項では発現頻度の高い，もしくは臨床的に重要な副作用について概説する．

執筆●米田　明弘

## 分子標的薬の作用と皮膚障害

最近の分子生物学の進歩により，がん細胞の増殖，分裂，転移，浸潤に関する重要な遺伝子や蛋白が同定されるようになってきた．これにより，ターゲット分子を絞り込み直接作用する分子標的薬の開発が急速に進んでいる．分子標的薬は，がんなどの疾患において分子レベルで特異的に発現しているものを明確にし，これらを標的に機能を抑えることで効果を得る治療である．

従来の抗悪性腫瘍薬が殺細胞的に作用するのに比較し，分子標的薬は，がん細胞の増殖，浸潤，転移の各段階を選択的に遮断することができる．標的分子を発現している組織にのみ効果を発現するため，従来のように骨髄抑制をはじめとした重篤な副作用は少ないのが特徴と考えられてきた．

しかし，重篤な副作用が皆無なわけではなく，むしろ分子標的薬特有の副作用がある．とくに高率に発生する皮膚有害事象は，患者の生活の質を低下させ，分子標的薬による治療を妨げうる．副作用を早期に制御することは，がん治療において重要な役割を果たす．

### モノクローナル抗体による皮膚症状

［症状・臨床所見］

ベバシズマブ（アバスチン®），セツキシマブ（アービタックス®），リツキシマブ（リツキサン®），トラスツズマブ（ハーセプチン®）などがモノクローナル抗体である．

共通する症状として，投与時にinfusion reaction*が認められることがあるが，セツキシマブを除くと特徴的な皮疹は少ない．セツキシマブでは後述するEGFR-TKI（上皮成長因子受容体-チロシンキナーゼ阻害薬）とほぼ同様の皮疹が出現する．

そのほかに，稀ではあるがradiation recall dermatitis（RRD）とよばれる皮膚症状を呈する．RRDは放射線照射後に薬剤によって惹起される照射部一致性の急性皮膚炎と定義される．セツキシマブにより1例報告がある[1]．欧米では多数の報告があるが，わが国ではシクロホスファミドおよびドセタキセルによる1例をみるのみである．海外において分子標的薬による報告が4例あり，今後，分子標的薬による出現頻度が増す可能性もある．

### 低分子化合物による皮膚症状

低分子化合物は，上皮成長因子受容体を標的とする分子標的薬（EGFR-TKI）およびマルチキナーゼ阻害薬（MKI）とよばれる血管内皮細胞増殖因子受容体（VEGFR），血小板由来成長因子受容体（PDGFR）など複数の分子を対象にした阻害薬に大別される．

---

*infusion reaction
急性輸液反応．モノクローナル抗体治療薬の投与後，30分～2時間以内に出現する発熱や悪寒を主訴とする症状のこと

EGFR-TKI：
epidermal growth factor receptor tyrosine kinase inhibitor

MKI：
multikinase inhibitor

VEGFR：
vascular endothelial growth factor receptor

PDGFR：
platelet-derived growth factor receptor

EGFR:
epidermal growth factor receptor

HFS:
hand-foot syndrome

[症状・臨床所見]

### ①痤瘡様皮疹（図1）

上皮成長因子受容体（EGFR）を標的とする分子標的薬（ゲフィチニブ，エルロチニブ塩酸塩，ラパチニブトシル酸塩，セツキシマブなど）は高率に痤瘡様皮疹を出現する．通常の痤瘡とは異なり，面皰がないのが特徴で，発現部位も通常の痤瘡が額や頬部，顎が中心であるのに対し，EGFR-TKIによる痤瘡様皮疹の場合，これらの部位に加えて，眉毛部，鼻翼部，口囲や頭部などにみられる．痒みを伴うことも多い[2]．

### ②爪囲炎（図2）

EGFR-TKIによる爪囲炎は，高率に生じる．EGFRは，多くの上皮性腫瘍に過剰発現しているため，その阻害薬により抗腫瘍効果を発揮するわけであるが，正常皮膚においても表皮基底細胞，脂腺細胞，外毛根鞘細胞，爪母，平滑筋細胞，エクリン汗腺真皮内導管，真皮内血管などに分布し，皮膚の増殖や分化に関連しているため，EGFR-TKIにより皮膚障害を生じるのはある程度必須と考えられ，アレルギー的な機序によるものではない．

EGFR-TKIによる皮膚障害の重症度と患者の生存率に正の相関がみられるという報告もあり，これらの皮膚障害を上手にコントロールしつつ，できるだけEGFR-TKI内服を継続していけるようにすることが望まれている．

EGFR-TKIによる皮膚症状の発現時期については，それぞれの皮膚症状にはかなり幅があるため，はっきりとした規則性を指摘することは困難である．ただ，これまでの報告をまとめると[3,4]，内服開始後1～2週までの早期に痤瘡様皮疹が出現，次いで乾皮症や亀裂が出現し，3～4週ころより爪囲炎，陥入爪が目立ってくることが多く，内服の継続とともに皮膚症状が変化してくるのが特徴である．

### ③手足症候群（HFS）（図3）

マルチキナーゼ阻害薬（MKI）は，複数のTKI（チロシンキナーゼ阻害薬）作用を有する薬剤であり，ソラフェニブトシル酸塩（ネクサバール®），スニチニブリンゴ酸塩（スーテント®），イマチニブメシル酸塩（グリベック®），ニロチニブ塩酸塩（タシグナ®），ダサチニブ（スプリセル®）などがMKIとして承認されており，臨床試験中のものもある．

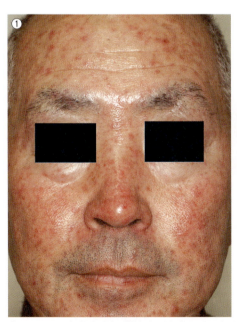 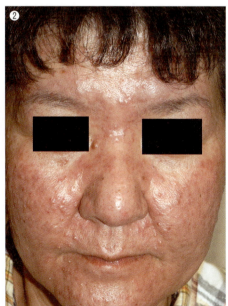

①：Grade 1　紅色小丘疹が散在するが，痒み，痛みを訴えない．
②：Grade 2　痒み，痛みを伴う紅色小丘疹が散在．

**図1　痤瘡様皮疹**

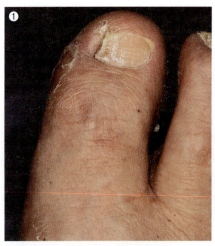
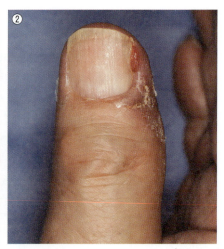

①:Grade 1　軽度の発赤,腫脹を認める.
②:Grade 2　発赤,腫脹により痛みを生じ,爪甲の陥入に伴い肉芽形成を伴う.
**図2　爪囲炎**

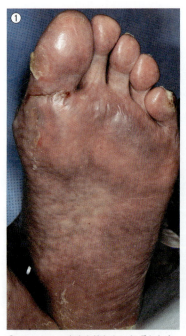
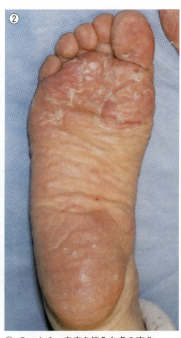
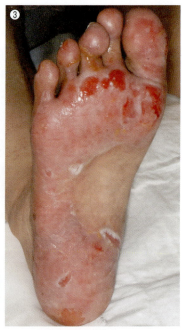

①:Grade1　疼痛を伴わないわずかな皮膚の変化.（紅斑,浮腫,角質増殖症等）
②:Grade2　疼痛を伴う皮膚の変化.（角質剥離,水疱等）
③:Grade3　日常生活動作を制限する変化.（水疱,出血,潰瘍等）
**図3　手足症候群**

　MKIによるHFSは,手掌や足底の紅斑に始まり,疼痛あるいはぴりぴりとする異常感覚を伴ってくる.重症化すると歩行もできなくなり,著しく生活の質を低下させる.フルオロウラシル,シタラビン,カペシタビンなどの代謝拮抗薬でみられる古典的なHFSがびまん性の皮膚障害を示すことが多いのに対して,MKIによるHFSの場合は一般的に圧力・圧迫がかかりやすい部位に限局した過角化を呈するこ

とが多い．

詳細な発症機序については明らかではないが，VEGFRとPDGFRに対する阻害作用が，手掌や足底など圧力が強くかかる部位での正常な血管修復機構を妨げることでHFSを誘発することが示唆されている．

HFSは，ソラフェニブトシル酸塩内服患者の30～60%に内服開始後6～9週間までに出現し，用量依存性である[5]．

がんに対する効果が出現するよりもHFSが出現するタイミングのほうが早い．HFSの出現は投与開始2～4週目に出現することが多いが，腫瘍の縮小は投与開始6～8週以降に観察されることが多い．

[診断・分類]

National Cancer Instituteが作成したcommon terminology criteria for adverse events（有害事象共通用語規準v5.0）に基づき，抗がん薬による有害事象はGrade1～5に分類される（表）[6]．

皮膚症状の場合には，Grade 3は身の回りのADL制限，Grade 2は身の回り以外のADL制限に相当するため，原則として，Grade 1と2は抗がん薬の投与継続が可能であるが，Grade 3では減量または投与中止が求められる．

[治療]

①痤瘡様皮疹の治療

抗菌薬外用を使用することもあるが，効果は乏しいことも多い．炎症を抑える目的でステロイドを外用する．痛み・痒みを伴う紅色小丘疹と膿疱が出現した際には，ミノサイクリン塩酸塩，ロキシスロマイシンなどを追加する．激しい疼痛・灼熱感・腫脹を伴う紅色丘疹と膿疱が集簇する場合には，ステロイドの内服を短期間行うこともある．

②爪囲炎の治療

症状の程度により以下のような処置を行う[7]．

Grade 1：軽度の発赤，腫脹を認める．

対処方法としては，洗浄，ガーゼ保護，テーピングを行う．

Grade 2：発赤，腫脹により痛みを生じる爪の陥入に伴い，肉芽形成も認める．

対処方法としては，ステロイド外用薬，凍結療法（液体窒素），抗菌薬内服が行われる．

Grade 3：高度の腫脹，発赤が生じ，これらによる肉芽形成も認める（激しい痛みを伴い日常生活に支障を来す）．

対処方法としては，外科的処置（爪甲形成，部分抜爪等）を行う．

③手足症候群の治療

前述したようにHFSは物理的刺激がかかる部位に生じやすく，乾燥化，角質化している部位にはさらに生じやすい．HFSの発症・重症化を防ぐために，物理的刺激の除去，角質処理，保湿が重要である．

角質処理，保湿のために，尿素含有製剤，ヘパリン類似物質含有製剤を使用するが，物理的処理（鶏眼・胼胝処置）を必要とする場合には皮膚科にコンサルトする．

[HFS発症後の対応]

Grade 1：患部への保湿クリーム外用で対応可能であり，分子標的薬の減量は不要である．

Grade 2：身の回り以外の日常生活動作が制限される．分子標的薬を減量し，症状がGrade1に軽減した後に増量可能．疼痛が強い場合，消炎鎮痛薬の内服が必要．

Grade 3：分子標的薬を休薬し，Grade1以下に症状が軽快した後，1段階減量投与．その後，徐々に増量する．Very Strong**以上のステロイド外用療法が必要になる．

**Very Strong：ステロイド外用薬の作用の強弱による分類の一つ．「Strongest（最も強い）（Ⅰ群）」「Very Strong（かなり強い）（Ⅱ群）」「Strong（やや強い）（Ⅲ群）」「Medium（普通）（Ⅳ群）」「Weak（弱い）（Ⅴ群）」に分けられる

## 表　主要な皮膚有害事象

| 有害事象 | Grade 1 | Grade 2 | Grade 3 | Grade 4 | Grade 5 |
|---|---|---|---|---|---|
| 瘙痒症 | 軽度または限局性；局所治療を要する | 広範囲かつ間欠性；搔破による皮膚の変化（例：浮腫，丘疹形成，擦過，苔癬化，滲出/痂皮）；内服治療を要する；身の回り以外の日常生活動作の制限 | 広範囲かつ常時；身の回りの日常生活動作や睡眠の制限；副腎皮質ステロイドの全身投与または免疫抑制療法を要する | - | - |
| 痤瘡様皮疹 | 体表面積の<10%を占める紅色丘疹および/または膿疱で，瘙痒や圧痛の有無は問わない | 体表面積の10～30%を占める紅色丘疹および/または膿疱で，瘙痒や圧痛の有無は問わない；社会心理学的な影響を伴う；身の回り以外の日常生活動作の制限；体表面積の>30%を占める紅色丘疹および/または膿疱で，軽度の症状の有無は問わない | 体表面積の>30%を占める紅色丘疹および/または膿疱で，中等度または高度の症状を伴う；身の回りの日常生活動作の制限；経口抗菌薬を要する局所の重複感染 | 生命を脅かす；紅色丘疹および/または膿疱が体表のどの程度の面積を占めるかによらず，瘙痒や圧痛の有無も問わないが，静注抗菌薬を要する広範囲の局所の二次感染を伴う | 死亡 |
| 多形紅斑 | 虹彩様皮疹が体表面積の<10%を占め，皮膚の圧痛を伴わない | 虹彩様皮疹が体表面積の10～30%を占め，皮膚の圧痛を伴う | 虹彩様皮疹が体表面積の>30%を占め，口腔内や陰部のびらんを伴う | 虹彩様皮疹が体表面積の>30%を占め，水分バランスの異常または電解質異常を伴う；ICUや熱傷治療ユニットでの処置を要する | 死亡 |
| 手掌・足底発赤知覚不全症候群 | 疼痛を伴わないわずかな皮膚の変化または皮膚炎（例；紅斑，浮腫，角質増殖症） | 疼痛を伴う皮膚の変化（例；角質剥離，水疱，出血，浮腫，角質増殖症）；身の回り以外の日常生活動作の制限 | 疼痛を伴う高度の皮膚の変化（例；角質剥離，水疱，出血，浮腫，角質増殖症）；身の回りの日常生活動作の制限 | - | - |

有害事象共通用語規準 v5.0 日本語訳 JCOG 版より引用

> **看護師にここを見てほしい！**
>
> 　分子標的薬による皮膚障害は，いわゆる副作用としてではなく，薬剤の主作用の結果として発現することが知られている．皮膚障害の程度は原疾患の予後改善の可能性を示唆するものであり，その対応として原因薬を中止するだけでは，本質的な対応とは言えない．しかしながら，重度な皮膚障害が発現した場合には，分子標的薬の中断，中止を考慮せざるをえず，ジレンマが生じる．リスク＆ベネフィットバランスを十分に考慮しながら，正しいスキンケアの実施を指導し，安易に治療の中断をしないように患者を励まし続けることは，担当医師（腫瘍内科医，皮膚科医）のみならず，看護師を含めた医療チーム全体としての役割である．分子標的薬による皮膚障害に対する薬物治療や対策は，現在のところ十分には確立されていないため，予防的スキンケアが重要な役割を果たす．皮膚を清潔に保つこと，保湿および皮膚の保護が重要である．皮膚が脆弱化していることから，軽微な刺激でも悪化因子となりうるため，紫外線曝露，摩擦，暖房による乾燥，長時間の歩行などにも十分注意するよう指導する必要がある．

〈引用・参考文献〉
1）西村（平井）千尋ほか：進行大腸癌患者にセツキシマブ投与中に生じたradiation recall dermatitis．臨皮 66（1）：14-18，2012．
2）松村由美：緩和皮膚科学2011　抗がん薬による皮膚有害事象の治療．Skin Cancer 26（3）：294-300，2012．
3）中外製薬：タルセバ錠特定使用成績調査（全例調査）中間解析結果のご報告．2009．
4）松浦浩徳ほか：ゲフィチニブによる皮膚病変とその対処法について（案）．がん分子標的治療 4（4）：78-84，2006．
5）花輪書絵ほか：ソラフェニブによる手足症候群の4例．皮膚臨床 52（3）：327-331，2010．
6）有害事象共通用語基準 v5.0 日本語訳 JCOG版（www.jcog.jp/doctor/tool/ctcaev5.html）
7）山崎直也ほか 監：抗EGFR抗体製剤による皮膚障害アトラス．武田薬品工業，2010．

# 10 皮膚腫瘍

Chapter 2　おさえておきたい皮膚疾患

発生頻度が高く，日常に目にすることが多いと思われる腫瘍"できもの"について述べる．なかには，スキンケアの観点から整容的に問題となるもの，傷や皮膚の炎症と見間違えるような"できもの"もあり，日頃から留意してみていただきたい．良性腫瘍と悪性腫瘍に分けて解説する．

執筆●草竹　兼司

## 皮膚良性腫瘍

### 脂漏性角化症

[原因]

老人性いぼともよばれ，皮膚の老化現象の1つとして説明されることが多いが，若年者にも発症することがあり，その原因は不明である．比較的短期間に多発して出現する場合は，レーザー・トレラ徴候とよばれ，内臓悪性腫瘍を伴っていることがある．

[症状・臨床所見]

褐色調の色素斑を呈することが多く，次第に隆起し黒色調の結節を形成する（図1）．表面は光沢がなくざらついていることが多い．顔面，胸背部に多くみられ，通常は無症状だが，瘙痒を伴うこともある．

[検査]

悪性腫瘍では，基底細胞がんや悪性黒色腫との鑑別を要する．基底細胞がんでは光沢があること，悪性黒色腫では非対称性や色調の濃淡不整を認めることから鑑別するが（後述），難しいときには生検を要する．

[治療]

病変は表皮内に限局していることから，液体窒素による冷凍凝固やレーザー療法，電気焼灼による皮膚表層の剥削で治癒する．病変が大きい場合やほかの腫瘍との鑑別を要する場合には，切除の適応となることもある．

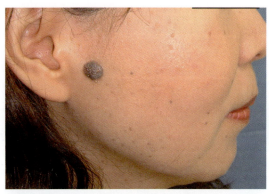

耳前部に隆起した大きなものと，頬部から下顎縁には小さなものが散在している．

図1　脂漏性角化症

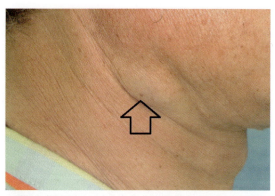

右頸部に皮下腫瘍を認める．矢印の部分に黒点状の開口部（臍窩）を認める．

図2　粉瘤

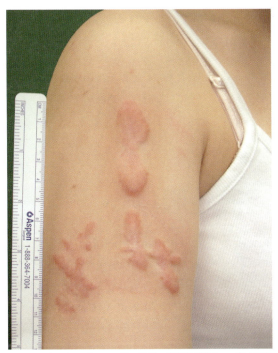

右上腕に多発性にダンベル状に周囲へ浸潤を伴うケロイドを認める．

図3　ケロイド

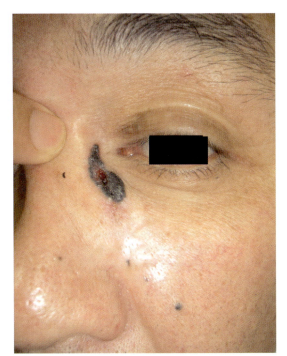

左内眼角部に中央に潰瘍化を伴う基底細胞がんを認める．

図4　基底細胞がん

## 粉瘤

[原因]

上皮由来の囊腫を指す総称で，類表皮囊腫や外毛根鞘腫などの腫瘍を含む．外傷による上皮成分の埋入などが原因として考えられている．

[症状・臨床所見]

徐々に増大する皮下腫瘍で，全身のあらゆる部分に発生する．典型例ではドーム状に隆起し，黒点状の開口部（臍窩）を認め，圧迫により開口部から特有な臭気をもった内容物（粥状の角質）が排出する（図2）．通常は無症状だが，炎症・感染を来すと疼痛を伴う．

[検査]

圧迫により粥状物の排出を認めれば診断が簡単である．しかし，開口部がないものや，稀ではあるが囊腫内から悪性腫瘍を生じることがあるため，切除の際には病理組織学検査が望ましい．

[治療]

開口部の皮膚を含めて囊腫壁の摘出を行う．感染により炎症反応を伴っている場合には，まずは切開排膿を行い，二次的に摘出することもある．

## 肥厚性瘢痕・ケロイド

[原因]

外傷などにより生じた創傷の治癒機転の異常とされるが，その詳細は不明である．

[症状・臨床所見]

肥厚性瘢痕の早期やケロイドは，ともに赤褐色で隆起した硬い腫瘤で，特有の痛みと痒みを伴う（図3）．ともに好発部位は前胸部や肩，恥骨上部などである．

[検査]

特殊な検査はない．何らかの外傷を起点としていることが多く，その特徴的な外観・症状から他疾患との鑑別に困ることは少ないが，隆起性皮膚線維肉腫などの悪性腫瘍と性状が似ていることがあるので

注意が必要である．

肥厚性瘢痕は数年をかけて扁平化するのに対し，ケロイドは周囲の健常組織へ浸潤し進行性に拡大する点で区別されているが，臨床的にも組織学的にも類似点が多く，明確にすることができないこともある．

[治療]

病態として過剰な創傷治癒機転および炎症であるため，局所の安静が望ましい．圧迫療法や副腎皮質ステロイドを用いた保存的療法と，切除による外科的療法があるが，ケロイドは治療に抵抗性で再発を来しやすい．以前は切除は禁忌とされていたが，最近ではレーザーを用いた方法や，切除＋電子線照射により良好な結果を得られるようになってきている．

# 皮膚悪性腫瘍

## 基底細胞がん

[原因]

紫外線曝露が危険因子との説が強く，外傷や熱傷などの瘢痕や慢性放射線皮膚炎から発生することもある．一方で，露光部である手背や前腕部には発生がほとんど認められておらず，原因はよくわかっていない．毛包由来説も有力とされている．

[症状・臨床所見]

局所破壊性が強い一方で，遠隔転移はきわめて稀な腫瘍である．基本的には黒色調であり，表面に蠟様の光沢をもつ結節であることが多く，中央に潰瘍化を伴うことがある（図4）．通常，自覚症状は伴わない．ほとんどが顔面に発生する．

[検査]

黒子（ほくろ），脂漏性角化症，悪性黒色腫などの黒色を呈する腫瘍との鑑別を要する．ダーモスコピーにより，以下にあげる特徴的な所見を認められれば鑑別可能である．

ダーモスコピーとは，病変部に超音波検査用のジェルを塗布後，ダーモスコープという特殊な拡大鏡を当てて，皮膚の状態を調べる検査である．基底細胞がんの特徴的なダーモスコピー所見を以下にあげる．

ただし，色素のネットワーク（網目状の色素沈着）が認められることが前提条件とされている．

① arborizing vessels

①**arborizing vessels**

樹枝状に分岐し，蛇行する腫瘍表層の毛細血管拡張．

② leaf-like structures

②**leaf-like structures**

灰褐色かつ灰青色の分葉状構造物が放射状に配列して，楓の葉のような形状を呈するもの．

③ large blue-gray ovoid nests

③**large blue-gray ovoid nests**

黒色～灰青色の大型の類円形構造物．

④ multiple blue-gray globules

④**multiple blue-gray globules**

黒褐色～灰青色の小型の類円形構造物．

⑤ spoke wheel areas

⑤**spoke wheel areas**

放射状に配列する色素沈着が棘状突起を呈するもの．

⑥ ulceration

⑥**ulceration**

潰瘍の形成診断は生検による．臨床像により結節潰瘍型（最も多い），表在型，斑状強皮症型，破壊型などに分類されるが，必ずしも臨床型には一致しない．

[治療]

水平方向には3～5mmほどのマージンを取り，垂直マージンは腫瘍が浸潤している組織より，一層深部まで確実に切除を行うことが望ましい．局所破壊性は強いものの，遠隔転移は稀であり生命予後はよいことから，患者の状態によっては外用化学療法や冷凍凝固が行われることもある．

## 有棘細胞がん

[原因]

紫外線の曝露，ヒト乳頭腫ウイルス感染，ヒ素などが誘因とされている．また，熱傷瘢痕や慢性放射線炎，日光角化症などが発症母地となる．

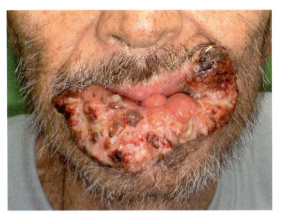

下口唇全幅にわたって腫瘍による置換を認める．
**図5　有棘細胞がん**

[症状・臨床所見]

　びらん，潰瘍，結節とさまざまな症状をとる（図5）．進行すると腫瘤を形成し，カリフラワー様の腫瘤を形成することもある．

　大きくなると自壊し，潰瘍を形成するとともに局所感染を起こして特有の悪臭を放つ．高齢者の露出部に多い．

　瘢痕内や慢性炎症部に難治性潰瘍を呈して発生することもあり，なかなか治らない傷をみた際には要注意である．

[検査]

　初期にはびらん・潰瘍を呈して発症することもあり，疑ったら生検を行う．病期に応じて適切に治療を行うためにも，所属リンパ節転移および遠隔転移の有無の検索が必要である．

[治療]

　遠隔転移を認めなければ手術療法が第1選択である．水平方向には5〜30 mmのマージンを取り，垂直マージンは腫瘍が浸潤している組織より，一層深部まで確実に切除を行うことが望ましい．所属リンパ節への転移の検索およびセンチネルリンパ節生検の結果から，郭清の適応を決定する．

　また，本腫瘍は放射線感受性の高い腫瘍であり，放射線療法も治療の選択肢の1つとなる．手術困難症例の根治照射や手術前後の補助療法として用いられる．

　化学療法は手術前後の補助療法として，また放射

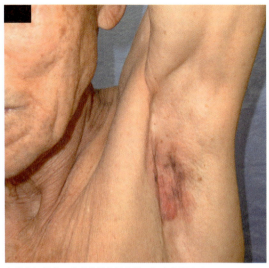

左腋窩に軽度の瘙痒を伴う湿疹様の紅斑を認める．
**図6　乳房外Paget病**

線療法との併用として用いられることがあるが，副作用を起こしやすいものもあるため，注意が必要である．

## 乳房外Paget病

[原因]

　好発部位が外陰部，腋窩，肛囲とアポクリン腺の存在部位であるため，アポクリン汗器官由来と考えられていたが，その増殖が表皮優位であり，汗腺だけでもないことから最近は表皮由来説が有力とされている．

[症状・臨床所見]

　60歳以上に多く，外陰部・肛囲や腋窩に好発する．軽度の瘙痒を伴う湿疹様の紅斑や脱色素斑に始まり，やがてびらんや色素沈着を伴った局面を呈するようになる（図6）．そのため，初期には湿疹や白癬として治療されていることも少なくない（実際に白癬菌やカンジダも併発していることもある）．

[検査]

　診断は生検によって行う．本腫瘍は同時多発性という性質をもち，外陰部と片方の腋窩に，もしくは両腋窩部に同時に発症することがある．また，消化器がんとの合併も多く，消化器の精査も望ましい．

# Chapter 2 おさえておきたい皮膚疾患

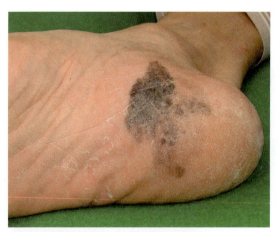

左踵部に非対称性をもち，濃淡不整な黒色斑を認める．
**図7　悪性黒色腫**

[治療]

　早期には表皮内進展を示すため，単純切除で取り切れれば予後はよい．しかし，目視下には辺縁が不明瞭であるため，術前にマッピングバイオプシー*を行うことが望ましい．

　真皮内への浸潤を認めるとリンパ行性に転移する．複数のリンパ節転移や遠隔転移を認める場合の予後は非常に悪い．センチネルリンパ節生検が積極的に行われている腫瘍の1つである．また，化学療法や放射線療法に関しての効果は不定である．

## 悪性黒色腫

[原因]

　紫外線曝露が誘因と考えられており，日焼けをほとんど起こさないskin type Iのもので発生頻度が高く，とくに赤毛やブロンドの白人では発生リスクが高いことが知られている．日本人は白人に比べその発生頻度が低いものの増加傾向を示しており，白人が露光部に多いのに比べ日本人は足底に発生が多いのが特徴である．

[症状・臨床所見]

　黒色調を呈し，早期には基底層の異形メラノーマから発症するとされ，色素斑として発症する（図7）．やがて真皮内へ浸潤して水平方向の増殖を始める．真皮深く垂直方向に浸潤増殖すると隆起や潰瘍を呈し，転移能も高くなる．黒色を呈さない無色素性黒色腫もあり，注意が必要である．自覚症状は伴わない．

[検査]

　7mm以上の大きさで非対称性，色調に濃淡不整を認めるものは本腫瘍を疑い，生検が望ましい．腫瘍内への手術操作は転移を促すため，可能な限り全摘生検が望ましいとされていたが，現在では早期診断のためには部分生検も否定はされていない．足底の本腫瘍にはダーモスコピー所見が診断に有用である．転移を起こしやすいため，全身検索による病期の決定が必要である．

　本腫瘍ではPETの保険適用があり，造影CTよりもPETによる検索がリンパ節転移の検索に有用との声もある．

[治療]

　悪性黒色腫は腫瘍の大きさより厚さが予後に影響するため，腫瘍の厚さに応じて切除範囲が決定される．

　また，本腫瘍は外科的に根治切除を行っても再発や転移率が高いことから術後補助化学療法も行われている．現在，新たな治療薬（分子標的薬）が多く開発されている．

### 看護師にここを見てほしい！

　皮膚腫瘍"できもの"は目に見えるものです．日々人の皮膚を目にする機会の多い看護師には「普通ではないかも？」という感覚を大事にしてほしいです．切除し，その組織を調べることが確定診断には必要となりますが，「？」という初見の感覚があって初めて検査に至ります．過去にみてもらった際に，「悪いものではないと言われた」という腫瘍でも大きくなるなどの変化を生じた際や，なかなかよくならない腫瘤は悪性腫瘍を疑います．本項にあげた腫瘍がすべてではないのですが，"できもの"をみてみようというきっかけになれば何よりです．

*マッピングバイオプシー：
切除範囲を決定するための病変周囲の生検

〈引用・参考文献〉
1）玉置邦彦 総編：最新皮膚科学大系 第11-第13巻．中山書店，東京，2002．
2）日本皮膚悪性腫瘍学会 編：皮膚悪性腫瘍取扱い規約，第2版．金原出版，東京，2010．

# 11 膠原病・血管炎

膠原病・血管炎は病気の種類が多く，全体像をつかむのが難しい．時に膠原病と血管炎を混同してしまうこともあるだろう．名称も時に自己免疫疾患やリウマチ性疾患と言われたりする．検査結果も病気ごとに微妙に重なり合う．わかりにくさ満載な疾患群である．ただ，免疫細胞が病態の主役であって実態がみえにくいことを念頭に置き，病気ごとに侵されやすい臓器があるので，まずはそれを理解する．その次に各疾患を掘り下げてみるとよい．
本項では，両疾患についてポイントとなる項目に絞って概説する．

執筆●高橋　一夫

## 膠原病とは

　膠原病（collagen disease）とは，免疫異常という病態を背景に，臓器の機能障害をもたらす一連の疾患群の総称である．この名称は1942年にクレンペラーが提唱した名称で，彼は全身性エリテマトーデス，全身性硬化症（現在は強皮症とよぶ）の研究から，病態の主座は膠原線維にあると考え，collagen diseaseと命名した．これが膠原病と翻訳され日本では一般的に広く用いられるようになった．

　しかし，1970年代後半から欧米では，侵されるのは膠原組織だけではなく結合組織なので結合組織病［connective tissue disease（disorder）］とよぶべきであるといわれることが多くなった．そのため，現在欧米では膠原病という用語は使われなくなり，結合組織病あるいは病変が血管にも及ぶことを考慮してcollagen-vascular diseaseとよばれる．

　一方，自己免疫疾患（autoimmune disease）とは，異物を認識し排除するための役割をもつ免疫系が，自分自身の正常な細胞や組織に対してまで過剰に反応し攻撃を加えてしまうことにより症状を来たす疾患の総称である．つまり，免疫疾患を包括するような広い概念となる．

　自己免疫疾患は，全身にわたり影響が及ぶ全身性自己免疫疾患と，特定の臓器だけが影響を受ける臓器特異的疾患の2種類に分けることができる．関節リウマチや全身性エリテマトーデス（SLE）を含む全身性自己免疫疾患が，ほぼ膠原病といわれるものに等しい．現在，自己免疫疾患といわれている主な疾患を表1に示した．

　リウマチ性疾患という場合は，症状として関節炎を来す疾患群を指す．米国ではリウマチ科といえば，関節炎を来す類縁疾患を診療フィールドにする診療科を意味する．ゆえに，関節リウマチは当然であるが，他の全身性自己免疫疾患は少なからず関節炎を来し，いわゆる変形性関節症（OA）という関節炎もリウマチ性疾患に包括される．

［原因］

　そもそも免疫とは「疫（伝染病）から免れる」ためのもの，すなわち外界から個体を守るシステムである．このシステムは，大きく自然免疫，獲得免疫に分けられ，獲得免疫はさらに液性免疫と細胞性免疫に分かれる（詳細は免疫学の成書にゆずる）．

　この免疫システムは，自己の成分に対しては免疫寛容の状態になっており，攻撃しないようになっている．しかし，疾患感受性遺伝子を持った個体に環境要因が加わると免疫寛容が破綻し，自己抗体や自己反応性T細胞が産生される．それゆえに臓器障害が生じたのが膠原病および類縁疾患である．

　具体的に述べると，麻疹に子どものときにかかれ

OA：
osteoarthritis

**SLE：**
systemic lupus erythematosus

**DM：**
dermatomyositis

**PM：**
polymyositis

**SSc：**
systemic sclerosis

**RA：**
rheumatoid arthritis

**PN：**
polyarteritis nodosa

**MCTD：**
mixed connective tissue disease

**SjS：**
Sjögren syndrome

**APS：**
anti-phospholipid antibody syndrome

**AOSD：**
adult onset Still's disease

**表1　自己免疫疾患の分類**

| 全身性 | 臓器特異的　※標的臓器とカッコ内に疾患を示す |
|---|---|
| 全身性エリテマトーデス（SLE） | 神経・筋疾患（多発性硬化症，重症筋無力症） |
| 皮膚筋炎/多発性筋炎（DM/PM） | 内分泌疾患（橋本病，I型糖尿病） |
| 全身性強皮症（SSc） | 血液疾患（溶血性貧血） |
| 関節リウマチ（RA） | 消化器疾患（クローン病，潰瘍性大腸炎） |
| 結節性多発動脈炎（PN） | 呼吸器疾患（グッドパスチャー症候群） |
| 混合性結合組織病（MCTD） | 腎疾患（急速進行性糸球体腎炎） |
| Sjögren症候群（SjS） | 皮膚疾患（天疱瘡，類天疱瘡） |
| 一次性血管炎症候群 | 眼疾患（原田病，交感性眼炎） |
| 抗リン脂質抗体症候群（APS） | 肝臓（原発性胆汁性肝硬変） |
| 成人Still病（AOSD） | 泌尿器（特発性男性不妊症） |

ば，大人になって二度とかからないのは，はしかに対する免疫がついているからと説明される（麻疹に対する抗体ができたので二度とかからないとも説明される）．

免疫がついた（麻疹の抗体ができた）とは，生体が麻疹ウイルスに侵されないようにする生体防御システムが正常に働いた結果である．これは本来，生体防御にきわめて重要なシステムである．この生体防御システムが，本来免疫寛容によって守られているはずの自己の成分に向かい，臓器障害が起こってしまうのが免疫疾患である．

なお，本来自己の成分に免疫システムは反応しないようにできているもの（免疫寛容）が，なぜ破綻して病気になってしまうのかという詳細は現在でもわかってはおらず，自己免疫疾患が原因不明といわれるのはそのような背景によるものである．

［診断］

診断は症状と疾患標識自己抗体検査の組み合わせでなされる．個々の疾患では診断（分類）基準があり，それらを満たすものが最終診断とされるが，個々の疾患の罹患臓器と病態が合っていて，自己抗体が検出できると診断がつけられると考えてよい．ここでは，各種疾患のポイントを**表2**に記し，疾患標識抗体を**表3**にまとめた．

膠原病といわれる疾患は多数あるが，詳細は成書にゆずる[1]．また，厚生労働省のホームページにリンクしている難病情報センターのウェブサイト[2]は簡単に情報を得るには重宝である．

［治療］

一般にステロイドの大量療法が施行されるが，その投与量は疾患や病態によりさまざまで，ステロイドを使わずに病態に合わせた薬物療法で，経過をみていく疾患もある．各疾患の基本的な薬物療法を**表3**にまとめた．なかでもスキントラブルが起こりやすい疾患例を**図1**に示す．

また，全身性エリテマトーデス（SLE）患者で蜂窩織炎から膿瘍，引き続いて皮膚潰瘍となり局所の加療により軽快した例を示す（**図2**）．

## 表2 膠原病の主な罹患臓器と病態

| 疾患名 | 罹患臓器 | 病態・特徴 |
|---|---|---|
| SLE | 腎臓，中枢神経，皮膚 | 若年女性に好発．免疫複合体が腎臓・脳などの組織に沈着して炎症が惹起される |
| DM/PM | 皮膚，筋肉，肺 | ウイルス感染などがきっかけとなり免疫異常が生じ，血管内細胞の障害が起こり，炎症が惹起される |
| SSc | 皮膚，肺，時に腎臓 | 膠原線維の線維化，血管の狭小化，自己抗体産生が基本的病態 |
| RA | 関節 | 免疫異常が主に関節内で生じ，滑膜細胞の増殖が起こり，痛みや腫れを起こし，関節液が増加し，軟骨・骨の破壊が進む．時に間質性肺炎や血管炎を合併． |
| PN | 中型血管 | 腎臓，腸，脳，心臓，皮膚などに虚血・循環障害症状が生じる |
| リウマチ熱（RF） | 心臓，関節，血管，神経 | A群溶連菌感染後1〜3週間に生じる全身性の非化膿性疾患で，溶連菌に対する免疫反応が心血管等の自己の成分にも反応．現在では厳密にいうと膠原病には含まれない |
| MCTD | 特定できず | 膠原病の重複症候群のなかの1つの病型とみなされている．肺高血圧症 |
| SjS | 唾液腺，時に肺・腎 | 50％は乾燥症状のみで，45％でリンパ球の組織浸潤による臓器障害を呈し，残り（5％）は将来的にリンパ腫等網内系疾患を生じてくる |
| 血管炎症候群 | 血管（大・中・小） | 10種類の全身性血管炎が知られており，それぞれ病態や症状は異なる（p.111参照） |
| APS | 中枢神経，心臓 | 動静脈に選択性がなく血栓が生じ，さまざまな臓器障害を呈する |

RF：rheumatic fever

## 表3 疾患標識抗体と主な治療

| 疾患名 | 疾患標識抗体 | 主な治療 |
|---|---|---|
| SLE | 抗DNA抗体，抗Sm抗体，抗体ではないが低補体血症が特徴 | 基本はPSL 1mg/kg，腎障害がなければ0.5mg/kg，シクロスファミドパルス |
| DM/PM | 抗ARS抗体，抗MDA5抗体，抗TIF1-γ抗体，抗Mi-2抗体 | 基本はPSL 1mg/kg，大量ガンマグロブリン |
| SSc | 抗Scl-70抗体，抗セントロメア抗体，抗RNP抗体，抗RNAポリメラーゼIII抗体 | 皮膚硬化が進行性で，IPがなければ0.3〜0.5mg/kg，IPがあるとCPAを併用 |
| RA | リウマチ因子，抗CCP抗体 | MTX，PSL（少量），生物学的製剤 |
| PN | 特別なものなし | 基本はPSL 1mg/kg |
| MCTD | 抗RNP抗体（高値） | 基本はPSL 0.5mg/kg |
| SjS | 抗Ro/SSA抗体，抗La/SSB抗体 | 基本はPSLは必要ない |
| APS | 抗カルジオリピン抗体，抗β2GPI抗体 | バイアスピリン，ワルファリンカリウム |
| AOSD | 抗体ではないが血清フェリチンの高値 | 基本はPSL（0.4〜1mg/kg） |

PSL：prednisolon，プレドニゾロン

IP：interstital pneumonia，間質性肺炎

MTX：methotrexate，メトトレキサート

CPA：cyclophosphamide，シクロホスファミド

## Chapter 2 おさえておきたい皮膚疾患

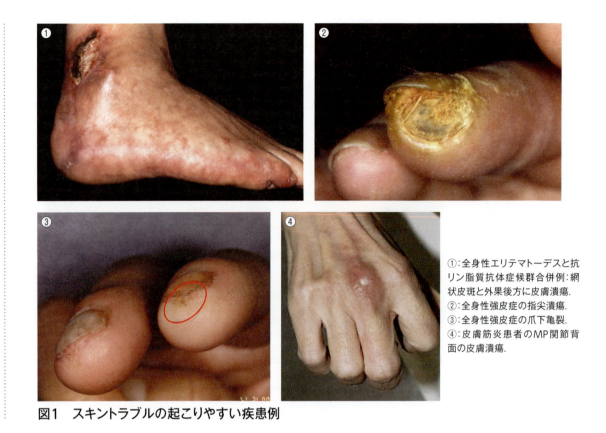

①:全身性エリテマトーデスと抗リン脂質抗体症候群合併例:網状皮斑と外果後方に皮膚潰瘍.
②:全身性強皮症の指尖潰瘍.
③:全身性強皮症の爪下亀裂.
④:皮膚筋炎患者のMP関節背面の皮膚潰瘍.

**図1　スキントラブルの起こりやすい疾患例**

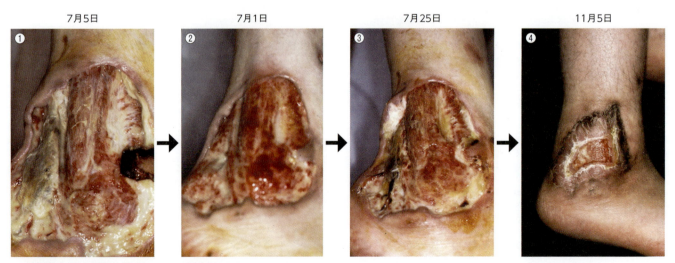

①:蜂窩織炎→皮下膿瘍→皮膚潰瘍(明らかな血管炎はなかった)
②〜④:イソジン®シュガーパスタ軟膏などで感染対策をしつつ,肉芽形成を促し,フィブラスト®スプレーなどを使用し肉芽形成・上皮化を図った.

**図2　全身性エリテマトーデス患者における皮膚潰瘍の改善例**

# 血管炎とは

血管炎（vasculitis）は，自己免疫疾患に含まれ，血管それ自体（血管壁）に炎症の主体（主座）がある疾患をよぶ．血管炎の有無は病理学的に裏付けられるべきだが，症状や検査所見から総合的に診断される例も少なくない．

[原因]

血管壁そのものが一義的に侵される本来の血管炎と膠原病等全身疾患に関連した血管炎，皮膚等の単一臓器のみの血管炎，薬剤・ウイルスで引き起こされる血管炎がある．現在では2012年に改定された分類が用いられているが，罹患血管の太さで分類された主な血管炎を示す（**表4**）．二次性の血管炎としては，**表5**に示すようなものがある．

結節性多発動脈炎（PN），クリオグロブリン血症性血管炎，皮膚白血球破砕性血管炎（CLCA），全身性エリテマトーデス（SLE），関節リウマチ（RA）による血管炎が潰瘍化したときが問題となる．

特発性クリオグロブリン血症性血管炎の症例（**図3**）と下腿潰瘍の精査の結果，手首のX線像によって関節リウマチと診断できた症例（**図4**）を示す．

[診断]

病理学的に血管炎を認めれば，比較的確実に診断が決まる．しかし，実際はなかなか血管炎が証明できない場合が多い．また，疾患標識抗体が膠原病のようには充実しておらず，ANCA（好中球細胞質抗体）のみである．このことも診断を難しくしている．

血管炎の診断は専門医にとっても容易ではなく，それほど頻度の多い疾患ではないため，診断しきれていない症例が多いであろうと考えられている．各疾患の特徴と検査所見を**表6**にまとめる．

[治療]

血管に炎症を起こして，臓器障害が進んでしまうと生命に危険が及ぶので，基本はステロイド治療ということになる．そのほか，川崎病は大量γグロブリン治療が中心，IgA血管炎は症状に合わせて待機的なステロイド治療，特発性クリオグロブリン血症性血管炎や皮膚白血球破砕性血管炎ではステロイド治療は基本的に行わない．

**TA**：Takayasu arteritis

**GA**：giant cell arteritis

**KD**：Kawasaki disease

**GPA**：granulomatosis with polyangiitis

**EGPA**：eosinophilic granulomatosis with polyangiitis

**MPA**：microscopic polyangiitis

**Cryo**：cryoglobulinemic vasculitis

**GBM**：glomerular basement membrane

**HUV**：hypocomplementemic urticarial vasculitis

**CLCA**：cutaneous leukocytoclastic angiitis

**ANCA**：antineutrophil cytoplastic antibodyies

**PTU**：propylthiouracil

### 表4　Chapel Hill分類（2012）

| 大血管の血管炎 | 高安動脈炎（TA）<br>巨細胞動脈炎（GA） |
|---|---|
| 中血管の血管炎 | 結節性多発動脈炎（PN）<br>川崎病（KD） |
| 小血管の血管炎 | 多発血管炎性肉芽腫症（GPA）<br>好酸球性多発血管炎性肉芽腫症（EGPA）<br>顕微鏡的多発血管炎（MPA）<br>IgA血管炎<br>クリオグロブリン血症性血管炎（Cryo）<br>抗糸球体基底膜抗体病（抗GBM病）<br>低補体血症性蕁麻疹様血管炎（HUV） |

※2012年に改訂され，病名が大幅に変わった．

### 表5　二次性血管炎

| 膠原病に伴うもの | 関節リウマチ，SLE，シェーグレン症候群，ベーチェット病，サルコイドーシス，コーガン症候群，腫瘍随伴性 |
|---|---|
| 感染症に伴うもの | パルボウイルスB19感染，マイコプラズマ，細菌性敗血症，B型肝炎ウイルス |
| 薬剤性 | プロピルチオウラシル（PTU），塩酸ミノサイクリン，アロプリノール |

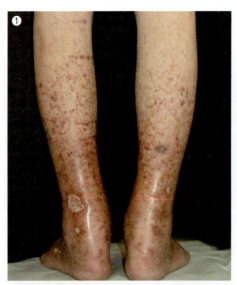
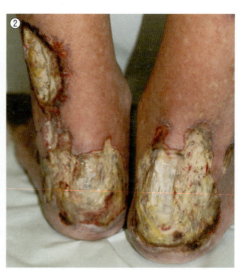

①:下腿に紫斑と両側のくるぶしのあたりに皮膚潰瘍,②:血管炎の悪化に伴い皮膚潰瘍が悪化.

**図3 特発性クリオグロブリン血症性血管炎**

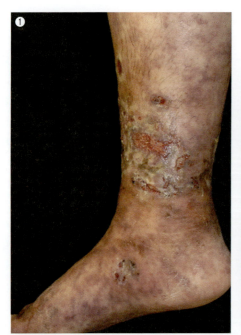
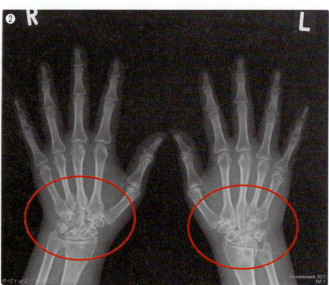

①:網状皮斑と皮膚潰瘍,②:手根骨の骨びらんと骨吸収がみられる(X線像).

**図4 関節リウマチ ＋ 血管炎**

### 表6　各種血管炎の特徴と検査所見

| | 特徴 | 検査所見 |
|---|---|---|
| TA | 脈圧に左右差，体重減少，若い女性に多い | 非特異的炎症所見，HLA-B52陽性 |
| GA | 浅側頭動脈など太い動脈における肉芽腫性の血管炎，高齢者に多い | 非特異的炎症所見 |
| PN | 全身の中血管が障害され，さまざまな臓器障害を呈する | 非特異的炎症所見 |
| KD | 発熱，リンパ節腫脹，皮膚粘膜罹患，小児期に罹患，ときに冠動脈瘤が形成 | 強い炎症所見 |
| GPA | 鼻，副鼻腔，肺が侵されやすい，紫斑，網状皮斑 | PR3-ANCA |
| EGPA | 喘息が先行，神経炎，紫斑，網状皮斑 | MPO-ANCA，好酸球増多 |
| MPA | 腎臓，肺が侵されやすい，紫斑，網状皮斑 | MPO-ANCA |
| IgAV | 腎臓，腸，皮膚，関節が侵されやすい，紫斑 | IgA上昇 |
| Cryo | 腎臓が侵されやすい，浸潤性紫斑 | 血中にクリオグロブリンの証明 |
| CLCA | 皮膚にしか血管炎を認めない，予後のよいものが多い．浸潤性紫斑，網状皮斑 | 軽度の炎症所見 |

PR3：proteinase 3

MPO：myeloperoxidase

> **看護師にここを見てほしい！**
>
> 　膠原病と言われるものは多数ありますが，それぞれ罹患臓器にある程度の特徴があるので，まずそこから入ってみるのが1つの手です．そのうえで，それぞれの疾患に対応する自己抗体を覚えていきましょう．そうすると，この抗体が出ているからこの診断がついているのだとわかってきますし，注意する臓器はこれとこれだな，だからこんな検査がなされているのだとわかってくると思います．
>
> 　血管炎は診断がつきにくいケースが多々ありますが，全身のあちこちの血管が冒されるわけですので，炎症反応がフォーカス不明で高いのが特徴です．全身倦怠感や微熱を主訴に来院される方も多いです．また，全身の血管の循環障害が出てきますので，皮膚症状は網状皮斑，紫斑，皮膚潰瘍が大切です．

〈引用・参考文献〉
1）三森明夫：膠原病診断ノート 第4版．日本医事新報社，東京，2019．
2）難病医学研究財団　http://www.nanbyou.or.jp/

# 12 光線過敏症

光線過敏症には多種あるが，本項では光線過敏型薬疹と光接触皮膚炎，光蕁麻疹，慢性光線性皮膚炎について述べる．また，紫外線の功罪および美白治療を含めて解説する．

執筆●新谷　洋一

## 光（とくに紫外線）の良い点，悪い点

　太古の昔より，太陽は太陽神など人々の信仰の的であり，またその光は暗黒と対比し善の象徴となっていた．そして，それは健康的で元気なイメージでもある．

　実際，光は体内時計の調節，ビタミンDの産生などで人にとって必要な存在であり，皮膚疾患の治療においては光線療法として乾癬，アトピー性皮膚炎，皮膚T細胞リンパ腫などに用いられている．

　一方で，紫外線は，繰り返し浴びすぎることで光老化（しみ，しわ）や光発がん，場合によっては光線過敏などを起こすため，近年では，小児期より日焼け止めを使用することが推奨されてきている（図1）．

## 光線過敏症とは

　光線過敏症とは，通常では問題にならないような少量の光を浴びたときに皮膚反応を来す状態の総称である．光線過敏のない正常な人でも，ある一定以上の紫外線を浴び過ぎれば日焼け（日光皮膚炎）を引き起こす．

　光線過敏症には多種の疾患が含まれるが，大きく分けると外因性（多くは薬剤性）と内因性（遺伝疾患や代謝疾患，原因不明なものなど）がある[1]．

　外因性のものには薬剤の直接作用により発症する誰でも起こす光毒性皮膚炎と，その物質に対して過敏性をもってしまった人のみが発症する光アレルギー性皮膚炎がある．これらは，発症のしかたによって，光線過敏型薬疹と光接触皮膚炎に分けられる．

　内因性のものは，ポルフィリン症，ペラグラ，色素性乾皮症，多形日光疹，日光蕁麻疹，慢性光線性皮膚炎など多種の疾患があるが，ここでは頻度の比較的高い，日光蕁麻疹，慢性光線性皮膚炎について述べる．

### 光線過敏型薬疹

[原因]

　薬剤摂取を開始して数日〜2週間程度経過した後に日光曝露することで発症するが，数カ月以上継続使用していた薬剤で起こす場合もある．主な光線過敏症をきたす薬剤を表に示す[2]．

[症状・臨床所見]

　日光露光部に境界明瞭な浮腫を伴った紅斑，丘疹，場合によっては水疱が生じる（図2）．日光露光部とは顔面，耳，項部，前胸部，手背，前腕などである．毛髪の多い場合には頭髪部には症状が少なく，顎の下も日光が当たりにくいため症状は少ない．ただし，症状が強い場合には非露光部にまで皮疹が拡大することもある．

[検査]

　被疑薬をワセリンなどの基剤に溶かし，背部などに貼付，その部位に48時間後紫外線（一般的には

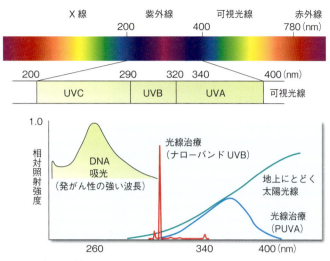

**図1　光の種類**

**表　薬剤性光線過敏症を来しやすい薬剤**

| 向精神薬 | クロルプロマジン塩酸塩, プロメタジン塩酸塩 |
|---|---|
| 抗てんかん薬 | カルバマゼピン |
| 筋弛緩薬 | アフロクアロン |
| 抗ヒスタミン薬 | ジフェンヒドラミン, メキタジン |
| 抗菌薬 | ナリジクス酸, エノキサシン, オフロキサシン, シプロフロキサシン, ロメフロキサシン塩酸塩, スパルフロキサシン, フレロキサシン, トスフロキサシントシル酸塩, テトラサイクリン塩酸塩, ドキシサイクリン塩酸塩 |
| 抗真菌薬 | グリセオフルビン, フルシトシン, イトラコナゾール |
| 消炎鎮痛薬 | ケトプロフェン, チアプロフェン酸, スプロフェン, ピロキシカム, アンピロキシカム |
| 降圧薬 | ヒドロクロロチアジド, トリクロルメチアジド, メチクラン, クロフェナミド, トリパミド, メトラゾン, フロセミド, チリソロール塩酸塩, ピンドロール, ジルチアゼム塩酸塩, ニカルジピン塩酸塩, ニフェジピン, カプトプリル, リシノプリル<br>アムロジピンベシル酸 |
| 抗糖尿病薬 | トルブタミド, クロルプロパミド, グリベンクラミド, カルブタミド, グリミジンナトリウム |
| 痛風治療薬 | ベンズブロマロン |
| 抗腫瘍薬 | フルオロウラシル, テガフール, ダカルバジン, フルタミド |
| 脂質異常症治療薬 | シンバスタチン |
| 前立腺肥大治療薬 | タムスロシン塩酸塩 |
| 光化学療法薬 | 8-メトキシソラレン, トリオキシソラレン, ヘマトポルフィリン誘導体 |
| ビタミン薬 | エトレチナート, ピリドキシン塩酸塩, ビタミン$B_{12}$ |
| 局所麻酔薬 | ジブカイン塩酸塩 |

上出良一：光線による皮膚障害. 玉置邦彦 総編：最新皮膚科学大系第 16 巻. 動物性皮膚症—環境因子による皮膚障害, 中山書店, 東京, p.293, 2003. より転載, 一部改変

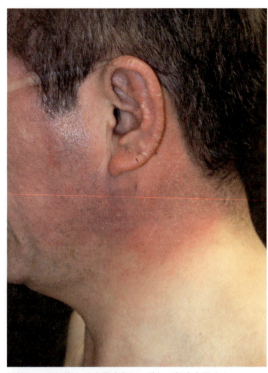

眼鏡のつるを避け，日光露光部に一致して紅斑を認める．
**図2　薬剤性光線過敏症**

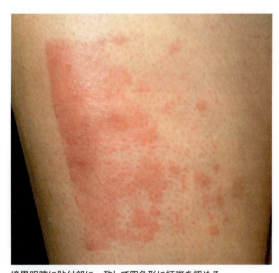

境界明瞭に貼付部に一致して四角形に紅斑を認める．
**図3　湿布剤による光接触皮膚炎**

UVA：
ultraviolet A
（紫外線A波）

UVB：
ultraviolet B
（紫外線B波）

[治療]

　遮光を指示することと，原因薬剤を中止する．症状の程度に応じて，ステロイド薬の外用や短期間の内服．

## 光接触皮膚炎

[原因]

　光毒性により起こるものは，ライム，レモン，セロリ，ニンジン，パセリなどの汁が皮膚についた後に日光に曝露されることで生じる．光アレルギー性に発症するものとしては，非ステロイド系消炎鎮痛薬（とくにケトプロフェン）の外用が多い．

[症状・臨床所見]

　筋肉痛などで湿布剤を貼付した部位に日光曝露を受けると，貼付部位に一致して浮腫を伴った紅斑，丘疹，小水疱が生じる（図3）．

[治療]

　遮光と薬剤の中止．ステロイド外用薬と症状が強い場合には，短期間ステロイド薬を内服する．ときに数カ月にわたり光線過敏が残り，再度光線に曝露することで，症状が再燃する場合があるため，長期間の遮光が必要となる．

## 日光蕁麻疹

[原因]

　原因となる光の波長は，日光蕁麻疹の場合には可視光線が最も多い．

[症状・臨床所見]

　日光曝露15分以内に，照射部位に一致して，限局性の紅斑と瘙痒が生じ，さらに光線曝露量が多いと膨疹が出現する．稀に，全身に症状が出る場合に，血圧低下を来す症例もある．症状が軽度な場合には瘙痒のみのこともある．一般的に症状は1，2時間以内に消失する．

[検査]

　原因となる可視光線を検査する方法としては，スライドプロジェクターの使用が簡便である．そのほかUVA，UVBの紫外線ランプを使用して，光線を患者の背中皮膚に直接照射し，30分程度まで照射部に蕁麻疹反応が出ないかを確認する[3]．

UVA）を照射することで，紅斑が出現するかを確認する光パッチテストを行う．また，被疑薬を内服して光を照射し皮疹の誘発をみる光内服試験も場合により行う．

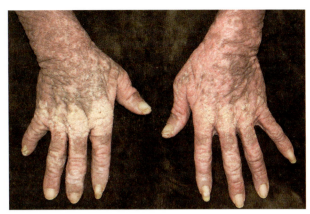
露光部を主体とするが，全身に鱗屑・紅斑・苔癬化を認める．
**図4　慢性光線性皮膚炎**

[治療]

抗アレルギー薬，抗ヒスタミン薬の内服を行い，急激な日光曝露を避ける．しかし，少量の日光曝露を繰り返すことで症状が発症しにくくなるため，日光に少しずつ当たることが勧められる．

### 慢性光線性皮膚炎

[原因]

紫外線（UVB，UVA）と可視光線による．

[症状・臨床所見]

露光部の皮膚を主体として，紅斑，丘疹，苔癬化を伴う湿疹性変化をみるが，皮疹はしばしば非露光部にも拡大・進展し，紅皮症になることもある（図4）．

[検査]

光線検査ではUVBに対して過敏を認め，しばしばUVAや可視光線にまで過敏を示すことも多い．

[治療]

遮光とステロイドの外用が第一である．その他，シクロスポリン内服（保険適用外），場合によりステロイド内服が効果を上げるが，光線曝露により症状は悪化を繰り返すため，長期の内服となりやすく，副作用の発現に注意が必要である．

## 光線過敏症の治療・スキンケア

まずは原因となっている波長の光（可視光線・紫外線）を，皮膚へ当てないことが重要である．それを行わなければ，たとえば，化粧品にかぶれている人が，その化粧品をやめずにステロイド外用薬で治療をしても，症状はある程度よくなるものの治りきらないのと同じことである．

光線過敏の原因があり，それが簡単に除去できる場合（たとえば薬剤性）には除去をするが，できないタイプの光線過敏症では，症状を発生させている原因である紫外線を防御する必要がある．具体的には，日焼け止め（過敏となっている光の波長に合わせたものを選択）の適切な使用，遮光（帽子や日傘，遮光性の高い衣料品などの使用）があげられる．それを行ったうえで，内服・外用治療を行う．

ただし，前述の通り，日光蕁麻疹の場合には，少量ずつ光に当たることで症状を改善させるという治療法もある．

## 美白治療

いわゆる日焼け（日光皮膚炎）による赤くひりひりとする症状は，主にUVBによる紫外線障害であ

り，サンバーン（sunburn）といわれる．UVBにより表皮の細胞が一部壊死を起こすため，数日後には皮がめくれ，ひどいと水疱を来す．また，真皮内の血管が拡張することにより，紅斑を生じる．これらの反応は，表皮へのダメージが強いため，繰り返せば発がん性が上がることとなる．

さらに日焼けをした数日後に出現する色素沈着はサンタン（suntan）といわれ，UVB・UVAを浴びた後，色素細胞が活性化し，メラニン色素を産生，周囲の角化細胞に輸送され色が黒くなる．UVAはUVBに比較して皮膚の深いところまで到達し，真皮の膠原線維・弾力線維などにも障害を来すため，しわやたるみの原因ともなる．

加齢と長年の紫外線障害で起きた，老人性色素斑（いわゆる加齢によるしみ）に対して最も効果があるのは，レーザー治療（Qスイッチルビーレーザー，Qスイッチアレキサンドライトレーザー，QスイッチYAGレーザーなど）である．外用の美白剤としてはハイドロキノンが販売されているが，レーザー治療に効果は及ばない．

### 看護師にここを見てほしい！

薬剤の使用によって光線過敏症を起こす場合があることを忘れてはいけない．薬剤によっては内服開始半年以上たってから光線過敏型薬疹が発症することもある．また，ケトプロフェン外用薬，とくに湿布薬による光接触皮膚炎は昨今ニュースにも時々取り上げられている．湿布薬貼付後，数カ月してからの日光曝露で発症する場合もあり，本人が貼っていたことを忘れていることもある．そのため湿布薬使用部位は貼付している期間だけでなく，その後も衣服やサポーター等で遮光することを患者に説明する必要がある．

〈引用・参考文献〉
1）清水　宏：あたらしい皮膚科学 第3版．中山書店，東京，pp.228-236，2018．
2）上出良一：動物性皮膚症 ―環境因子による皮膚障害．玉置邦彦総編：最新皮膚科学大系 第16巻．中山書店，東京，pp.293-300，2003．
3）堀尾　武：日光蕁麻疹．森田明理ほか編：皮膚科サブスペシャリティーシリーズ，一冊でわかる光皮膚科．文光堂，東京，pp.141-144，2008．

# 13 デルマドローム

デルマドロームとは，内臓病変と関係する皮膚病変のことである．「氷山の一角」である皮膚病変から，その下に眠る内臓疾患をみつけだすことは，皮膚科診療の醍醐味の1つといえる．デルマドロームは，悪性腫瘍に関連するもの，内分泌障害（糖尿病など）に関連するもの，実質臓器の障害（肝臓，腎臓など），膠原病に関連するものなど非常に多岐にわたるため，限られた誌面ですべてを紹介することは困難である．本項では，デルマドロームの概論といくつかの代表的疾患について述べる．

執筆●小野田　雅仁

## デルマドロームとは

デルマドロームとは，内臓病変と関係する皮膚病変のことである．皮膚病変をみて内臓病変を特定できる「特異的皮膚病変（直接デルマドローム）」と，ただちに診断には結びつかないが，そのほかの合併症状や発生頻度などを参考にして内臓病変を探索しうる「非特異的皮膚病変（間接デルマドローム）」に大別できる．

デルマドロームについては，体系的に整理されたものはないが，個々の内臓疾患にまとめて整理すると考えやすい（表）．

## 各疾患に伴うデルマドローム

### 内臓悪性腫瘍

間接デルマドロームは，反応性皮膚病変，内臓悪性腫瘍に併発する可能性の高い皮膚疾患に大別できる．一方，直接デルマドロームは皮膚転移である．臍部への転移はとくにSister Mary Joseph's nodule（シスター・メアリー・ジョセフ結節）（図1）とよばれ，消化器系・婦人科系悪性腫瘍の皮膚転移であることが多く，予後不良とされる．

反応性皮膚病変の1つとしては，皮膚瘙痒症があげられる．メカニズムは定かでないが，胆がん患者においては，頑固な痒みをもつことをしばしば経験する．紅皮症は，リンパ系悪性腫瘍に合併するケースが多い．

内臓悪性腫瘍に併発する可能性の高い皮膚疾患の一部としては，下記の疾患があげられる．

#### ①皮膚筋炎

眼瞼部の皮疹（ヘリオトロープ疹），手指背のGottron徴候，瘙痒，多形皮膚萎縮などの皮膚症状を特徴とする．以前より，胃がんや肺がん，乳がんなどの腺がんとの関連がいわれている．50歳以上の皮膚筋炎では高率に内臓悪性腫瘍を併発しやすい．皮疹が広範囲に及ぶもの，瘙痒の強いもの，急速に症状が進行するものについては，とくに悪性腫瘍の合併に注意する．皮膚筋炎の診断から悪性腫瘍がみつかった症例で，手術後に皮膚筋炎の軽快を認めるケースもある．

#### ②黒色表皮腫

鼠径部，臍窩，腋窩などに，黒褐色調でビロード状の乳頭状隆起を呈する（図2）．良性型，悪性型，仮性型の黒色表皮腫に大別される．良性型は糖尿病などの内分泌障害，仮性型は肥満に伴って生じるデ

### 表　内臓病変からみたデルマドロームの分類

#### 1. 悪性腫瘍によるもの（血液疾患を含む）

i) 反応性皮膚病変
　　・皮膚瘙痒症, 痒疹：ホジキン病, 白血病　・紫斑：白血病, 悪性リンパ腫　・紅皮症：ホジキン病, 悪性リンパ腫, リンパ性白血病

ii) 内臓悪性腫瘍に併発する可能性の高い皮膚疾患
　　・皮膚筋炎：腺がん　・黒色表皮腫：胃がん, 肺がん　・掌蹠角化症：扁平上皮がん　・多発性老人性疣贅（レーザー・トレラ徴候）：がん
　　・ばち状指：肺がん　・Sweet病：骨髄性白血病, 骨髄異形成症候群（MDS）　・壊死性遊走性紅斑：グルカゴノーマ, 膵がん

iii) 皮膚転移

#### 2. 糖尿病・内分泌疾患によるもの

①糖尿病
　i) 直接デルマドローム
　　a) 糖質代謝異常：澄明細胞汗管腫
　　b) 結合組織代謝異常：糖尿病性浮腫性硬化症, Dupuytren拘縮, 後天性穿孔性皮膚症
　　c) 血管障害：糖尿病性水疱, 前脛骨部色素斑, リポイド類壊死症, 汎発型環状肉芽腫, 糖尿病性壊疽
　ii) 間接デルマドローム
　　・湿疹　・皮膚瘙痒症　・口角炎　・皮膚感染症
②甲状腺機能亢進症：脛骨前粘液水腫
③甲状腺機能低下症：汎発性粘液水腫

#### 3. 消化器疾患によるもの

i) 全身疾患の部分症状として消化器と皮膚を侵す疾患：アナフィラクトイド紫斑, Behçet病
ii) 消化器病変が原因で二次的に皮膚病変を生ずる疾患：腸性肢端皮膚炎（亜鉛欠乏）, 壊疽性膿皮症, 結節性紅斑

#### 4. 肝疾患によるもの

　・くも状血管腫　・手掌紅斑　・紙幣状皮膚　・Gianotti症候群（病）　・クリオグロブリン血症

#### 5. 腎疾患によるもの

　・皮膚乾燥　・瘙痒　・色素沈着　・皮膚感染症　・アナフィラクトイド紫斑　・後天性穿孔性皮膚症

#### 6. 妊娠によるもの

i) 生理的なもの：色素沈着, 肝斑, 線状皮膚萎縮症, 手掌紅斑, くも状血管腫, 多毛, 脱毛, 血管拡張性肉芽腫, 歯肉炎
ii) 直接デルマドローム：瘙痒症, 妊娠性痒疹, 妊娠性疱疹, 疱疹状膿痂疹
iii) 間接デルマドローム
　　a) 妊娠により軽快するもの：化膿性汗腺炎, サルコイドーシス
　　b) 妊娠により悪化するもの：カンジダ性膣炎, SLE, Recklinghausen病の神経線維腫, 尖圭コンジローム, ケロイド, 悪性黒色腫

#### 7. 代謝異常症によるもの

　・アミロイドーシス　・ムチン沈着症　・黄色腫　・痛風結節

#### 8. その他（膠原病, 心・血管障害, 神経系疾患, 呼吸器疾患, 免疫不全など）

MDS：myelodysplastic syndrome

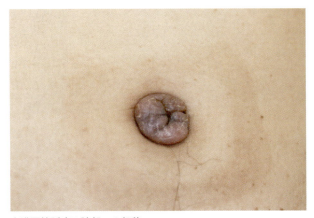

内臓悪性腫瘍の臍部への転移.
図1　Sister Mary Joseph's nodule

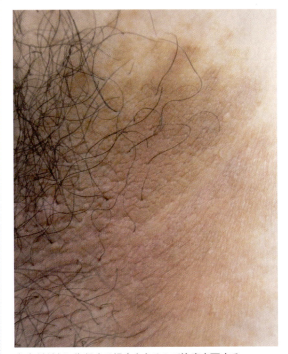

皮疹ががんに先行する場合もあるので注意を要する.
図2　腋窩の黒色表皮腫

ルマドロームである.

　高齢者では，胃がんや肺がんなどの腺がんの合併を伴うことがあるので注意を要する（悪性型）．同時に発症する場合もあるが，皮疹が先行する場合もあるので注意を要する.

③ **多発性老人性疣贅（レーザー・トレラ徴候）**

　激しい瘙痒を伴い，急速に疣贅状皮疹が多発する症状をレーザー・トレラ徴候という．胃がんや大腸がんなどの内臓悪性腫瘍の合併を伴うことがある.

④ **Sweet病**

　発熱，末梢血液中の好中球増加，好中球浸潤性紅斑を三徴とする疾患である．骨髄性白血病や骨髄異形成症候群（MDS）の合併に注意するが，関節リウマチなどの自己免疫疾患のデルマドロームとしてみられることもある.

## 糖尿病・内分泌疾患によるもの

　内分泌臓器には，甲状腺・副腎・下垂体・副甲状腺・生殖腺・膵臓などがあるが，本項では日常診療でみる機会の多い糖尿病，甲状腺疾患を取り上げる.

① **糖尿病**

　糖尿病特有の代謝異常と密接な関連を有する直接デルマドロームと，糖尿病によって増悪したり好発しやすくなる間接デルマドロームに大別できる．直接デルマドロームについては，その成因から，a）糖質代謝異常，b）結合組織代謝異常，c）血管障害・神経障害に分けると考えやすい[1].

[直接デルマドローム]

a）糖質代謝異常

　澄明細胞汗管腫は，下眼瞼を中心に集簇した常色の小結節としてみられる．視診上は通常の汗管腫と変わらないが，病理組織学的に汗管腫細胞がグリコーゲンを豊富に有する．高率に耐糖能異常を伴うので，糖尿病の検索を要する.

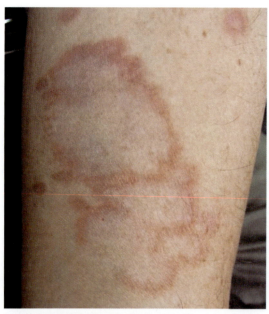

汎発性環状肉芽腫が多発する場合は糖尿病の合併に注意する．
**図3　糖尿病に伴う汎発性環状肉芽腫**

### b）結合組織代謝異常

　糖尿病性浮腫性硬化症は，頸部・上背部・肩に指圧痕を残さない境界不明瞭な板状皮膚硬化としてみられる．糖尿病における本症の合併率は数％程度であるが，本症を合併した症例は遺伝傾向が濃厚なインスリン非依存性糖尿病（NIDDM）で，血糖コントロールが困難であり，細小血管障害，動脈硬化，末梢神経障害，腎障害，網膜障害，脂質異常症などを合併しやすいといわれるため注意が必要である．
　Dupuytren拘縮は，手掌・足底に生じる有痛性の皮下索状硬結である．本症で受診を契機に糖尿病が発見されることも少なくない．

### c）血管障害・神経障害

　血管障害は，大血管症（macroangiopathy）型と細小血管症（microangiopathy）型に分けられる．そこに，神経障害（neuropathy）も加わる．軽微な外傷をきっかけに発症する糖尿病性水疱症は，しばしば虚血性変化から糖尿病性壊疽に進展することもある．
　環状肉芽腫は，硬い丘疹として発し，次第に遠心性に拡大するとともに環状を呈する（図3）．自覚症状はない．全身に多発する汎発性環状肉芽腫では，

NIDDM：non-insulin-dependent diabetes mellitus

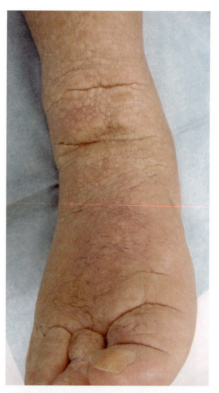

「蜜柑の皮」様の指圧痕を残さない浮腫が特徴的．
**図4　甲状腺機能低下症に伴う粘液水腫**

糖尿病の合併を認めることが多い．本症は，microangiopathyの関与が推察されている．
　リポイド類壊死症は，下腿伸側に比較的境界明瞭な不整形の萎縮性板状局面を認める．黄～黄褐色，周囲は紫～褐紫色を呈し，中央は硬化して毛細血管拡張を伴う．40～50歳代の女性に好発する．microangiopathyに基づく膠原線維の変性と遅延型免疫反応の関与が推察されている．

［間接デルマドローム］
　乾燥に起因する皮膚瘙痒症や湿疹，口角炎などがみられる．また，免疫能低下に伴う皮膚感染症を合併することがある．

### ②甲状腺機能亢進症

　一般に甲状腺機能亢進症の患者の皮膚は，皮膚の血管拡張と皮膚温の上昇，発汗過多，掌蹠紅斑を呈することが多い．爪の伸びは早いが柔らかくて脆く，爪甲剥離症を生じやすい．全身のびまん性色素沈着，皮膚瘙痒症，蕁麻疹もときに合併する．とくに診断

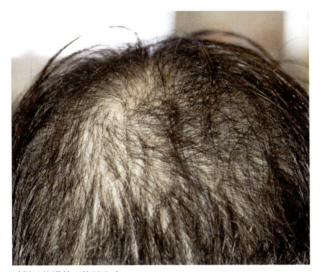

毛髪は乾燥性で抜けやすい.
図5　甲状腺機能低下症に伴うびまん性脱毛症

的有意性の高いものとして，瘙痒症，表皮剥離，爪甲剥離症，掌蹠紅斑があげられる[2]．

これ以外の特徴のある皮疹として，脛骨前粘液水腫が有名である．

### ③甲状腺機能低下症

指圧痕を残さない浮腫が特徴的である．眼囲・手・足など皮下脂肪の少ない部位に好発し汎発性粘液水腫といわれる（図4）．皮膚は全体的に厚ぼったく，乾燥，冷感を認め，毛髪は乾燥性で抜けやすくなり，びまん性の脱毛症を生じることがある（図5）．

## 消化器疾患によるもの

全身疾患の部分症状として，「消化器と皮膚を侵す疾患」と「消化器病変が原因で二次的に皮膚病変を生ずる疾患」がある．

全身疾患の部分症状として消化器と皮膚を侵す疾患については，アナフィラクトイド紫斑が有名である（図6）．これは，溶連菌感染などが契機となり発症する血管炎で，消化器症状としては腹痛や消化管出血を認める．皮膚では下腿を中心とした浸潤を触れる紫斑を示す．腎炎を伴うこともあるので注意を要する．

皮膚を侵す疾患と消化器病変が原因で二次的に皮膚病変を生ずる疾患については，亜鉛欠乏による腸

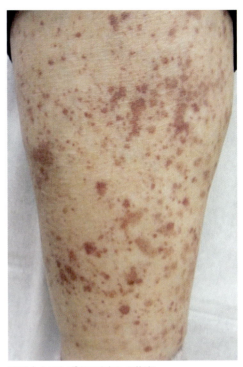

下腿中心にわずかに隆起した紫斑.
図6　アナフィラクトイド紫斑

性肢端皮膚炎，潰瘍性大腸炎やクローン病に伴う結節性紅斑や壊疽性膿皮症（図7）が有名である．

結節性紅斑はBehçet病やサルコイドーシスの，壊疽性膿皮症は種々の血液疾患やBehçet病などのデルマドロームとしても有名である．

## 肝疾患によるもの

慢性肝炎や肝硬変などの肝疾患では，黄疸や色素沈着，クモ状血管腫，紙幣状皮膚，手掌紅斑，女性化乳房，痒疹，白色爪甲，陰毛・腋毛の脱落などさまざまな皮膚病変がみられる．慢性肝疾患の患者で血管拡張性病変が生じる機序として，肝障害のために肝臓におけるエストロゲン不活性化が障害され，エストロゲンが過剰な状態になるためとの考えがある[4]．

これ以外に，寒冷で誘発される下肢の紫斑や網状皮斑（リベド）や皮膚潰瘍をみたときには，C型肝炎ウイルス（HCV）が関与するクリオグロブリン血症も念頭に置く（図8）．

HCV：
hepatitis C virus

ただし，クリオグロブリン血症については，肝疾患に特有のものではなく，多発性骨髄腫などの免疫グロブリン産生異常，膠原病，悪性腫瘍におけるデルマドロームでもある．

## 腎疾患によるもの

とくに透析中の慢性腎不全患者では，乾燥性皮膚，色素沈着，瘙痒など，さまざまな皮膚症状を認める．透析患者では汗腺数の減少や萎縮を認められることが多く，この結果，発汗異常，ひいては乾燥性皮膚につながると考えられる．

瘙痒については，以前よりカルシウム代謝異常やこれによる副甲状腺機能亢進症が指摘されている．

また，透析患者の約10％にみられる特異な角化性丘疹が報告され，後天性穿孔性皮膚症（acquired perforating dermatosis）とよばれる（図9）．臨床的には，中央に角栓を伴う小豆大くらいまでの多発性の丘疹で，瘙痒が強い．四肢伸側あるいは外力を受けやすい部位に好発する．搔破した部位に線状に配列することもある（Köbner現象）．病理組織学的には，変性した膠原線維が表皮を経由して排泄される所見を認める（経表皮性排泄）．

## 妊娠によるもの

妊娠時には程度の差こそあれ，さまざまな皮膚の変化がみられる．ここでは，妊娠に伴う生理的なもの，妊娠時に特異的に現れる皮膚疾患（直接デルマドローム），妊娠によって影響を受ける既存の皮膚疾患（間接デルマドローム）の3つに分けて取り上げる．

[生理的なもの]

妊娠に伴う生理的変化として，色素沈着や肝斑，線状皮膚萎縮症，手掌紅斑，くも状血管腫，多毛，脱毛，血管拡張性肉芽腫，歯肉炎などが知られる．

[直接デルマドローム]

妊娠時には，妊娠性皮膚瘙痒症，妊娠性痒疹がデルマドロームとしてみられることがある．妊娠性皮膚瘙痒症は皮疹のない全身の瘙痒である．妊娠後期にエストロゲンによる胆汁うっ滞によるという説がある．分娩後改善するが，次回妊娠時に再発しやすい．

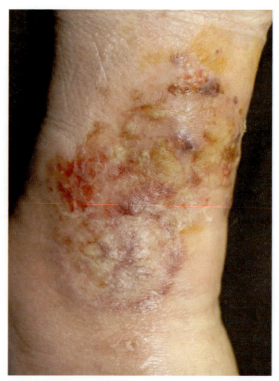

膿疱，丘疹が融合し潰瘍を形成する．潰瘍の深さは比較的一定．
図7　壊疽性膿皮症

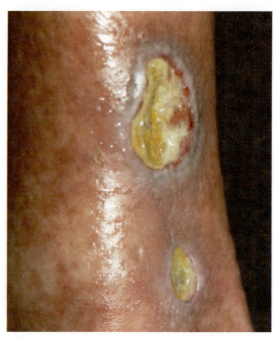

図8　クリオグロブリン血症による下腿潰瘍

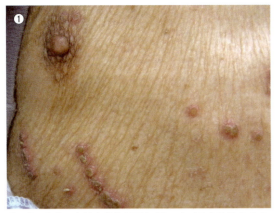 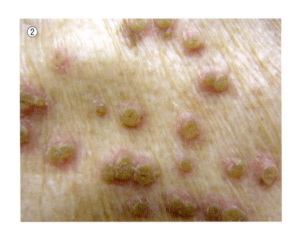

①, ②：中央に角栓を伴う小豆大くらいまでの多発性の丘疹.
**図9　後天性瘻孔性皮膚症**

妊娠性痒疹は，妊娠中期（妊娠3～4カ月頃）にみられるものと，妊娠後期にみられるものがある．

妊娠中期にみられるものは，とくに2回目以後の妊娠時にあらわれる．主に四肢伸側，体幹上部の丘疹と掻破痕である．

妊娠後期にみられるものは，初妊婦に生じ，とくに腹部に蕁麻疹様丘疹・紅斑として出現することが多い．

[間接デルマドローム]

化膿性汗腺炎，サルコイドーシスは妊娠により軽快することがある．一方，カンジダ性膣炎や尖圭コンジローマなどの感染症は，妊娠により細胞性免疫が低下するので悪化する．それ以外に，全身性エリテマトーデス（SLE），多発性神経線維腫症の神経線維腫，ケロイドなども妊娠により増悪する可能性がある．

\*

上述した疾患については，あくまでデルマドロームの一部である．ほかにも多数の疾患があるので，興味のある方は成書を参照されたい．

### 看護師にここを見てほしい！

デルマドロームという用語は，「dermatorogy（皮膚科学）」と「syndrome（症候群）」を掛け合わせた造語である．1940年代にアメリカの皮膚科医が提唱した用語だが，現在は海外の教科書には載っておらず，日本以外で使われることはほとんどない．皮膚の症状と内臓疾患を結びつけようと，日本の皮膚科学の先人たちが培ってきた分野と言える．

情報量が莫大なため，なかなか馴染みにくい分野かもしれないが，「よくみる（視診）→なぜその皮膚症状が出ているのかという病態を考える→内臓で起こっている出来事を探る」というトレーニングは，とても大切である．

デルマドロームという概念に馴染みをもち，本項が目の前にいる患者さんの皮膚症状から多くのことを学ぶきっかけになれば幸いである．

謝辞：貴重な臨床写真をご提供いただきました横浜市立大学皮膚科 相原道子主任教授に深謝いたします．

〈引用・参考文献〉
1) 宮国　均，井上勝平：糖尿病のデルマドローム．MB Derma. 18：9-17，1998.
2) 北村啓次郎：内分泌疾患のデルマドローム．MB Derma. 18：27-34，1998.
3) Caravati CM Jr et al：Cutaneous manifestations of hyperthyroidism. South Med J, 62：1127-1130, 1969.
4) 金子健彦：消化器疾患と皮膚．日皮会誌 120（7）：1465-1471，2010.

Chapter 2 おさえておきたい皮膚疾患

# 14 手湿疹

一般に手湿疹とは，手指，手掌に限局する湿疹・皮膚炎様の病変をいう．その臨床像は多様であり，手湿疹には主婦湿疹，異汗性湿疹（汗疱），接触皮膚炎，貨幣状湿疹，アトピー性皮膚炎の手の病変などがある．本項では，主婦湿疹，異汗性湿疹（汗疱），接触皮膚炎の主な臨床症状について解説する．

執筆●田宮　紫穂

## 手湿疹とは

手湿疹は，皮疹の特徴から紅斑，丘疹，小水疱，鱗屑，痂皮，苔癬化を呈する急性または慢性の湿疹型と，発赤，乾燥，光沢，鱗屑，粗糙化，指紋の消失，硬化，亀裂を特徴とした進行性指掌角皮症（図1）の2つに大別される．その臨床像は多様であり，貨幣状の局面がある場合は貨幣状湿疹，多汗とともに汗疱状の小水疱を主とした場合は異汗性湿疹などの形態学的病名が用いられる．

手湿疹は環境，職業などの違いが影響するため，その発症頻度を把握することはきわめて困難である．本田ら[1]は5年間の新患総数のうち手湿疹患者が占める割合は10.1％であり，男女比は1：2.3と女性に多かったことを報告している．また，好発年齢は男女ともに20～30歳代であった．

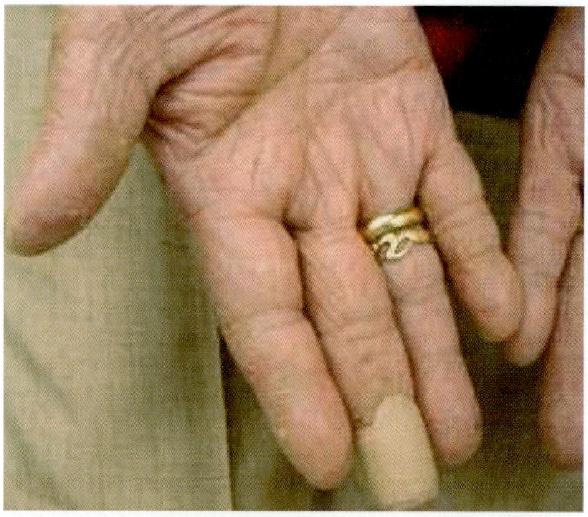

手湿疹の発症には，手という特殊性が深く関与している．手掌の角層は厚く，体の皮膚と比較し数倍の厚さをもつ[2]．そのため刺激に対して抵抗性を示すが，病変においては他部位と異なる変化が加わる．

他の解剖学的特徴として，手掌には皮脂腺を欠く[2]ため皮膚の表面に皮脂膜が形成されにくく，容易に乾燥した状態となる．主婦湿疹の原因に洗剤があがることもこれに起因する．

もう一つの特殊性は，汗腺が多い点である[2]．汗によってニッケル，クロムなどの金属アレルゲンの溶出が促進されることは知られており，汗の多い部位では経皮吸収を上昇させ感作成立およびアレルギー獲得に加担する可能性がある．

### 主婦湿疹

主に主婦にみられる湿疹様病変であり，手掌のみでなく手背，指にも変化がみられる．主婦湿疹は主婦だけに限られるものではなく，手洗いを頻繁にする人に発症し，調理師や清掃業者，医療従事者などにもみられる．

慢性の経過をたどるにしたがって，角化亢進，皮膚肥厚が目立つようになる．皮膚は次第に乾燥して粗糙となり，指紋が消失し，増悪すると亀裂を生じる．こうした症状は，20歳代前後の女性の利き手，

発赤，乾燥，光沢，鱗屑，粗糙化，指紋の消失，硬化，亀裂が認められる．

**図1　進行性指掌角皮症**

とくによく使う拇指，示指，中指の指先や指腹に多い（図2）[3]．

主婦湿疹は，夏季に軽快し，冬季に増悪する傾向がある．冬の低温は皮膚の新陳代謝に影響し，代謝低下による皮脂量の減少をまねくと同時に，低温により角層のケラチンの進展力が低下する[3]．わが国では，土肥，三宅により，進行性指掌角皮症の病名が古くから用いられている．

なお，若い女性に多いことについては，性ホルモンの影響が考えられている．女性ホルモンであるエストロゲンは皮膚の角化と剥離を増加させる作用があり，主婦湿疹の原因の一つとされる[3]．

### 異汗性湿疹（汗疱）

異汗性湿疹は手湿疹の5〜25％を占め，アトピー性皮膚炎を有するものに生じやすい[4]．手指側面に多発性の小水疱を生じ，融合することがあり，瘙痒を伴うことが多い．手掌，足蹠ともにみられることがある．

再発をくり返し，慢性に経過すると角質増殖を伴うことがある．掌蹠に生じる特性から，発汗との関係を重視して異汗性と命名された．表皮内汗管とは直接の関連はないが，春〜夏季に発症することが多く，多汗が間接的な影響を及ぼすと考えられている．

一部にはニッケル，クロムなど金属を含む食品，食品添加物，薬剤などの経口摂取を原因として発症した全身性接触皮膚炎の場合がある．その場合には，金属内服誘発試験により皮膚病変の増悪または再発がみられる[2]．

### 接触皮膚炎

手はいかなる身体の部位よりも，環境との接触頻度が高い．手に触れる一般的な原因物質には洗剤，シャンプー，石けんなどがあり，そのうち厚生労働

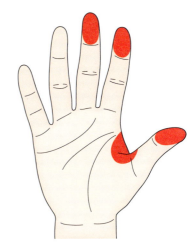

とくに拇指，示指，中指の指先や指腹に多い．
**図2　主婦湿疹乾燥型の好発部位（利き手）**

省のモニター調査によれば，刺激性接触皮膚炎や進行性指掌角皮症などの原因の第1位は洗剤（台所用，衣料用）である[5]．

洗剤の主成分である界面活性剤の皮膚への影響が考えられ，アニオン界面活性剤を中心に多くの報告がある（表1）[6]．また同時に水を扱うことにより角質層の水分量が上昇して，それらの経皮吸収が数倍に上昇するといわれる[3]．

あらゆる職場で，接触する物質により生じうるのが職業性接触皮膚炎である．職業とその原因物質について表2[7]に示す．医療従事者も例外でなく，手湿疹の経験をした人も少なくないと思われる．

これらの原因の追究，同定に行う検査がパッチテストであり，原因と推定される物質を背部に2日間貼付し，その貼付部位の皮膚変化を2・3・7日後に評価し判定する．

治療としては薬剤の使用より，原因物質からの回避が第一選択となるが，職業性の場合は回避が難しいのが現状である．

## 手湿疹の治療のポイント

治療の基本は，手の保護と抗炎症やスキンケアのための外用療法を中心に行う．乾燥が強い場合はヘパリン類似物質，白色ワセリンなどの保湿外用薬を塗擦し，重症例には包帯を用い，水仕事を制限することも必要である．

湿疹変化や小水疱を伴う場合には，ステロイド外

表1 界面活性剤の洗浄剤への適用

| アニオン界面活性剤 | 洗剤・洗浄剤への適用性 ||||| 
|---|---|---|---|---|---|
| | 衣料用 | 台所用 | 毛髪用 | 皮膚用 | ヘアリンス |
| 直鎖アルキルベンゼンスルホン酸塩 | ◎ | ○ | × | × | × |
| α-オレフィンスルホン酸塩 | ○ | ○ | △ | × | × |
| アルカンスルホン酸塩 | △ | △ | × | × | × |
| α-スルホ脂肪酸メチルエステル塩 | ◎ | × | × | × | × |
| アルキル硫酸塩 | ○ | ○ | ◎ | × | × |
| ポリオキシエチレンアルキルエーテル硫酸塩 | ◎ | ◎ | ◎ | ○ | × |
| 高級脂肪酸塩（石けん） | ○ | △ | × | ◎ | × |
| アルキルリン酸塩 | × | × | △ | ◎ | × |
| アシルグルタミン酸塩 | × | × | ○ | ◎ | ○ |
| アシルメチルタウリン塩 | × | × | ○ | ○ | × |

◎：主剤として非常によく使用される
○：助剤として、ときに主剤としてよく使用される
△：ときに使用されることもある
×：ほとんど使用されない

石田耕一，芋川玄爾：手に接触する洗浄剤について知っておくべきこと．MB Derma. 107：47, 2005. より転載，一部改変

用薬の1日数回の塗擦，さらに亜鉛華軟膏を薄く伸ばしたリント布を貼付する重層療法も効果的である．

瘙痒に対しては抗ヒスタミン薬，抗アレルギー薬の内服を行う．症状が重症であれば，ステロイド薬の短期内服治療をしていく．

また，手湿疹は他人の目にさらされる部位に生じることから，身体的苦痛とともに精神的苦痛も伴っている．

西岡[8]は，手湿疹患者30例のQOL調査を報告している．Skindex-16を用いた皮疹の重症度別にみた症状（図3）と感情（図4）の障害度合いでは，ともに重症度に応じて障害が高くなっている．とくに感情のスコアが高く，心理面でのQOLが強く障害されていることが示されている．

Medingら[9]も同様に，QOL低下を報告するとともに，9％に中等症〜重症のうつ病がみられたとしている．そのため，手湿疹については，的確な治療と前述の臨床症状ごとの正しい生活指導を行うことが，QOL向上に必要と考えられる．

表2 職業性接触皮膚炎の主な原因

| 第一次産業の従事者 |
| --- |
| 農業：植物（シソ，ナス，トマト，ハーブ類，ホウレンソウ，レタス，オレンジ，プリムラ，キク，ウルシ，ギンナン，カクレミノ，ハゼノキ），トマト，バナナ，農薬，ゴム製品（手袋，長靴），金属<br>花・樹木栽培・造園業：キク（サスキペルテンタイン），プリムラ（プリミン），ホウレンソウ，ギンナン，カクレミノ，ウルシ，ハゼノキ（ウルシオール） |
| 第二次産業の従事者 |
| 工業：金属（ニッケル，コバルト，クロム），タール，ガソリン，灯油，機械油，ゴム（ラテックス）<br>家屋工事：ホルムアルデヒド，ケーソンCG，色素・染料，ラッカー，カシューナッツオイル，接着剤，セメント，金属，ゴム（ラテックス），防腐剤，樹脂，香料<br>製麺・パン業：小麦，そば<br>化粧品製造：香料，界面活性剤，防腐剤，色素<br>樹脂製造：エポキシ樹脂，ラッカー，カシューナッツオイル |
| 第三次産業の従事者 |
| 理容師・美容師：金属（ニッケル，コバルト，クロム），ゴム（ラテックス），化粧品，パーマ液，毛染め液<br>医療従事者（看護師，医師・歯科医師）：医療用薬品・麻酔薬，消毒薬，ゴム（ラテックス），歯科材料，金属（ニッケル，コバルト，クロム，水銀）<br>調理師：魚介類（エビ，サバ，イカ），バナナ，タマネギ，洗剤<br>衣料関係：布，染料，防腐剤<br>その他：ゴム，金属 |

日野治子：手の職業性湿疹．MB Derma. 32（107）：30. 2005. より引用

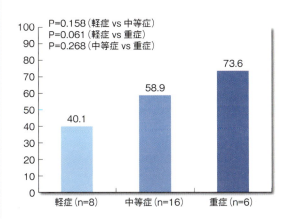

図3 重症度とSkindex-16（Mann-Whitney U検定）症状の障害度合い
西岡和恵：たかが手湿疹，されど手湿疹．皮膚病診療 29（6）：647, 2007. より転載，一部改変

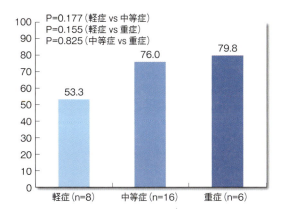

図4 重傷度とSkindex-16（Mann-Whitney U検定）感情の障害度合い
西岡和恵：たかが手湿疹，されど手湿疹．皮膚病診療 29（6）：647, 2007. より転載，一部改変

**看護師にここを見てほしい！**

①手湿疹とは
　湿疹にとって汗は悪化因子と考えられているが，汗には乾燥を回避するための保湿成分が含まれている．そのため，とくに皮脂腺のない手掌には必要不可欠な保湿因子といえる．主婦湿疹をはじめとする湿疹に伴う痒み，この痒みを生じる原因の一つであるヒスタミンは，汗の分泌に作用し発汗量を低下させる[10]．つまり手が痒い時は，ヒスタミンの影響で発汗量が減少しており，手掌の皮膚がより乾燥に傾くことで，皮疹が悪化する可能性がある．

②乾燥肌はなぜ痒いのか
　乾燥肌はなぜ痒いのか．皮膚は乾燥すると，痒みを伝える神経線維が活性化されて伸長する．時には痒みの神経が皮表に出てきてしまうこともある．そのため，乾燥した皮膚は痒みの閾値が低下しており，通常は痒みを起こさない脱衣時，発汗時などの弱い刺激で痒みを生じるアロネーシスの状態にある[11]．

③手湿疹の治療のポイント
　保湿剤の外用には2つの意味がある．保湿剤が皮膚の潤いを保持することはもちろんだが，伸長した痒みの神経線維を退縮させる効果があるため，痒みそのものも抑制することである[11,12]．手湿疹を治療する際には必要不可欠な治療手段といえる．また現在，医療従事者は院内感染対策の一環として，アルコール手指消毒を行うことが推奨されている．しかし，頻回のアルコール消毒や手洗いは皮膚の乾燥や湿疹を誘発し，また湿疹を生じた皮膚は細菌の温床となる．そこで医療従事者においても日頃からのハンドケア，とくにアルコール手指消毒とあわせて保湿剤外用の重要性がいわれている．

〈引用・参考文献〉
1) 本田光芳ほか：大都市における手湿疹．日皮会誌 99（13）：1324-1327，1989．
2) 伊藤正俊（玉置邦彦 総編）：最新皮膚科学大系第4巻，中山書店，東京，pp.71-77，2003．
3) 伊藤正俊：主婦手湿疹—主婦湿疹，手湿疹—．MB Derma. 107：14-20，2005．
4) 檜垣祐子：異汗性湿疹．MB Derma. 107：33-37，2005．
5) 厚生労働省医薬食品局：平成14年度家庭用品に係る健康被害病院モニター報告，2004．
6) 石田耕一，芋川玄爾：手に接触する洗浄剤について知っておくべきこと．MB Derma，107：45-53，2005．
7) 日野治子：手の職業性湿疹．MB Derma. 107：27〜32，2005．
8) 西岡和恵：たかが手湿疹，されど手湿疹．皮膚病診療 29（6）：642-649，2007．
9) Meding B et al：Fifteen-year follow-up of hand eczema：persistence and consequences. Br J Dermatol 152（5）：975-980，2005．
10) Matsui S et al：Dynamic analysis of histamine-mediated attenuation of acetylcholine-induced sweating via GSK3b activation. J Invest Dermatol 134：326-334，2013．
11) 戸倉新樹：皮膚の乾燥によるかゆみとスキンケア．Kao Hygiene Solution 10：10-12，2006．
12) 高森建二：ドライスキンとかゆみ．日本香粧品学会誌 38：92-95，2014．

# 15 うっ滞性皮膚炎

下肢静脈瘤,深部静脈血栓症,加齢,立ち仕事,肥満などによって生じる静脈のうっ滞から下腿の浮腫,湿疹が起こる.これが長期にわたり反復し,外的要因も作用して特徴的な臨床像を呈する.硬化性脂肪織炎や潰瘍を生じると,きわめて難治になる.皮膚炎だけでなく原因であるうっ滞に対して,圧迫療法を基本とする治療を行わないと改善しにくい.軽症のうちの治療・ケアが望ましい.

執筆●袋　秀平

## うっ滞性皮膚炎とは

### 原因・病態

文字どおり,血流の「うっ滞」によって起きる「皮膚の炎症」が「うっ滞性皮膚炎」である.下肢静脈瘤（慢性静脈不全）や静脈血流のうっ滞から下腿に浮腫,湿疹病変を生じる.静脈血の滞留によって血管内皮が破綻し,局所の炎症を引き起こす.これによりいわゆる湿疹性変化が生じるが,本症の特徴はこうした反応が長期にわたり反復して起きるとともに,外的要因（治療に用いた薬剤で接触皮膚炎を生じたり,細菌感染を起こす例がしばしばみられる）もあいまって皮膚の肥厚,線維化,色素沈着,慢性の浮腫と硬化を生じて特徴的な臨床像（図1）を呈することである.また,軽微な外力によって難治性の潰瘍を生じることもしばしば経験される.湿疹が急速に増悪したり潰瘍を形成した際などに,全身に細かい紅斑や丘疹が散在性に多発する場合があり,これを自家感作性皮膚炎とよぶ.これは内在性アレルギー反応と考えられている.さらに進行すると,下腿末梢部位が細くふくらはぎの部分が太くなり,「逆シャンパンボトル様」,あるいはボウリングのピンを逆さにしたような,と形容される変化（図2）を呈する.

真皮深層から脂肪組織において還流障害が慢性的に持続すると表面は紫紅色から茶褐色に変化して硬結を形成し,硬化性脂肪織炎とよばれる状態になり,

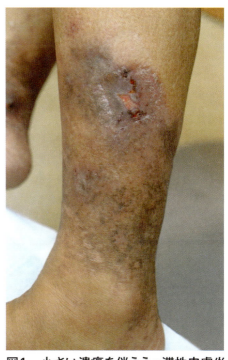

図1　小さい潰瘍を伴ううっ滞性皮膚炎

疼痛を伴う.通常の蜂窩織炎と異なり抗菌薬だけではなかなか改善しない.

静脈のうっ滞を起こす疾患・原因には,下肢静脈瘤（表在静脈不全）（図3）のほか,加齢による下肢筋のポンプ機能低下,深部静脈血栓症,廃用性浮腫,長時間の立ち仕事,肥満などがある.うっ滞性

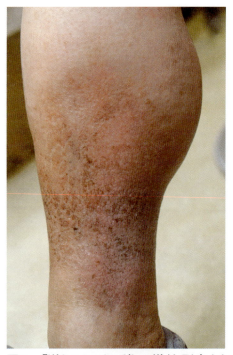

図2　「逆シャンパンボトル様」と形容される状態

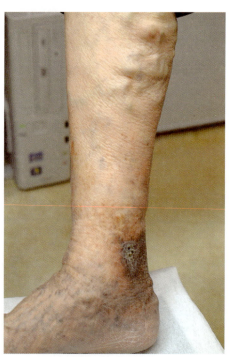

図3　下肢静脈瘤を伴ううっ滞性皮膚炎

皮膚炎自体は特別な検査は必要なく視診にて診断がつく場合が多いが，上記の病態を鑑別するには超音波（エコー）などによる検査が必要となる．

以上のように単なる皮膚炎という名称だけでは片づけられない病態を呈するため，総称してうっ滞性症候群とよぶ．

長時間の立ち仕事をする職業の人に多くみられ，妊娠を機に発症した静脈瘤に合併したり，肥満も悪化要因である．また，在宅の現場では高齢者が一日中座りっぱなしであることも珍しくなく，循環不良からうっ滞性皮膚炎を発症する例も多い（**図4**）．

## 検査

必要であれば静脈不全に対する検査を行う．静脈血行障害について，どこの場所に問題があるのかを特定することは，とくに治療の面において役立つことがある．視診・触診のほか，ドプラ法，カラードプラ法などが行われる．

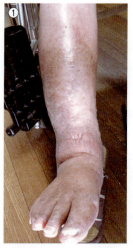 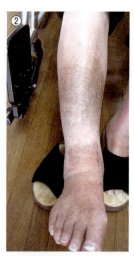

①初診時，②その約1年半後．ステロイド外用と圧迫療法が奏効している．

図4　在宅にて車いす生活を続ける女性

## 診断

通常，特徴的な臨床所見のみで診断が可能である．

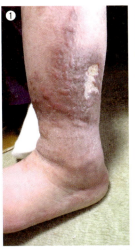 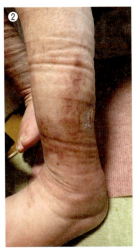

①初診時, ②治療3カ月後. 潰瘍はほぼ上皮化し, 周囲の皮膚の表面の凹凸も減少している.

**図5　圧迫療法とステロイド外用にて3カ月で改善した例**

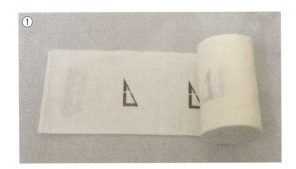

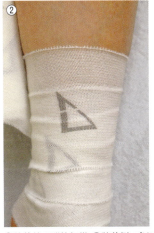

①装着前の弾性包帯, ②装着例. プリントされた三角形が二等辺三角形になる程度に引っ張り, 幅の2分の1程度重ねて巻くと約30 mmHg, 3分の2重ねて巻くと約45 mmHgになる.

**図6　図5の症例の圧迫に用いた弾性包帯**

## 治療

### ["皮膚炎"に対して]

　通常の湿疹皮膚炎の治療と同様に, ステロイド外用薬が第一選択となる. 滲出液がみられる場合も多く, その場合はステロイド外用薬と亜鉛華軟膏の重層が有効である. 潰瘍を形成した場合には洗浄し, 状態によっては潰瘍治療外用薬や創傷被覆材を用いる場合もある. 漫然と抗菌薬を外用したり消毒している場合に, 薬剤による接触皮膚炎を起こしてかえって悪化させている例が多いため, 注意を要する. 軽症の場合は適切な外用治療だけで皮膚症状を改善させることができるが, もう一つの要因である「うっ滞」が強い場合はそちらへの対策が必須となる.

### ["うっ滞"に対して]

　圧迫療法（弾性包帯, 弾性靴下［ストッキング］）を基本とし（**図5**）, 安静や下肢挙上, 長時間の立ち仕事を避けるなどの生活上の注意が必要である. ただし, 動脈血行障害を有する患者の場合は圧迫により悪化させる場合がある. その他, 糖尿病（血行障害を起こしやすく, 神経障害のため合併症に気づきにくい）, うっ血性心不全（下肢から心臓への血液還流量が増加して心臓への負担が増加）などにおいても十分な注意が必要である.

　弾性包帯については圧迫の目安となる印がプリントされている製品が発売されており（**図6**）, 患者が自宅でケアを行う際に使用しやすい. また, 弾性靴下（ストッキング）については誤った使用法により医療関連機器圧迫創傷（MDRPU）の原因になる危険などもあり, 適応や圧迫圧, サイズなどの選択, 着用後の観察などが重要である. 日本静脈学会では適正な使用のための弾性ストッキング・コンダクター認定制度を設けている.

　下肢静脈瘤がうっ滞性皮膚炎の原因であり, 深部静脈に問題がない場合は, 静脈瘤の治療を検討する. 状況により, 硬化療法, レーザーによる血管内焼灼などを選択する.

MDRPU: medical device related pressure ulcer

## 看護師にここを見てほしい！

好発部位である下腿は，皮脂欠乏性湿疹の好発部位でもある．乾燥してバリア機能が低下する秋から冬にかけて毎年湿疹を反復する例も多いが，季節に関係なく炎症がみられ，著明な静脈瘤がみられなくとも皮静脈の拡張，足関節近くの糸ミミズ様の血管が観察される場合は血流のうっ滞が起きていると判断し，生活上の注意を促す必要などがある．軽微な掻破や外傷を契機に潰瘍化する場合もあるので，軽症のうちに治療やスキンケアを行い，皮膚の保護に留意する．

*Chapter 3*

# スキントラブルに関する病態理解

1. がん化学療法に関する総論
2. 乳癌の治療に関する総論
3. 透析治療に関する総論
4. SSI（手術部位感染）に関する総論
5. 整形外科の固定法
6. 栄養とスキントラブル
7. 深部静脈血栓症

Chapter 3 スキントラブルに関する病態理解

# がん化学療法に関する総論

がん化学療法においてスキントラブルのマネジメントは非常に重要であり，適切なマネジメントを行うために看護師の果たす役割は大きい．がん化学療法の基本と，起こりうるスキントラブルについて，またその対応について解説する．

執筆●加藤　恭子，坂東　英明，室　圭

## がん化学療法とは？

がんとは，遺伝子異常を生じ分化が障害された細胞が，無秩序に分裂・増殖をくり返し，その結果，がん細胞が隣接する組織に浸潤したり血流やリンパの流れに乗って遠隔転移したりすることにより，体内で増殖する疾患である．

がんに対する治療としては，主に手術，放射線治療，化学療法があげられる．手術，放射線治療が局所療法であるのに対して，化学療法は全身療法である．がん化学療法とは，内服薬や注射薬を用いてがん細胞の増殖，浸潤，転移に対して治療を行うことであり，白血病などの全身性のがんや血管・リンパ管を通して遠隔転移を来したり再発したりした固形がんの治療および術後の再発予防などに用いられる．

化学療法の目標はがん細胞の撲滅や増殖を制御することであるが，対象がん種および補助療法・再発治療などその目的に応じて，使用薬剤や治療強度を慎重に検討することが重要である．とくに，以下に述べる殺細胞性薬剤は最大耐量が投与の推奨用量とされていることが多いが，一般薬と比較して治療域が非常に狭く副作用が不可避であることが特徴である．根治の困難な再発がん・難治がんの場合はとくに，治療効果と副作用を慎重に勘案し，化学療法の知識と経験を備えた医療者が治療にあたることが必須である．

化学療法の適応としては，投与予定の薬剤が，対象となる疾患に対して標準治療，もしくはそれに準じる治療として確立されていること，患者の全身状態が良好でありECOGのPerformance Status（PS）が保たれていること（原則0～2，**表1**[1]），適切な臓器機能を有していること，などがあげられる．

がん化学療法に用いられる薬剤には，大きく分類して殺細胞性薬剤，分子標的薬，内分泌薬などがある．

### 殺細胞性薬剤

いわゆる抗がん剤であり，その作用機序により，アルキル化薬，白金製剤，代謝拮抗薬，トポイソメラーゼ阻害剤，微小管阻害薬，抗腫瘍性抗生物質などに分類される．

・アルキル化薬：シクロフォスファミド，イフォスファミド，ブスルファン，ダカルバジンなど
・白金製剤：シスプラチン，カルボプラチンなど
・代謝拮抗薬：シタラビン，ゲムシタビン，5-FU，メトトレキサート，ペメトレキセドなど
・トポイソメラーゼ阻害剤：イリノテカン，エトポシドなど
・微小管阻害薬：ビンクリスチン，パクリタキセル，エリブリンなど
・抗腫瘍性抗生物質：ドキソルビシン，ブレオマイシンなど

ECOG：
Eastern Cooperative Oncology Group

### 表1　ECOGのPerformance Status（PS）

| PSスコア | 患者の状態 |
|---|---|
| 0 | 全く問題なく活動できる．発病前と同じ日常生活が制限なく行える． |
| 1 | 肉体的に激しい活動は制限されるが，歩行可能で，軽作業や座っての作業は行うことができる．例：軽い家事，事務作業 |
| 2 | 歩行可能で自分の身の回りのことはすべて可能だが作業はできない．日中の50％以上はベッド外で過ごす． |
| 3 | 限られた自分の身の回りのことしかできない．日中の50％以上をベッドか椅子で過ごす． |
| 4 | 全く動けない．自分の身の回りのことは全くできない．完全にベッドか椅子で過ごす． |

http://www.jcog.jp/doctor/tool/ps.html より引用

### 分子標的薬

　主にがん細胞に特異的あるいは過剰に発現し，がん細胞の増殖や転移に関連している分子を標的にした薬剤．従来の殺細胞性薬剤と異なり副作用が少ないものもあるが，標的とする分子ががん細胞のみではなく正常細胞にも多く存在する場合は，消化器毒性，皮膚毒性，肺毒性，肝毒性など多彩な臓器毒性が出現する．分子標的薬には大きく分けて低分子化合物と高分子化合物がある．

・低分子化合物：イマチニブ，ゲフィチニブ，クリゾチニブ，パゾパニブ，ソラフェニブなど
・高大分子化合物（抗体薬）：リツキシマブ，ベバシズマブ，セツキシマブ，トラスツズマブなど

### 内分泌薬

　乳がん，前立腺がん，子宮内膜がんなどのホルモン依存性腫瘍が対象となる．殺細胞性薬剤などと比較し，副作用が比較的軽度であることが特徴である．

・抗エストロゲン薬：タモキシフェンなど
・アロマターゼ阻害薬：アナストロゾールなど
・抗アンドロゲン薬：フルタミド，ビカルタミドなど
・LH-RHアゴニスト：リュープロレリン，ゴセレリンなど

## がん化学療法の作用機序

### 殺細胞性薬剤（図1）

　いわゆる抗がん剤である．

[アルキル化薬]

　抗がん剤のなかでもっとも早く開発された．構造中のアルキル基をDNA塩基に結合させることで，DNA複製を阻害し抗腫瘍作用を発揮する．

[白金製剤]

　製剤中に白金が含まれる．DNAの2本鎖に白金が結合し，架橋形成によりDNA合成を阻害し抗腫瘍効果を発揮する．

[代謝拮抗薬]

　核酸を合成する過程における必須物質と類似構造をもつ．核酸合成を拮抗阻害することで抗腫瘍効果を発揮する．

[トポイソメラーゼ阻害剤]

　トポイソメラーゼはDNAを切断・再結合する酵素であり，I型とII型に分類される．I型はDNA2本鎖の1本のみを切断し，II型は2本とも切断する．トポイソメラーゼの働きを阻害し，切断部位に作用し再結合を阻害することで抗腫瘍効果を発揮する．

[微小管阻害薬]

　細胞分裂の際に働く紡錘体を作っている微小管に結合することで，紡錘体の働きを阻害し，細胞分裂を妨げることで抗腫瘍効果を発揮する．

# Chapter 3 スキントラブルに関する病態理解

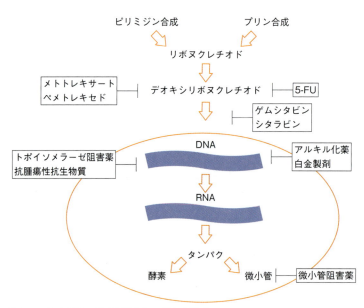

**図1　主な殺細胞性薬剤の作用機序**

[抗腫瘍性抗生物質]

さまざまな機序で働く．DNAの合成を阻害したり，DNA鎖を切断したりすることで，抗腫瘍効果を発揮する．

## 分子標的薬

[低分子化合物と大分子化合物の役割および標的]

**低分子化合物**

細胞内のシグナル伝達分子を標的とし，抗腫瘍効果を発揮する．分子量が小さいため，細胞膜や核内などさまざまな標的に結合できる．日本では20種類以上の薬剤が承認されており，チロシンキナーゼを阻害する薬剤（TKI）がもっとも多い．

標的としては，EGFR，HER2，FGFR，KIT，BRAF，mTOR，Bcr/Ablタンパク，ALK融合タンパクなどがある．

**高分子化合物**

分子量の大きい抗体，ペプチドなどが含まれ，モノクローナル抗体が使用されている．分子量が大きいため，細胞表面の受容体あるいは作用物質に結合することで，受容体と作用物質の結合を阻害し，抗腫瘍効果を発揮する．標的としては，VEGF，EGFR，HER2，CD20抗原，CD30抗原などがある．

[標的ごとの分類]

**増殖シグナル伝達阻害薬（図2）**

低分子化合物は細胞内のキナーゼなどを阻害し，抗体薬は作用物質と受容体の結合を阻害することで，がん細胞の増殖などに関わる情報伝達を阻害する．

◆上皮成長因子受容体（EGFR）に対するTKI（低分子化合物）は，細胞内でEGFRが有するチロシンキナーゼ活性を阻害することでシグナル伝達を阻害し，抗腫瘍効果を発揮する．
・薬剤：ゲフィチニブ，エルロチニブなど

◆抗EGFR抗体薬はEGFRと作用物質の結合を阻害することでシグナル伝達を阻害し，抗腫瘍効果を発揮する．
・薬剤：セツキシマブ，パニツムマブなど

◆HER2受容体もEGFRと同様にシグナル伝達によって細胞増殖に関与している．抗HER2治療薬はHER2受容体のシグナル伝達を阻害することで抗腫瘍効果を発揮する．
・薬剤：トラスツズマブ，ペルツズマブ，ラパチニブなど

**血管新生阻害薬**

がん細胞周辺には，血管内皮細胞などの間質細胞が多く存在しており，がん細胞の増殖，浸潤，転移

---

TKI：
tyrosine kinase inhibitor

EGFR：
epidermal growth factor receptor

HER2：
human epidermal growth factor receptor 2

FGFR：
fibroblast growth factor receptor

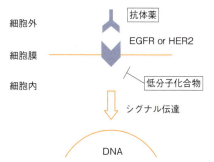

**図2 増殖シグナル伝達阻害薬の作用機序（EGFR/HER2）**
抗体薬は細胞膜表面の受容体に結合し，低分子化合物は主に受容体の細胞膜下にあるキナーゼドメイン等に結合する．

は血管新生に依存している．血管新生阻害薬は，がん細胞そのものではなく周辺の間質細胞を標的として血管新生を阻害することで抗腫瘍効果を発揮する．血管新生促進に関わる因子には，VEGF，PlGFなどがあり，これらに結合し作用を失わせる低分子化合物や抗体薬の開発が進んでいる．

・薬剤：ベバシズマブ，ラムシルマブ，パゾパニブなど

**免疫チェックポイント阻害薬**

近年，もっとも注目されており，がん種を問わず開発が進んでいる薬剤である．免疫細胞であるT細胞はがん細胞を異物として認識し，攻撃することでがん細胞を排除している．しかし，一部のがん細胞はこの攻撃を回避する機構を獲得し，T細胞からの排除を免れている．免疫チェックポイント阻害薬は，この機構に関わるPD-L1，PD-1，CTLA-4などの分子に結合し，T細胞ががん細胞を認識・攻撃できるようになることで抗腫瘍効果を発揮する．

・薬剤：ニボルマブ，ペムブロリズマブ，イピリムマブなど

**VEGF：** vascular endothelial growth factor

**PlGF：** placental growth factor

# 起こりうるスキントラブル（副作用）

がん化学療法では，薬剤によってそれぞれ特徴的なスキントラブルが起こりうる．抗EGFR薬でよくみられる皮膚障害には，瘙痒症，痤瘡様皮疹，脂漏性皮膚炎，皮膚乾燥，爪囲炎などがある．EGFRは皮膚，毛髪，爪の増殖や分化に関与しているため，EGFRを阻害することで皮膚の角化異常が起こり皮膚が薄くもろくなることで，発疹・乾燥などの皮膚障害を生じるとされている．低分子化合物の抗EGFR薬よりも抗EGFR抗体薬のほうが皮膚障害の程度が強い傾向にあり，低分子化合物にはゲフィチニブ，エルロチニブなど，抗体薬にはセツキシマブ，パニツムマブなどがある．皮膚障害は投与開始からの時期により変化するとされており，生じる過程としては投与1～2週で瘙痒症，痤瘡様皮疹，脂漏性皮膚炎が，3～5週で皮膚乾燥が生じ，その後は爪囲炎が持続する傾向にある（**図3**）．対処としては，まずは皮膚を清潔に保ち保湿を行うことが重要であり，皮膚障害の種類・程度に応じて抗アレルギー薬やステロイド薬，抗菌薬などを外用・内服で適宜使用する．

ソラフェニブ，スニチニブ，レゴラフェニブなどの分子標的薬や5-FU，カペシタビン，S-1などのフッ化ピリミジン系の殺細胞性薬剤では手足症候群が起こりうる．両薬剤の皮膚症状の初期症状や所見には違いがあるが，進行すると水疱形成や亀裂，出血などを生じ日常生活に支障を来すことが多い（**表2**）．初期症状で早期に発見し，適切に休薬・減量などを考慮することが重要である．皮膚を清潔に保つこと，予防も含め保湿を積極的に行うことが大切であり，症状に応じてステロイド外用などを行うが，手足へ

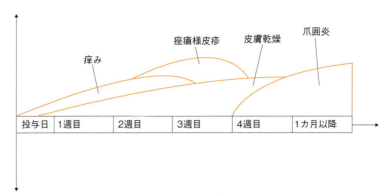

**図3　EGFRを標的にする薬剤の皮膚症状のみられる時期**

**表2　分子標的薬とフッ化ピリミジン系薬剤との皮膚症状の違い**

| | 分子標的薬<br>（ソラフェニブ，レゴラフェニブなど） | フッ化ピリミジン系薬剤<br>（5-FU, カペシタビンなど） |
|---|---|---|
| 初期症状 | 限局性の紅斑で始まることが多く，通常疼痛を伴う． | 早期に痺れ，感覚異常が認められ，この時期には視診では手足の皮膚に視覚的な変化を伴わない可能性がある．最初にみられる皮膚の変化は比較的びまん性の発赤・紅斑であり，進行に伴い皮膚表面に光沢が生じ，指紋が消失する傾向がみられると疼痛を生じるようになる． |
| 所見 | 以下の皮膚所見が単独あるいは混在して認められる．<br>①紅斑・腫脹<br>②色素沈着・色素斑<br>③過角化・落屑・亀裂<br>④水疱・びらん・潰瘍<br><br>限局性のことが多く，①紅斑・腫脹，③過角化・落屑・亀裂および知覚の異常，疼痛に始まり，④水疱・びらん・潰瘍へと進展する． | まず①紅斑・腫脹，②色素沈着・色素斑が生じ，次いで③過角化・落屑・亀裂，④水疱・びらん・潰瘍を生じることが多い．<br>なお，②色素沈着・色素斑は手掌，足底のびまん性・褐色の色素沈着のほか，関節背面や爪周囲にもみられることがある． |

の圧を軽減する生活上の工夫も重要である．
　ニボルマブ，ペムブロリズマブ，イピリムマブなどの免疫チェックポイント阻害薬でも皮疹は起こりうる．ほかの代表的な副作用と比較して頻度は高いが，軽症が多いこと，皮疹の所見は多彩であることが特徴である．休薬やステロイドの外用で対応可能であることが多い．
　上記を含むすべての化学療法薬およびほかの薬剤で起こりうる薬疹も，スキントラブルの一つである．

重症化すると，皮膚のみではなく粘膜にも紅斑や水疱，びらんを生じることがあり，スティーブンス・ジョンソン（Stevens-Johnson）症候群や中毒性表皮壊死症に進展し，生命に関わるリスクもある．原因薬剤の特定・中止やステロイドの外用・内服などが治療となる．

## 看護のポイント

がん化学療法を適切に，安全に行うためには副作用のマネジメントが非常に重要である．なかでもスキントラブルは，適切な対処を行えばマネジメントが十分可能であり，治療強度を保った化学療法の継続が可能となるが，処置のタイミングや外用薬の選択などを誤り適切な対処を行えなければ，化学療法の継続が困難となったり，ときに重篤となり生命を脅かすリスクもある．

スキントラブルの見逃してはいけないポイントとしては，皮膚だけでなく，粘膜部にも紅斑や水疱，びらんを伴っている，発熱を伴っている，擦っただけで皮膚が剥がれてしまう，などの症状である．これらの症状がある場合は，Stevens-Johnson症候群や中毒性表皮壊死症などの重篤な皮膚障害を生じている可能性があり，早急な介入が必要であることを理解しておくことが重要である．また，上記の症状がなくとも日常生活に支障を来すほどの皮膚症状の場合も，適宜休薬・減量などの判断が必要となるため，見逃してはいけないポイントである．

### 看護師にここを見てほしい！

スキントラブルを適切にマネジメントするうえで，看護師の果たす役割は非常に大きい．化学療法の副作用のうち，消化器症状や脱毛などと比較して，スキントラブルについては患者自身もあまり重要視していないことが多いように思われる．短時間の診察において，スキントラブルについて詳細に訴える患者は多くなく，見逃されてしまうこともあるだろう．症状を見逃さないためには，問診や診察前後，採血時など，看護師が関わる場面で積極的に症状の有無を問い，早期の段階で症状を把握することが非常に重要である．抗がん剤の点滴を行う化学療法室で穿刺の際にスキントラブルの存在に気づき外用薬を処方するなどの対応が必要となることも少なくない．また，外用薬が処方された場合は，各薬剤の使用方法についての説明を行うことや患者の理解度を把握すること，治療中にはアドヒアランスの確認を定期的に行い，適切に対応できているかチェックすることも薬剤師とともに看護師の重要な役割である．

〈引用・参考文献〉
1) http://www.jcog.jp./doctor/tool/ps.html
2) 国立がん研究センター内科レジデント 編：がん診療レジデントマニュアル 第7版．医学書院，東京，pp.12-17, pp.22-23, 2016．
3) 日本臨床腫瘍学会 監修：入門腫瘍内科学 改訂第2版．篠原出版新社，東京，pp.118-123, 2015．
4) 田原 信 編：フローチャートでわかるがん化学療法の副作用．南山堂，東京，pp.88-117, 2015．
5) 厚生労働省（2010）重篤副作用疾患別対応マニュアル 手足症候群（http://www.mhlw.go.jp/topics/2006/11/dl/tp1122-1q01.pdf）

Chapter 3　スキントラブルに関する病態理解

# ② 乳癌の治療に関する総論

乳癌は女性が罹患する悪性腫瘍のなかでもっとも多く，他疾患で加療中の患者の既往として遭遇する機会も少なくない．乳癌は多様な生物学的特徴を有し，手術・薬物・放射線治療を組み合わせた個別化治療が進んでいる．本項では乳癌の特徴や治療方法，ケアの注意点について述べる．

執筆●山田　顕光

## 乳癌とは

### 乳癌の疫学

　わが国において，乳癌は女性が罹患する悪性腫瘍でもっとも多く，年間約9万人の方が乳癌と診断され，患者数は増加している．日本人女性は11人に1人が生涯で乳癌に罹患すると言われている．罹患のピークは40代後半と60代の二峰性であり，家庭や社会生活において忙しい年代に多いということが特徴的である[1]．一方，死亡数は年間1万4千人ほどで，女性のなかでは大腸がん，肺癌，膵臓癌，胃癌に次いで5番目となる[2]．乳癌患者の増加は，食生活や生活様式の欧米化が一因と言われている．晩婚化や少子化で出産や授乳を経験しない，または授乳の期間が短いことにより体内エストロゲン濃度が高く維持されることなどが乳癌のリスクとして報告されている[3]．

　わが国における乳癌発見状況は自己発見が約55％，検診異常が約30％を占める．自覚症状のなかでは乳房腫瘤の自覚がもっとも多く，乳房の変形，左右差，皮膚症状，乳房痛，乳頭陥凹や分泌などがあげられる．高齢者の場合，看護や介護の際に気づくことも多い[1]．

### 非浸潤癌と浸潤癌のちがい

　乳癌は消化器癌や肺癌と同様に上皮から発生する悪性腫瘍であり，乳汁を生成する終末乳管小葉単位から発生する．腫瘍が乳管の中に留まっているものは非浸潤性乳管癌とよび，非浸潤性乳管癌の中で周辺への浸潤能を獲得した癌細胞は乳管の筋上皮・基底膜を突破して周辺組織へ浸潤し，これを浸潤癌とよぶ（図1）．浸潤癌は周囲の血管やリンパ管に潜り込み，微小転移を引き起こすことがあるため，再発予防のための補助療法が必要になることが多い．

### 受診から診断まで，乳癌のサブタイプ

　乳房腫瘤や血性分泌などの自覚症状がある方や，検診で要精密検査となった方は，精密検査施設にてマンモグラフィや乳房超音波検査を施行して乳房内のしこりや乳癌の可能性がありそうな領域を同定する．その後，超音波下の針生検等によって同部位の組織を採取し，病理学的に乳癌の確定診断をつける．通常のヘマトキシリンエオジン染色（HE染色）による組織型，核グレード，組織学的グレードに加えて，免疫組織学的染色によるエストロゲン受容体（ER），プロゲステロン受容体（PgR），ヒト上皮増殖因子受容体2（HER2）の発現測定を行い4つの亜型（サブタイプ）に分類する（表1）[4]．ルミナールタイプは増殖の速さやホルモン感受性によってさらにルミナールAタイプとルミナールBタイプに分けられる．この乳癌サブタイプにより，効果のある薬物の種類が異なる（後述）．臨床または画像検査上，腋窩リンパ節の転移を疑う場合は，超音波下の穿刺吸引細胞診や針生検などで病理学的診断をつけることもある．さらに乳房造影MRI検査，胸腹

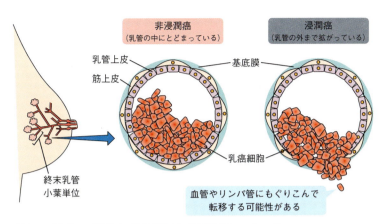

表1 乳癌とサブタイプ

|  | HER2（＋） | HER2（－） |
|---|---|---|
| ER（＋） | ルミナール-HER2 | ルミナールA（増殖活性：低） |
|  |  | ルミナールB（増殖活性：高） |
| ER（－） | HER2 | トリプルネガティブ |

日本乳癌学会 編：乳癌取扱い規約 第18版，金原出版，東京，2018．をもとに作成

図1 乳癌の構造と非浸潤癌・浸潤癌について

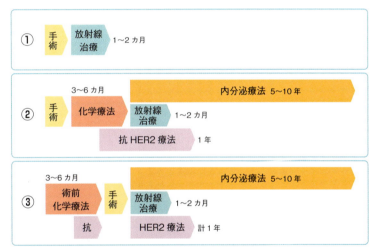

図2 乳癌の治療パターンの例
①：非浸潤癌の診断であれば局所治療のみで治療は完結する．
②：術後，化学療法が必要な症例は化学療法後に内分泌療法・放射線治療を行う．HER2陽性の場合，計1年間の抗HER2療法を行う．
③：症例によっては術前化学療法を行い，腫瘍を縮小させて手術を行うことがある．

部造影CT等によって病変の拡がりを把握し，病期を診断して治療方針を決めていく．

## 乳癌の治療

乳癌の治療は，乳房・腋窩の病変を制御するための「手術」および「放射線治療」に加えて，浸潤癌であれば再発を予防する＝命を守るために「薬物療法」を行う．これらの治療を組み合わせて行うことを集学的治療という．病変の部位や拡がりによって術式や放射線治療の是非が決まり，また前述のサブタイプや再発リスクに応じて選択される薬物療法が異なるため，一人ひとり，個別化の治療が行われている．乳癌の治療パターンの例を図2に示す．

## 手術

　遠隔転移を伴わず，切除可能な病変に対しては手術が治療の基本となる．乳癌手術の標準術式は乳房全切除と乳房部分切除である（図3）．乳房温存療法とは乳房部分切除術と術後放射線療法の併用であり，腫瘍径3 cm以下が適応とされるが，切除断端陰性で整容性が保たれる場合は，3 cm以上であっても適応となりうる[3]．腫瘍の部位・大きさ・乳房大きさなどによって切開部位は異なる（図3❶，❷）．化学療法を術前に行うことで病変を小さくし，部分切除可能になることもある．乳房切除の際には乳輪乳頭を含めた紡錘形の皮膚切開を行う．乳房切除後同時再建を行う場合には，乳輪乳頭温存乳房切除術（NSM）や皮膚温存乳房全切除術（SSM）があり，乳房全切除に比べて乳輪乳頭や皮膚を温存する分，整容性に優れた術式となる（図3❸，❹）[5]．

　術前検査等によって腋窩リンパ節転移が明らかな症例に対しては腋窩郭清術が推奨されるが，郭清によって患側上肢のリンパ浮腫，疼痛，運動障害などを引き起こすことがある．一方，明らかな転移が疑われない場合はセンチネル（みはり）リンパ節生検を行う．色素や放射性同位元素を乳房に注射し，乳房から腋窩にたどり着くリンパ節を同定し，そのリンパ節への転移の有無を調べる検査である．転移がなければ腋窩郭清は省略可能であるが，転移を認めた場合にも適切な基準に基づいて郭清省略を考慮してもよいとされ，乳癌において縮小手術の傾向は進んでいる[3]．

## 手術後に起こりうる（スキン）トラブル

[後出血]

　術後24時間以内に起きることが多いが，稀に数日経過してから発生することもある．ドレーンの性状と量の異常，創部の腫脹・皮下血腫を認めた場合には速やかな対応が求められる（図4）．早期であれば外部からの圧迫で保存的に対応できることもあるが，緊満感を伴う皮下血腫を認めた場合には緊急

NSM：
nipple sparing mastectomy

SSM：
skin sparing mastectomy

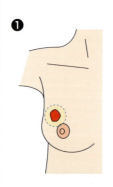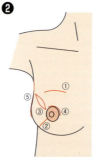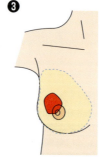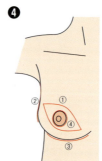

❶：部分切除術のイメージ．
❷：部分切除の際の皮膚切開．①弧状切開，②放射状切開，③紡錘状切開，④傍乳輪切開，⑤外側切開．
❸：乳房切除術のイメージ．
❹：乳房切除の際の皮膚切開．①斜切開，②外側切開，③乳房下溝線切開，SSMの場合は④乳輪全周切開を並施する．

**図3　標準的な乳房の術式**

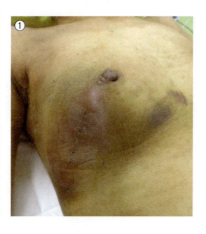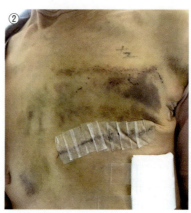

①：乳房部分切除後，右乳房下外側部の創周囲が緊満・変色し皮下血腫の存在が疑われる．
②：乳房切除後．緊満感はないが皮下血腫による皮膚の変色が認められる．

**図4　後出血の例**

血腫除去・止血術を要する．

［皮弁壊死・乳頭壊死］

皮弁の血流障害によって起きる．壊死を起こした部位はデブリードマンを施行し洗浄・保湿によって瘢痕収縮し自然閉創することもあるが（図5），欠損が大きい場合には植皮を要することがある．

［術後漿液腫］

術後，前胸部または腋窩部に留置した閉鎖式ドレーン抜去後に漿液がたまることで発生する．肥満，郭清後の症例で漿液腫が遷延することがある．外来でその都度，穿刺排液を行う．蜂窩織炎や嚢腫に進展する場合もあり，注意を要する．

［リンパ浮腫］

リンパ節郭清や放射線治療などによりリンパ管系が損傷し，輸送障害が生じて発症した浮腫をいう[5]．リンパ節郭清の直後から発生する場合もあるが，5〜10年以上経過してから発症することもある．一方，広い範囲でリンパ管やリンパ節に浸潤がみられる進行乳癌ではリンパ管系が閉塞されることでリンパ浮腫を引き起こすことがある．国際リンパ学会からリンパ浮腫の病期（時期的分類）および複合的理学的療法（CPT）が提唱されている．CPTはスキンケア（保清・保湿・保護）・用手的リンパドレナージ・圧迫療法で構成され，セルフケアや患肢挙上などの日常生活指導により相乗効果を生む．術後のリンパ浮腫については，早期のリンパ浮腫の診断からセルフケアができるように指導し，リンパ浮腫の悪化を予防することが大切である[6]．

リンパ浮腫の合併症のなかでも，もっとも多いものは蜂窩織炎である．細菌感染による場合は抗生剤投与と安静により回復するが，明らかな感染源を伴わない場合でも疲労などで発症することがある．炎症により浮腫自体が悪化することがあるため，日常生活による予防指導（具体的な指導内容はリンパ浮

**CPT：**
complex physical therapy

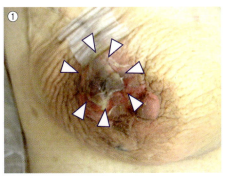
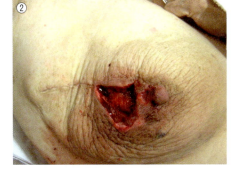
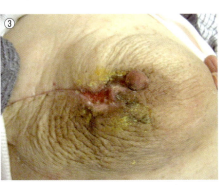
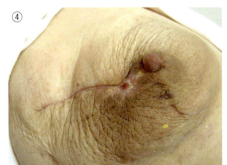

①：創の外側尾側端が壊死している（▷）．
②：デブリードマン施行後．
③：2週間後．
④：3週間後．ほぼ上皮化が完成している．

**図5　皮弁壊死の一例**

腫診療ガイドライン2018年版[7]等を参考）が大切である[5]．

その他，乳癌患者におきるスキントラブルとしては放射線性皮膚障害，薬剤性皮膚障害，抗がん剤の血管外漏出，局所進行乳癌/再発自壊創などがあるが，詳細はchapter 8がん患者のスキントラブルの予防・対応（p.354～）の各論に委ねたい．

## 放射線治療

乳房部分切除後には残存乳房への放射線照射により，局所再発率および全生存率改善効果があるため，原則勧められる．乳房切除後には，腫瘍径が大きい，複数のリンパ節転移を認めた場合などに，胸壁＋領域リンパ節への照射が勧められる．放射性皮膚炎はほぼ必発であるが，他にも放射性肺臓炎，肋骨骨折，二次発がんなどの合併症がある[5]．

## 乳癌の再発予防治療（補助療法）

非浸潤性乳管癌は理論的には転移をしないため，手術および放射線治療による局所治療により治療は完結する．一方，浸潤癌は手術の時点で微小転移を伴っていることが多いため，局所治療の（前）後に，再発予防のための補助療法を行うことが多い．補助療法は薬物療法＝全身治療を行う．薬剤には内分泌治療（ホルモン剤），化学療法（抗癌剤），分子標的治療薬（抗HER2薬）の三種類に大別され，前述のサブタイプによって使用する薬剤の種類が異なる（**表2**）．また女性は閉経前後でホルモン環境が大きく異なるため，内分泌療法で使用する薬剤が異なる．補助療法で使用する主な薬剤を**表3**に示す[3,5]．補助化学療法は副作用も多く，患者は不安な気持ちを抱いている．「決められた用量を決められた回数投与すること」が治療効果を保つうえで大切なので，副作用に対する支持療法をチームで取り組むことが重要である．疾患および治療に伴う外見の変化に対するアピアランスケアも医療者が備えておくべき支持療法の一つである[8]．また，化学療法に伴う卵巣機能低下や長期ホルモン療法による加齢も考慮し，治療前には妊孕性に配慮した問診を行うことも重要である[9]．

## 遠隔転移を伴う乳癌（ステージⅣ）および再発乳癌の治療

乳癌が乳房および領域リンパ節以外の場所に転移をした場合，遠隔転移とよぶ．遠隔転移を伴った乳癌は，根治を目指すことが困難であり，①症状が出ないように，②症状が出たら緩和し，③長く生きることが治療の三本柱となる．局所療法より全身療法（薬物療法）が優先される[5]．近年，乳癌領域においてmTOR阻害剤，CDK4/6阻害剤，抗HER2剤などの新規薬剤の登場により病勢制御がより長くできるようになり，**図6**に示すような局所進行乳癌でも抗がん剤（＋分子標的薬の併用）により，劇的な腫瘍縮小効果がみられることも珍しくなくなってきた．

## その他の話題

[緩和医療]

厚生労働省がん対策推進基本計画で，"がんと診断された時から全人的な緩和ケアを受けられるよう，緩和ケアの提供体制を充実させる"ことが盛り込まれた．近年では診断時から生活のしやすさに関する質問票など，苦痛のスクリーニングの介入を始める施設が増えている．身体・精神的な苦痛はもちろん，社会的・スピリチュアルな苦痛に対してチームで横断的に対処する必要がある[10]．

[就労支援]

治療の進歩により乳癌の治療成績は向上し，乳癌全体での5年生存率90％，10年生存率80％と高い生存率が保てるようになり，乳癌に罹患した後の生活の質が問われるようになってきた[1,2]．癌と診断された後も，仕事と治療を継続できる環境作りを社会全体で整えていく必要がある[11]．

[乳癌と遺伝]

わが国における乳癌の約2割は遺伝に関係があるといわれている．またBRCA1/2遺伝子変異に代表される遺伝性乳癌卵巣癌（HBOC）は3～5％と報告されている．BRCA1/2遺伝子変異は採血で同定

HBOC：
hereditary breast and ovarian cancer syndromes

表2 乳癌サブタイプと補助療法で用いる薬剤の種類

| サブタイプ | 内分泌治療 | 抗がん剤 | 抗HER2治療（抗がん剤と併用） |
|---|---|---|---|
| ルミナール | ◎ | △ | × |
| ルミナールHER2 | ○ | ○ | ○ |
| HER2 | × | ○ | ○ |
| トリプルネガティブ | × | ○ | × |

表3 補助療法で使用する薬剤・レジメン

| | 薬剤 | 特徴・副作用など |
|---|---|---|
| 内分泌 | タモキシフェン | 閉経前・閉経後ともに投与可能．ホットフラッシュ，更年期症状など |
| | LHRHアゴニスト | 閉経前．生理を止める |
| | アロマターゼ阻害薬 | 閉経後のみに投与可能．関節痛，関節のこわばり，骨粗鬆症など |
| 化学療法 | アンソラサイクリン系薬剤（アドリアマイシン，エピルビシン） | 嘔気・嘔吐，倦怠感，脱毛，心毒性など |
| | タキサン系薬剤（ドセタキセル，パクリタキセル） | アレルギー反応，嘔気・嘔吐，倦怠感，脱毛，関節痛，末梢神経障害，浮腫など |
| | シクロホスファミド | 出血性膀胱炎など．アンスラサイクリン系またはドセタキセルと併用する． |
| 抗HER2療法 | トラスツズマブ ペルツズマブ | インフュージョンリアクション，心毒性，皮疹など |

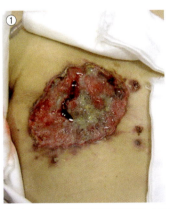 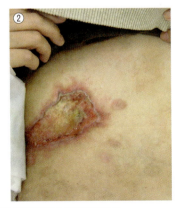 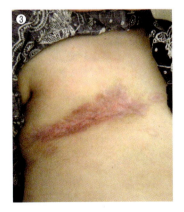

①：初診時，乳房の構造は破綻し大胸筋に及びそうな潰瘍を認める．
②：治療半年後，出血・滲出液ともに少なくなっている．
③：治療1年後，病変部は上皮化し滲出液もみられなくなった．

図6 局所進行乳癌に対する薬物療法の効果

できるが，判明した場合の影響が大きいため検査の前後には遺伝子カウンセリングが必要である[12]．また近年，乳癌治療薬の適応診断として遺伝子検査が保険診療で行えるようになり，遺伝情報の扱い方等の取り決めを各施設で整えることが急務となっている．

### 看護師にここを見てほしい！

- 高齢者では家族や看護師・介護士などが異常に気づくことが多いため，「しこり」や「へこみ」を意識する．
- 後出血の可能性を疑った場合には主治医へ連絡したうえで．厚手のタオルと胸帯などで患部を圧迫してそれ以上の出血が進まないような対応がとれるよう，チームで対応策の話し合いをしておくとよい．
- 乳房全切除施術後の患者はボディイメージの変化を受け入れられないような場合もあるため，患者の気持ちに寄り添ったケアを心掛けたい．
- 乳癌はサブタイプ，部位，進行度等を考慮して手術・放射線・薬物療法を選択するため，個々の患者で治療方針が異なる．また補助療法の期間が長いため，他疾患で通院・入院した患者でも現在進行形で乳癌の治療を受けている患者に遭遇する機会も少なくない．したがって，医療者として乳癌治療の概要を把握しておくことは大切である．

〈引用・参考文献〉
1) 日本乳癌学会: 2015年次乳癌登録集計
2) 厚生労働省: 全国がん罹患数2016年速報 https://www.mhlw.go.jp/content/10900000/000468976.pdf
3) 日本乳癌学会 編: 乳癌診療ガイドライン 疫学・診断編 2018年版, 金原出版, 東京, 2018.
4) 日本乳癌学会 編: 乳癌取扱い規約 第18版, 金原出版, 東京, 2018.
5) 日本乳癌学会 編: 乳腺腫瘍学 第2版, 金原出版, 東京, 2016.
6) International Society of Lymphology: Lymphology 46: 1, 2013.
7) 日本リンパ浮腫学会 編: リンパ浮腫診療ガイドライン 2018年版, 金原出版, 東京, 2018.
8) 野澤桂子, 藤間勝子: 臨床で活かす がん患者のアピアランスケア 第1版, 南山堂, 東京, 2017.
9) 日本癌治療学会: 小児, 思春期・若年がん患者の妊孕性温存に関する診療ガイドライン 2017年版, 金原出版, 東京, 2017.
10) 日本緩和医療学会: ガイドライン http://www.jspm.ne.jp/guidelines/
11) 厚生労働省: 治療と仕事の両立について https://www.mhlw.go.jp/stf/seisakunitsuite/bunya/0000115267.html
12) 日本HBOCコンソーシアム http://hboc.jp/

# 3 透析治療に関する総論

透析患者では瘙痒症が多く，スキントラブルも多い．透析には血液透析と腹膜透析があるが，それぞれ長所と短所を有する．血液透析ではバスキュラーアクセス，腹膜透析ではカテーテル出口部でスキントラブルが多い．瘙痒症感が強いときには，透析方法を工夫する．患者へのセルフケア指導も重要である．

執筆●日髙　寿美

## はじめに

透析患者は，さまざまなスキントラブルを抱えている．スキントラブルの要因として，①腎不全患者には高齢者が多く，加齢および腎不全の影響で皮膚に変化を生じ，皮膚瘙痒症が重度で高頻度にみられること，②血液透析（HD）で必要なバスキュラーアクセス（VA，いわゆる内シャントや動静脈グラフト）や，腹膜透析（PD）で必要なカテーテル出口部や皮下トンネル部周囲でのスキントラブル，③透析患者に高頻度に合併する末梢動脈疾患（PAD），コレステロール塞栓症（CCE）やカルシフィラキシスによるスキントラブル，④抗血小板薬や抗凝固薬をはじめとする多種の薬を服用することが多く，それら薬剤による影響，の4つに大きく分けられる．

本項では主に腎臓の働きと透析に関して概説するが，十分に透析治療を行い，尿毒素をできる限り除去することが基本的に重要である．そして，VAやPDカテーテル挿入部の皮膚のケアや全身の保湿を行い，瘙痒症を管理することが望まれる．

HD：
hemodialysis

VA：
vascular access

PD：
peritoneal dialysis

PAD：
peripheral arterial disease

CCE：
cholesterol crystal embolization

## 腎臓の働き

腎臓は背部に左右2つあり，合わせても250 g程度の重さしかないが，心臓から拍出される血液の20％が流れる重要な臓器である．腎臓の働きは大きく3つに分けられる．1つめは体に不要となった老廃物（過剰な塩分や酸，水分，尿毒素など）を尿として排泄する作用，2つめは体の中を常に弱アルカリ性に保ち，ナトリウム（Na），カリウム（K），カルシウム（Ca）やリン（P）などの電解質濃度を一定の範囲に保ち，血漿浸透圧を一定にする作用であり，3つめはホルモンを産生する臓器としての働きで，造血ホルモンであるエリスロポエチンを産生し，またCa代謝で重要なビタミンDを活性化する作用をもつ．腎臓はレニンという物質も産生し，血圧にも大きく関与する．

## 慢性腎不全の症状

慢性的に腎機能低下が続く状況を慢性腎臓病（CKD）とよぶ．CKDの定義は以下のとおりであり，①，②のいずれか，または両方が3カ月以上持続することで診断する[1]．
①腎障害を示唆する所見（検尿異常，画像異常，血液異常，病理所見など）の存在．
②糸球体濾過量（GFR）<60 mL/分/1.73m$^2$

CKDの重症度はGFR区分と蛋白尿区分をあわせたステージにより評価する．CKDステージG3b，つまり腎機能が中等度～高度低下では，腎の濃縮力

CKD：
chronic kidney disease

GFR：
glomerular filtration rate

# Chapter 3 スキントラブルに関する病態理解

低下による夜間多尿に気づくことがある程度で，症状はあまり現れない．腎機能がさらに低下したCKDステージG4（高度低下）になると，貧血や心不全の合併などにより，労作時の息切れや動悸を自覚したり，血圧が上昇したりする．さらに腎不全が進行すると，高血圧や全身の浮腫，胸水，腹水などが出現したり，尿毒素が体内に蓄積し，意識障害や消化器症状，出血傾向などさまざまな症状が出現する．このような場合を末期腎不全（ESRD）とよび，CKDステージはG5に含まれる．

ESRD： end stage renal disease

## ESRDの治療としての透析療法

ESRDに至った場合，腎移植を行うか，透析療法を行わないと生命を維持できない．透析は，老廃物の排泄，体内の水分や電解質，pHの調節を腎臓に代替して行う方法であり，エリスロポエチンやビタミンDの活性化は注射薬や内服薬で行う．透析療法にはHDとPDがある．わが国では2017年末で334,505人の透析患者がいるが，そのうち約97%がHDを行い，約3%がPDを行っている[2]．HDは多くが週3回透析施設に通院し，1回4時間の治療を行う．PDは患者の腹膜を通して透析液の交換をする方法で，自宅や職場で行う治療法である．病院の受診は月に1～2回程度でよく，自己（あるいは家族）で管理する治療法である．

### HD（血液透析）

HDでは血液が約200 mL/分の速度で体外に取り出され（脱血），ダイアライザーの中で清浄化された透析液と物質の交換や尿毒素の除去を行い，その後血液がまた体内に戻るという仕組みになっている（**図1**）[3]．ダイアライザーには1万本の中空糸とよばれる半透膜でできた線維が入っており，血液は中空糸の中を通る．透析液はダイアライザーの中で中空糸の外側を，血液の流れとは逆向きに500 mL/分の速度で流れる．つまり，血液と透析液は中空糸の膜の中と外をそれぞれ逆方向に流れており，直接混ざり合うことはない．中空糸の膜は半透膜でできており，水分と半透膜の小孔を通過できる物質のみ濾過できる性質をもつ．HDは半透膜を介して血液と透析液の間で水分や物質の移動を行う治療法で，その仕組みには拡散（**図2①**）と限外濾過（**図2②**）がある．

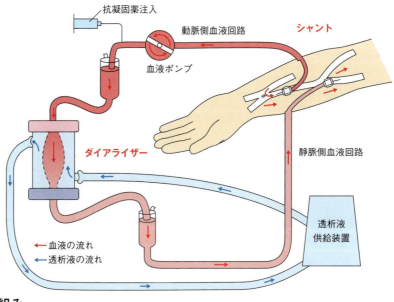

**図1　透析の仕組み**
日本腎臓学会ほか 編：腎不全 治療選択とその実際（2018年版）より転載，一部改変（cdn.jsn.or.jp/jsn_new/iryou/kaiin/free/primers/pdf/2018jinfuzen.pdf）

① 拡散の原理

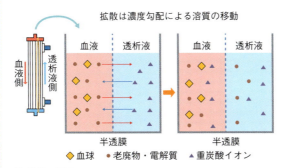

② 限外濾過の原理

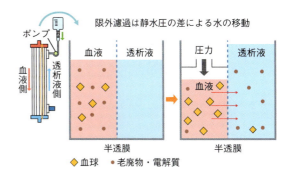

①：拡散の原理．
②：限外濾過の原理．

図2　HD（血液透析）の原理

[HDの原理：拡散・限外濾過]

　拡散とは，**図2①**に示すように，溶液内で半透膜の小孔を通過できる溶質分子が濃度の高いほうから低いほうへと移動することをいう．腎不全患者の血液中に多く存在するクレアチニンや尿素窒素，ナトリウム，カリウム，リンなど分子量の小さい物質は血液側から透析液側へ移行し，逆に透析液中に多く含まれている重炭酸イオンは小孔を通じて血液側へ入って体内へ補充されることになる．基本的に分子量の大きいアルブミンや免疫グロブリンなどの蛋白は通過できない（もし通過できてしまったとすると，血圧が低下し，生命に関わる）．拡散には小分子量物質を効率よく除去できる利点がある．

　限外濾過とは**図2②**に示すように，圧力をかけて血液中の余分な体液（主に塩分，水分）を除去する．限外濾過では，小孔を通過できる物質であれば分子量にかかわらず濾過液と一緒に除去されるため，分子量の大きい物質除去は拡散よりも優れている．

[HDの特徴および注意点]

　透析患者は透析間に飲食を行い尿が十分に出ないことから，体重が増加する．目標体重までの増加した分の体重と透析回路に充填されている溶液量（約200〜300 mL）を加えた量をHDの施行時間で割り，時間あたりの除水量を算出して除水する．

　HDを行うためにはVAが必須である．多くは前腕に動静脈吻合手術を行うことで，動脈血の一部が手指のほうへ回らず吻合部を通じて静脈に短絡して流れるようにする．そのような手術を行うことで，吻合した静脈には動脈血が多く流れることになり，その部位に穿刺を行い200 mL/分程度の血流を得ることを可能とする．そして，ダイアライザーを通って透析液と物質交換を行った血液を，脱血のための穿刺した静脈より中枢側へ戻すことにより，血液を連続してきれいにしていくことができる．

　HDを行うには，血液が異物と接すると凝固反応を来してしまうため，それを抑制するために抗凝固薬（多くはヘパリン）が必要となる．ヘパリンが少なすぎると固まりやすく，多いと出血のリスクがある．凝固しやすさは個人差があり，また赤血球の濃度や炎症の有無によっても凝固しやすさは変化するため，注意が必要である．

　HDはPDに比較して，効率よく尿毒症物質の除去ができる．しかし，逆に除水の程度にもよるが，血圧が低下しやすい．透析自体，週3回で1回4時間となると週に12時間しか物質の交換や除水ができないため，透析前後でのギャップが大きく，頭痛や透析後の倦怠感，血圧低下などの症状が現れやすい．

[HDFの原理]

　HD治療はさらにHDと血液濾過透析（HDF）という方法に分類できる．HDは拡散と限外濾過で溶質や水分の除去を行うが，HDFは透析液のほかに補充液を使用する．HDFはさらに2つの方法に分けられる．補充液をダイアライザーに入る前の回路に

HDF：
hemodiafiltration

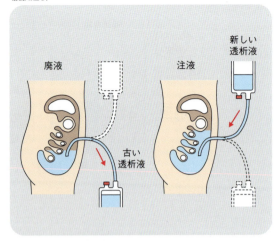
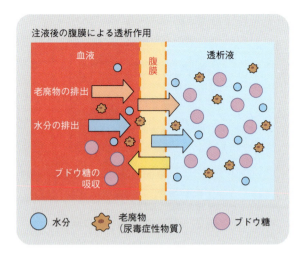

図3　PD（腹膜透析）の仕組み
日本腎臓学会ほか 編：腎不全 治療選択とその実際（2018年版）より転載．一部改変（cdn.jsn.or.jp/jsn_new/iryou/kaiin/free/primers/pdf/2018jinfuzen.pdf）

大量に入れ，ダイアライザーで大量に濾過する，いわゆる前希釈法と，ダイアライザーで多めに廃液してダイアライザーを過ぎた回路の部分で補充液を補う後希釈法がある．いずれにせよ，HDFはHDに比べてより大きい分子の物質まで除去できる透析方法である．皮膚瘙痒感が強い場合，尿毒素物質によると考えられるrestless leg syndrome*の場合やアミロイドーシスのリスクが高い場合などに，HDFはHDより効果的と考えられている．

*restless legs syndrome：下肢静止不能症候群．別名「むずむず脚症候群」．主に下肢に不快な症状を感じ，不眠などの状態を来す疾患．

## PD（腹膜透析）

PDは自己の腹膜を利用し，腹腔内に透析液を注入し，一定時間貯留している間に腹膜の毛細血管を介して，体内に不足している重炭酸イオンなどを透析液より体内へ取り込み，体内に過剰に蓄積しているカリウムやリン，尿毒素物質などを透析液側に移行させ，その後腹腔内の透析液を廃液することで血液浄化を行うものである（図3）．

PDの物質交換の原理は拡散で，腹膜は推定1〜2$m^2$の面積がある．拡散による溶質除去に影響を与える因子は，次の4つである．
①血液と透析液との溶質の濃度差
②溶質の分子量（小さなものほど早く移動する）
③有効な腹膜面積
④腹腔内での透析液の貯留時間

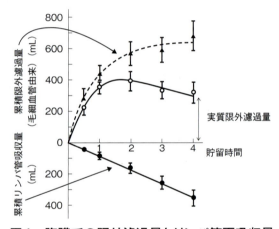

図4　腹膜での限外濾過量とリンパ管再吸収量
Mactier RA et al：J Clin Invest 80（5）：1311-1316, 1987．より引用．一部改編

腹腔内に貯留している透析液は持続的に一定の割合でリンパ管から吸収される（図4）[4]．

[PDの特徴および注意点]
リンパ管からの再吸収速度は腹腔内の静水圧によって変化するが，1〜2 mL/分といわれている．PDによる水分の除去量は，透析液の浸透圧に反応しておこる毛細血管を介した限外濾過量から，リンパ管への吸収量を引いた値となる．透析液にブドウ糖が高濃度存在することで，浸透圧差が生じ，体内から水分が除去される．尿量が維持され，PDによる除

水が少なくてよい場合には低濃度のブドウ糖を含む透析液で透析するが，尿量が減少してPDによる除水を増やしたい場合には，透析液のブドウ糖濃度が高いものを使用する（図5）[5]．さらに除水量を増やしたい場合には，分子量の大きなデンプンから成り，腹膜を介して吸収されないイコデキストリンの透析液を使用すると，長時間腹腔内に貯留していても持続的に除水することができる（図5）．

PDはHDと比較して，透析効率は低めだが，患者は病院には月に1回程度来るだけでよく，自宅で治療できる点が長所でもある．そして，ほぼ毎日PDを施行することにより，食事制限が血液透析より少ないことが患者のQOLの観点からも利点となる．尿量もHDに比較して長期間維持される．合併症としては腹膜炎が起こることがあり，腹膜炎をくり返すと腹膜機能が低下し，腹膜透析の継続が困難になることがある．腹膜炎を抗菌薬治療で改善できないときにはすぐカテーテルを抜去するなど，外科的処置も必要となる．

PDだけでの透析効率が低下した場合，すなわち必要な除水量が確保できない（=体液貯留），あるいは溶質除去が不良（とくにアミロイドーシスなどと関連するβ2-ミクログロブリンが高値など）の場合には，週に1回HDを行い，残り5～6日間PDを行うというハイブリッド方法もある．HDを併用することで腹膜を休めることができ，より長期間PDを続けることができる．

## 透析患者の皮膚瘙痒症

皮膚は外界とのバリア機能をもち，外界からの異物を防ぐ働きと水分蒸発を防ぐ働きがある．加齢とともに皮膚バリア機能は低下し，皮膚は乾燥する．透析患者でも顕著な皮膚の乾燥が認められる．その原因として，①脂質の減少，②天然保湿因子の減少，③角質細胞のターンオーバーと構造の変化，④免疫能の低下，⑤環境因子の影響があげられる．

皮膚が乾燥すると，バリア機能低下により外部の刺激や異物が皮膚を通して侵入し，炎症反応・湿疹・痒みをもたらす．痒みを知覚する神経線維（C線維）は，通常は真皮に存在するが，透析患者では表皮の角質層直下まで伸長している（図6）[6]．そのため痒みの閾値が低下している．

透析患者に痒みをもたらす原因として，皮膚の変化だけでなく，尿毒症物質の蓄積や透析治療の影響も考慮しなくてはいけない．十分な透析が施行できていないと，尿毒症物質が蓄積し，副甲状腺ホルモン（PTH），カルシウム，リン高値となり痒みの原因となる[7]．透析治療では血液が異物である透析回路やダイアライザー，また，ヘパリンなどの抗凝固薬と接触することにより，血小板活性化やサイトカ

PTH：parathyroid hormone

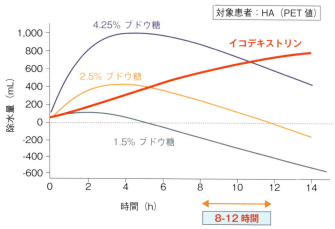

図5　コンピュータシミュレーションによる除水量の予測
イコデキストリンを使用すると，長時間（8～12時間）除水効果を示す．
Mujais S, Vonesh E：Kidney Int Suppl 62（supple 81）：S17-S22, 2002. より引用，一部改編

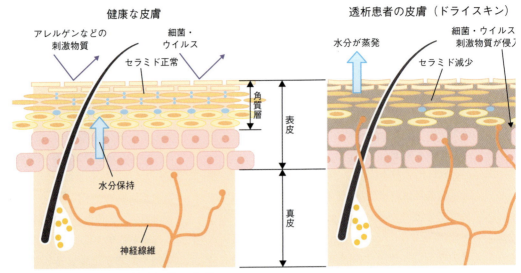

**図6　健康な皮膚と透析患者の皮膚**
小林修三 監, 日髙寿美, 坊坂桂子 編：やさしくわかる透析看護. 照林社, 東京, 2018. より転載, 一部改変

イン産生が起こる．近年，生体適合性のよいダイアライザーが造られ，滅菌方法もエチレンオキサイドガス（EOG）滅菌からγ線滅菌に変更され生体適合性が改善している．しかし，透析後に微熱が出現したり，瘙痒感が強くなったりする場合には，ダイアライザーが適正であるかなど検討する必要がある．

尿毒症物質は分子量が比較的大きいことから，しっかりと除去するためには，HDからHDFに変更し，より大きい分子量のものまで除去できるよう工夫するべきである．

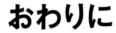

## おわりに

透析治療は確実に進歩しているが，患者の瘙痒感や倦怠感などを十分に除去できるレベルまでには至っていない．透析治療に関して，さまざまな工夫をすることで患者のQOLを改善させることが可能かもしれない．どのような透析治療を受けているのか，その内容を詳しく吟味し，改善すべき点があれば積極的に工夫することが望まれる．同時に，患者にセルフケアの重要性を認識してもらい，医療者が指導を行い，定期的に観察することが重要である．PADの治療においてはとくに早期発見に勝るものはない．そのため患者には足にも関心をもたせ，問題があれば積極的に医療者に伝えてもらうよう教育し，同時に足もきちんとケアをしてもらうようにする．

〈引用・参考文献〉
1）日本腎臓学会 編：エビデンスに基づくCKD診療ガイドライン2018，東京医学社，東京，2018．
2）新田孝作ほか：透析会誌 51（12）：699-766, 2018.
3）日本腎臓学会ほか 編：腎不全 治療選択とその実際（2018年版），2018．
4）Mactier RA et al：J Clin Invest 80（5）：1311-1316, 1987.
5）Mujais S, Vonesh E：Kidney Int Suppl 62（supple 81）：S17-S22, 2002.
6）小林修三 監，日髙寿美，坊坂桂子 編：やさしくわかる透析看護．照林社，東京，2018．
7）Takahashi N et al：Renal Replacement Therapy 2：27, 2016.

# 4 SSI（手術部位感染）に関する総論

SSIは切開創SSIと臓器/体腔SSIに分類される．SSIの発生を予防するためには，術前・術中・術後の対策が必要である．術後創管理では創傷治癒過程や管理に関する知識をもって観察とアセスメントを行うことが重要である．本項では，スキントラブルに関するSSIに関して概説する．

執筆●渡邉　学，桐林　孝治

SSI：
Surgical Site Infection

RI：
Remote Infection

*ASA-PS：米国麻酔学会術前全身状態分類
（ASA-PS 3：重度の全身疾患をもつ患者）

BMI：
Body Mass Index

## SSIとは？

### 定義

術後感染症は，手術部位感染（SSI）と遠隔部位感染（RI）に分類される．SSIは，「手術操作が及んだ部位に発生する感染」と定義され，医療関連感染の一つである．一方，RIは，「手術操作が及ばない部位の感染」であり，呼吸器感染症，血管内カテーテル感染，尿路感染症，抗菌薬関連性腸炎などが含まれる．本項では，術後感染症のなかでもスキントラブルに関連するSSIに関して概説する．

SSIは，感染の発生した部位により，切開創SSI（表層切開創SSI・深部切開創SSI）と臓器/体腔SSIに分類される（図1）[1]．また，SSIは人工物を使用しない手術では術後30日以内に発生，人工物を使用した手術では術後1年以内に発生したものと定義されている．

### 頻度

厚生労働省の院内サーベイランス事業により，SSIサーベイランスデータが集計され報告されている（表1）[2]．2017年の全手術合計のSSI発生率は5.4%であり，領域別では消化器外科系手術が8.3%と，もっとも多かった．消化器外科系手術のSSI発生率は全体平均のおよそ1.5倍の頻度であり，SSI発生例の90%を占めている．そのため，消化器外科系手術においては，とくにSSI発生予防対策に注意した周術期管理を行わなければならない．

### 危険因子

SSI発生には多くの因子が影響することが知られており，患者因子と手術因子に大別される（表2）[3]．なかでも，消化器外科系手術におけるSSI発生の危険因子には，ASA-PS*≧3，創分類（表3）[4]：汚染および感染創，手術時間延長，糖尿病，肥満（BMI≧30），術中輸血があげられている．一方で，

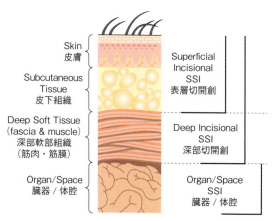

図1　SSI発生部位の模式図
Horan TC et al：Infect Control Hosp Epidemiol 13：606, 1992. をもとに作成

## Chapter 3 スキントラブルに関する病態理解

**表1　手術領域別SSI発生率**（文献2「SSIサーベイランスデータ」より集計）

|  | 手術件数合計（件） | SSI件数合計（件） | SSI発生率（％） |
|---|---|---|---|
| 全手術手技合計 | 292,031 | 15,889 | 5.4 |
| 消化器外科系手術 | 171,634 | 14,311 | 8.3 |
| 心臓・血管外科系手術 | 22,469 | 515 | 2.3 |
| 整形外科系手術 | 60,166 | 618 | 1.0 |
| 一般外科，脳外科，産婦人科，泌尿器科，耳鼻科系手術 | 37,762 | 445 | 1.2 |

調査期間：2017年1月1日～12月31日

厚生労働省院内感染対策サーベイランス事業 SSI部門公開情報 2017年年報 https://janis.mhlw.go.jp/report/ssi.html をもとに作成

**表2　SSI発生に関連する因子**

・患者因子
年齢，栄養状態，糖尿病，喫煙，肥満，すでにある感染巣，保菌，免疫応答，術前入院期間

・手術因子
手術時手洗い，皮膚消毒，術前除毛，術前皮膚処置，手術時間，予防的抗菌薬，手術室換気，器具の滅菌，異物挿入，ドレーン，手術手技

日本手術医学会 編：手術医療の実践ガイドライン（改訂版）．手術医学 34 Suppl：S1, 2013. をもとに作成

**表3　手術創分類**

| 創分類 | | 手術例 |
|---|---|---|
| Class I | 清潔手術 Clean wound | 1）炎症のない，非汚染手術 |
| | | 2）呼吸器，消化器，生殖器，尿路系に対する手術は含まれない |
| | | 3）一期的縫合創 |
| | | 4）閉鎖式ドレーン挿入例．非穿通性の鈍的外傷 |
| Class II | 準清潔手術 Clean-contaminated wound | 1）呼吸器，消化器，生殖器，尿路に対する手術 |
| | | 2）異常な汚染を認めない場合が該当 |
| | | 3）感染がなく，清潔操作がほぼ守られている胆道系，虫垂，膣，咽頭手術 |
| | | 4）開放式ドレーン挿入例 |
| Class III | 汚染手術 Contaminated wound | 1）発症4時間以内の穿通性外傷（事故による新鮮な開放創） |
| | | 2）清潔操作が著しく守られていない場合（開胸心マッサージなど） |
| | | 3）消化器系から大量の内容物の漏れが生じた場合 |
| | | 4）急性非化膿性炎症を伴う創 |
| Class IV | 不潔/感染手術 Dirty/infected wound | 1）壊死組織の残存する外傷 |
| | | 2）陳旧性外傷 |
| | | 3）臨床的に感染を伴う創 |
| | | 4）消化管穿孔例 |

JAID/JSC 感染症治療ガイド委員会 編：JAID/JSC 感染症治療ガイド 2011. ライフサイエンス出版，東京, p.2, 2012. をもとに作成

腹腔鏡手術はSSI発生を軽減する因子とされている[5].

## 予防対策

SSIはいったん発生すると，入院期間が延長し，医療費が増大するため，患者の精神的負担だけでなく経済的負担も増加する．日本外科感染症学会主導の，腹部手術・心臓手術におけるSSI発生による術後在院日数と医療費に関する研究では，SSIが発生すると，術後平均在院日数は20.7日延長し，総医療費は約85万円増加することが示された．とくに心臓手術においては，SSI発生により術後平均在院日数は49日延長し，総医療費は約284万円増加していた．このことからも，SSI予防対策は医療経済的にも非常に重要であることが示された[6].

SSIの発生を予防するためには，術後創管理だけでなく，術前・術中・術後それぞれの時期での対策が必要である．そこで，SSI予防対策のポイントを解説する．

[術前]

SSI発生に関連する危険因子のなかでも，糖尿病や喫煙などの患者因子は可能な限り手術までにコントロールしておくのが望ましい．また，皮膚切開部の消毒効果を高めるために，手術前夜や当日朝のシャワー浴や入浴により汚れや異物を除去し皮膚を清浄化することが勧められる．除毛は，手術に支障がない限り行わないのが原則であり，体毛が手術の支障となる場合に限り手術直前にサージカルクリッパーによる除毛を行う．

[術中]

無菌野の設定と維持を常に考慮し行動する．当然であるが術操作は無菌で行い，術野ではすべて滅菌器械・材料を使用する．また，手術患者の低体温（36℃以下）はSSI発生の危険性を増加させるため，周術期には積極的に正常体温を保つための体温管理に努める．

[術後]

血糖値の管理，創およびドレーンの管理が重要となる．手術後48時間までは血糖値が高いとSSI発生の危険性が増大するため，血糖値の調整を行う[3, 5]．創およびドレーンの管理については後述する．

患者の治療やケアを行うときには，交差感染対策のため手指衛生の遵守をはじめとする標準予防策（SP）の徹底を行うことが重要である．また，創部処置を行う際には，サージカルマスク，手袋，エプロン，ゴーグルなどの個人防護具（PPE）を適切に使用し，無菌的操作を厳守することによりSSI発生を予防する．

SP：standard precautions

PPE：personal protective equipment

# SSIとスキントラブル

手術創は，治癒過程・創閉鎖により一次治癒創，二次治癒創，三次治癒創に分類される（表4）[7]．一次治癒創は，SSIが発生せず縫合閉鎖された手術創であり，創分類におけるClass Ⅰ清潔手術・Class Ⅱ準清潔手術に多い．Class Ⅲ汚染手術・Class Ⅳ不潔/感染手術においては，創を縫合閉鎖せずに開放のまま治癒過程を進める二次治癒創となることがあるが，肉芽形成と上皮化が必要であり長期間の創傷管理が必要となる．また，感染がコントロールされたのちに縫合閉鎖を行う場合，三次治癒（遷延一次治癒）創となる．

手術により一期的に閉鎖した切開創は，術後48時間程度経過すると皮膚は癒合し，皮膚表面からの汚染はされにくくなる．ガイドラインでは，「手術で縫合閉鎖した創部は術後24〜48時間滅菌被覆材料で被覆し保護する．それ以降は被覆の必要はない．また基本的に創部を消毒する必要はない」[8]とされている（図2）．被覆材料については，さまざまな被覆材料とガーゼとの比較において，SSI発生に差がなかったとの報告がされており，創の状態やコストを考慮して選択する．

切開創SSIによる皮膚所見の変化（いわゆるスキントラブル）は，術後5〜7日で初めて出現するものであり，早期に判定できるものではない．手術創の感染は，そのほとんどが縫合後の閉鎖腔に発症する．そのため，創感染の治療としては創を開放し膿

### 表4　手術創の治癒過程

| 一次治癒創 | 手術縫合創は，感染などの治癒を傷害する因子が生じなければ上皮の離開はほとんどなく，最小の肉芽形成，瘢痕形成で治癒する． |
|---|---|
| 二次治療創 | 感染の存在などによって上皮の離開が自然に生じて開放創となることもあるが，膿瘍のドレナージのために意図的に創を開放することもある．この開放創のまま管理すると増殖期の肉芽形成に続いて組織の収縮が生じ，瘢痕組織として創が変形して治癒する． |
| 三次治療創（遷延一次創） | 感染が制御され，肉芽形成された時点で再び開放創を閉鎖すると，その後の治癒過程が短縮され，瘢痕が少なく変形の少ない創となって治癒する． |

日本外科感染症学会 編：消化器外科SSI予防のための周術期管理ガイドライン2018. 診断と治療社，東京，p.12, 2018. をもとに作成

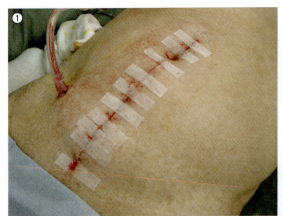
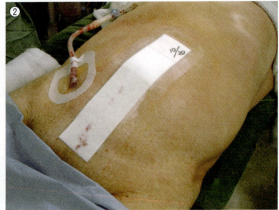
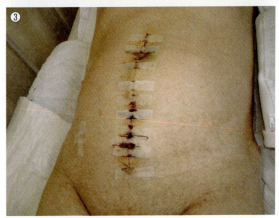

①：手術終了時．腹部正中創および腹腔内留置ドレーン（閉鎖式）．
②：創部は，滅菌被覆材にて48時間保護．
③：48時間以降に被覆材除去し，開放にて管理（ドレーンは抜去されている）．

### 図2　大腸切除術後創部

や滲出液などのドレナージを行い，場合によって創洗浄を行う．また，必要であれば異物となる細菌や壊死組織などを除去するデブリードマンにより，創傷治癒過程の改善・促進を図る．このように，切開創SSIが発症し創離開などが起こると一時治癒は望めなくなり，二次治癒過程をとることとなる．また，創離開により，感染が腹壁・腹腔内に及んで腸瘻を形成すると，さらにスキントラブルを起こしやすくなる．

## 4 SSI（手術部位感染）に関する総論

> 看護師にここを見てほしい！

切開創SSIによるスキントラブルの早期判定は困難であるが，皮膚所見の変化がみられなくても，創部の疼痛悪化，発熱や白血球増多などの全身的炎症所見によりSSI発生の予測をすることは可能である．また，術後2～3週間まではSSIが発生する可能性があるため，経過良好であっても毎日の創部観察を行い，「創感染の徴候」を見逃してはならない．創感染が発症すると，まず創周囲の発赤，腫脹，浮腫，圧痛，熱感などの蜂窩織炎の症状がみられる．さらに，感染が進行すると創部は離開し膿性分泌物や多量の滲出液がみられるようになる（**図3**）．そのため，創部の観察では，皮膚所見だけでなく，排液の量・性状の変化，臭気に関しても注意深く観察を行う．消化器外科系手術では，排液が膵液・胆汁・消化液などであれば，術式を考慮しながら創と消化管もしくは他臓器との交通を疑う．多くの場合，縫合不全による臓器/体腔SSIの発生が考えられる．腸管との交通性がある場合，多量の排液により皮膚が刺激されるため，排液から周囲皮膚を保護する処置を行う必要がある．また，腐敗臭がする排液がみられた場合は，嫌気性菌の感染を疑う．術後にドレーンが留置されている場合も同様に，排液の量・性状などを毎日観察することが重要である．これらの観察項目以外に，患者の基礎疾患（糖尿病や代謝性疾患など）の確認と病状の把握，手術対象臓器の確認を行い，創傷治癒に影響を与える全身的および局所的因子についても考えながらアセスメントしケアを行う．

創傷管理において，看護師は重要な役割を担っており，看護介入によって創傷治癒過程が促進することも遅延することもある．そのため，創傷治癒過程や管理に関する知識をもって観察とアセスメントを行うことが重要である．また，「創感染の徴候」を見逃さずSSIおよびスキントラブルを早期発見することにより，医師とともに早期治療を行うことが望まれる．

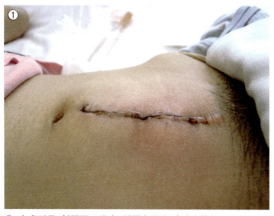
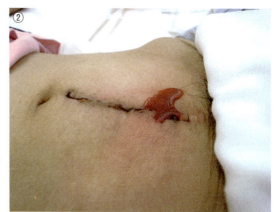

①：皮膚所見：創周囲の発赤・腫脹を認め，疼痛も伴う．
②：創部離開し，膿性分泌物が排出された．

**図3 切開創SSI症例**

〈引用・参考文献〉
1) Horan TC et al：Infect Control Hosp Epidemiol 13：606, 1992.
2) 厚生労働省院内感染対策サーベイランス事業 SSI部門公開情報 2017年年報 https://janis.mhlw.go.jp/report/ssi.html
3) 日本手術医学会 編：手術医療の実践ガイドライン（改訂版）．手術医学 34 Suppl：S1, 2013.
4) JAID/JSC感染症治療ガイド委員会 編：JAID/JSC感染症治療ガイド2011．ライフサイエンス出版，東京，p.2, 2012.
5) 日本外科感染症学会 編：消化器外科SSI予防のための周術期管理ガイドライン2018．診断と治療社，東京，p.12, 2018.
6) Kusachi S et al：Surg Infect（Larchmt）13（4）：257, 2012.
7) 日本外科感染症学会 編：第1章F 創傷治癒のメカニズムと創傷管理．周術期感染管理テキスト．診断と治療社，東京，p.11, 2012.
8) Dumville JC et al：Cochrane Database Syst Rev 12：CD003091, 2016.

# 5 整形外科の固定法

骨折のみならず靭帯損傷，腱断裂，重度の軟部組織損傷がある場合，あるいは疼痛緩和を目的として，局所の安静を保つためにさまざまな外固定が用いられる．本項では，整形外科で主に用いられている水硬性樹脂を用いた固定包帯（キャスト，ギプス包帯）や副子（ギプスシーネ）の基本操作や注意点，スキントラブルなどの合併症について解説する．

執筆●松尾　光祐

## ギプスを用いた固定法の種類

[ギプス固定]

患肢をギプス包帯で全周に固定する方法で，固定力が強い．一方で，固定後の腫脹によりギプス内圧が上昇し，循環障害を起こす可能性があるため，腫脹が強い場合，骨折急性期には使用を避ける．

[ギプスシーネ固定（副子固定）]

水硬性樹脂の板をフェルトで包んだギプスシーネが市販されており，これを用いることが多い．全周を硬い材質で固定するギプス固定と異なり，弾性包帯で固定するため，固定部での内圧上昇が起こりにくい．

[ギプスシャーレ]

ギプス固定後ある程度経過した後に，固定していたギプスを半切し，ギプスシャーレとして利用する．付け外し可能であるが，ある程度の固定性が得られるため，ギプス治療での終盤において，外固定を完全に除去するには不安がある時期に用いられる．

## ギプス固定の基本操作

現在もっとも汎用されているプラスチック製のキャストについて述べる．

準備：ストッキネット（チューブ包帯），下巻き用包帯（わた包帯），ギプス，水（室温）を入れたバケツ，手袋，ギプス用のハサミ，テープ，タオルなど．

### ストッキネット（チューブ包帯）の装着

体格に合わせて患部を圧迫しない太さのものを選択する．端部を折り返せるよう長めに用意する．ギプス端部の皮膚への当たりを緩衝させ，ギプスをカットする際に皮膚を守るため，二重に折り返して使用することもある．しわやたるみを作らないように注意する（図1）．

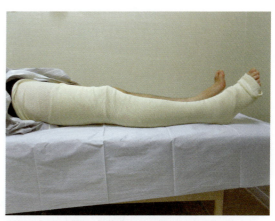

ストッキネットは長めに装着する．シワをできるだけ伸ばす．
図1　ストッキネットの装着方法

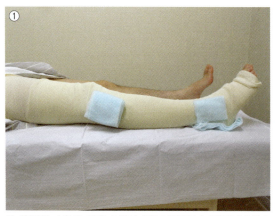
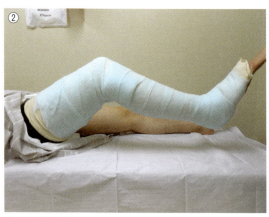

①：腓骨頭，内外果，踵部，肘頭など骨突出部は皮膚潰瘍を作りやすいためクッションを厚くする．

②：わた状の包帯はゆるすぎると，のちにギプスのゆるみの原因となるため，適度な緊張をかけて巻く．

**図2　下巻き用包帯装着方法**

[ポイント]

　ストッキネットを巻く際，骨折部などに負担がかからないよう患肢をしっかり支えながら（骨折部に牽引力を加えながら）装着する．患肢を支える，ストッキネットを装着する，しわを伸ばすなどの作業は一人ではできない．助手と術者が協力して行う．

## 下巻き用包帯装着

　わた状の包帯を用いることが多い．固定する肢位でゆるまないように適度の緊張をかけながら巻く．ゆるすぎるとギプス固定時にギプスと皮膚の間に隙間ができてしまい，固定性が失われてしまう．ギプスの固定範囲よりも広く巻く．腓骨頭，足関節内外果，踵部などの骨突出部には下巻き用包帯を厚めに当てるか，スポンジを当てる（**図2**）．

## ギプス巻き

　手袋やエプロンなどを装着し，ギプス包帯の樹脂材が付着しないようにする．患者にも付着しないようにビニールシートやタオルで保護して行う．室温程度の水につけ，ギプス包帯全体に水が行き渡るよう軽く揉んでから，水から取り出し軽く絞る．固まらないうちに素早く患肢に巻きつけていく．

[ポイント1]

　温水を使ったり，ギプスを強く絞りすぎると早く固まりすぎ，形を整えることができない．握るとま

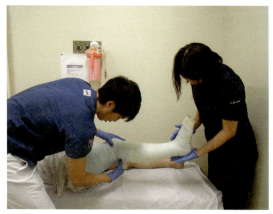

助手は手のひらで支え，良肢位を維持する．ギプス包帯を手早く巻いて，助手と術者が協力してモールディングを行う．膝蓋腱の内外側，膝窩，土踏まず，手掌など押さえるべき部分はしっかり押さえ陥凹をつける．

**図3　ギプス巻きのポイント1**

だ水が滴る程度に絞るのがポイント．

[ポイント2]

　ギプス包帯は開封すると空気中の水分を吸収して徐々に硬化していくため，直前に開封する．あえてギプス包帯を水につけずに巻き，ゆっくり固めることもある．

　巻きつけたらモールディングを行う．モールディングはしっかりギプスに凹凸をつけることで患肢にフィットさせ固定性を上げる作業である（**図3**）．

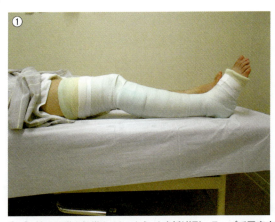 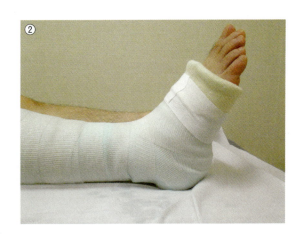

①,②:端の下巻き包帯やストッキネットを折り返し,テープで固定する.

**図4　ギプス巻きのポイント2**

[ポイント3]
　助手はギプスの上から患肢を支える際,指先で凹みを付けないよう,手のひらで支える.

[ポイント4]
　皮下組織の薄い部分,ギプスの端部などでのギプスの凹みは皮膚潰瘍の原因となりうるため注意する.とくにギプスの端部は皮膚トラブルの起こりやすい部分なので,場合によっては創傷被覆材などで皮膚を保護する.

　固定がしっかりされていることを確認し,端部の余計な部分をギプス剪刀などでトリミングする.長めに残していたストッキネットや下巻き包帯を折り返し,幅の広いテープで固定する.皮膚を傷つける可能性のあるギプスの凹凸もテープなどでカバーする(図4).

[ポイント5]
　ギプスは完全に硬化するまで20分程度かかるため,ある程度固まった後でもしばらく固定肢位を維持させる.

## ギプスカット

　ギプスカット中はガラス繊維やポリエステル繊維の粉が飛散するため,術者や助手,患者は目や口,顔をマスクやゴーグル,タオルなどで保護する.

　ギプスカッターは押し付ける分にはストッキネットや皮膚などの柔らかいものは切れないが,横に動かすと切れてしまう.また,熱を発するため熱傷の危険があり注意を要する.ストッキネットや下巻き包帯をハサミで切る際にも,皮膚を切らないように注意する.

[ポイント1]
　熱傷,裂傷を避けるため,皮膚とギプスの間にできるだけ隙間を作りながらカットする.

[ポイント2]
　術者はカッターを両手で操作する.助手は患肢を支え,術者がカットしやすいようアシストする.

[注意]
　患者はギプスカッターに恐怖を感じる.過度の恐怖と緊張により,患者が動いてしまうと危険である.ギプスカット前に十分に説明し,ギプスカットの最中に驚いて動いてしまわないよう注意する.

## ギプスシャーレの作成

　ギプスカット後も固定を継続したい場合,カットしたギプスを弾性包帯などで患肢に当て固定することがある.カット面をストッキネットなどで覆い皮膚潰瘍ができないように保護する.

# ギプスシーネ固定の基本操作

ギプスシーネは全周をギプスで覆わないため，循環障害を起こしずらいというメリットがあるため，急性期に使用されることが多い．また，取り外しも可能なため，創処置が必要な場合などにも使われる．固定力はギプスに劣る．

## ギプスシーネの準備

現在は板状のギプスがフェルトなどの生地で包まれたものが市販されており，多くの施設がこれを用いている．水で硬化させる従来のものに加え，光で硬化させるものもある．室温程度の水，余分な水分を取るためのタオル，弾性包帯，患者が濡れないように保護するビニールシートやタオルを準備する．

## ギプスシーネ装着

術者が整復操作などを行い，そのまま固定肢位を維持して患肢を支える．助手が用意したシーネをあてがい，術者と協力して設置位置を調整する．また，端を折り返すなどして長さを調整する．術者は固定肢位を維持することに専念し，助手が弾性包帯で固定する．足関節や手関節ではシーネをU字にし，内外側あるいは掌背側両面から固定することもある（図5）．

［ポイント1］
シーネを作成する際の包帯は，ゆるく巻きすぎるとシーネが患肢にフィットせず固定性が得られないため，強めに巻く．弾性のない包帯を用いてもよい．弾性包帯を強めに巻いた場合，弾性のない包帯で固定した場合はシーネが固まった後，弾性包帯での巻き直しを行い，過度な圧迫による循環障害を予防する．

［ポイント2］
ギプスと同様，助手はシーネを支える際，手のひら全体で支え，指による凹みを作らないようにする．

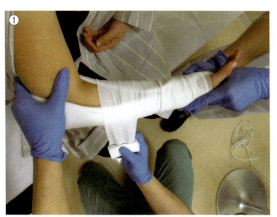

①：術者は整復位を保持することに重きを置き，助手がシーネをあてがうのを補助し，包帯を巻いていく．

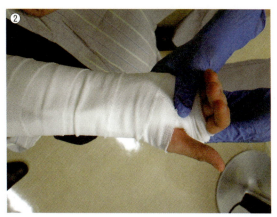

②：手掌など陥凹をつけるべき部分は母指などでしっかりと押さえる．

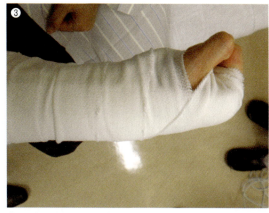

③：固定の必要のない関節（写真ではMP関節）の可動制限が起きないようにシーネの長さに注意する．

**図5　ギプスシーネ装着方法**

逆に手掌や足底などしっかり固定したい部位においては，術者がしっかり押さえ凹みをつける．

# 合併症

## 循環障害

骨折の急性期にギプス固定を行うと循環障害を起こし，重症例では不可逆的な機能障害を来すため通常はギプスシーネによる固定を行う．急性期にギプス固定を行う場合には縦割を入れ，隙間を作ることがある．固定後の腫脹を軽減するため，患肢挙上とクーリングを指示する．また，固定部以外の手指や足趾を十分に動かし，循環改善を促す．疼痛の増強（とくに頻回の鎮痛薬の服用を要する場合），皮膚の紫色変化，知覚鈍麻などある場合には躊躇せずにギプスやシーネを除去し，それでも改善しない場合には緊急の減張切開術なども考慮する．上記症状が出現した場合には，夜中でも救急外来を受診する必要があることを必ず患者や家族に説明しておく．処置が遅れると不可逆的な阻血性拘縮（フォルクマン拘縮）を来す．

表層の循環障害が長引くと，皮膚に水疱を形成し，皮膚壊死を来すこともある．

## 皮膚障害

循環障害による皮膚障害のほか，骨が突出している部分では圧迫による褥瘡ができやすい．これらの部分には十分な緩衝材を当て，皮膚を保護する．また，ギプスを保持する指先などによる凹みや，ギプスが完全に硬化する前に患肢を置いた台や枕の角などによる凹みも褥瘡の原因となりうる．ギプスやシーネが完全に硬化するまで20分程度の時間がかかることを念頭に置く必要もある．また，ギプスの端部では皮膚に負担がかかることが多く，褥瘡が好発する．上肢では三角巾で吊るしたり，下肢では枕などを使用して端部が皮膚に食い込まないように指導する．

## 不良固定肢位

骨折の安定が得られる範囲で，できる限り良肢位に近い固定が必要である．ギプスが完全に硬化するまで固定肢位を保つことが重要である．

## 末梢部の浮腫

しばしば固定部の末梢側に浮腫を生じ，皮膚障害の原因となることもある．ギプスによる過度な圧迫がないか，注意が必要である．患肢挙上や手指・足趾の運動を積極的に勧める．

## ギプスのゆるみ

患肢の腫脹が改善するとギプスと皮膚の間に隙間が生じ，擦れて皮膚障害につながることがある．固定性も低下するため，その場合にはギプスを巻き直す．

### 看護師にここを見てほしい！

ギプス固定やシーネ固定に伴う皮膚トラブルは少なくない．医師は骨折部の整復位に意識を向けなければならないため，助手を務める看護師は積極的に潰瘍を作りそうな部分の確認と保護を行ってほしい．また，ギプスによる障害でもっとも避けなければならないのは，大きな後遺障害を来す阻血性拘縮であり，本人，家族への十分な注意と理解が必要である．

〈引用・参考文献〉
1）日本骨折治療学会教育委員会 編：整形外科 骨折ギプスマニュアル，メジカルビュー社，東京，2014．
2）山中 芳：ギプス固定・装具固定による合併症の予防．日本臨床整形外科学会 編：運動器スペシャリストのための整形外科外来診療の実際．中山書店，東京，pp.102-104，2014．
3）三浦裕正：関節拘縮，関節強直および病的脱臼．神中整形外科学 下巻 改訂22版，南山堂，東京，pp.448-455，2004．

# 6 栄養とスキントラブル

スキントラブルや創傷の予防・治療には，総合的な栄養管理が必須である．ここでは，栄養素と皮膚の生理，スキントラブルについての知見を紹介する．さらに，近年では欠乏の補充のみではなく，創傷治癒促進や皮膚脆弱の改善などを目指したプラスαの栄養管理にも注目が集まっている．

執筆●飯坂 真司

## 栄養と皮膚

スキントラブルや創傷の予防・治療には，栄養管理が必須である．たとえば，低栄養は，褥瘡の発生・治癒のリスクファクターとして広く知られ，どの褥瘡ガイドラインも積極的な栄養管理を推奨している[1, 2]．糖尿病性足潰瘍では，血糖コントロールや神経障害・動脈硬化予防のためにも栄養管理が必要とされる[3]．特定の栄養素の欠乏・過剰が皮膚や創傷に影響することは古くから知られている（表1）[4, 5]．単一の栄養素の欠乏は環境要因のみでなく，遺伝性代謝障害でも認められる．一方，臨床では，低栄養をベースとして複数の栄養素が欠乏している状態も多く認められるため，総合的な栄養管理が必要となる．さらに，近年では，欠乏の補充のみではなく，機能性をもつ成分を強化することによる創傷治癒促

**表1 微量栄養素の皮膚に対する生理作用と欠乏症**

| 分類 | | 生理作用 | 皮膚に関係する欠乏症 | 欠乏症のリスク |
|---|---|---|---|---|
| 脂溶性ビタミン | ビタミンA | 視角，成長，皮膚・粘膜形成 | 皮膚の乾燥，角質の肥厚，角化 | |
| | ビタミンD | 骨形成，筋たんぱく合成 | くる病・骨軟化症，骨粗鬆症，サルコペニア，転倒によるスキン-テア | 日光曝露不足 |
| | ビタミンE | 抗酸化作用 | 光老化 | 抗菌薬長期使用 |
| | ビタミンK | 血液凝固，カルシウム代謝 | 易出血性，新生児メレナ | |
| 水溶性ビタミン | ビタミンB₁ | エネルギー代謝 | 脚気，神経障害 | アルコール依存，高カロリー輸液 |
| | ビタミンB₂ | エネルギー代謝 | 口内炎，脂漏性湿疹，舌炎 | |
| | ナイアシン | 糖，アミノ酸，脂質代謝 | ペラグラ，日光誘発性紅斑，水疱，びらん，神経障害 | |
| | ビタミンB₆ | アミノ酸代謝 | 舌炎，口角炎，口唇炎，脂漏性湿疹，神経障害 | |
| | ビタミンB₁₂ | 脂質・アミノ酸代謝，核酸合成 | 舌炎，神経障害 | 胃切除，菜食主義 |
| | 葉酸 | アミノ酸代謝，核酸合成 | 動脈硬化，創傷治癒遅延 | |
| | パントテン酸 | 糖代謝 | 末梢神経障害，皮膚炎 | |
| | ビオチン | 糖新生，脂肪酸合成 | 乳幼児の皮膚乾燥，びらん，紅斑，脱毛，皮膚炎成人の脱毛，脂漏性湿疹，紅斑性湿疹 | 生卵大量摂取 |
| | ビタミンC | コラーゲン合成，抗酸化作用 | 壊血病，出血，角化，脱毛，創傷治癒遅延 | |
| 微量元素 | 亜鉛 | 様々な酵素の活性中心 | 角化，皮膚炎，脱毛，創傷治癒遅延，口唇炎，口角炎など | |
| | セレン | 抗酸化作用 | 爪白色化，毛髪異常，皮膚炎，筋炎 | |

169

進や皮膚脆弱性の改善，抗加齢などにも注目が集まっている．

# 栄養不足によるスキントラブルと予防

## 栄養状態（低栄養，肥満）

　低栄養は，骨格筋量や内臓蛋白の減少に始まり，免疫能が低下し，創傷治癒遅延を引き起こす（図1）[6]．低栄養や飢餓状態では，皮膚の細胞外マトリクス（コラーゲンや弾性線維）や皮脂，皮下脂肪の量的減少や変性によって，皮膚が脆弱になると考えられている[7, 8]．低栄養に関連する加齢によるフレイル（虚弱）も，高齢者の皮膚粘弾性低下に関与するため[9]，スキンケアにおいてもフレイル対策が必要になってきている．十分なエネルギー・たんぱく質の摂取が，創傷予防・治癒促進には推奨されている．

　反対に，肥満も，皮膚の酸化ストレスを高め，皮膚脆弱性に関わる可能性がある[10]．肥満は物理的にも腋窩・腹部・鼠径部の皮膚の摩擦を高め，発汗・湿潤も加わり，スキントラブルを引き起こす．

## アミノ酸・ペプチド

### ［アルギニン］

　アルギニンは，侵襲時に必要量が高まる条件つき必須アミノ酸である（図2）．アルギニンは，アンモニアを尿素に変換する尿素回路を通じて，コラーゲンの成分の一つであるプロリンへの代謝，一酸化窒素による血管拡張・免疫賦活，ポリアミン合成による細胞分裂促進に関与する．アルギニン，亜鉛，ビタミンCの同時投与は，褥瘡治癒を促進することがメタアナリシスで報告されている[11]．

### ［コラーゲンペプチド］

　コラーゲン自体は，分子量が大きいため直接摂取しても吸収されない．一方，人工的に加水分解したコラーゲンペプチドは，主に2つのアミノ酸が結合したジペプチドとして体内に吸収され，真皮の線維芽細胞を活性化し，コラーゲン合成を促進することがわかってきた（図3）．コラーゲンペプチドと微量栄養素を強化した経口補助飲料は，褥瘡の治癒の促進，皮膚脆弱性の改善に効果的であることが報告

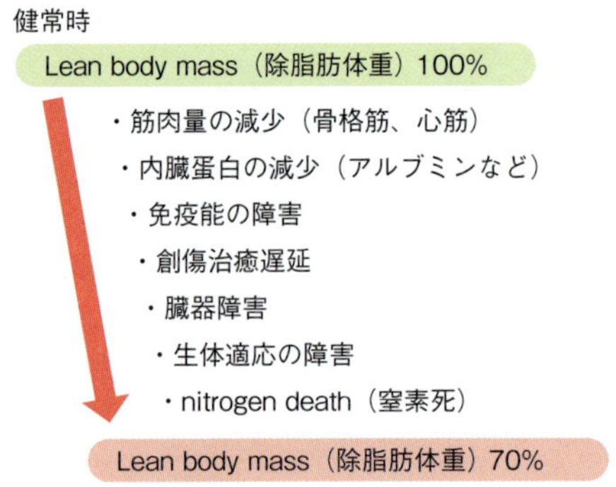

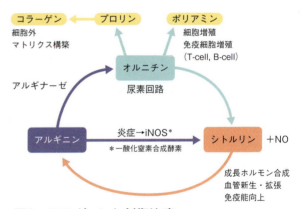

図1　低栄養の転帰：nitrogen death
Stefee WP : JAMA 244（23）：2630-2635, 1980. より引用，一部改変

図2　アルギニンと創傷治癒

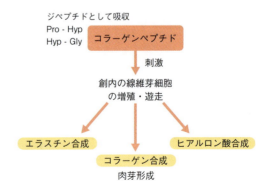

図3　コラーゲンペプチドと皮膚

されている[12, 13].

## 脂肪酸

脂肪酸は生体膜，皮脂，細胞間脂質の構成成分として皮膚の機能維持に関わる．とくに必須脂肪酸欠乏では，皮膚バリア機能が低下し，皮膚炎，鱗屑，脱毛が生じる．脂肪酸は，二重結合の数により，飽和脂肪酸と不飽和脂肪酸（一価，多価）に分類され，多価不飽和脂肪酸のn-3系脂肪酸とn-6系脂肪酸の比率は，炎症やアレルギーと関与する．n-3系脂肪酸のドコサヘキサエン酸（DHA）やエイコサペンタエン酸（EPA）は，炎症抑制，好中球・リンパ球の接着分子発現などに関与し，褥瘡の治癒に関連したとも報告されている[14]．反対に，n-6系脂肪酸は，アラキドン酸に代謝され，プロスタグランジンなどの炎症メディエーターの産生に関わる．通常の食事で欠乏に至ることは稀であるが，長期間の静脈栄養や成分栄養剤による経腸栄養時に脂肪乳剤が使用されていないと，必須脂肪酸欠乏になりやすい．

DHA：
docosahexaenoic acid：

EPA：
eicosapentaenoic acid

## ビタミン

ビタミンには脂溶性（A，D，E，K）と水溶性（B群，C）がある．脂溶性ビタミンは過剰症にも注意が必要となる[4, 5]．また，明らかな欠乏症までには至らなくても，摂取不足によって皮膚や創傷への影響することもある．

ビタミンA（レチノール）は，活性型であるレチノイン酸に代謝され，視覚，細胞増殖など多彩な生理作用を有する．欠乏症としては，皮膚の乾燥や角化がある．サプリメントからのビタミンAの過剰摂取に注意が必要である．

ビタミンDは，カルシウム代謝，骨形成に関与しているが，最近は筋たんぱく合成促進作用やインスリン分泌，炎症・免疫への影響も着目され，糖尿病性足潰瘍の治癒を促進する可能性も報告されている[15]．

ビタミンEは，不飽和脂肪酸の抗酸化作用を有するため，酸化ストレスによる皮膚の光老化を予防する可能性がある．われわれの研究で，地域高齢者では，抗酸化ビタミンであるビタミンEとビタミンCの習慣的な摂取量の多さが，皮膚の真皮密度の高さと関連していた[16]．抗酸化ビタミンの強化摂取による皮膚脆弱性の予防・改善が期待されるが，科学的な知見はまだ少ない．

ビタミンKは，血液凝固に関わるビタミンである．ビタミンKを阻害する抗凝固薬（ワーファリン）を服用している場合には，ビタミンKを多く含む食品の制限もあり，易出血傾向となりやすく，四肢の出血斑，スキン-テアが生じやすい．

ビタミンB群はさまざまな代謝の補酵素として働く．ビタミン$B_1$はエネルギー代謝に関わり，不足すると中枢・末梢神経障害，脚気が生じる．欠乏症は，アルコール依存症患者や高カロリー輸液中におこりやすい．ビタミンB群欠乏症の多くは口腔内や周囲のびらん，舌炎，脂漏性湿疹などを生じる．ナイアシンは，ニコチン酸とニコチンアミドの総称であり，エネルギー代謝に必要な酸化還元酵素の補酵素である．ナイアシン欠乏症にはペラグラがあり[17]，消化器症状，精神・神経症状に加え，露光部や摩擦部（手背，顔面，頸部など）に対称性に水疱，びらんを伴う紫紅色の滲出性紅斑や，鱗屑・痂疲を伴う赤褐色斑などの皮膚症状を呈する．ビタミン$B_6$，$B_{12}$欠乏では末梢神経障害が生じる．これら2つと葉酸は，ホモシステイン代謝にも関わる．ホモシステインは，酸化ストレスを亢進し，下肢の動脈硬化を助長する[3, 18]．

ビタミンCは，アミノ酸であるプロリンの水酸化の補酵素としてコラーゲン合成を促進する[19]．ビタミンCには抗酸化作用もあり，ビタミンEの再利用に関わる．ビタミンCにも壊血病，歯肉出血など欠乏症が知られているが，臨床では稀である．

## 微量元素

亜鉛は細胞の遺伝子複製や増殖に必要な，さまざまな酵素に含まれる微量元素であり，体内では約60％は筋肉，20〜30％は骨に存在する[20, 21]．亜鉛が欠乏すると脱毛，肢端や開口部周囲の皮膚炎，創傷治癒遅延，味覚障害，発育障害，性腺機能不全，食欲低下，下痢，易感染などが生じる．遺伝性の腸性肢端皮膚炎以外に，臨床では，摂取量低下，薬剤によるキレート作用，疾患による吸収・排泄異常の

ため，血清亜鉛値が低下する．血清亜鉛値60 μg/dL未満を欠乏，60〜80 μg/dL未満を潜在性欠乏とする[20]．中心静脈栄養の微量元素剤には亜鉛が含まれてはいるが，長期間の継続した場合に不足することがある．

セレンには，酸化ストレスからの保護作用があり，欠乏症として心筋障害，筋症状以外に爪白色化や毛髪変化などの皮膚症状がある．通常の食事でセレン欠乏は生じないが，セレンが添加されていない完全静脈栄養やセレン含有量の少ない経腸栄養剤や特殊ミルクを長期間使用することにより欠乏することがある[22]．

**表2 高齢者（70歳以上）の皮膚に関わる栄養素の食事摂取基準**

|  | 男性 | | | | 女性 | | | |
|---|---|---|---|---|---|---|---|---|
|  | 推奨量 | 目安量 | 耐容上限量 | 目標量 | 推奨量 | 目安量 | 耐容上限量 | 目標量 |
| たんぱく質 (g/日) | 60 | - | - | 13〜20%エネルギー | 50 | - | - | 13〜20%エネルギー |
| 脂質 (%エネルギー) | - | - | - | 20〜30 | - | - | - | 20〜30 |
| n-6系脂肪酸 (g/日)* | - | 8 | - | - | - | 7 | - | - |
| n-3系脂肪酸 (g/日)* | - | 2.2 | - | - | - | 1.9 | - | - |
| 炭水化物 (%エネルギー) | - | - | - | 50〜65 | - | - | - | 50〜65 |
| 食物繊維 (g/日) | - | - | - | 19以上 | - | - | - | 17以上 |
| ビタミンA (μgRAE/日) | 800 | - | 2,700 | - | 650 | - | 2,700 | - |
| ビタミンD (μg/日) | - | 5.5 | 100 | - | - | 5.5 | 100 | - |
| ビタミンE (mg/日) | - | 6.5 | 750 | - | - | 6.0 | 650 | - |
| ビタミンK (μg/日) | - | 150 | - | - | - | 150 | - | - |
| ビタミンB$_1$ (mg/日) | 1.2 | - | - | - | 0.9 | - | - | - |
| ビタミンB$_2$ (mg/日) | 1.3 | - | - | - | 1.1 | - | - | - |
| ナイアシン (mgNE/日) | 13 | - | 300(75)*1 | - | 10 | - | 250(60)*1 | - |
| ビタミンB$_6$ (mg/日) | 1.4 | - | 50 | - | 1.2 | - | 40 | - |
| ビタミンB$_{12}$ (μg/日) | 2.4 | - | - | - | 2.4 | - | - | - |
| 葉酸 (μg/日) | 240 | - | 900 *2 | - | 240 | - | 900 *2 | - |
| パントテン酸 (mg/日) | - | 5 | - | - | - | 5 | - | - |
| ビオチン (μg/日) | - | 50 | - | - | - | 50 | - | - |
| ビタミンC (mg/日) | 100 | - | - | - | 100 | - | - | - |
| 亜鉛 (mg/日) | 9 | - | 40 | - | 7 | - | 35 | - |
| セレン (μg/日) | 30 | - | 400 | - | 25 | - | 330 | - |

*1 耐容上限量：ニコチンアミドのmg量，（ ）内はニコチン酸のmg量
*2 サプリメントや強化食品から摂取する場合の耐容上限量

*n-6系，n-3系脂肪酸：
必須脂肪酸はいずれも多価不飽和脂肪酸であるため，構造中に二重結合をもつが，その位置によってn-6系とn-3系の2種類に分類できる．n-6系多価不飽和脂肪酸は，必須脂肪酸のうちリノール酸と生体内でそれから代謝されてできるアラキドン酸などが属す．一方，n-3系多価不飽和脂肪酸は必須脂肪酸であるα-リノレン酸と生体内でそれから代謝されてできるEPA，DHAなどが属す

> ### 看護師にここを見てほしい！
>
> ● **欠乏のリスクファクター**
>
> 　欠乏症のなかには，現代の通常の食事・環境下では生じにくいものもある．しかし，各栄養素の代謝を理解し，療養中の特殊な状況でのリスクファクターを知っておくことが大切である．たとえば，アルコール依存症，過度な食事制限や偏食，消化器疾患による摂取不足や胃切除による吸収障害，長期間の静脈栄養ではビタミンB群の欠乏症が出現しやすい．ビタミンDは，皮膚に紫外線が照射されて合成され，肝臓，腎臓で活性化され，生理作用を示す．そのため，施設や入院で日光曝露不足や慢性腎不全の患者では低値を示す．ビタミンKは腸内細菌によって合成されるため，抗菌薬長期使用者では不足することがある．
>
> ● **食事摂取基準**
>
> 　看護師であっても，各栄養素の必要量を知っておくとよい．**表2**には，日本人の食事摂取基準2015から，高齢者（70歳以上）に対する基準を示した[23]．推奨量とは，母集団に属するほとんど（97〜98％）の人の必要量を充足する値であり，一般にはこの値を目指す．十分な科学的根拠がない場合には，目安量が設定されている．この基準は，健常人を対象としているため，臨床では，疾患や消化・肝・腎機能の程度，薬剤との相互作用なども加味する必要がある．
>
> ● **栄養管理法に関連するスキントラブル**
>
> 　不適切な栄養管理は，スキントラブルの間接的な要因ともなる．頻回な下痢便は，肛門周囲から臀部の失禁関連皮膚炎を起こしやすい．下痢の原因には，感染や薬剤に加え，経腸栄養剤のスピードや量，浸透圧，温度，含有成分（乳糖不耐症，食物繊維の不足など），長期間の腸管不使用によるバクテリアルトランスロケーションがある．浮腫は脆弱な皮膚につながる．全身性浮腫の原因として，低アルブミン血症，心不全，肝不全や腎不全などがあり，たんぱく質や塩分などの管理が必要である．また，経鼻・胃ろうチューブや静脈栄養のラインによる医療関連機器圧迫創傷の予防も大切である．このような栄養管理法に伴うトラブルの予防・早期発見には看護師の役割が欠かせない．

〈引用・参考文献〉
1) 日本褥瘡学会 教育委員会 ガイドライン改訂委員会：褥瘡会誌 17：487, 2015.
2) 日本静脈経腸栄養学会 編：静脈経腸栄養ガイドライン 第3版. 照林社, 東京, p.352, 2012.
3) Wound, Ostomy and Continence Nurses Society：Venous, Arterial, and Neuropathic Lower-Extremity Wounds：Clinical Resource Guide, 2017.（https://cdn.ymaws.com/www.wocn.org/resource/resmgr/publications/Venous_Arterial__Neuropathic.pdfより2019年2月1日検索）
4) 日本静脈経腸栄養学会 編：静脈経腸栄養テキストブック. 南江堂, 東京, pp.43-97, 2017.
5) Park K：Biomol Ther（Seoul）23：207, 2015
6) Steffee WP：JAMA 244（23）：2630-2635, 1980.
7) Vasantha L：Am J Clin Nutr 23：99, 1970.
8) Downing DT, Strauss JS, Pochi PE：Am J Clin Nutr 25：365, 1972.
9) Iizaka S：J Tissue Viability 27（3）：141-145, 2018.
10) Matsumoto M et al：Int J Cosmet Sci 36：477, 2014.
11) Cereda E et al：J Nutr Health Aging 21：655, 2017.
12) Yamanaka H et al：The Journal of Nutrition & Intermediary Metabolism 8：51, 2017
13) Sugihara F, Inoue N, Venkateswarathirukumara S：Sci Rep 8：11403, 2018
14) Theilla M et al：Br J Nutr 107：1056, 2012.
15) Razzaghi R et al：J Diabetes Complications 31：766, 2017.
16) Iizaka S, Nagata S, Sanada H：J Nutr Health Aging 21：137, 2017.
17) 一ノ宮愛, 西本勝太郎：日臨皮医誌 33：477, 2016.
18) Khandanpour N et al：Eur J Vasc Endovasc Surg 38：316, 2009.
19) Pullar JM, Carr AC, Vissers MCM：Nutrients 9：866, 2017.
20) 一般社団法人 日本臨床栄養学会：亜鉛欠乏症の診療指針, 2018.（www.jscn.gr.jp/pdf/aen2018.pdfより2019年2月1日検索）
21) Ogawa Y et al：Nutrients 10：199, 2018.
22) 一般社団法人 日本臨床栄養学会. セレン欠乏症の診療指針, 2016.（www.jscn.gr.jp/pdf/selen2016.pdfより2019年2月1日検索）
23) 厚生労働省：日本人の食事摂取基準（2015年版）, 2015.（http://www.mhlw.go.jp/stf/shingi/0000041824.htmlより2019年2月1日検索）

Chapter 3 スキントラブルに関する病態理解

# 7 深部静脈血栓症

深部静脈血栓症は入院中の術後や安静臥床を強いられる患者に多く，時に生命にかかわる肺血栓塞栓症を発症する．予防には早期離床に加え弾性ストッキングや間欠的空気圧迫法が使用されるが，MDRPU（医療関連機器圧迫創傷）に注意が必要である．後遺症である血栓症後症候群では弾性包帯やストッキングによる圧迫療法が必要となる．

執筆●孟　真

## 深部静脈血栓と深部静脈血栓症・肺塞栓症予防

### DVTとは

DVT：
deep vein thrombosis

PE：
pulmonary embolism

深部静脈に生じた血栓症は，深部静脈血栓症DVTとよばれ，下肢に発症頻度が高い．症状としては下肢に腫脹，疼痛，発赤などを来すが，入院患者では下肢が下垂していないので静脈うっ滞が起こらず，無症状の患者も多い（図1）．DVTの血栓が下肢から遊離して肺動脈で塞栓化すると，突然死の原因となる肺血栓塞栓症（PE）を合併することがあり，とくに院内，周術期の発症リスクが高い（図2）．現在の重症肺塞栓症の周術期発症率は1万人に3.1人（0.031％）と低下してきたものの，予防可能な合併症であり安全管理の点からも予防が重要である[1]．

いったんDVTを発症すると，血栓が完全に消失することは稀であり，また静脈弁が破壊されるので，下腿部は慢性的な静脈性高血圧にさらされて，うっ滞性皮膚炎，静脈性潰瘍を引き起こす血栓症後症候群を発症する（図3）．

### 2017年改訂ガイドラインのポイント

2017年には，日本循環器学会，日本静脈学会などにより深部静脈血栓症，肺塞栓症の診断，治療，予防に関するガイドラインが作成された[2]．診断では臨床所見に合わせて検査を選択すること，治療では新規経口抗凝固薬の導入，PEでの下大静脈フィ

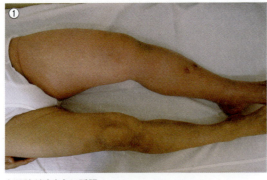

左下肢が暗赤色に腫脹．
**図1　深部静脈血栓症の下肢と血栓**

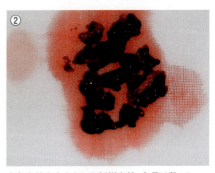

赤色血栓を中心とした新鮮血栓．全長は数10cmに及ぶ．

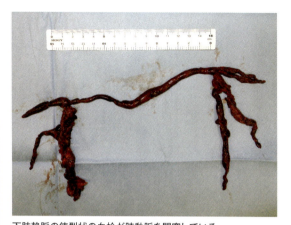

下肢静脈の鋳型状の血栓が肺動脈を閉塞している.
**図2　急性肺血栓塞栓症の手術標本**

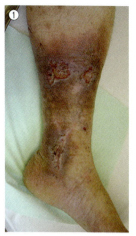
静脈性潰瘍.

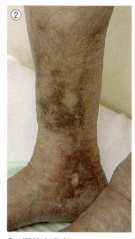
うっ滞性皮膚炎.

**図3　血栓後症候群での静脈性潰瘍とうっ滞性皮膚炎**

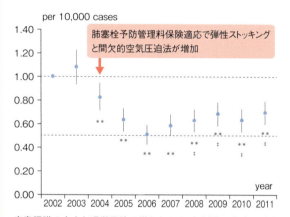

疾患認識の向上と理学予防の増えた2004年以降に有意に減少している.

**図4　日本麻酔科学会調査における周術期有症状肺塞栓症の発症率**

Kuroiwa M et al : J Anesth 29 : 433-441, 2015. より引用. 一部改変

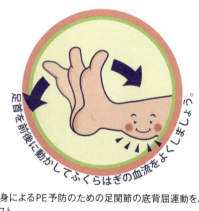

患者自身によるPE予防のための足関節の底背屈運動をよびかけるイラスト.

**図5　PE予防のための足関節運動**

医療事故調査・支援センター, 日本医療安全調査機構：急性肺血栓塞栓症に係る死亡事例の分析（2017年改訂版）より引用

ルターの適応制限, 血栓溶解薬の適応制限がされた. 一方, DVT, PEの予防の分野でも, 2004年から肺塞栓予防管理料が算定可能となったことから予防意識が高まり, 静脈血栓塞栓症予防用弾性ストッキング（圧迫圧は低圧の15～18 mmHg), 弾性包帯, 間欠的空気圧迫法, 抗凝固療法が行われていた. 今回のガイドラインはその経験に加えて2017年8月の医療事故調査・支援センター, 日本医療安全調査機構による「急性肺血栓塞栓症に係る死亡事例の分析（医療事故の再発防止に向けた提言第2号）」を参考に作成された[3]).

その内容は, 8例の肺塞栓症による死亡例の解析

と, わが国の周術期肺塞栓症の発症率が2004年の肺塞栓予防管理料収載による認知の向上および理学療法増加後に経年的に低下していることへの分析（図4）[1])と, それに基づいた次の6つの提言①PEのリスクの認識, ②患者教育による患者参加での予防, ③DVTの早期発見, ④PTE発症時の早期診断, ⑤早期の適切な初期治療, ⑥院内体制整備からなる.

予防法の中心は医療者, 患者がPEの危険を認識して積極的に理学療法中心の予防に参画することに置かれた. 予防法は, 早期離床および積極的な運動（図5）[3]), 下肢の筋ポンプ作用増強や静脈径減少で血流速を上げる予防用弾性ストッキングや弾性包帯,

# Chapter 3 スキントラブルに関する病態理解

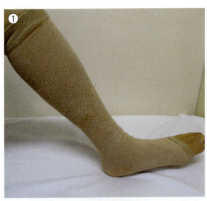
❶ 治療用弾性ストッキングは足関節圧迫圧が20〜50 mmHgと予防用より高圧である.

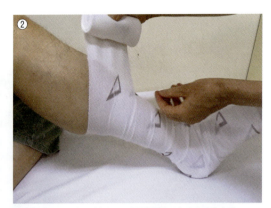
❷ 弾性包帯：マーカーがついて圧が調節できるものもある.

**図6　治療用弾性ストッキングと弾性包帯**

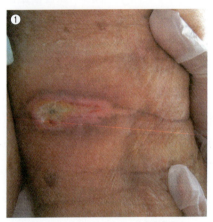
❶ 弾性ストッキングのシワによりできたMDRPU.

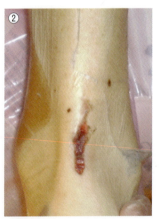
❷ 足関節前面の腱の突出部に生じたMDRPU.

（第32回日本静脈学会［2012年6月, さいたま市］にて菊池絵里, 孟 真が発表）
**図7　予防用弾性ストッキングによるMDRPU**

　間欠的に空気のポンプで下腿を圧迫して静脈うっ滞を減少させる間欠的空気圧迫法, 抗凝固療法からなり, リスクに応じて予防法を選択するとされた. 静脈血栓塞栓症の予防効果として, 弾性ストッキングは周術期深部静脈血栓症を約半数に減少させ, 間欠的空気圧迫法は弾性ストッキングよりさらに有効とされ, 抗凝固療法に匹敵する効果があるとの報告もある.

　血栓症後症候群には有効な手術療法や薬物治療が存在せず, 圧迫力の強い厚手の弾性ストッキング（圧迫圧は中〜高圧の20〜50 mmHg）, 弾性包帯（図6）などの圧迫療法が中心となる.

## 深部静脈血栓予防と治療におけるストッキング・弾性包帯・間欠的空気圧迫法スキントラブル

　弾性ストッキングや間欠的空気圧迫法は, 圧迫による皮膚障害や医療関連機器圧迫創傷（MDRPU）

MDRPU：
medical device related pressure ulcer

が生じることが，まず静脈血栓塞栓症予防の分野で広く認知されるようになった．装着部位の皮膚障害，潰瘍（**図7**）が報告された以外に，閉塞性動脈硬化症症例に対して予防用弾性ストッキングを使用した結果，切断に至った症例も報告されている（**図8**）[4]．日本静脈学会静脈疾患サーベイ委員会でも192施設のうち28施設が予防用弾性ストッキングによるMDRPUを経験しており，下肢切断例も報告された[5]．

静脈血栓塞栓症予防を目的とする弾性ストッキングによるMDRPUは，一般病院では全MDRPUの14.3%にのぼり第2位，大学病院では23.5%では第1位と多数を占めていた．間欠的空気圧迫装置（IPC）においてもやはり同様の報告が多い[6]．

そのMDRPU発症要因は，圧迫装具による外力であるが，機器要因，個体要因，ケア要因と概念化され，それぞれについて細分化されたうえ，対策が立てられている．機器要因はサイズ，形状の不一致，装着の情報不足，フィッティング，中止困難があげ

IPC：
intermittent pneumatic compression

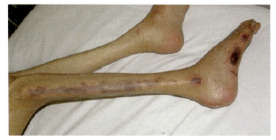

図8　閉塞性動脈硬化症患者に発生した予防用弾性ストッキングで発生したMDRPU
孟 真，佐久田 斉 編：新 弾性ストッキング・コンダクター第2版（岩井武尚 監修），へるす出版，東京，2019．より転載

られている．個体要因は皮膚の菲薄化，末梢循環不全，浮腫，装着部位の湿潤，骨・関節等の突出，低栄養，感覚・知覚・認知の低下，中止困難があげられている．ケア要因としては外力低減ケア，皮膚観察・スキンケア，栄養補給，患者教育，湿潤などがあげられる．

## 看護師・医療従事者が見逃してはいけないポイント

ABI：
ankle brachial pressure index

前述のように，静脈血栓塞栓症予防用弾性ストッキングおよびIPCを末梢動脈疾患・末梢循環不全患者に装着することにより下肢壊疽，大切断に至った例が報告された．このことから本ベストプラクティス[6]では重大合併症を防ぐため"装着前"の足背動脈・後脛骨動脈の脈拍の触知，足部のチアノーゼなど虚血がないかの観察を必須とした（**図9**）．足背動脈あるいは後脛骨動脈のどちらかが触知しなかった場合には医療安全に配慮して"ES（弾性ストッキング）/IPC使用不可"あるいは"使用について医師に相談"としている．これはES/IPCは肺塞栓症の発症を防ぐ予防処置であり，"中止困難"な処置ではなく，早期歩行，抗凝固剤など他の代替予防法があるためである．また間欠的空気圧迫法は，下肢血流を弾性ストッキングより阻害しない可能性が高いことを考慮する．

さらに一部施設のアドバンスケアとして，ドプラ血流計などによるABI（足関節上腕動脈血圧比）測定を推奨し，正常でスタンダードケア，ABIが0.5〜0.9ではハイリスクケア（4〜8時間ごとの観察）をしながらES/IPCを使用可能とした．これは圧の高い治療用弾性ストッキングにおいて動静脈血流両方が阻害された混合性潰瘍患者の治療に弾性ストッキングが有効であるとのエビデンスからきている．しかしながら，このABIの値は確定的なものではなく，各国で基準が異なっている．閉塞性動脈硬化症やショックなどで動脈血流障害のある患者の予防用弾性ストッキング使用は慎重でなければならない．しかし，とくに使用目的が静脈血栓塞栓症予防ではなく静脈性潰瘍の場合では，治療用弾性ストッキングはリスクベネフィットから許容される場合がある．

また，MDRPUは循環障害以外の患者要因として，皮膚が脆弱な高齢，低栄養，浮腫の患者に起こ

後脛骨動脈触診法

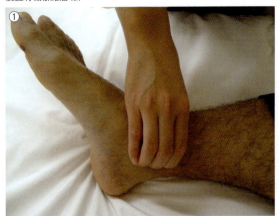

足背動脈触診法.

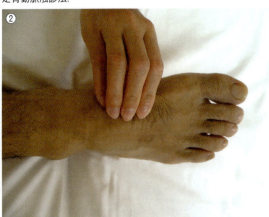

"猫の手"のように手を丸めて敏感な"指先"で触知する．後脛骨動脈はくるぶしの後ろに指を入れて触知する．足背動脈は第1, 2足趾の延長上で触知するが，部位の変異があり健常人でも数％は触知しない．

**図9　下肢動脈に対する脈拍触知法**

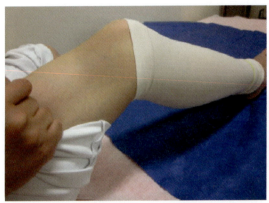

ハイソックスタイプのストッキングを膝まで引き上げすぎている．ストッキングがずり落ちてシワができMDRPUの原因となるため，引き上げすぎには注意するよう指導する．

**図10　不適当な弾性ストッキング装着例**
木下幸子ほか：ベストプラクティス 医療関連機器圧迫創傷の予防と管理（日本褥瘡学会 編），照林社，pp.24-38, 2016. より転載

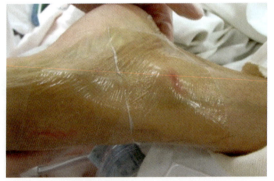

摩擦によるMDRPUを予防するため，骨突出部などはポリウレタンフィルムで保護する．

**図11　フィルムドレッシングによる保護**
木下幸子ほか：ベストプラクティス 医療関連機器圧迫創傷の予防と管理（日本褥瘡学会 編），照林社，pp.24-38, 2016. より転載

りやすいという点にも注意が必要である．知覚障害のある糖尿病患者もハイリスク群であり，知覚，認知障害，運動障害のある脳梗塞，脳出血では弾性ストッキングの有用性は明らかでなく，合併症も多い．脳卒中患者の場合には間欠的空気圧迫法のみが推奨されている．

### 弾性ストッキング着用指導にあたって

フィッティング，着用指導時には，①添付文書に沿ったサイジングを行う，②シワをつくらない，③ハイソックス，ストッキングを腓骨骨頭より頭側まで引き上げるなど，弾性ストッキグを引っ張り上げすぎないように指導する（図10）[6]，④脆弱な皮膚にはスキンケアを行う，⑤摩擦の多い部位ではフィルムドレッシング装着を行う（図11）[6]，なども推奨される．

MDRPUの好発部位は，シワや丸まりが生じやすい弾性ストッキングの上端（ハイソックス上縁の腓腹部），脛骨前縁や足関節屈側の足趾伸筋腱などの突出する部分で，弾性ストッキングの圧迫圧が集中

する部位，動きによって弾性ストッキングのシワやズレが生じやすい足関節部などの部位である（**図7**）．MDRPU発症後の対策としては，適切なサイジングによるサイズ変更，創傷発生部の筒状包帯やフィルムドレッシングでの保護，頻回に経過観察することなどであるが，それでも悪化する場合は弾性ストッキングの使用を中止し，他の予防方法への変更を検討する．弾性ストッキング，間欠的空気圧迫法の詳細については成書[4]を参考にしていただきたい．

私たち医療従事者は，すべての患者にMDRPUが起こりうることを認識することが大切である．

〈参考・引用文献〉

1) Kuroiwa M et al：Changes in the incidence, case fatality rate, and characteristics of symptomatic perioperative pulmonary thromboembolism in Japan：Results of the 2002-2011 Japanese Society of Anesthesiologists Perioperative Pulmonary Thromboembolism (JSA-PTE) Study. J Anesth 29：433-441, 2015.
2) 伊藤正明ほか：肺血栓塞栓症および深部静脈血栓症の診断，治療，予防に関するガイドライン（2017年改訂版）http://www.j-circ.or.jp/guideline/pdf/JCS2017_ito_h.pdf（2019年5月閲覧）
3) 医療事故調査・支援センター，日本医療安全調査機構：急性肺血栓塞栓症に係る死亡事例の分析 https://www.medsafe.or.jp/uploads/uploads/files/teigen-02.pdf（平成29年8月）
4) 孟　真，佐久田　斉 編：新 弾性ストッキング・コンダクター第2版（岩井武尚 監修），へるす出版，東京，2019.
5) 杉山　悟ほか：弾性ストッキングの合併症に関するサーベイ．静脈学 25：403-409，2014.
6) 木下幸子ほか：静脈血栓塞栓症予防用弾性ストッキング，および間欠的空気圧迫装置．ベストプラクティス 医療関連機器圧迫創傷の予防と管理（日本褥瘡学会 編）．照林社，東京，pp.24-38，2016.

*Chapter 4*

# 各科に共通するスキントラブルの予防・対応

1. 軽度の褥瘡の予防・対応
2. MDRPU（医療関連機器圧迫創傷）とは
3. NPPV（非侵襲的陽圧換気）を受ける患者のスキントラブル
4. 経鼻カテーテル挿入中のスキントラブル（胃管, イレウス管）
5. ギプス・シーネ固定部のスキントラブル
6. 点滴ルート固定部のスキントラブル
7. スキン-テアの予防・対応
8. 下痢によるIAD（失禁関連皮膚炎）の予防・対応
9. 出血傾向のある患者のスキントラブル
10. 瘙痒感のある患者のスキントラブル

# Chapter 4 各科に共通するスキントラブルの予防・対応

# 軽度の褥瘡の予防・対応

執筆●内藤　亜由美

**KEY POINT**
- 予防から発生時まで，適切なアセスメントツールを活用する
- 褥瘡発生時には，発生要因を取り除くことが第一である
- 浅い褥瘡にみえるDTIに注意する

## 軽度の褥瘡とは

　褥瘡は「身体に加わった外力は骨と皮膚表層の間の軟部組織の血流を低下，あるいは停止させる．この状況が一定時間持続されると組織は不可逆的な阻血性障害に陥り褥瘡となる」（日本褥瘡学会，2009）と褥瘡は定義されている．

　本項では，うち，看護師が日常の場面で遭遇し保存的にケアを行う軽度の褥瘡（深達度が真皮まで）のケアに絞って述べる．

## スキントラブルの予防と発生時のアセスメント

### 予防方法

[リスクアセスメント]

　褥瘡のリスクアセスメントには，ブレーデンスケール，OHスケール，K式スケールなどがある．本項ではわが国において高齢者での予測妥当性が高いブレーデンスケール（**表1**）[1]を用いたリスクアセスメントについて述べる．

　**ブレーデンスケールにおける評価方法**：ブレーデンスケールは，入院時または可動性，活動性のいずれかが2点以下になったときから採点を開始する．つまり，介助で坐位可能だがほとんど，またはまったく歩行はできない状態か，自力で有効な体位変換をしない状態であれば採点を開始する．

　合計点は6～23点であり，合計点が低いほど褥瘡発生リスクが高い．

　採点の頻度は，急性期においては48時間ごと，慢性期であれば1週間ごとに採点を行う．入院から1カ月を経過し状態の変化がない場合は，3カ月ごとに1回の採点を目安とする．周術期や急変時は採点間隔を密にして，変化を見逃さないようにする．

　褥瘡発生の危険点は，病院では14点，施設や在宅では17点を目安とする．

　点数の低い項目から看護介入を行っていく．

[ポジショニング]

　効果的な自力体位変換ができない場合は，2時間ごとの体位変換を基本とする．在宅などで介護力が不足している場合や，2時間ごとの体位変換が患者の安楽を妨げる場合，適切な体圧分散寝具を使用し4時間ごとの体位変換を検討してもよいが，注意深く皮膚の観察を行い決定する．

　骨突出が著明な場合は30°側臥位で腸骨部や仙骨部に圧迫が加わるため（**図1**）[2]，骨突出の状態と側臥位の角度による実際の圧迫状況を注意深く観察して，体位変換を実施する．

　近年，療養者の快眠や介護者の夜間の負担軽減を目的としたスモールチェンジというポジショニングが注目されている．それに伴いスモールチェンジを取り入れた身体のずれが小さく，違和感の少ない体圧分散寝具が開発された（**図2**）．これ

## 表1 ブレーデンスケール

| | | | | |
|---|---|---|---|---|
| 知覚の認知<br>圧迫による不快感に対して適切に対応できる能力 | 1. 全く知覚なし<br>痛みに対する反応（うめく、避ける、つかむ等）なし。この反応は、意識レベルの低下や鎮静による。あるいは体のおおよそ全体にわたり痛覚の障害がある。 | 2. 重度の障害あり<br>痛みのみに反応する。不快感を伝える時には、うめくことや身の置き場なく動くことしかできない。あるいは、知覚障害があり、体の1/2以上にわたり痛みや不快感の感じ方が完全ではない。 | 3. 軽度の障害あり<br>呼びかけに反応する。しかし、不快感や体位変換のニードを伝えることが、いつもできるとは限らない。あるいは、いくぶん知覚障害があり、四肢の1, 2本において痛みや不快感の感じ方が完全でない部位がある。 | 4. 障害なし<br>呼びかけに反応する。知覚欠損はなく、痛みや不快感を訴えることができる。 |
| 湿潤<br>皮膚が湿潤にさらされる程度 | 1. 常に湿っている<br>皮膚は汗や尿などのために、ほとんどいつも湿っている。患者を移動したり、体位変換するごとに湿気が認められる。 | 2. たいてい湿っている<br>皮膚はいつもではないが、しばしば湿っている。各勤務時間中に少なくとも1回は寝衣寝具を交換しなければならない。 | 3. 時々湿っている<br>皮膚は時々湿っている。定期的な交換以外に、1日1回程度、寝衣寝具を追加して交換する必要がある。 | 4. めったに湿っていない<br>皮膚は通常乾燥している。定期的に寝衣寝具を交換すればよい。 |
| 活動性<br>行動の範囲 | 1. 臥床<br>寝たきりの状態である。 | 2. 坐位可能<br>ほとんど、または全く歩けない。自力で体重を支えられなかったり、椅子や車椅子に座るときは、介助が必要であったりする。 | 3. 時々歩行可能<br>介助の有無にかかわらず、日中時々歩くが、非常に短い距離に限られる。各勤務時間中にほとんどの時間を床上で過ごす。 | 4. 歩行可能<br>起きている間は少なくとも1日2回は部屋の外を歩く。そして少なくとも2時間に1回は室内を歩く。 |
| 可動性<br>体位を変えたり整えたりできる能力 | 1. 全く体動なし<br>介助なしでは、体幹または四肢を少しも動かさない。 | 2. 非常に限られる<br>時々体幹または四肢を少し動かす。しかし、しばしば自力で動かしたり、または有効な（圧迫を除去するような）体動はしない。 | 3. やや限られる<br>少しの動きではあるが、しばしば自力で体幹または四肢を動かす。 | 4. 自由に体動する<br>介助なしで頻回かつ適切な（体位を変えるような）体動をする。 |
| 栄養状態<br>普段の食事摂取状況 | 1. 不良<br>決して全量摂取しない。めったに出された食事の1/3以上を食べない。タンパク質・乳製品は1日2皿（カップ）分以下の摂取である。水分摂取が不足している。消化態栄養剤（半消化態、経腸栄養剤）の補充はない。あるいは、絶食であったり、透明な流動食（お茶、ジュース等）なら摂取したりする。または、末梢点滴を5日間以上続けている。 | 2. やや不良<br>めったに全量摂取しない。普段は出された食事の約1/2しか食べない。タンパク質・乳製品は1日3皿（カップ）分の摂取である。時々消化態栄養剤（半消化態、経腸栄養剤）を摂取することもある。あるいは、流動食や経管栄養を受けているが、その量は1日必要摂取量以下である。 | 3. 良好<br>たいていは1日3回以上食事をし、1食につき半分以上は食べる。タンパク質・乳製品を1日4皿（カップ）分摂取する。時々食事を拒否することもあるが、勧めれば通常捕食する。あるいは、栄養的におおよそ整った経管栄養や高カロリー輸液を受けている。 | 4. 非常に良好<br>毎食おおよそ食べる。通常はタンパク質・乳製品を1日4皿（カップ）分以上摂取する。時々間食（おやつ）を食べる。捕食する必要はない。 |
| 摩擦とずれ | 1. 問題あり<br>移動のためには、中等度から最大限の介助を要する。シーツでこすれずに体を移動することは不可能である。しばしば床上や椅子の上でずり落ち、全面介助で何度も元の位置に戻すことが必要となる。痙攣、拘縮、振戦は持続的に摩擦を引き起こす。 | 2. 潜在的に問題あり<br>弱々しく動く。または最小限の介助が必要である。移動時皮膚は、ある程度シーツや椅子、抑制帯、補助具などに擦れている可能性がある。たいがいの時間は、椅子や床上で比較的良い体位を保つことができる。 | 3. 問題なし<br>自力で椅子や床上を動き、移動中十分に体を支える筋力を備えている。いつでも、椅子や床上で良い体位を保つことができる。 | |

\* ©Braden and Bergstrom. 1988
訳：真田弘美（東京大学大学院医学系研究科）／大岡みち子（North West Community Hospital. IL. U.S.A.）

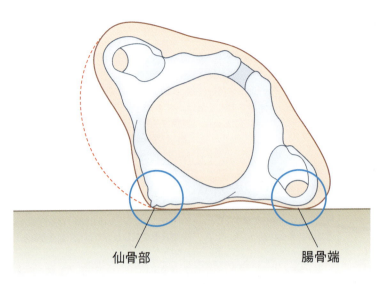

**図1　痩せが著明な場合の30°側臥位での圧迫箇所**
田中マキ子：動画でわかる褥瘡予防のためのポジショニング．中山書店，東京，p.61，2006．より転載，一部改変

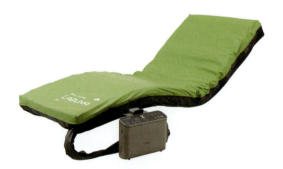

スモールチェンジを取り入れた体圧分散寝具．
**図2　スモールチェンジ®ラグーナ®（ケープ）**

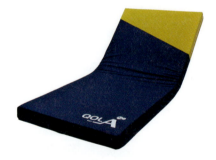

静止マットレス．主に自力体位変換可能な患者に適応．マットによって反発力が異なるため，組み合わせて使用することで，個々に応じた安定感を得ることが可能となる．
**図3（参考）　ウレタンフォームマットレス キュオラ®（ケープ）**

からは在宅療養を視野に入れた，療養者と介護者の安楽と安全性に考慮したポジショニングの管理が検討されている．

[体圧分散]

臥床時の圧迫・ずれ排除のケア基準（図4）[6] を参考にして，体圧分散寝具の選択を行う．

体圧分散寝具使用前後，交換前後では簡易型体圧測定器（図5）で実際の圧を測定し体圧分散の状況の評価を行う．

中程度～高度の病的骨突出（図6）[7] がある場合や，ベッドの頭側挙上を行う場合は，多層式エアマットレスを使用し，臀部の底付きを予防する（図7）．

プッシュアップ，身体の前傾，側屈，車いす用体圧分散クッション，ティルト機能付き車いすなどで坐位時の圧迫を予防する．

[ずれ力の排除]

ベッドの頭側挙上後は背抜き，ベッドの頭側を下げた後は体位変換を行い，背部から仙骨部にかけてのずれを排除する．

マットレスと体の間に，摩擦係数の高いタオル地のリネンの使用は避ける．

湿っているシーツは乾いているときよりも摩擦係数が上昇するため，発汗の多い場合は，寝衣交換，シーツ交換をこまめに行ったり，体圧分散寝具の除湿モードを活用するなどして，寝具内の過剰な湿度をコントロールする．

[栄養]

栄養評価（表2-1，2-2）[8] を行い，低栄養や低栄養のリスクのある患者に対しては，主治医，管理栄養士，NST（栄養サポートチーム）に相談し，栄養状態の改善を図る．

[スキンケア]

保湿剤を使用し，皮膚（とくに褥瘡好発部位）の乾燥を避ける（p.244～参照）．

ドレッシング交換時は創周囲の皮膚も石けんとお湯で洗浄を行う．

[リハビリテーション]

関節拘縮予防，離床，坐位時の姿勢保持などについて，リハビリテーション医師，理学療法士へ相談し介入してもらうとよい．

[褥瘡発生予防用皮膚保護パッド]

独自の多層構造によって貼付部位のずれ（せん断力）の軽減，摩擦の軽減，バランスのよいマイクロクライメットの管理を実現して，褥瘡発生を予防する皮膚保護パッドも発売されている（図8）．使用する場合の注意点として，体圧分散を目的に使用する際は本品単体ではなく，ほかの適切な体圧分散器具を併用すること，貼付部位は1日1回骨突出部がみえるまでゆっくり途中まで剥がして観察をすること，貼り換えは5～7日ごとに行うことなど，使用上の注意点を守って使用する．なお，褥瘡発生予防用皮膚保護パッドは，特定保険材料ではないため保険償還はない．

## 発生時のアセスメント

[リスクアセスメントの再評価]

褥瘡発生時にはリスクアセントツールで再評価を行い，なぜ褥瘡ができたかの発生要因を明らかにする．

[創の評価]

DESIGN-R®（表3）[9] を用いて褥瘡の評価を行う．
DESIGN-R® 総点には深さ（D）の点数は含めない．

[DTI（Deep tissue injury）の鑑別]

明らかな皮膚欠損はなく紫色や栗色で水疱を伴う場合もある．一見，d1，d2の浅い褥瘡にみえるが，時間の経過とともに深い褥瘡へ変化する褥瘡を深部損傷褥瘡（DTI: deep tissue injury）という（図9）．

るい痩がない患者の場合もあり，骨突出部位とは異なる臀部などにも生じる．

強い痛み，硬結，ぶよぶよした感じ，熱感を伴うことがある．

表層超音波検査やCTで浮腫像を認める（図10）[10,11]．

DTIは図6に示すように，あたかも当初の創から悪化しているようにみえる経過をたどり，侵襲の高い治療が必要になる場合がある．そのため，DTIを疑う褥瘡の場合は，あらかじめ患者や家族に「今は一見軽症にみえるが，時間の経過とともに褥瘡の全容が明らかになってくるため，深い褥瘡の可能性がある」という説明を行うことが大切である．

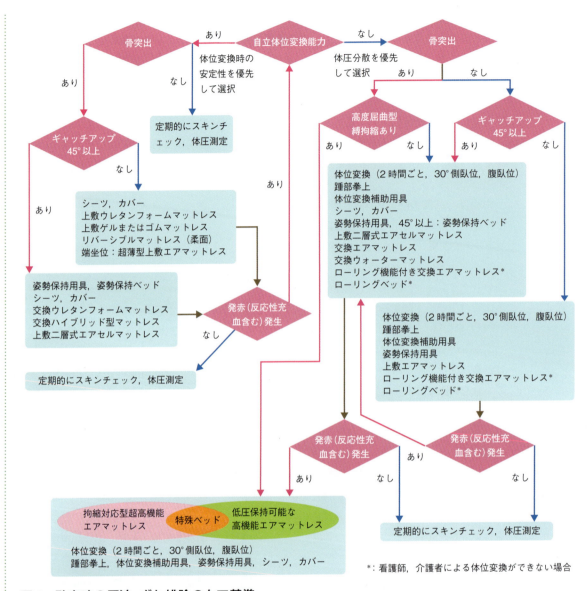

**図4　臥床時の圧迫・ずれ排除のケア基準**

須釜淳子：褥瘡の予防．オールカラー褥瘡ケア完全ガイド，学研メディカル秀潤社，東京，p.44，2004．より転載

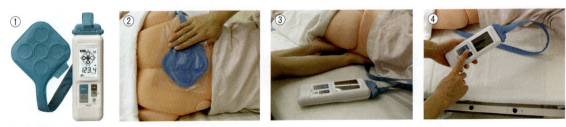

パームQ（ケープ）

測定したい部位にパッドを当てて，体位をとり，接触圧を測定する．

**図5　簡易型体圧測定器**

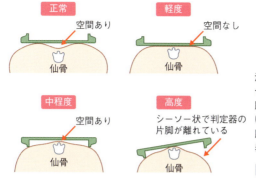
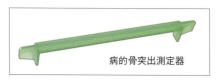

測定器の中央を骨突出部に当て，中央から8cm離れた測定器の脚の浮き具合で判定する．
脚を上にして当て，仙骨部と測定器の間に隙間ができていれば正常．隙間がなければ軽度の骨突出．
脚を体側にして当て，空間ができれば中程度の骨突出．シーソー状になり測定器の片脚が離れていれば高度の骨突出．

図6　骨突出計を用いた評価

堀田予防医学研究所のWEBサイト（https://tokozure.info/）より

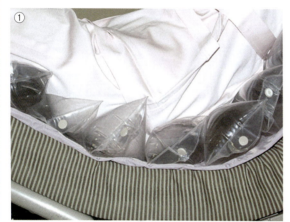
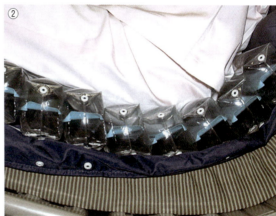

図7　多層式エアマットレスの底付き防止効果

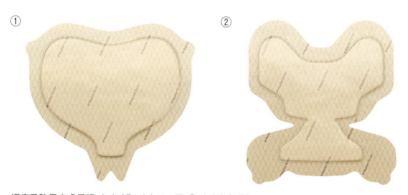

褥瘡予防用皮膚保護パッド（①：せんこつ用，②：かかと部用）．
図8　メピレックス®ボーダープロテクト（メンリッケヘルスケア）

### 表2-1 主観的包括的栄養評価（SGA）

| A 病歴 |
|---|
| 1. 体重の変化<br><br>過去6カ月間の体重減少：_____Kg　減少率：_____%<br>過去2週間の変化：増加 □　　変化なし □　　減少 □<br><br>2. 食物摂取の変化（平常時と比較）<br><br>変化なし □<br>変化あり：期間_____週_____日間<br>食事内容：固形食 □　経腸栄養 □　　　経静脈栄養 □　その他 □<br><br>3. 消化管症状（2週間以上継続しているもの）<br><br>なし □　　嘔気 □　　嘔吐 □　　下痢 □　　食欲不振 □<br><br>4. 身体機能<br><br>機能不全なし □<br>機能不全あり：期間_____週_____日間<br>タイプ：労働に制限あり □　歩行可能 □　寝たきり □<br><br>5. 疾患、疾患と栄養必要量の関係<br><br>診断名：_____<br>代謝要求／ストレス：なし □　　軽度 □　　中等度 □　　高度 □ |
| B. 身体計測 |
| （スコア：0＝正常、1+＝軽度、2+＝中等度、3+＝高度）<br>皮下脂肪の減少（三頭筋、胸部）：_____<br>筋肉量の減少（大腿四頭筋、三角筋）：_____<br>踝部の浮腫：_____　仙骨部の浮腫：_____　腹水：_____ |
| C. 主観的包括的アセスメント |
| 栄養状態良好 A □　　中等度の栄養不良（または栄養不良の疑い）B □<br>高度の栄養不良 C □ |

## 表2-2 簡易栄養状態評価表（MNA®）

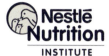

### 簡易栄養状態評価表
### Mini Nutritional Assessment-Short Form
### MNA®

氏名：

性別：　　　　年齢：　　　　体重：　　　　kg　身長：　　　　cm　調査日：

下の□欄に適切な数値を記入し、それらを加算してスクリーニング値を算出する。

**スクリーニング**

**A** 過去3ヶ月間で食欲不振、消化器系の問題、そしゃく・嚥下困難などで食事量が減少しましたか？
　0 = 著しい食事量の減少
　1 = 中等度の食事量の減少
　2 = 食事量の減少なし

**B** 過去3ヶ月間で体重の減少がありましたか？
　0 = 3 kg 以上の減少
　1 = わからない
　2 = 1〜3 kg の減少
　3 = 体重減少なし

**C** 自力で歩けますか？
　0 = 寝たきりまたは車椅子を常時使用
　1 = ベッドや車椅子を離れられるが、歩いて外出はできない
　2 = 自由に歩いて外出できる

**D** 過去3ヶ月間で精神的ストレスや急性疾患を経験しましたか？
　0 = はい　　　2 = いいえ

**E** 神経・精神的問題の有無
　0 = 強度認知症またはうつ状態
　1 = 中程度の認知症
　2 = 精神的問題なし

**F1** BMI (kg/m$^2$)：体重(kg)÷身長(m)$^2$
　0 = BMI が19 未満
　1 = BMI が19 以上、21 未満
　2 = BMI が21 以上、23 未満
　3 = BMI が 23 以上

BMI が測定できない方は、**F1** の代わりに **F2** に回答してください。
BMI が測定できる方は、**F1** のみに回答し、**F2** には記入しないでください。

**F2** ふくらはぎの周囲長(cm)：CC
　0 = 31cm未満
　3 = 31cm以上

**スクリーニング値**
(最大：14ポイント)

12-14 ポイント：　栄養状態良好
8-11 ポイント：　低栄養のおそれあり (At risk)
0-7 ポイント：　低栄養

より詳細なアセスメントをご希望の方は、www.mna-elderly.com にありますMNAフルバージョンをご利用ください。

Ref.　Vellas B, Villars H, Abellan G, et al. *Overview of the MNA® - Its History and Challenges*. J Nutr Health Aging 2006;10:456-465.
　　　Rubenstein LZ, Harker JO, Salva A, Guigoz Y, Vellas B. *Screening for Undernutrition in Geriatric Practice: Developing the Short-Form Mini Nutritional Assessment (MNA-SF)*. J. Geront 2001;56A: M366-377.
　　　Guigoz Y. *The Mini-Nutritional Assessment (MNA®) Review of the Literature - What does it tell us?* J Nutr Health Aging 2006; 10:466-487.
　　　® Société des Produits Nestlé, S.A., Vevey, Switzerland, Trademark Owners
　　　© Nestlé, 1994, Revision 2009. N67200 12/99 10M
　　　さらに詳しい情報をお知りになりたい方は、www.mna-elderly.com にアクセスしてください。

ネスレヘルスサイエンスカンパニー WEBサイト（http://www.nestlehealthscience.jp/NR/rdonlyres/4E8391EA-8E58-498C-ABD3-B3C58F602AE2/0/mna_mini_japanese.pdf）より

# Chapter 4 　各科に共通するスキントラブルの予防・対応

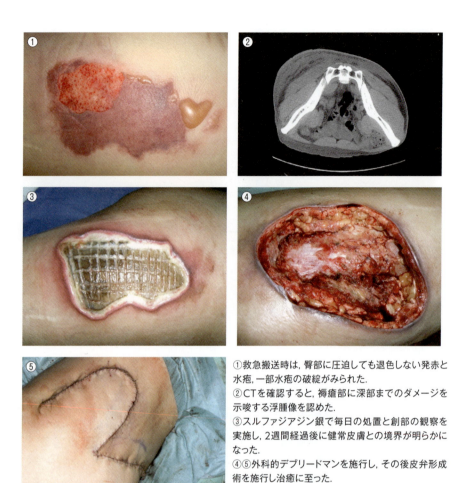

①救急搬送時は，臀部に圧迫しても退色しない発赤と水疱，一部水疱の破綻がみられた．
②CTを確認すると，褥瘡部に深部までのダメージを示唆する浮腫像を認めた．
③スルファジアジン銀で毎日の処置と創部の観察を実施し，2週間経過後に健常皮膚との境界が明らかになった．
④⑤外科的デブリードマンを施行し，その後皮弁形成術を施行し治癒に至った．

**図9　DTIの経過**

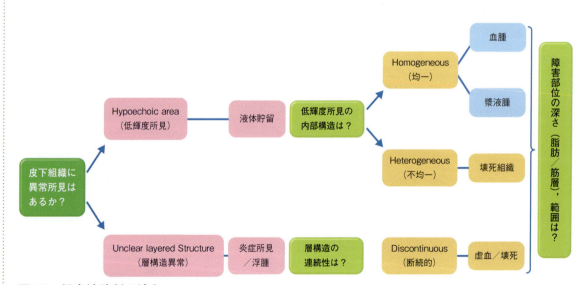

**図10　超音波診断の流れ**

Yabunaka K, Iizaka S et al:Can ultrasonographic evaluation of subcutaneous fat predict pressure ulceration?. Journal of Wound Care 18(5)：192-198,2009.
Aoi N, Yoshimura K et al: Ultrasound assessment of deep tissue injury in pressure ulcers: possible prediction of pressure ulcer progression. Plast Reconstr Surg 124(2)：540-550, 2009. をもとに作成

表3 DESIGN-R®

## DESIGN-R® 褥瘡経過評価用

カルテ番号（　　　　）
患者氏名（　　　　）

月日 ／ ／ ／ ／ ／

| Depth 深さ 創内の一番深い部分で評価し、改善に伴い創底が浅くなった場合、これと相応の深さとして評価する ||||||
|---|---|---|---|---|---|
| d | 0 | 皮膚損傷・発赤なし | D | 3 | 皮下組織までの損傷 |
|   | 1 | 持続する発赤 |   | 4 | 皮下組織を越える損傷 |
|   |   |   |   | 5 | 関節腔、体腔に至る損傷 |
|   | 2 | 真皮までの損傷 |   | U | 深さ判定が不能の場合 |

| Exudate 滲出液 ||||||
|---|---|---|---|---|---|
| e | 0 | なし | E | 6 | 多量：1日2回以上のドレッシング交換を要する |
|   | 1 | 少量：毎日のドレッシング交換を要しない |   |   |   |
|   | 3 | 中等量：1日1回のドレッシング交換を要する |   |   |   |

| Size 大きさ　皮膚損傷範囲を測定：[長径(cm)×長径と直交する最大径(cm)] ||||||
|---|---|---|---|---|---|
| s | 0 | 皮膚損傷なし | S | 15 | 100以上 |
|   | 3 | 4未満 |   |   |   |
|   | 6 | 4以上　16未満 |   |   |   |
|   | 8 | 16以上　36未満 |   |   |   |
|   | 9 | 36以上　64未満 |   |   |   |
|   | 12 | 64以上　100未満 |   |   |   |

| Inflammation/Infection 炎症/感染 ||||||
|---|---|---|---|---|---|
| i | 0 | 局所の炎症徴候なし | I | 3 | 局所の明らかな感染徴候あり（炎症徴候、膿、悪臭など） |
|   | 1 | 局所の炎症徴候あり（創周囲の発赤、腫脹、熱感、疼痛） |   | 9 | 全身的影響あり（発熱など） |

| Granulation 肉芽組織 ||||||
|---|---|---|---|---|---|
| g | 0 | 治癒あるいは創が浅いため肉芽形成の評価ができない | G | 4 | 良性肉芽が、創面の10%以上50%未満を占める |
|   | 1 | 良性肉芽が創面の90%以上を占める |   | 5 | 良性肉芽が、創面の10%未満を占める |
|   | 3 | 良性肉芽が創面の50%以上90%未満を占める |   | 6 | 良性肉芽が全く形成されていない |

| Necrotic tissue 壊死組織　混在している場合は全体的に多い病態をもって評価する ||||||
|---|---|---|---|---|---|
| n | 0 | 壊死組織なし | N | 3 | 柔らかい壊死組織あり |
|   |   |   |   | 6 | 硬く厚い密着した壊死組織あり |

| Pocket ポケット　毎回同じ体位で、ポケット全周（潰瘍面も含め）[長径(cm)×短径*1(cm)]から潰瘍の大きさを差し引いたもの ||||||
|---|---|---|---|---|---|
| p | 0 | ポケットなし | P | 6 | 4未満 |
|   |   |   |   | 9 | 4以上16未満 |
|   |   |   |   | 12 | 16以上36未満 |
|   |   |   |   | 24 | 36以上 |

合計*2

©日本褥瘡学会／2013

*1：“短径”とは“長径と直交する最大径”である
*2：深さ（Depth：d, D）の得点は合計には加えない

# ケアのコツとワザ

[予防ケアの見直し]

ブレーデンスケールの採点結果をもとに，点数の低い要因から介入を行う．

とくに，体圧分散寝具の選択やポジショニングは看護師の判断で介入でき早期に効果が現れるので，「創に何を貼るか」よりもまず，「マットレスは何か，どんな姿勢で臥床しているか，背上げはしているか」など，体と接しているものと状況を確認して，適切な寝具を選択する．

褥瘡発生時には，要因は何か（どうして褥瘡ができたのか）を考察し，要因を取り除くことを第一に考え，褥瘡ケア計画を立案する．

[浅い褥瘡の局所治療]

浅い褥瘡は，創底にも基底細胞が残存しているため，創底部からも上皮化が起こる．褥瘡発生要因を取り除けば，適度な湿潤環境の保持で速やかに創閉鎖に至る．

創および創周囲を十分に洗浄し，滲出液量に合った創傷被覆材を用いるとよい（**表4**）．

創傷被覆材は，十分に創を覆う大きさで貼付する（**図11**）．

[発赤・紫斑]

毎日創を観察することが重要である．

・透明なポリウレタンフィルムを貼付するか，白色ワセリン，ジメチルイソプロピルアズレンを塗布し創面を保護する

・ポリウレタンフィルムは，最長で7日ごとに交換する

・ポリウレタンフィルム交換により表皮が剝離し滲出液を伴った場合は，びらん，浅い潰瘍の治療へ変更する

[水疱]

基本的には，水疱は破かずにポリウレタンフィルムで保護をする．

水疱が破綻した場合は，びらん，浅い潰瘍の治療に準ずる．

水疱が緊満している場合は，18G注射針などを用いて水疱内の液を排出したうえで，びらん，潰瘍の治療に準じた処置を行う．

[びらん，浅い潰瘍]

真皮欠損用の創傷用ドレッシング材を使用する．最長で7日ごとに交換する．

滲出液が多い場合は，皮下組織に至る創傷用ドレッシング材を使用する（**図12**）．滲出液量に合わせて交換を行う（**図13**）．

ただし，浅い創に皮下組織に至る欠損用ドレッシング材を使用した場合は保険適用外となる．

**表4 浅い褥瘡の局所治療（感染なし）**

| 滲出液 | 発赤・紫斑 | 水疱 | びらん，浅い潰瘍 |
|---|---|---|---|
| なし | ポリウレタンフィルムを1週間ごとに交換 / 毎日創を観察 | ポリウレタンフィルムを1週間ごとに交換 / 毎日創を観察 | |
| 少量 | | 水疱が破れたら，びらん，浅い潰瘍の処置へ | 真皮に至る創傷用ドレッシング材を滲出液量に合わせて交換．ただし最長でも7日ごとに交換 |
| 多量 | | 著しく緊満した水疱は，穿刺し，びらん，浅い潰瘍の処置へ | 皮下組織に至る創傷用ドレッシング材を滲出液量に合わせて交換．ただし保険適用外 |

1 軽度の褥瘡の予防・対応

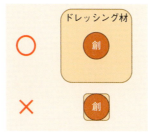
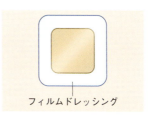

吸収する材質部分が創よりも1〜2cm以上大きいものを選択する.

二次ドレッシングはフィルムドレッシング材などで一次ドレッシングを覆い二次ドレッシングがずれないように貼付する.

**図11　創傷被覆材のサイズ**

治療前
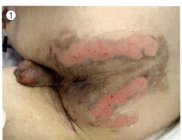

ドレッシング材を使用した治療
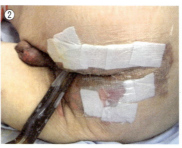

1週間後, 上皮化し治癒に至った
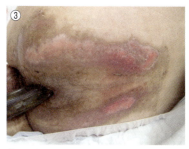

滲出液の多い浅い褥瘡のため, 皮下組織に至る欠損用のドレッシング材であるアクアセル®Ag（コンバテック）を貼付し, 水分蒸散能の高いポリウレタンフィルムドレッシングのIV3000®（スミス・アンド・ネフュー）で二次ドレッシングを行った.
なお, 適切な体圧分散寝具の見直し, 便失禁に対して便失禁管理システムのフレキシシール®（コンバテック）の使用も併せて行っている.

**図12　びらん, 浅い潰瘍の治療（滲出液が多い場合）**

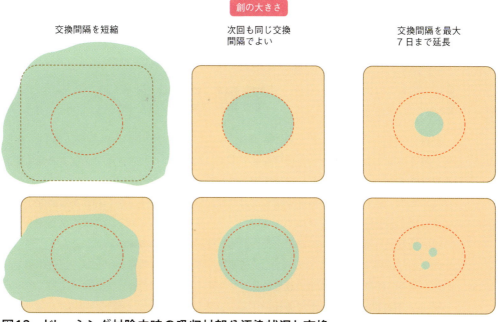

**図13　ドレッシング材除去時の吸収材部分汚染状況と交換**

### 表5 クリティカルコロナイゼーションの徴候

| N | Non healing wound | 治癒しない創 |
|---|---|---|
| E | Exudative wound | 滲出液の多い創 |
| R | Red and bleeding wound | 赤く出血しやすい創 |
| D | Debris in the wound | 創の汚れ |
| S | Smell from the wound | 創からの臭い |

Sibbald RG, Woo K, Ayello EA. Increased bacterial burden and infection: the story of NERDS and STONES. Adv Skin Wound Care. 19, p. 447-461, 2006. をもとに作成

### 表6 びらん, 浅い潰瘍の治療（感染創, クリティカルコロナイゼーションを疑う場合）

| 滲出液 | びらん, 浅い潰瘍 |
|---|---|
| 少量 | スルファジアジン銀（ゲーベン®クリーム） |
| | ポビドンヨードシュガー（ユーパスタコーワ軟膏, ネグミン®シュガー軟膏, ソアナース®軟膏, イソジン®シュガーパスタ軟膏など） |
| 多量 | カデキソマー・ヨウ素（カデックス®軟膏） |
| | ヨウ素軟膏（ヨードコート®軟膏） |

[感染徴候のある場合]

感染徴候がある場合やクリティカルコロナイゼーション*の徴候（**表5**）[12]を認める場合は, 1日1回の洗浄と抗菌作用のある外用薬を滲出液量によって使い分ける（**表6**）.

*クリティカルコロナイゼーション：感染の手前で, 細菌が増加し創傷治癒に障害を及ぼし始める状態

## 看護のポイント

褥瘡ケアは, 予防に始まり予防に終わる. 局所に何を貼るかよりも, まずその褥瘡はなぜできたのかと発生要因をアセスメントし, 発生要因への対策が急務である. 発生要因への対策を講じなければ, 外用薬も創傷被覆材も効果を発揮できない.

浅い褥瘡は, 発生要因への対策を行い創傷被覆材を効果的に使用すれば, 多くの場合に2週間程度で治癒に至る. 創傷被覆材は滲出液量に合わせた選択と適切な交換間隔がポイントである.

ただし, 浅い褥瘡であったにもかかわらず, 2週間経過しても治癒しない, あるいは悪化する場合は, リスクアセスメントと発生要因への対策を今一度見直して実践し, 創傷被覆材の種類や交換間隔が適切であるかを評価する必要がある. それでも治癒遅延している場合は, クリティカルコロナイゼーションの徴候に該当するかを評価し, 該当する場合は創傷被覆材を中止し, 抗菌作用のある外用薬を滲出液量に合わせて選択・使用してみるとよい.

〈引用・参考文献〉
1) ブレーデンスケール©Braden and Bergstrom. 1988m（訳：真田弘美／大岡みち子）．
2) 田中マキ子：動画でわかる褥瘡予防のためのポジショニング．中山書店，東京，p.61，2006．
3) 田中マキ子：田中マキ子 監，市岡　滋，廣瀬秀行，柳井幸恵 編：ポジショニング学 体位管理の基礎と実践．1.体位変換の変遷．中山書店，東京，pp.14-19，2013．
4) 移動移乗技術研究会 編：今日から実践！"持ち上げない"移動・移乗技術．中央法規出版，東京，p.49，2012．
5) ペヤ・ハルヴォール・ルンデ 著中山幸代，幅田智也 監訳：移動・移乗の知識と技術－援助者の腰痛予防と患者の活動性の向上を目指して．中央法規出版，東京，pp.46-47，2012．
6) 須釜淳子：褥瘡の予防．オールカラー褥瘡ケア完全ガイド．学研メディカル秀潤社，東京，p.44，2004．
7) 堀田予防医学研究所のWEBサイト（https://tokozure.info/）より
8) ネスレヘルスサイエンスカンパニーWEBサイトより
9) DESIGN-R® ©日本褥瘡学会/2008
10) Yabunaka K, Iizaka S et al：Can ultrasonographic evaluation of subcutaneous fat predict pressure ulceration?. Journal of Wound Care 18（5）：192-198, 2009.
11) Aoi N, Yoshimura K et al：Ultrasound assessment of deep tissue injury in pressure ulcers：possible prediction of pressure ulcer progression. Plast Reconstr Surg 124（2）：540-550, 2009.
12) Sibbald RG, Woo K, Ayello EA: Increased bacterial burden and infection：the story of NERDS and STONES. Adv Skin Wound Care 19：447-461, 2006.
13) 日本褥瘡学会 編：褥瘡予防・管理ガイドライン．照林社，東京．2009．
14) 溝上祐子：滲出液を管理する③創傷被覆材．市岡　滋，須釜淳子 編：治りにくい創傷の治療とケア 第1版，照林社，東京，2011．
15) 小浦場祥夫：滲出液を管理する②創傷被覆材moist wound healing．市岡　滋，須釜淳子 編：治りにくい創傷の治療とケア 第1版，照林社，東京，2011．

# 2 MDRPU（医療関連機器圧迫創傷）とは

執筆●石澤　美保子

**KEY POINT**
- MDRPUが起きても原因機器の装着を中止できないことが多く，いかに予防するかが大事
- 予防のためには原因となる個体要因，機器要因への理解と適切なアセスメントが必要
- 皮膚を清潔に保つスキンケアと外力を低減させるケア，圧迫部位の観察により予防に努める

## MDRPU（医療関連機器圧迫創傷）とは

### MDRPUとは何か

　MDRPUとは，Medical Device Related Pressure Ulcerの略語で，日本語では医療関連機器圧迫創傷という．病院，施設，在宅などあらゆる医療環境において，患者または対象者に対し，治療あるいは療養上用いられる機器の圧迫により発生する創傷である．従来から，ギプスや酸素マスクによる創傷の発生は臨床において認識されていたが，その実態は調査されていなかった．2011年から日本褥瘡学会（当時理事長：真田弘美，東京大学）がMDRPUに関して実態調査を開始し，本格的な取り組みをスタートさせた．MDRPUは機器による圧迫が原因であるが，これまでの寝たきりなどで発生する自重の圧迫による褥瘡と区別する必要があると判断し，日本褥瘡学会は次のように定義した．
　MDRPUとは「医療関連機器による圧迫で生じる皮膚ないし下床の組織損傷であり，厳密には従来の褥瘡すなわち自重関連褥瘡（self load related pressure ulcer）と区別されるが，ともに圧迫創傷であり広い意味では褥瘡の範疇に属する．なお，尿道，消化管，気道等の粘膜に発生する創傷は含めない」[1]とした．次に，医療機器ではなく，なぜ医療関連機器であるかを解説すると，医療機器とは「医薬品，医療機器等の品質，有効性及び安全性の確保等に関する法律」（略称：薬機法）において，「人若しくは動物の疾病の診断，治療若しくは予防に使用されること，又は人若しくは動物の身体の構造若しくは機能に影響を及ぼすことが目的とされている機械器具等（再生医療等製品を除く）であって，政令で定めるものをいう」[2]と定義されている．この定義に従い医療機器としてしまうと，適切サイズが販売されていないための手作りの機器や，抑制帯などにも発生の危険があることから，医療関連機器と決定された．つまり，冒頭で述べた「病院，施設，在宅などあらゆる医療環境において，患者または対象者に対し，治療あるいは療養上用いられる機器の圧迫により発生する創傷」を捉えるためには，機器を医療機器に限定してしまっては実態にそぐわないこと，さらには予防・管理の意識を広める目的もあって本名称になったといえる．

### MDRPUの疫学

　前述のとおり，2011年以前までは日本国内におけるMDRPUの実態は明らかではなかったので，その後，MDRPUの有病率，推定発生率の全国調査[3]

が実施された．2015年に発表された調査結果のポイントを以下にまとめる．

[医療関連機器圧迫創傷の有病率・推定発生率]

調査対象は，病院301施設，介護保険施設127施設，訪問看護ステーション134施設の総計562施設である．また，算出方法は**表1**[1)]の式で計算し，**表2**[1)]のような有病率・推定発生率となった．

2010年度調査では褥瘡の有病率は病院で1.92～3.52％であった．**表3**[1)]の結果とは調査年度が違うので参考程度になるが，褥瘡有病率が4％を切るよ

### 表1　有病率と推定発生率

- 有病率（％）

$$\frac{調査日にMDRPUを保有する患者数}{調査日の施設入院患者数} \times 100$$

- 推定発生率（％）

$$\frac{調査日にMDRPUを保有する患者数 - 入院時すでにMDRPU保有者が記録されていた患者数}{調査日の施設入院患者数} \times 100$$

日本褥瘡学会 編：MDRPU ベストプラクティス医療関連機器圧迫創傷の予防と管理．照林社，東京，pp.6-22, 2016. より転載，一部改変

### 表2　調査施設別のMDRPUの有病率・推定発生率

| 施設区分 | 有病率（％） | 推定発生率 |
|---|---|---|
| 一般病院 | 0.25 | 0.24 |
| 一般病院（療養型病床あり） | 0.14 | 0.14 |
| 大学病院 | 0.28 | 0.26 |
| 小児専門病院 | 0.74 | 0.74 |
| 介護老人福祉施設 | 0.02 | 0.02 |
| 介護老人保健施設 | 0.07 | 0.03 |
| 訪問看護ステーション | 0.34 | 0.25 |

日本褥瘡学会 編：MDRPU ベストプラクティス医療関連機器圧迫創傷の予防と管理．照林社，東京，pp.6-22, 2016. より転載，一部改変

### 表3　調査施設別，褥瘡のうちMDRPUの占める割合

| 施設区分 | MDRPUの割合（％） |
|---|---|
| 一般病院 | 12.4 |
| 一般病院（療養型病床あり） | 6.4 |
| 大学病院 | 20 |
| 小児専門病院 | 50 |
| 介護老人福祉施設 | 1.8 |
| 介護老人保健施設 | 5.5 |
| 訪問看護ステーション | 12.9 |

日本褥瘡学会 編：MDRPU ベストプラクティス医療関連機器圧迫創傷の予防と管理．照林社，東京，pp.6-22, 2016. より転載，一部改変

うになってきているなかで，大学病院では全褥瘡の20％，小児専門病院においては50％ほどがMDRPUであることが明らかとなった．つまり，褥瘡有病率を下げること＝MDRPU対策も重要であるということがいわれるようになった．

[どのような機器で発生しているのか？]

図1〜6[1)]に6つの施設の上位10位までの創傷発生に関与した医療関連機器を示した．

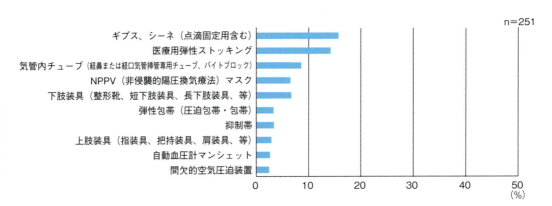

図1　一般病院

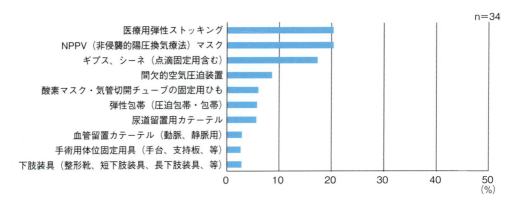

図2　療養型病床を有する一般病院

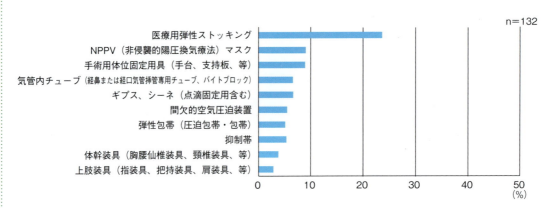

図3　大学病院

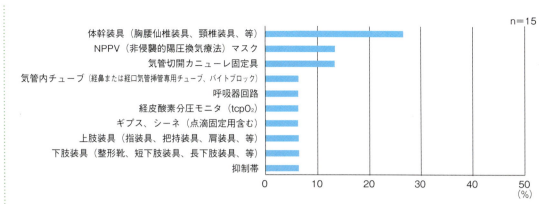

図4 小児専門病院

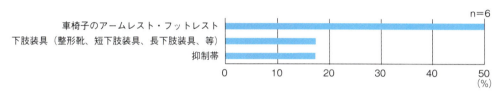

図5 介護老人福祉施設および介護老人保健施設

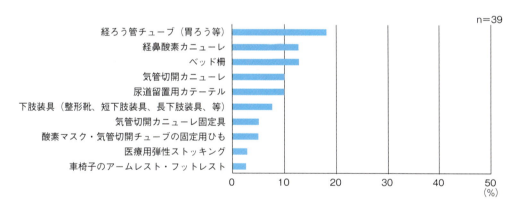

図6 訪問看護ステーション

図1〜6 日本褥瘡学会 編：MDRPUベストプラクティス医療関連機器圧迫創傷の予防と管理．照林社．東京．pp.6-22．2016 より転載．一部改変

施設ごとで上位にくる医療関連機器の順位は若干異なるが，医療用弾性ストッキング，ギプス，シーネ（点滴固定用含む），NPPV（非侵襲的陽圧換気療法）マスク，気管内チューブが多くなっている．

ギプス，シーネ固定部，点滴ルート固定部，NPPVマスク，経鼻カテーテルについては別項を参照してほしい（P.00）．それ以外で一般病院や大学病院では，手術用体位固定用具が上位を占めている（図7〜9）．図7は術中の体位固定器具によるもので，図8は術後の圧迫固定のために使用する固定具により発生したMDRPUである．

NPPV：
non-invasive positive pressure ventilation

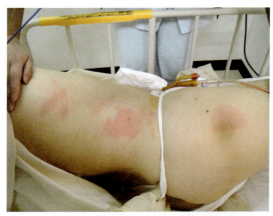
図7　術中の体位固定器具によるMDRPU

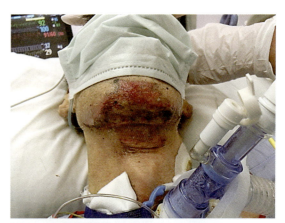
図8　術後の圧迫固定によるMDRPU

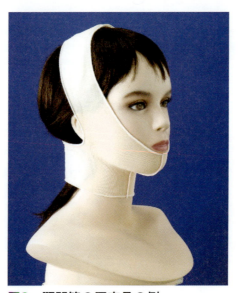
図9　顎関節の固定具の例

# MDRPUの予防

　MDRPUを予防するには，第一になぜ起きるかを考えることが必要であるが，これは当然のことながら機器を装着するから発生するものである．つまり機器の装着を中止すれば発生しないが，それができないことが多いので問題となる．この根本的な問題があるゆえに，積極的な予防策が講じられてこなかったのかもしれない．機器の装着を中止せずMDRPUをいかに予防するかは，発生要因をしっかりと理解することが重要である．

　図10[4)]に「褥瘡の発生概念図」を，図11[1)]に「MDRPUの発生概念図」を示す．

　褥瘡発生の概念図は2003年に発表され，以降褥瘡の予防・管理における基本概念となっている．MDRPUは前述のとおり褥瘡の範疇として定義づけられている．2つを見比べてみると，同じ褥瘡ということでスキントラブルを誘発しやすい共通の要因がいくつもある．一方で，褥瘡と大きく違う点は，機器要因が入っていることである．

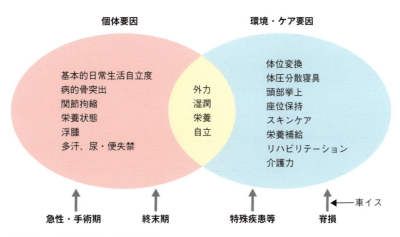

図10 褥瘡発生の概念図
真田弘美ほか：褥瘡会誌 5：136-149, 2003. より転載, 一部改変

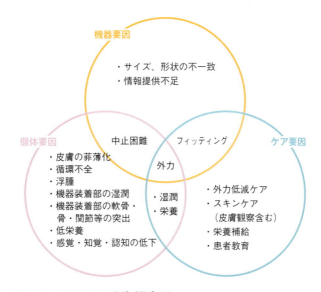

図11 MDRPU発生概念図
日本褥瘡学会 編：MDRPU ベストプラクティス医療関連機器圧迫創傷の予防と管理, 照林社, 東京, pp.6-22, 2016. より転載, 一部改変

# MDRPUケアのコツとワザ

図11[1]のMDRPU発生概念図の機器要因をみると，「サイズ，形状の不一致」と「情報提供不足」となっている．「サイズ，形状の不一致」とは，機器を選択するときに対象者の体型や骨格，脂肪や皮膚の薄さなどを考慮しなければ発生することを指す．また，「情報提供不足」について，誰が誰に対して情報を提供することが不足しているかというと，使用前に機器について取扱説明書を読む，あるいはわからなければ販売元に確認するなどの医療者同士や企業を含めた相互の情報提供が不足していることや，医療者側が機器を使う本人や家族への情報提供不足という両面があると発生しやすくなることから，このように表現されている．

これらのことからMDRPUの予防と管理のコツと

# Chapter 4 各科に共通するスキントラブルの予防・対応

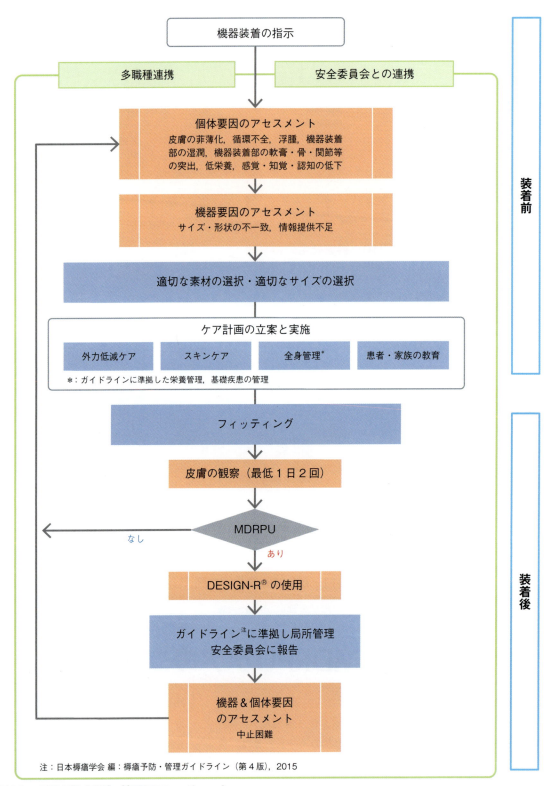

**図12　MDRPU予防・管理フローチャート**
日本褥瘡学会 編：MDRPU ベストプラクティス医療関連機器圧迫創傷の予防と管理，照林社，東京，pp.6-22，2016．より転載，一部改変

ワザの基本は，なんといっても適切な機器の選択と使用中の最低2回/日の圧迫部位の観察，そして可能であれば圧迫からの解放である．各機器における具体的な予防方法はおのおのの項目に委ねるが，MDRPUの特性を考えた場合，スキントラブルが起きてもすぐに機器の使用を中止できないことを考えると，いかに予防するかが大切になってくる．

次に個体要因に対するアセスメントについて．自重の圧迫による従来の褥瘡でもMDRPUのいずれにおいても圧迫が原因の皮膚障害であるので，低栄養や浮腫，骨突出，感覚・知覚・認知の低下など共通する項目があるのは同じである．図12[1]にMDRPU予防・管理のフローチャートを示す．

## 看護のポイント

これまで述べてきたようにMDRPUは機器の圧迫が原因である．予防ためには基本的スキンケア，外力をできる限り低減させるケア，そして観察が大切になる．

基本的スキンケアは，皮膚の清潔を保つことなので，洗浄または清拭を定期的に行い，皮膚の浸軟も乾燥も避けるようにする．外力をできる限り低減させるケアとしては，スポンジやドレッシング材などを使用する方法がある（図13，14）．ただし，それらを使っているとつい安心してしまい，MDRPUが発生するケースが最近みられる．なにより大切なのは定期的な観察を必ず行い，皮膚の異常がみられたらスポンジやドレッシング材などを新しいものに交換する，固定を変える，あるいは開放が可能であれば短時間でも開放することであり，さらに可能であれば機器の中止を検討するといったことも必要になる．

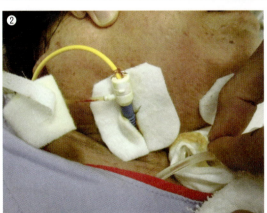

図13 留置針の圧迫予防のためのドレッシング材貼付

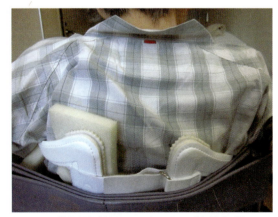

図14 整形外科用コルセットの接触部位へスポンジを入れて外力低減

〈引用・参考文献〉
1) 日本褥瘡学会 編：MDRPUベストプラクティス 医療関連機器圧迫創傷の予防と管理，照林社，東京，pp.6-22，2016.
2) 一般社団法人 日本医療機器産業連合会 http://www.jfmda.gr.jp/device/about/ より（2019年3月16日検索）
3) 須釜淳子ほか：褥瘡会誌 17：141-158，2015.
4) 真田弘美ほか：褥瘡会誌 5：136-149，2003.

# NPPV（非侵襲的陽圧換気）を受ける患者のスキントラブル

執筆●神野　剛史，松岡　美木

**KEY POINT**
- NPPVマスクの装着の影響で，皮膚障害が生じやすい
- 適切なマスク選択や苦痛の少ないマスク装着がスキントラブルの予防につながる
- 皮膚障害発生時には，悪化予防と改善を促す局所ケア材料の選択が重要

## NPPVのメリット・デメリット

IPPV：
invasive positive pressure ventilation

NPPV：
non-invasive positive pressure ventilation

人工呼吸は，「陰圧式」と「陽圧式」の2つに分類することができる．陰圧式は胸郭の周りに力を加え気道を陰圧にして肺を拡張する方法であり，一方，陽圧式は気道に直接，空気圧を加え肺を膨らませる方法である．

通常，人工呼吸というと気管内挿管や気管切開などの陽圧式の侵襲的な管理（IPPV）を思い浮かべる人が多いのではないだろうか．しかし，気管内挿管や気管切開といった侵襲的な行為を行うことなく，マスクの使用で行える管理もある．これは非侵襲的な手段であることから，非侵襲的陽圧換気（NPPV）とよばれている．

IPPVとNPPVの違いを**表1**に示す．NPPVは気管内挿管や気管切開を必要としないため，患者にとって多くのメリットがある．しかし，マスク等のインターフェース装着が不可欠であり，これに伴いデメ

**表1　IPPVとNPPVの違い**

|  | IPPV | NPPV |
|---|---|---|
| 気管チューブ | 有 | 無 |
| 気管吸引 | 容易 | 難しい |
| 鎮静 | 必要 | 不要 |
| 食事 | 不可能 | 可能 |
| 会話 | 不可能 | 可能 |
| 加温加湿 | 必要 | 不要（場合によって必要） |
| 回路のリーク | 無 | 有 |
| 呼気側の回路 | 有 | 無 |

**表2　NPPVのメリット・デメリット**

| メリット | デメリット |
|---|---|
| ・開始が容易 | ・患者の協力なしではできない |
| ・食事・会話ができる | ・気管吸引が難しい |
| ・気道粘膜の損傷が少ない | ・誤嚥の可能性がある |
| ・体位変換が自由 | ・緊急事態に対応しにくい |
| ・気道感染防御機能が温存できる | ・接触する皮膚にびらんが生じやすい |
| ・途中で中断ができる（夜間のみ等） | ・呼吸状態の悪化に気づきにくい |

リットも生じる．効果的な治療を行うために，こうしたメリット・デメリット（表2）を理解しておくことが大切である．

## NPPVマスクによる皮膚障害とは

　NPPVマスク（以下マスク）の装着の影響で，皮膚障害が生じることが多い．この皮膚障害の原因として，①マスクの不適切な選択・装着による圧迫やずれ，②マスクの持続的な装着による皮膚の生理機能の阻害があげられる．

[マスクの不適切な選択・装着による圧迫やずれ]

　マスクの適切な選択と装着は，NPPVの成否において重要なポイントである．適切に選択されたマスクの使用であっても，NPPVは陽圧式人工呼吸であるため，マスク装着部位にはマスク装着による持続的な圧迫のほかに呼吸性の圧迫，解除が何度も繰り返し加わることになる．

　さらに顔面は皮脂が多く，たえず動きが加わる部分でもあるため，マスクのずれが生じやすい．そのため装着部位には，ずれ，摩擦，圧迫という負荷が加わり，虚血による皮膚障害が生じやすい状況だといえる．

　こうしたなかで，サイズが合っていないマスクを使用したり，良好な装着ができていない状態でNPPV管理を行うとマスクがずれやすく，著しいリーク（漏れ）をまねく．そのため固定を強めてしまう事態となり，その結果必要以上の圧迫が装着部位に加わり，虚血による皮膚障害の発症へとつながる．

[マスクの持続的な装着による皮膚の生理機能の阻害]

　NPPVを受ける患者は循環動態が不良である場合が多く，その影響で皮膚組織循環も低下しているため，皮膚は脆弱な状態にあるといえる．そのような状態にある顔面の皮膚にマスクを密着し，同時に加湿された吸気が送り込まれることで装着部位の皮膚は浸軟する．その結果，皮膚の生理機能は著しく低下し，通常よりも微弱な刺激で皮膚障害を発生することになる．

[NNPVを受ける患者のスキントラブル]

　NPPVのほかに酸素療法には同様に皮膚障害に注意が必要な場面がある．

　経鼻カニューレ，酸素マスク，ハイフローセラピーを実施時にも皮膚障害が発生する危険がある．顔面に機器を装着しなければならず，治療が優先されるため簡単に取り外すことができない点が共通している．したがって予防や発生時の基本的な対応はNPPV実施時に注意する点と共通しているため，参考にしていただきたい．

## スキントラブルの予防と発生時のアセスメント

### 予防方法

　マスクによる皮膚障害は，特徴として難治化しやすい．これは，①マスク装着部位にクッションの役割である皮下組織が少ないこと，②NPPVによる治療が優先されるためである．十分な予防策をNPPV管理開始時からしっかり提供することが重要である．

[1日1回のスキンケア]

　マスクを装着する前に，顔のスキンケアを実施する．患者の皮膚の状態を確認し，汚れを除去したのち，保湿剤を用いて保湿を行う．マスクを外す時間を短縮したい場合は，拭き取りタイプの洗浄料を用いるとよい．

　スキンケアは1日1回行い，その際にはマスク側に付着している汚れも除去することを忘れないようにする．

[正しいマスクの選択と装着]

　NPPVはマスク装着が呼吸管理の要となるため，正しい装着が非常に重要である．医療者のマスク装着方法の習得と，患者の協力を得るための適切な説

明が不可欠となる．

適切なマスク選択や苦痛の少ないマスク装着の実施は，患者の負担を軽減するとともに，皮膚障害の予防のポイントになる．

#### ①マスクの選択

NPPVで用いるマスクにはさまざまな種類がある．それぞれの利点や欠点を考慮したうえで，患者に合ったマスクを選択することが必要である（**表3**）．ここではフルフェイスマスクについて述べる．

#### ②マスクのサイズ

ほとんどのマスク梱包袋には，マスク選択ゲージが付いている（**図1**）．ゲージを患者に当て，マスクのサイズを選択する（**図2**）．もし，ゲージがない場合は，メーカーに確認する．

#### ③マスクの装着

マスクを装着する際に，「強く締め付ければリークしない」と思い込み，必要以上に固定バンドをきつく締めているケースがよくみられる．不適切なマスク装着に伴う過剰なエアリークは，有効な換気が得られない原因となるが，ただきつく締めればよいわけではない．むしろきつく締めすぎることで，皮膚障害の発生や不快感から，患者の協力が得にくくなる原因となる．

大事なのはマスク装着に伴う不快感が少なく，有効な換気ができる位置でのマスク固定を行うことである．適切なマスク装着手順を**図3**に示す．

さらに，種類の異なるマスクを導入当初から併用して，装着部位にかかる負担を軽減することも皮膚障害の予防策としては有効である．

#### ［マスク装着部位の保護］

鼻梁の高い患者や浮腫で皮膚が脆弱となっている患者などは，適切にマスク装着をしても皮膚障害の発生リスクが高い状態にある．皮膚障害の発生が装着時に予測できた場合は，あらかじめ圧迫，ずれに対する保護を行う．

保護に使用するものの条件として，①皮膚の生理

**表3　NPPVで用いるマスク**

| 種類 | | 適応 | 利点 | 欠点 |
|---|---|---|---|---|
| 鼻マスク | | 長期使用患者<br>鼻呼吸が可能な患者 | 安定性が良い<br>視野が広く，着脱や組立が容易<br>装着したまま飲食が可能 | 口呼吸の患者には使用できない |
| 口鼻マスク | | 鼻マスクになじめない患者<br>口呼吸をしている患者 | 高い圧がかけられる<br>安定性が良い<br>視野が広く，着脱や組立が容易 | 飲水，吸引時はマスクを外す必要がある<br>固定による皮膚の損傷を起こすケースもある |
| トータルフェイスマスク | | 皮膚トラブルのある患者<br>緊急使用する場合 | 高い圧がかけられる<br>視野が広く，鼻まわりへの侵襲・圧迫感がない<br>装着が簡単 | マスク内の容量が多いため，呼気ガスが貯留しやすい<br>重量が重い |

写真提供：フィリップス・ジャパン

# 3 NPPV（非侵襲的陽圧換気）を受ける患者のスキントラブル

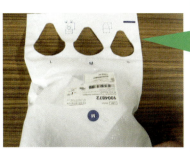
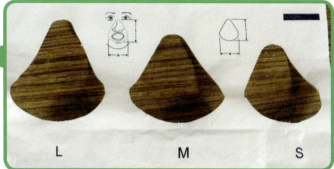

マスク梱包袋の上の部分がマスク選択ゲージとなっている．
**図1　マスク選択ゲージ**

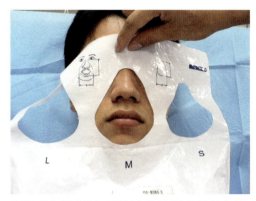
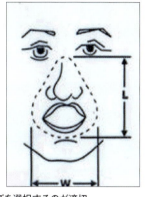
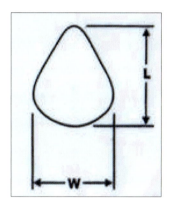

上縁の部分が鼻根部に，下縁の部分が下顎部分に達するサイズを選択するのが適切．
**図2　マスクのサイズ選択**

機能を阻害しない，②違和感が少なく顔面の凹凸に追従しやすい，③NPPVの効果を低下させない，などがあげられる．**表4**（p.210）に，保護に使用できる材料の一例を示す．装着部位を観察して，使用する材料を選択することが必要である．

## 発生時のアセスメント

皮膚障害を疑う症状を発見した場合，まずはどの部分に，どんな症状が発生したかを観察する．**図4**で示した部位が，マスクによる皮膚障害の好発部位である．皮膚障害例を**図5**に示す．

マスクだけでなく，ヘッドギアの当たる部分も忘れずに観察する．そして，①マスクの装着方法に問題がないか，②患者の循環動態や皮膚状態に変化がないか，③マスクの装着が苦痛で患者がマスクを外そうとする動作をしたり，顔面の動きが多くなっていないか，などの確認をする．

これらを一つひとつ確認して皮膚障害の原因を絞り，対策を検討する．

# ケアのコツとワザ

皮膚障害が発生した場合のケアは，原因をまず除去することが第一となる．

NPPVの場合，マスク装着が皮膚障害発生の大きな原因である．そのためマスクを外すことができれば，皮膚障害は改善していく．しかし多くの場合，それが難しい状態にある．

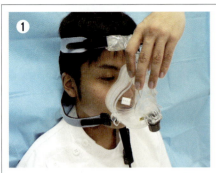
マスクにヘッドギアを装着し，患者の頭からかける．

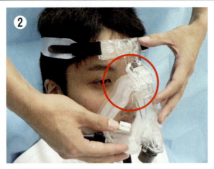
患者の下顎を挙上してマスクを当てる．その際，目元からのリーク（漏れ）に注意する．

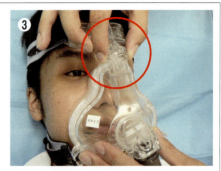
患者の反応を確認し，問題がなければヘッドキャップが額に当たるように角度調整する．
両サイドをつまんで，上下にスライドさせる．

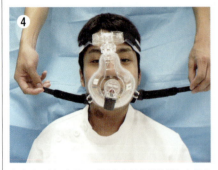
左右のマジックテープ部分の長さが均等になるよう調整する（現時点ではゆるすぎないくらいにしておく）．

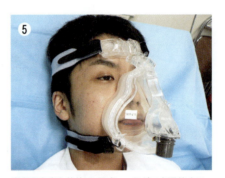
患者の安楽な体位で，再度ヘッドギアを調整する．マスクからの漏れを確認する．
漏れが多いときには，再度ヘッドキャップの角度調節や，ヘッドギアの調整を行う．

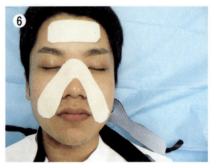
患者の皮膚の状態に合わせて適宜マスク装着部位に保護を行う．

**図3　NPPVマスクの装着手順**

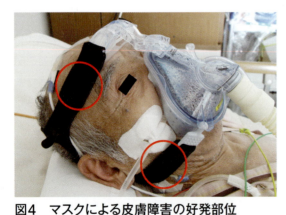
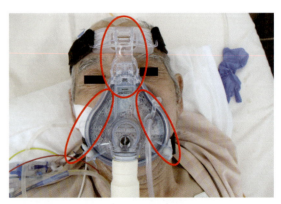

**図4　マスクによる皮膚障害の好発部位**
○で示した部分が好発部位

したがって，皮膚障害発生時にはNPPV管理を継続しつつ，悪化予防，改善を促す局所ケア材料の選択が求められる．

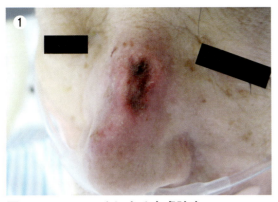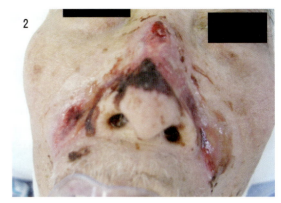

図5　NPPVマスクによる皮膚障害

表4　保護に使用できる材料の例

| 商品名（メーカー） | 材質 | 特徴 |
| --- | --- | --- |
| ブラバ™ウエハー（コロプラスト） | 板状皮膚保護材 | ・表皮損傷がない場合の保護に有用 |
| セキュプラスト®ハイドロ・アロエ（ソルブ） | 板状皮膚保護材 | |
| カイゲン皮フ保護シート（カイゲン） | ポリエチレンジェルシート | |
| リモイス®パッド（アルケア） | 高すべり性スキンケアパッド | |
| メピレック®ストランスファー（メンリッケヘルスケア） | ポリウレタンフォーム材 | |
| シカケア®（スミス・アンド・ネフュー） | シリコンジェルシート | |
| デュオアクティブ®ET（コンバテック ジャパン） | ハイドロコロイド材 | ・予防で使用する場合は保険請求適用外となる<br>・びらん，潰瘍の際に使用すると効果的 |
| ハイドロサイト®プラス，ハイドロサイト®薄型（スミス・アンド・ネフュー） | ポリウレタンフォーム材 | |

*ガラス圧法

p.22参照

### 紅斑または紫斑が発生した場合のケア

　発生した皮膚障害が紅斑または紫斑の場合は，これ以上の悪化を予防することが重要である．表皮の欠損が生じないように粘着性がない，もしくは粘着力の弱い材料を使用し，定期的に局所の観察を行う．同時にクッション性の高い材料を用いて，保護の強化を図る（表4）．

　なお，紅斑と紫斑の見分け方は，透明なガラス板で皮膚表面を軽く圧迫し，色調の変化をみるとわかる（ガラス圧法）＊．紅色調の色が消えた場合は「紅斑」，消えない場合は「紫斑」である．

### びらん，潰瘍が発生した場合のケア

　びらん，潰瘍の場合は，損傷の深さに合わせ創傷被覆材を選択する．溶解する性質をもつハイドロコ

ロイド材は交換時に皮膚に残りやすく,除去に時間を要することもあるため,溶解しないポリウレタンフォーム材などを選択すると患者の負担も少なく簡便に行える.

また保護の強化を図り,マスクの種類の変更も検討する.しかし最善の局所ケアを行っても,原因が除去できていない状態であるため,皮膚障害の治癒が遷延することもある.結果を急いで求めず,時間をかけて根気強くケアを継続していくことが大切である.

## 看護のポイント

NPPVをしている患者のスキンケアは,とにかく「皮膚障害の予防につきる」といえる.

NPPVはその治療目的から,どうしても"顔"に皮膚障害が生じてしまう.顔に傷が生じることにより,疼痛の問題やボディイメージへの影響につながる.

これらの問題を避けるためには,大袈裟かもしれないが「NPPV管理の患者は必ず皮膚障害が生じる」というくらいの危機感で,導入当初から十分な観察と予防策を提供することが大切である.

〈引用・参考文献〉
1) 石川悠加 編:NPPV(非侵襲的陽圧換気療法)のすべて—これからの人工呼吸.JJNスペシャルNo.83,医学書院,東京,2008.
2) 市村健二:NPPV時の患者ケアについての必須知識.呼吸器ケア 5(12):72-73,2007.
3) 伊藤 洋:NPPV用人工呼吸器とマスク.大塚政秀 編:もう怖くない! 人工呼吸器マスターガイド 機械モード ケア インシデントの不安解消!.(呼吸器ケア2011年夏季増刊)4.メディカ出版,東京,pp.57-65,2011.
4) 野原みゆき:クリティカルな状況にある患者へのスキンケア—治療機器の使用に伴う皮膚障害.重症集中ケア 9(6):53-60,2011.
5) 田中深雪ほか:非侵襲的陽圧換気療法のマスク装着による鼻部・頬部の褥瘡予防に関するケア—板状皮膚保護材の使用による効果.日本褥瘡学会誌 10(1):35-38,2008.
6) 野原好美ほか:非侵襲的陽圧換気療法(Non-invasive Positive Pressure Ventilation:NPPV)管理下のマスクで生じる顔面褥瘡に対する当院の試み—ポリエチレンジェルシートの効果について.日本褥瘡学会誌 12(1):59-63,2010.
7) 木下幸子:非侵襲的陽圧換気(NPPV)を受ける患者のスキントラブル.内藤亜由美・安部正敏 編:病態・処置別スキントラブルケアガイドNursing Mook46.学研メディカル秀潤社,東京,pp.68-71,2008.

# 4 経鼻カテーテル挿入中のスキントラブル(胃管, イレウス管)

執筆●石飛 仁美

**KEY POINT**
- スキントラブルの発生は経鼻カテーテルによる治療の妨げとなるため予防が重要となる
- 適切な固定方法やテープの選択でスキントラブルを予防する
- テープ固定部位は浸軟しやすいため、皮膚のバリア機能を保つ予防的スキンケアを行う

## 経鼻カテーテル挿入の目的とは

経鼻カテーテルは(図1),(1)胃内容物や腸内容物の体外への誘導(消化管の減圧・ドレナージ),(2)胃内容物等の性状確認(インフォメーション),(3)経口摂取できない場合の栄養管理などのため,鼻から食道を経由して胃や腸まで挿入する.

### 消化管の減圧・ドレナージ目的

・胃内容物を体外に誘導して胃内の減圧を図ることで,嘔吐を軽減し,さらに嘔吐による誤嚥を予防する.
・胃癌による幽門狭窄のための通過障害・胃拡張に

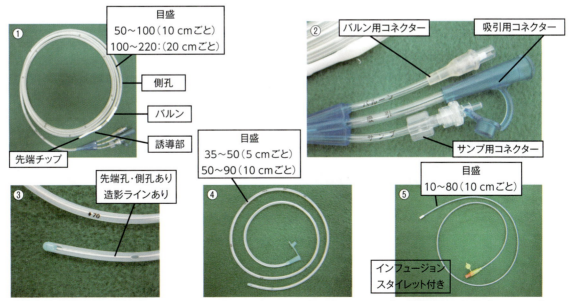

図1 ①,②:レイウス管.③,④:胃カテーテル(サイズ10〜16 Fr).⑤:経鼻経腸栄養用チューブ(サイズ5〜12 Fr)

対する術前処置として用いられる．また，上部消化管手術後の急性胃拡張や術後の胃排出障害による嘔吐をくり返すものなどに用いられる．
・腸管の通過が阻害されたイレウス（腸閉塞）に対し，腸管内容物の吸引や減圧療法といった保存的治療に使用される．

### インフォメーション目的

・貯留した胃内容物が血液か，食物残渣か，胆汁を混じた腸液かなどの情報を得ることができる．胃・十二指腸潰瘍や胃癌からの出血に対する内視鏡的治療後に，その止血効果の確認などに用いられる．
・胃内洗浄時に，一時的に挿入するときにも用いられる．

### 栄養管理

・食べ物を噛んで飲み込むための嚥下機能が低下した方や，病気の影響で嚥下障害や機能障害が生じ，飲み物や食べ物をうまく摂取できない方など，あるいは経口摂取での栄養摂取が不十分な方に挿入し栄養管理を行う．

まずは，挿入されたカテーテル挿入の目的を確認することが重要である．その目的によって留置期間等をアセスメントし，ケア計画を立てることができる．また，目的に応じて素材や長さなどさまざまな種類のカテーテルがある．その特徴を理解し使用することが重要である．

## スキントラブルの発生要因

### 鼻翼・鼻中隔・鼻粘膜のびらん，潰瘍形成

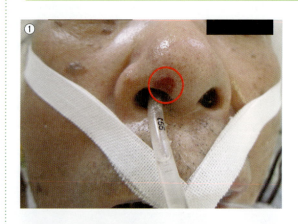

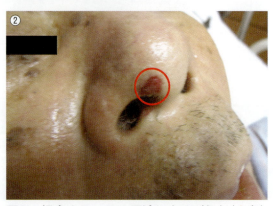

図2　経鼻カテーテル圧迫によるびらん（○印）

外鼻は顔面から皮膚が続いているが，鼻背では骨あるいは軟骨と可動性的に結合し，皮下脂肪組織は軽度に発育している．このため，経鼻カテーテル固定により，皮膚や粘膜への圧迫や摩擦，ずれが加わりやすい（図2）．

固定に伴う外力は粘膜や皮膚表層の間の軟部組織の血流を低下，あるいは停止させる．この状況を一定時間持続すると組織は不可逆的な阻血状態に陥り，潰瘍形成や壊死に至ることもある．つまりは，褥瘡発生のメカニズムと同じような状態が起こりうると考えられる．

鼻粘膜は上皮細胞に覆われた外胚葉由来の上皮層

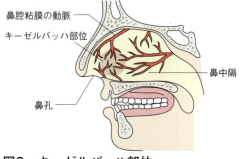

図3　キーゼルバッハ部位

で，吸収と分泌に関わり，粘膜によって，その表面は常に湿潤している．

鼻腔は血管が密集しているが，とくにキーゼルバッハ部位（図3）はその密度が著しい場所で，血管を覆う粘膜が薄く，入り口に近いので，外部からの衝撃を受けやすい．このため，経鼻カテーテルの圧迫・摩擦・ずれにより鼻の粘膜が傷つき鼻出血を起こしやすくなる．

## 粘着テープによるスキントラブル

粘着テープにより，皮膚からの正常な水分蒸発障害，汗腺の分泌障害による皮膚の浸軟および浸軟により起こる皮膚透過性の亢進，皮膚細菌叢の変化やpH上昇に伴う細菌感染の機会の増加などの影響を受ける．

スキントラブルの主な要因は，(1) 物理的刺激，(2) 化学的刺激，(3) 細菌の繁殖によるものがある（表1）．

[物理的刺激]

テープが剥がされるとき，粘着剤に固着した角質も剥がれる．テープの剥離が繰り返されたり，表皮と真皮の結合が弱くなっている場合に，表皮全体が剥離する．角質が剥がれても，一時的な反応性充血が起こるのみの場合が多いが，繰り返されると表皮が薄くなって疼痛・発赤・滲出液を伴う滲出性紅斑の状況になる．また，表皮の全層が剥離した場合には，真皮が露出してびらんの状態となる．

テープを引っ張って貼付したときに，テープが元に戻ろうとする表皮にかかる張力が継続して水疱を形成することがある．

[化学的刺激]

粘着剤中に含まれる低分子量成分である有機溶剤や残留モノマーによる毒性作用，あるいはそれがトリガーとなって発現するアレルゲンが原因で皮膚炎が発生する．

テープの原材料ならびにテープを貼付する前に付着していた物質が，テープを貼付することで皮膚に浸透して皮膚炎が生じたり，テープの材料の中の物質のアレルギー反応によっても同様に皮膚炎が起こる．

[細菌の繁殖]

毛嚢には洗っても細菌の残りやすい凹凸があり，細菌が常在している．テープが皮膚に貼付されることで，汗の蒸発が抑えられ皮膚が浸軟した状態になる．さらに，毛嚢の開口部がテープで塞がれると，毛嚢の細菌の繁殖がより盛んになって痒みや痛みを伴う．

## スキントラブルの予防と発生時のアセスメント

### 予防方法

[スキンケア]

テープ固定部位は皮脂や汗などの分泌物に汚染され，皮膚の浸軟を来しやすい状況にある．このため，皮膚のバリア機能が低下し，粘着剤から溶解した刺

表1　粘着テープによる皮膚障害の要因と皮膚障害の種類

| 要因 | | | 皮膚障害 |
|---|---|---|---|
| 浸軟 | 物理的刺激 | 剥離刺激 | 角質・表皮剥 |
| | | 皮膚がテープで固定されることによる境界部での緊張 | 緊張性水疱 |
| | 化学的刺激 | 刺激物質の侵入 | 一次刺激性接触皮膚炎 |
| | | 感作されている物質の侵入 | アレルギー性接触皮膚炎 |
| | 細菌 | 細菌の繁殖 | 感染 |

激成分などが吸収されやすい状態となり，さまざまなスキントラブルを起こす．したがって，皮膚のバリア機能を保つ予防的スキンケアを行うことが重要である．

洗顔などセルフケアが困難な場合には，拭き取りタイプの洗浄剤（シルティ™［コロプラスト］，ベーテル™F［ベーテル・プラス］，リモイス®クレンズ（アルケア），セキューラ®CL［スミス・アンド・ネフュー］など）を用いると，簡便でかつ皮膚の清浄と保湿が可能である．

鼻の皮膚は顔のなかでもとくに皮脂が多いため，鼻尖や鼻翼に固定する場合は，粘着テープが剥がれないようスキンケアによる皮脂のコントロールを図り，固定部位を検討する．髭は粘着テープの接着性を低下させ，固定力に欠けるため剃っておく．

［適切なテープの選択］

医療用テープは，術後創をはじめ褥瘡の軟膏処置やドレッシング材の固定など，さまざまなケアに使用され医療上必要不可欠なものである．しかし，使い方を誤ってしまうとスキントラブルを引き起こす可能性もある．

医療用テープは，主に粘着剤と支持体（剥離紙）からなり，それらの素材の違いから伸縮性や粘着性，通気性などの性質が異なってくる．

安全性を考えると，しっかりとした固定力は不可欠な場合もあるが，剥離する際の皮膚への負担が大きくなり，皮膚障害のリスクが高くなる．

粘着テープの粘着剤には，皮脂を吸収する親油性粘着剤が使用されている．アクリル系粘着剤は，アレルギー反応を起こす粘着付与樹脂などの粘着剤構成成分を含まないため，粘着剤の材料に起因するかぶれは比較的少なく，一定の透湿性があるといわれている．

経鼻カテーテルを固定するテープの選択基準は，接着性に優れ，伸縮性，通気性，透湿性があり皮膚への刺激が少ないものといえる．低刺激性医療用粘着テープの例として，3M™ マルチポア™ ドライサージカルテープ，クイックフィックス®・クイックフィックス®N，シルキーテックス，シルキーポア®クリアホールドがある．

［経鼻カテーテルの固定方法の基本］

断続的に経鼻カテーテルが皮膚や粘膜に接触・圧迫していると潰瘍形成の可能性があり，皮膚の観察と固定位置や方向を適宜交換する必要がある．

テープの固定は，皮膚に緊張をかけないよう，引っ張らないで中央部から外側に貼るようにする（図4）とともに，テープをループ状にしてチューブを包み込んで貼る（図5）．鼻翼に当たって潰瘍びらんが形成されるのを防ぐため，チューブが自然な彎曲を形成するよう固定する（図6）．

［固定用専用テープによる固定］

**固定方法**：ベーステープを固定部位に貼付し，チューブ固定テープを折り返しベーステープに貼付し，上から補助テープを貼付する（図7）．

**メリット**：土台のテープは皮膚にやさしい粘着剤を使用し，固定用テープは糊残りが少ない粘着剤を使

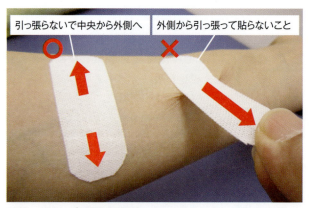

図4　テープの固定方法

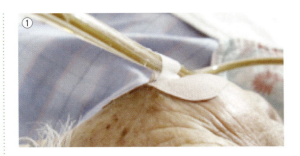

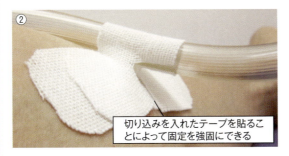

切り込みを入れたテープを貼ることによって固定を強固にできる

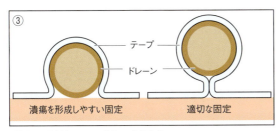

テープ
ドレーン
潰瘍を形成しやすい固定　適切な固定

図5　Ω型テープカット固定

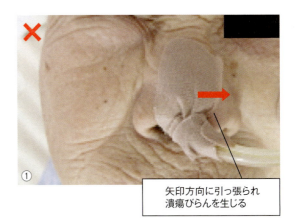

矢印方向に引っ張られ潰瘍びらんを生じる

鼻翼に当たって潰瘍びらんが形成されるのを防ぐため，チューブが自然な彎曲を形成するよう固定する

図6　固定方法

用している．固定用テープは再固定が可能である．粘着テープをカットする時間が不要で，タイムセービング，コストセービング，ケアの標準化を図ることができる．

　皮膚の状態が常に観察できる透明なウレタン製のテープも販売されている（クリアホールド，**図7**）．

[鼻の下での固定]

**固定方法**：鼻の下にテープを2枚使用し，1枚は土台として貼付する（**図8**）．固定用のテープは全周に巻きつける．ひげは剃っておく．

**メリット**：土台用と固定用粘着テープを使用することによって皮膚への緊張を緩和する．鼻翼の皮脂や汗の影響を受けず固定が可能である．

[頬のみでのテープ固定]

**固定方法**：経鼻カテーテルを鼻に固定せず，約20cm程度たるませて頬に固定し，耳介にかける．

**メリット**：鼻翼の皮脂や汗の影響を受けず固定が可能である．

[耳朶での固定]

**固定方法**：耳朶にテープを貼付し，経鼻カテーテル全周に巻きつけて固定する．

**メリット**：頬部の皮膚が脆弱である場合など，頬部への固定を避けることができる．

[病衣への固定]

**固定方法**：病衣にテープを合わせ安全ピンやクリップなどで固定する（**図9**）．

　その他のポイントを以下に示す．

・固定の補強のために土台となるテープを貼ってから重ねて貼付する場合は，テープを貼った上からよく押さえて圧着させる．これにより安定した固定ができる．

・粘着剤は個体と液体の中間の性質があり，強く圧

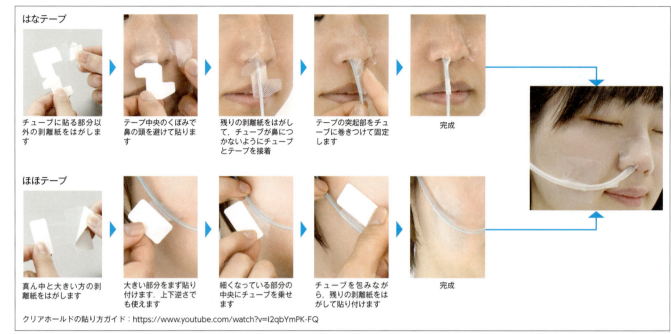

図7　クリアホールドの貼り方（資料提供：スキニックス）

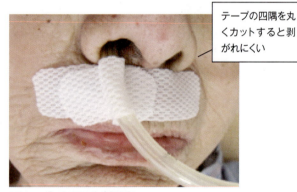

図8　鼻の下での固定

テープの四隅を丸くカットすると剥がれにくい

着することや時間が経過することで凹凸部分への粘着強度が向上する．

### 発生時のアセスメント

スキントラブルの原因は，固定・剥離方法によるものなのか，粘着テープ自体によるものなのか，皮膚の状態，発汗量，内的要因（低栄養，局所の循環不全，高齢等）も含めアセスメントし，原因を除去するケアをプランニングする．

# ケアのコツとワザ

### ケアの目標

ケアの目標は，①確実で安全な固定により，挿入目的が遂行できること，②皮膚障害を予防あるいは改善することにある．

### 創傷被覆材，被膜剤・剥離剤の活用

固定によるスキントラブルのリスクが予測される場合やすでにびらんや潰瘍を形成した場合は，ハイドロコロイドドレッシング材（デュオアクティブ® CGF・ET［コンバテックジャパン］など）や板状皮膚保護材（ブラバ ウェハー［コロプラスト］など）を貼付する．

テープの剥離刺激によるスキントラブルが予測される場合は，剥離剤（アダプト®剥離剤［ホリスター］，ブラバ 粘着剥離剤スプレー［コロプラスト］，

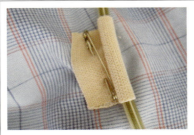 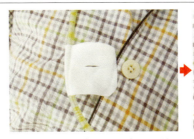 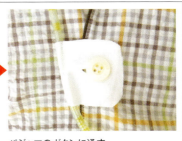

テープ類を直接病衣に貼付せず，安全ピンで固定すると固定箇所を修正しやすい．

布製の粘着テープをチューブに巻き付けるように貼付し，ボタンホールのように穴を開ける．

パジャマのボタンに通す．チューブの重さをボタンで受け止めることができるため，頬のテープ固定部分へかかる重さを低減できる．

**図9　病衣への固定の工夫**

アルケアスムーズリムーバー［アルケア］，3M™ キャビロン™ 皮膚用リムーバー［スリーエム ジャパン］など）や被膜剤アダプト®皮膚膜パック［ホリスター］，ブラバ 皮膚被膜剤スプレー［コロプラスト］，リモイス®コート［アルケア］，3M™ キャビロン™ 非アルコール性皮膜［スリーエム ジャパン］，ノンアルコールスキンプレップ［スミス・アンド・ネフュー］を用いる．

剥離剤・被膜剤ともにスプレータイプ，ワイプタイプがある．スプレータイプは周囲粘膜等にかからないよう十分注意する．

また，ノンアルコール，ノンオイル，シリコンタイプなど，よりスキンケアを重視し簡便に使用できる商品が多く出回っている．各商品の特徴を知り，使用箇所によって使い分ける．

## 看護のポイント

患者にとっては絶飲食による口腔内乾燥，経鼻カテーテル管留置による咽頭痛や鼻腔の疼痛を生じやすい．このため，経鼻カテーテル挿入の目的や管理方法について十分に説明し，患者の理解と協力を得ることが重要である．

スキントラブルが発生すると，患者は苦痛により管を自己抜去するなど治療の妨げになったり，治療のために拘束を強いられることもあるため，スキントラブルの予防は重要である．鼻腔の疼痛がある場合は，皮膚や粘膜を観察し，固定方法を再検討する．また，チューブの入れ替えや，チューブの種類の変更など医師と話し合うことも重要である．

テープ剥離時の角質・表皮剥離は，テープの剥離頻度，テープの剥離方法，テープの角質剥離性等が，内的要因（低栄養，局所の循環不全，高齢等）も加わり，スキントラブルの危険因子となるため注意深い観察が重要である．

〈引用・参考文献〉
1) 田中秀子：最新創傷ケア用品の上手な選び方・使い方 第2版．日本看護協会出版会，東京，2010．
2) 内藤亜由美，安部正敏 編：Nursing Mook46 病態・処置別スキントラブルケアガイド．学研メディカル秀潤社，東京，pp.62-67，2008．
3) 日本看護協会認定看護師制度委員会 編著：瘻孔・ドレーンのケアガイダンス 創傷ケア基準シリーズ②．日本看護協会出版会，東京，pp.122-163，2002．
4) 中川ひろみ：チューブ・ドレーン挿入による皮膚・粘膜損傷とは．月刊ナーシング 27（7）：18-22，2007．
5) 中川ひろみほか：「ドレーン・チューブ管理」「術創管理」コツとワザ．月刊ナーシング 30（13）：9-60，2010．
6) 中田 諭ほか：チューブ・ラインの固定法30．エキスパートナース 23（13）：64-69，2007．

Chapter 4 各科に共通するスキントラブルの予防・対応

# ⑤ ギプス・シーネ固定部のスキントラブル

執筆●西林 直子

**KEY POINT**
- スキントラブルの予防には，固定前の観察，スキンケア，好発部位の保護，硬化までの形状保持が重要である
- 固定中は，ギプス・シーネと固定部位との両方をよく観察し，フィッティングを確認することが大切である
- 患者・家族に，圧迫症状や違和感などの観察ポイント，浸軟回避，浸軟回避のための管理方法について指導・教育を行う

## ギプス・シーネ固定部のスキントラブルとは

　ギプスやシーネ（副木）は，骨折や靭帯損傷などの外傷の応急対応や保存療法，関節脱臼や重度の軟部組織損傷などの運動器疾患の術後に，患部を固定するのに使用される医療機器であり，治癒の促進や，骨のアライメントの維持，疼痛の軽減，患部の保護，患部周囲の筋肉低下を補う効果がある[1]．

　ギプスは，綿やガラス繊維などの基布に石膏や樹脂などの硬化剤が塗布された包帯材料（**表1**）で，腕や足，体幹の患部に全周性に巻いて固定を行うものである．それぞれの患部に合わせて固定することができ，患部を外部刺激から守ることができる（**図1**）．シーネは，梯子状の金属が芯材になっている金網副子，アルミ板にウレタンを貼り付けたアルミ板副子，石膏やプラスチック等で作製したギプス副子などがあり，素早く簡単に装着でき，外傷初期の腫脹による患部の状態変化に対応することができる（**図2**）．また，患部とシーネを弾性包帯やテープで固定しているため簡単に取り外すこともでき，患部を観察しやすいという利点がある．しかし，ギプスに比べて固定力が弱いため，不安定な骨折（整復を要するもの，粉砕・らせん骨折，脱臼骨折）には外傷初期に対してのみ用いられる．ギプスやシーネ固定の代表

**表1　ギプスの材質**

| 基布 | 硬化剤 |
|---|---|
| 綿布 | 石膏 |
| 綿布 | 熱可塑性樹脂 |
| ガラス繊維 | 水硬化性樹脂 |
| ポリエステル繊維 | 水硬化性樹脂 |
| ガラス繊維 | 光硬化性樹脂 |

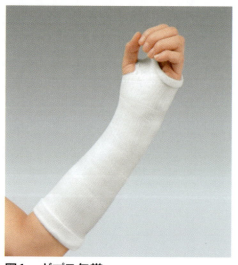

図1　ギプス包帯

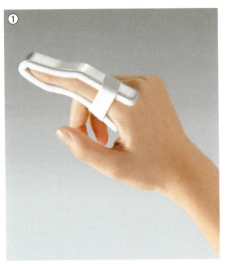 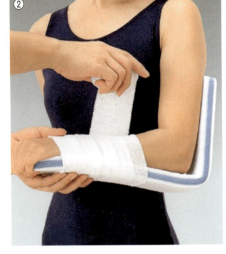

(①, ②) 単回使用パッド入り副木

図2　シーネ

MDRPU：
medical device related pressure ulcer

MTP：
metatarsophalangeal

表2　ギプス，シーネ固定による合併症

- コンパートメント症候群
- 虚血
- 熱傷
- 圧迫創傷と皮膚潰瘍
- 感染
- 皮膚炎
- 関節拘縮
- 神経障害

的な合併症について**表2**にまとめた．

　ここでは，主にスキントラブルの頻度が高い圧迫創傷に対する予防，発生後のアセスメント，看護のポイントについて述べる．

- ギプス・シーネによるMDRPU有病率および好発部位

　ギプス・シーネによるMDRPUの有病率は，わが国では一般病院・大学病院で6.8%～17.9%[2]，北米では12%[3] という報告があり，圧迫創傷に関連した医療機器のなかで上位を占めている．好発部位は，上肢では手背・拇指基部・尺骨遠位・上腕骨顆部・肘部等，下肢では踵骨部・足関節両踝・足部外縁・足背部・脛骨・腓骨骨頭部・アキレス腱部・母趾中足趾節間（MTP）関節・小趾MTP関節等（**図3**），体幹では肋骨部・腸骨部・脊椎部・臀部である．

　これらの部位は，他の部位に比較すると①骨突出があり，皮下組織が薄い，②外傷等による急速な患部の腫脹が起こり，腫脹に伴って皮膚が菲薄化しやすい，③長期固定では筋委縮・関節拘縮による患部の形状変化が起こりやすい，④固定中は発汗等によって皮膚が湿潤しやすいという特徴がある[4]．

# スキントラブルの予防と発生時のアセスメント

## 予防方法

### [固定部位の観察・評価]

　固定によって起きた合併症であるかを判断するには，固定前の状況を把握しておく必要がある．固定を行う前にスキントラブルのリスク要因（**表3**）[5] の有無・程度について丁寧に観察し，記録に残すようにする．また，ギプスやシーネの材料に対するアレルギーの既往についても確認する．アレルギーの既往がある患者に使用する時は，状況に応じて変更するか，直接に皮膚に接しない装着法を工夫する必要がある．

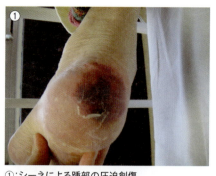 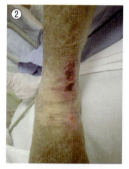 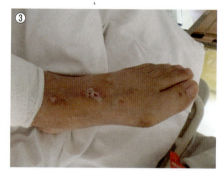

①：シーネによる踵部の圧迫創傷．
②：シーネ固定に用いた弾性包帯による足関節部の圧迫創傷．
③：ギプス固定による足背部の圧迫創傷．

**図3　ギプス，シーネ固定による圧迫創傷**

**表3　スキントラブルのリスク要因**

| リスク要因 | 状態 | 理由 |
| --- | --- | --- |
| 感覚神経障害 | 糖尿病や二分脊椎症，外傷後，脳血管疾患後遺症等 | ・圧迫や摩擦・ずれなどの外力が加わっても，気づきにくい<br>・外傷では，打撲や皮膚損傷による痛みと混同していることもある |
| 末梢血管障害 | 末梢動脈疾患やアテローム硬化症，バージャー病等 | ・脆弱な血管に外力が加わることによって，血管の切断・引きちぎれあるいは血栓性に閉塞することで，皮膚の潰瘍や壊死が生じる |
| 皮膚の菲薄化 | ステロイド長期使用，ドライスキン，真菌感染などの皮膚疾患，浮腫 | ・菲薄な皮膚は，表皮が乾燥し，バリア機能の減少が起こる<br>・弾力性の減少により物理的・機械的刺激に対して脆弱になる |
| 高度な骨突出 | 低栄養・るい瘦・関節拘縮など | ・骨格筋と体脂肪が低下し，外力を緩衝する組織量が減少する |
| 固定部の湿潤 | 創部からの滲出液，発汗など | ・湿潤により皮膚が浸軟すると，バリア機能が低下し，外力に対する組織耐久性が低下する |

西林直子：WOC Nursing 4（10）：19-27，2016．より引用．一部改変

[スキンケア]

　患部はできるだけ清潔にしておくことが重要である．ギプスによる固定療法の場合，固定期間は疾患の状態により異なる．一般的には2週間程度でギプスの巻き替えを行うが，固定中は患部のスキンケアを行うことができない．固定する前には，患部の腫脹や疼痛に配慮しながら十分に泡立てた刺激の少ない弱酸性洗浄剤を用いて，堆積した皮脂や垢など皮膚に付着した汚れを優しく丁寧に除去しておく．ドライスキンの患者には，保湿して二次損傷を予防する．

　糖尿病や梅毒などを原因として発症する神経病性関節症であるシャルコー関節（Charcot関節）では，Total Contact Castとよばれる足底全体で荷重を受ける荷重ギプスを装着する場合がある（**図4**）．通常の下腿のギプス固定では足趾部は露出させるが，Total Contact Castはギプスを足部末端の趾尖部まで覆う．そのため，足部の発汗により皮膚が浸軟しやすい．そこで，洗浄や保湿をするだけでなく，趾間部の皮膚炎や白癬などを予防する目的で小さく裁断したガーゼを各趾間に挿入する[6]などの浸軟防止（**図5**）や爪のケアを行い，スキントラブルを予防する工夫を行う（p.378参照）．

[保護]

・ギプスを作製する場合

　下地となる筒型包帯（ストッキネット）を，しわやたるみができないように装着する．次に，骨突出部位や軟部組織が薄い部位などの圧迫創傷が予測さ

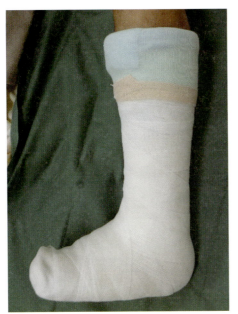

図4 Total Contact Castとよばれる荷重ギプス

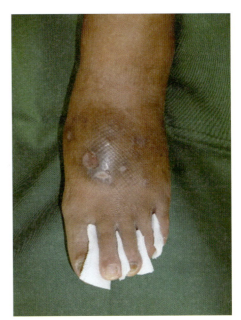

小さく裁断したガーゼを各趾間に挿入する.
図5 趾間部の浸軟予防対策

れる部位には，下巻を厚めに巻く，緩衝材（ウレタンフォームやスポンジフォームパッド，シリコーンゲルドレッシングなど）を追加するなど，外力を低減するための対策をしたのち，生理的彎曲に沿ってギプス用下巻包帯を巻く．ただし，過剰な保護は本来の目的である固定力を低下させ，反対に圧迫や阻血につながる可能性があることを念頭に置く必要がある．ギプスが硬化した後は，ストッキネットとギプス用下巻包帯を折り返してテープで止め，ギプス端が直接皮膚に擦れないようにする．ギプス上下端が骨突出部に当たっていないか，関節の動きを妨げていないか，皮膚に食い込んでいないかについて指を入れて直接確認し，当たっているときにはカットする（図6）．

・シーネを作製する場合

四肢に用いられることが多いシーネでは，関節の付近（足関節，手関節）でしわになりやすい．身体に当たる部位には大きなしわや凹みができないように慎重に患肢を支持し，材料が硬化しないうちに素早く包帯を巻くようにする．弾性包帯で固定するときには，強く巻きすぎないように注意する．固定材料の繊維や樹脂が皮膚に直接付着することで接触性皮膚炎を起こすことがあるため，周囲皮膚への保護，配慮も必要である．硬化した後は，一度シーネを外して局所的に圧迫が加わっていないか患部の状態を確認する．

## 発生時のアセスメント

[問診・視診]

ギプスの固定中は，患者からの疼痛や違和感の訴え，ギプス上に出血を認めることなどでスキントラブルの有無を知る手掛かりとなる．しかし，患者から疼痛の訴えがあった場合，とくに骨折後や手術後では，患部の疼痛と固定の圧迫による疼痛の区別がつきにくい．そのため，疼痛の部位や疼痛が発生する状況を詳細に聞き取る必要がある．

[ギプスやシーネと固定部位とのフィッティング]

創傷発生時には，まず患部のサイズに変化が生じていないか，ギプスやシーネと固定部位に形状の不一致が起きていないかを確認する必要がある．外傷初期の腫脹がひいてきたり，あるいは長期固定による筋萎縮が起こったりすることで固定具と患部との

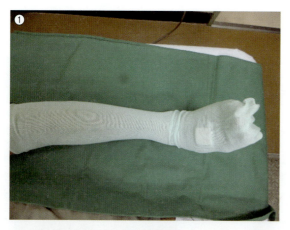 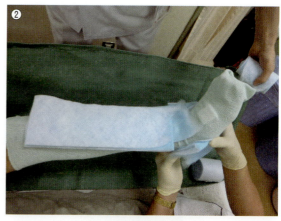
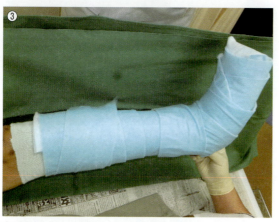 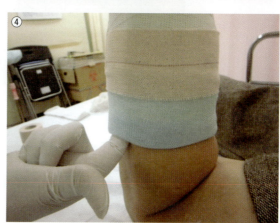

①：ストッキネットの装着．
②：骨突出部への保護（ギプス用下巻使用）．
③：生理的湾曲に沿ってギプス用下巻包帯を巻く．
④：ギプス端が皮膚に当たっていないか確認する．

**図6　ギプスを作製する場合の圧迫創傷予防対策**

隙間が広くなってずれが生じる，あるいは逆に患部の腫脹増悪に伴ってシーネの外縁が皮膚に食い込み，圧迫されてスキントラブルが発生することがある．

また，連続荷重によってギプスが変形していることもあるため，固定具と患部の両方をよく観察し，フィッティングを確認する．

# ケアのコツとワザ

## 硬化するまでの管理方法

### ［形状保持］

固定材料の硬化が不十分な場合，あるいは患部の形態に合わせて形作る（モールド）時には，指跡や枕などによる凹みが生じて圧迫の原因となることがある．硬化するまでは，モールドを行う医師と患肢を保持する看護師との息のあった連携が大切であり，圧迫の原因を作らないように十分注意する必要がある．

下肢の場合では，歩行した時に踏み返しによる皮膚損傷を起こさないようにするために，足趾の背側のギプス下端と脛骨粗面側のギプス上端を広げておくなどの工夫を行うとよい（**図7**）．

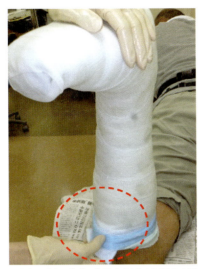

脛骨粗面側のギプス上端を広げて歩行時の圧迫を回避する．

**図7 荷重時の圧迫回避方法**

### 表4 ギプスとシーネの硬化時間に影響する要因

| 硬化時間を短縮する要因 | 浸水温度が高い，ガラス繊維の使用，浸漬水の再利用 |
| --- | --- |
| 硬化時間を遅らせる要因 | 浸漬水の温度が低い，石膏の使用 |

Boyd AS, Benjamin HJ, Asplund C：Am Fam Physician 79（1）：16, 2009. より引用，改変

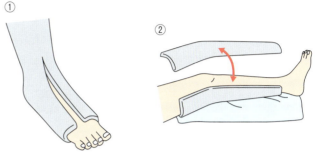

割入れ①，ギプスを切半②するなどの対応を行う．

**図8 患部に異常を認めた場合の対応例**

[硬化時間]

　材料を浸漬する水の温度は硬化時間に影響を与える要因であり，温水は冷水より速く硬化する特性がある（**表4**）[1]．材料の硬化時間が遅すぎる場合，完全に硬化する前に患部を動かしてしまうとギプスやシーネにしわが形成されたり，変形を起こしたりする．また，硬化時間が早すぎる場合には，患部の形状にフィットしないまま硬化することで，圧迫の原因になることがある．

[硬化温度]

　材料が速く固まるほど，発生する熱が大きくなり低温熱傷を起こす危険性が高くなる．ギプスやシーネは発熱しながら硬化する．その温度は材料や室温，巻き方などにより異なるが，50℃近くまで温度が上がることもある[7]．下巻が薄すぎたり，過度なモールディングをすることによって低温熱傷を起こす可能性があり注意が必要になるため，添付文書に従って材料を浸漬する水の温度を調整する．

## 異常を認めた場合の対応

　患部に循環障害や腫脹などがあり，疼痛や痺れなどの神経障害がある場合には，圧迫を低減するために割を入れたり，ギプスを切半するなどの対応を行う（**図8**）．創傷がある場合には，DESIGN-R®に従

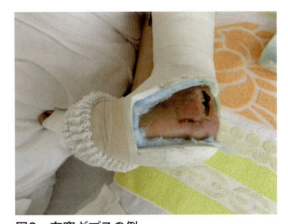

**図9 有窓ギプスの例**

って評価し，挫滅創や擦過傷などでは感染のリスクが高い場合もあるため，適切な局所管理と創部の保護を行う必要がある．固定療法が中止できない場合には，処置・観察ができるように創の大きさに合わせて，部分的にギプスをカットした有窓ギプス（**図9**）にしたり，ドレッシング材の厚みを考慮してシーネを作り直すなどの対策を行う．また，足趾や踵など足部では白癬菌感染を起こすこともある．皮膚疾患が疑われる場合には専門医の診察を受け，適切な治療を行う．

### 患者・家族への指導

固定中のスキントラブルを予防するためには，患者自身によるセルフモニタリングも重要である．圧迫症状，疼痛，違和感，色調不良がないか観察ポイントを伝え，症状がある場合には医療スタッフに速やかに伝えて診察を受けるように指導を行う．また，ギプスやシーネによって汗の蒸散が妨げられたり，シャワー浴などで水分が入り込んだりすることで，皮膚が浸軟して皮膚損傷を来しやすい状況になる．そのため，装着中にシャワー浴を行うときには濡れないようにカバーする，温度設定を低めにしたドライヤーで乾かすなどの蒸れ対策を行い，浸軟を回避するように指導を行う．外来通院で治療を行う場合も多く，とくに高齢者や小児の場合では，家族にも同様の指導を行う．さらに必要に応じて訪問看護師，ヘルパー，ケアマネジャーなどケアに携わる多職種とも連携を取りながら予防と早期発見に努める．

## 看護のポイント

スキントラブルの対策では，シーネやギプスシャーレ（ギプスを折半した後，そのままシーネとして使用する固定具）の場合には，最低でも1日2回，清潔ケアや巻き直しを計画して皮膚の状態の観察を行う．ギプスの場合では，固定中は外して観察することができないため，患者から痛みや痺れの有無等を聴取し，露出している末梢部の皮膚の状況を観察する必要がある．ギプススやシーネによる固定療法は治療として行われることから，スキントラブルが発生した場合であっても，中止することが難しい場

**表5　ギプス固定による合併症の観察点と対応**

〈循環障害〉
観察：皮膚温，色調，腫脹の有無，爪甲色，毛細血管環流の有無
　　　動脈の拍動，疼痛（しめつけられるような痛み）
処置：①ギプス，綿包帯に割を入れ固定を緩める
　　　②ギプスカット

〈神経麻痺〉　とう骨・正中・尺骨神経麻痺，ひ骨・脛骨神経麻痺が起こりやすい
観察：放散痛，痺れ，知覚障害の有無，手指・足趾の運動障害の有無
処置：圧迫部位の開窓

〈圧迫創〉
観察：疼痛（うずくような痛み）・発熱・悪臭・分泌物
処置：圧迫部位に綿花，スポンジ等を挿入し圧迫の除去に努める
　　　有窓ギプスとし，圧迫の除去を行う．

〈出血〉
観察：ギプス上への出血は印をつけ，時間とともに記録する
　　　バイタルサイン，圧迫の有無，顔色など一般状態
処置：有窓ギプスとし，止血処置を行う

〈キャスト症候群〉
観察：嘔気，嘔吐，腹部膨満等の消化器症状
処置：左側臥位や仰臥位で腹部の緊張を緩和する．症状の改善がない場合はギプスを除去する

〈筋力低下〉　筋萎縮
ギプスで固定されている患肢の筋力は急速に萎縮するので，固定中から積極的に運動を行う
　　（手指・足趾の屈伸運動，筋肉の等尺運動）

大学病院医療情報ネットワーク研究センター：看護度分類 ギプス固定による合併症 2014．より引用

合がある．そのため，事前のリスクアセスメントをしっかりと行い，予防ケアを行うことが重要である．

また先に述べたように，ギプスやシーネなどの固定具による合併症は，スキントラブルに限らない．固定療法中における観察点について**表5**[8]にまとめた．全身状態の観察を含めて予防対策と異常の早期発見に努めていくことが大切である．

〈引用・参考文献〉
1) Boyd AS, Benjamin HJ, Asplund C：Am Fam Physician 79（1）：16-22, 2009.
2) 日本褥瘡学会学術委員会・実態調査委員会：褥瘡会誌 17（2）：141-158, 2015.
3) Kayser SA et al：Adv Skin Wound Care 31（6）：276-285, 2018.
4) 日本褥瘡学会 編：ベストプラクティス医療関連機器圧迫創傷の予防と管理, 照林社, 東京, pp.50-59, 2016.
5) 西林直子：WOC Nursing 4（10）：19-27, 2016.
6) 谷口　晃：Orthopaedics 28：67, 2015.
7) Deignan BJ et al：J Pediatr Orthop 31（7）：791-797, 2011.
8) 大学病院医療情報ネットワーク研究センター：看護度分類 ギプス固定による合併症 2014. https://www.umin.ac.jp/kagoshima/jgopher/10/N1016.txt（2019年3月20日検索）

Chapter 4　各科に共通するスキントラブルの予防・対応

# 6 点滴ルート固定部のスキントラブル

執筆●石濱　慶子

**KEY POINT**
- 患者の個体要因と医療者のスキルによってもスキントラブルが生じることを意識する
- トラブル発生時にはカテーテルの材質など医療関連機器そのものをアセスメントする
- 医師や看護師は日常よく取り扱っているデバイスの取扱説明書を熟読し，構造などの知識を得ておく

## はじめに

　点滴の対象は小児から高齢者までと幅広く，日常的に私たち看護師が保健師助産師看護師法の範疇において，動静脈留置針の留置（以下，点滴ルート固定とする）後に医療用テープを用いて皮膚に固定する機会は多い．対象となる患者の個体要因および医療者が提供するスキルによってはスキントラブルが生じることもある．点滴ルート固定によるスキントラブルを回避するため，予防ケアを行う必要がある．

## 点滴ルート固定部のスキントラブルとは？

　点滴を行う際は，血管内に留置する動静脈用留置針と接続用の延長チューブ，固定に必要な医療用テープが必要となる．
　動静脈留置針は，プラスチック製のカテーテルと金属製の内針を組み合わせた構造となっている（図1）．
　患者の血管を穿刺後，内針ハブに血液が流入することで血管確保が確認できる．内針を抜きカテーテルハブに延長チューブを接続する．延長チューブ接続部の形状がロック式のタイプもある（図2）．
　動静脈留置針のような医療関連機器を使用することで皮膚が圧迫され生じる皮膚ないし下床組織損傷のことをMDRPU（医療関連機器圧迫創傷）とよぶ[1]．日本褥瘡学会より2016年に発刊された「ベストプラクティス 医療関連機器圧迫創傷の予防と管理」においても，血管留置カテーテルによるMDRPUについて取り上げられている[1]．
　臨床現場においては，図3のような血管留置カテーテル接続部位の圧迫によるMDRPUだけが発生するわけではない．医療用粘着テープを除去する際のスキン・テアの発生や医療用粘着テープの刺激によるスキントラブルもある．本項ではこれらも含め，点滴ルート固定によるスキントラブルとする．

◆症例
・症例1：患者は脳梗塞後遺症により，意思疎通が不可能であった．固定している医療用粘着テープに滲出液が付着していたためテープを除去すると，カテーテルハブと延長チューブ接続部位の圧迫によるMDRPUが生じていた（図3）．
・症例2：患者は循環動態が不安定であり，動脈ラインを留置しモニタリングを測定していた．状態が落ち着き動脈ラインを抜去する際，医療用テー

MDRPU：
medical device related pressure ulcer

## 6 点滴ルート固定部のスキントラブル

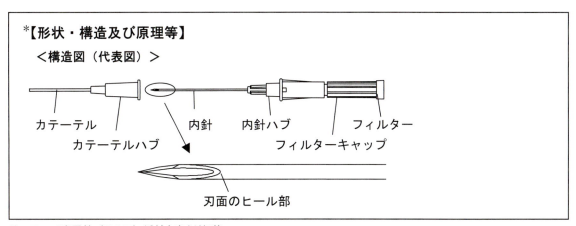

サーフロー®留置針（テルモ）添付文書より転載
**図1　動静脈留置針の形状・構造など**

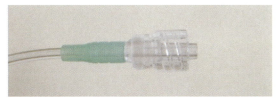

**図2　延長チューブ接続部の形状がロック式のもの**

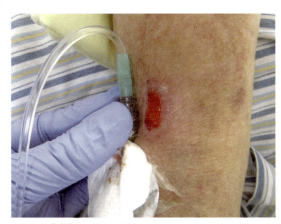

**図3　症例1：MDRPU**

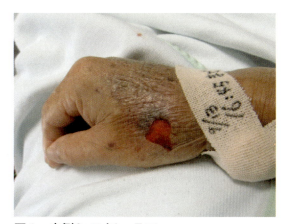

**図4　症例2：スキン-テア**

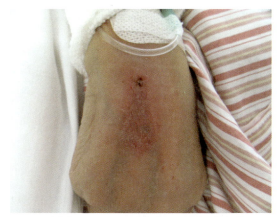

**図5　症例3：ルート固定用の医療用粘着テープによるかぶれ**

プとともに皮膚が剥がれた（スキン-テア）（**図4**）.
・**症例3**：動静脈針を刺し替える際，ルートを固定していた医療用粘着テープを除去すると，皮膚がかぶれていた（**図5**）.

## 予防と発生時のアセスメント

留置針と接続するカテーテルの材質・長さ・クランプの位置，皮膚固定に必要な医療用粘着テープの材質など，使用する医療関連機器そのものをアセスメントする．また，患者自身の要因についてもアセスメントを行う（表）[2]．

## ケアのコツとワザ

①動静脈カテーテルを留置し滅菌されたフィルムドレッシング材で穿刺部位を被覆する際に，カテーテルハブと延長チューブ接続部を，皮膚に押し付け固定しないよう注意する．図ではわかりにくいが，ロック式の接続部は皮膚と密着しておらず，わずかに浮いている（図6）．

②ロック式の接続部位を医療用粘着テープで固定を行う場合，小さく切ったガーゼや専用のクッション材を接続部位の下に挟む（図7）．

③各メーカーからさまざまなドレッシング材が販売されているため，各施設で使用しているドレッシング材の適切な貼付方法について，レクチャーを

表　スキントラブルにおける患者自身の要因とアセスメント項目

| 要因 | アセスメントする項目 |
|---|---|
| 皮膚の脆弱さ | 高齢，皮膚が薄く乾燥している，紫斑がある，ステロイドを長期使用，化学療法や放射線療法の既往，抗凝固剤の使用，スキン-テアの既往 |
| 全身状態 | 循環動態が不安定，糖尿病，発熱，低栄養，認知機能の低下，知覚鈍麻 |
| 機器装着部位周辺の皮膚 | 骨突出，浮腫，発汗，関節に近い，手背や足背など皮下脂肪が少ない |
| 医療用粘着テープの使用 | 材質，交換頻度 |

日本創傷・オストミー・失禁管理学会 編：スキンケアガイドブック．照林社，東京，p.220, p.283, 2017. をもとに作成

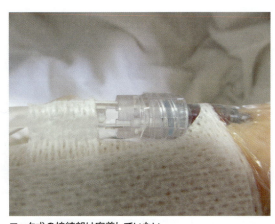

ロック式の接続部は密着していない．
図6　カテーテルハブと延長チューブの接続部

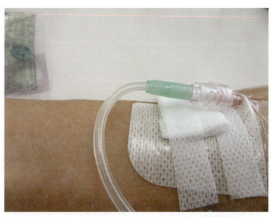

小さく切ったガーゼや専用のクッション材を接続部位の下に挟むとよい．
図7　ロック式の接続部位を医療用粘着テープで固定する場合

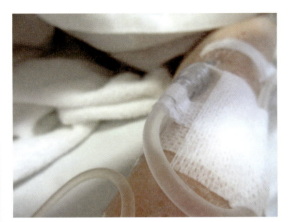

図8　Ω固定*

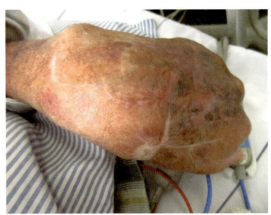

線状や星状の瘢痕がみられる.
図9　スキン-テアの既往

*Ω（オメガ）固定：
ルートの上からテープを伸ばしたまま貼らずに，ルートの丸み全周にテープを沿わせて貼ることで皮膚を引っ張らない方法．

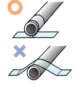

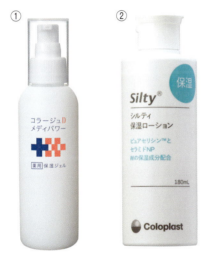

①：コラージュDメディパワー薬用保湿ジェル（持田ヘルスケア）
②：シルティ 保湿ローション（コロプラスト）
図10　低刺激性保湿剤

受けるか，メーカーのホームページにアップされている動画を視聴し，貼付技術を習得するのもよい．

④医療用粘着テープを用いてチューブを固定する際，チューブをテープで包み込むように，Ω（オメガ）の形状になるよう固定を行う．Ω固定することでチューブに可動が加わってもテープが剥がれにくい[3]（図8）．

⑤同一部位への圧迫を回避するため，テープ貼付部位を適宜ずらす．

⑥テープ貼付部の皮膚に異変がないか毎日定期的に観察する．

⑦動静脈留置開始以降に浮腫が出現した場合は，同一部位への圧迫が持続しないよう必ず固定位置をずらしていく．

⑧患者・家族に対し，テープ固定による痛みや瘙痒感，テープの汚染やめくれがある場合は，医療スタッフへ伝えるよう説明しておく．

⑨スキン・テアの既往がある場合（図9），医療用テープ以外の固定方法がないかを検討する．医療用テープを使用する場合，剥離刺激の少ない低剥離刺激性粘着剤（シリコーン）を使用するのもよい[4]．

⑩非アルコール性皮膚被膜材をテープ固定部にあらかじめ噴霧する．また，医療用粘着剤の貼付の妨げにならない低刺激性保湿剤を皮膚に塗布しなじませてから，テープ固定を行う（図10）．

⑪ドレッシング材や医療用粘着テープを除去する際，皮膚用粘着剥離剤を用いて愛護的に除去する．

⑫事故抜去予防のため，テープ固定をし直す際は2人で実施するのが望ましい．

その他，スキン・テアに関するケアの詳細は，p.48およびp.231を参照のこと．

## 看護のポイント

　患者は点滴を行っていても，ベッドから離れて検査に行く，トイレに行く，洗面に行く，さらにベッドサイドでリハビリテーションを行うこともある．その際，医師や看護師以外の職種もその患者に関わっている．多職種の視点で予防ケアに取り組むことで，治癒まで時間を要するスキントラブルが発生しにくくなると考える．

　また，動静脈留置針や接続チューブを日常よく取り扱っている医師や看護師は，使用しているデバイスの取り扱い説明書を熟読し，構造や取り扱い方法について十分な知識を得ておくようにしたい．また，施設の業務手順書に沿ってケアを行うことも重要である．自施設で点滴ルート固定に関する手順の見直しがされていないのであれば，見直し改定することも必要である．先輩看護師から後輩へ，愛護的なケア方法をOJTを通して伝えていくことも大切である．

〈引用・参考文献〉
1) 日本褥瘡学会 編：ベストプラクティス 医療関連機器圧迫創傷の予防と管理．照林社，東京，p.6，p.71，2016．
2) 日本創傷・オストミー・失禁管理学会 編：スキンケアガイドブック．照林社，東京，p.220，p.283，2017．
3) 窪田敬一 編：ドレーン・カテーテル・チューブ管理 完全ガイド．照林社，東京，p.20，2015．
4) 日本創傷・オストミー・失禁管理学会 編：ベストプラクティス スキン-テア（皮膚裂傷）の予防と管理．照林社，東京，p.24，2015．

# 7 スキン-テアの予防・対応

執筆●室岡 陽子

**KEY POINT**
- スキン-テアは，表皮角質のバリア機能が低下し毛細血管や真皮の線維が脆弱な高齢者に多い
- 予防のために，皮膚を脆弱にまねく基礎疾患などがないか全身状態のアセスメントを行う
- テープ剥離時に発生することが多いため，剥がす際には粘着剥離剤を使用し，剥がし方にも注意する

## スキン-テアとは

スキン-テア（Skin Tear）とは，「摩擦・ずれによって，皮膚が裂けて生じる真皮深層までの損傷（部分層損傷）」[1]とされており，主に高齢者の四肢に発生する皮膚の急性損傷である．

なお，外力が関係する天疱瘡・類天疱瘡・先天性表皮水疱症等の創傷については，疾患に由来するものかどうかの判断が難しいため，すべてをこれに含めるとされている．

スキン-テアの創傷は，「部分層損傷」であり，表皮真皮境界部にある皮膚の痛覚に携わる自由神経終末が創面に露出している状態であるため，かすかに触れるくらいの刺激でも強い疼痛を伴うのが特徴である．

またスキン-テアは高齢者に多いこともあり，加齢による変化が影響していると言える．高齢者の皮膚は，外観の変化としてはシワやたるみ，ツヤや弾力が消失する．また，表皮角層のバリア機能が低下しているため，皮膚が乾きやすく，水分を保持しにくくなる（図1，2）．高齢者の皮膚の組織学的な変化としては，表皮の菲薄化，平坦化，膠原繊維の線維化，弾力繊維の増加，皮下脂肪の減少，脂腺機能の低下，毛細血管の脆弱化などがある．このため，毛細血管や真皮の線維が脆弱であり，少しの外力でも容易に出血しやすく，循環障害や浮腫のため皮膚が弱く傷つきやすい状態にあることから，スキン-テアが発生しやすくなっている．

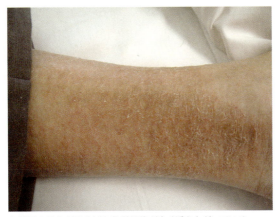

角質層の結合が弱くなり，角質細胞が白く浮き上がっている．
**図1 鱗屑のある皮膚**

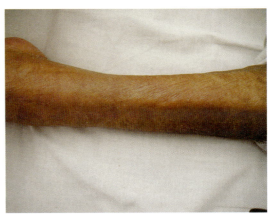

皮膚の柔軟性が低下し，弾力がなく硬くなり，水分量が低下している．
**図2 ドライスキンの皮膚**

# 予防とアセスメント

## スキン-テアのアセスメント

スキン-テアは，皮膚を脆弱にまねく基礎疾患などによる全身状態が影響していることも多いため，ケアする前に全身状態をアセスメントする必要がある．スキン-テアの層の観察には，日本創傷・オストミー・失禁管理学会によるアセスメントツール「STAR分類システム」を用いる（図3）．創部を観察する際には，判断に悩む症例もあるため注意が必要である．表1[1)]にスキン-テアか否かの判断基準となる具体例と除外例を示す．

また，スキン-テアのアセスメントや予防に対しては，図4[1)]のアルゴリズムを活用するとよい．

個体要因のリスクアセスメントは，表2[1)]を用い

### STAR 分類システム

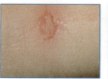 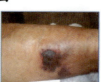 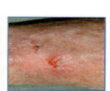 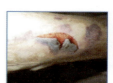 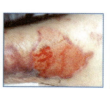

| カテゴリー 1a | カテゴリー 1b | カテゴリー 2a | カテゴリー 2b | カテゴリー 3 |
|---|---|---|---|---|
| 創縁を（過度に伸展させることなく）正常な解剖学的位置に戻すことが**でき**，皮膚または皮弁の色が蒼白で**ない**，薄黒**くない**，または黒ずんで**いない**スキンテア． | 創縁を（過度に伸展させることなく）正常な解剖学的位置に戻すことが**でき**，皮膚または皮弁の色が蒼白で，薄黒，または黒ずんで**いる**スキンテア． | 創縁を正常な解剖学的位置に戻すことが**できず**，皮膚または皮弁の色が蒼白で**ない**，薄黒**くない**，または黒ずんで**いない**スキンテア． | 創縁を正常な解剖学的位置に戻すことが**できず**，皮膚または皮弁の色が蒼白，薄黒い，または黒ずんで**いる**スキンテア． | 皮弁が完全に欠損しているスキンテア． |

Skin Tear Audit Research (STAR). Silver Chain Nursing Association and School of Nursing and midwifery, Curtin University of Technology. Revised 4/2/2010. Copyright©2013 一般社団法人日本創傷・オストミー・失禁管理学会 All rights reserved.

**図3 STAR分類システム（一般社団法人 日本創傷・オストミー・失禁管理学会）**

**表1 スキン-テアが発生する状況（具体例と除外例）**

| 具体例 |
|---|
| ・四肢がベッド柵に擦れて皮膚が裂けた（ずれ） |
| ・絆創膏を剥がすときに皮膚が裂けた（摩擦） |
| ・車椅子等の移動介助時にフレーム等に擦れて皮膚が裂けた（ずれ） |
| ・医療用リストバンドが擦れて皮膚が裂けた（摩擦） |
| ・リハビリ訓練時に身体を支持していたら皮膚が裂けた（ずれ） |
| ・体位変換時に身体を支持していたら皮膚が裂けた（ずれ） |
| ・更衣時に衣服が擦れて皮膚が裂けた（摩擦・ずれ） |
| ・転倒したときに皮膚が裂けた（ずれ） |
| ・ベッドから転落したときに皮膚が裂けた（ずれ） |
| **除外例**…持続する圧迫やずれで生じた創傷と，失禁によって起こる創傷は除外する |
| ・寝具や車椅子などによる持続した圧迫やずれで皮膚が剥がれた（褥瘡） |
| ・医療機器による持続した圧迫やずれで皮膚が剥がれた（医療関連機器圧迫創傷） |
| ・失禁患者のオムツ内の皮膚が炎症により剥がれた（IAD：失禁関連皮膚障害） |

一般社団法人日本創傷・オストミー・失禁管理学会 編：ベストプラクティス スキン-テア（皮膚裂傷）の予防と管理．照林社，東京，2015．より転載

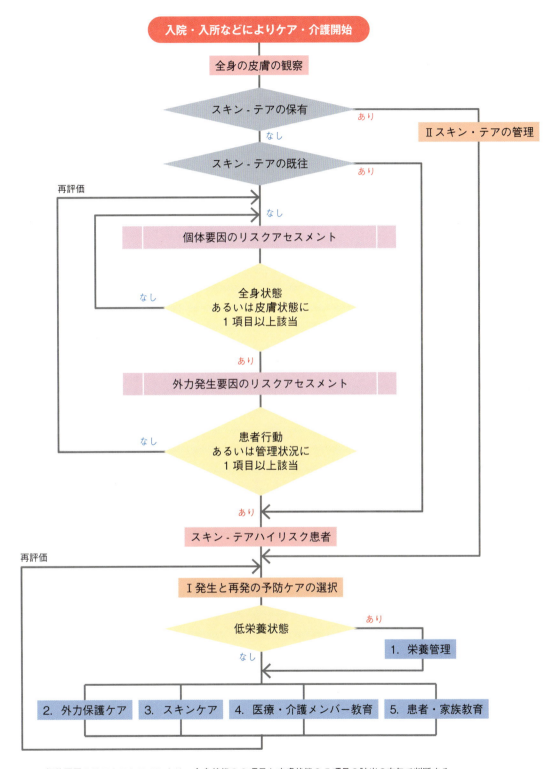

*1 個体要因のリスクアセスメントは，全身状態の9項目と皮膚状態の5項目の該当の有無で判断する．
*2 外力発生要因のリスクアセスメントは，患者行動の3項目と管理状況の6項目の該当の有無で判断する．

一般社団法人日本創傷・オストミー・失禁管理学会 編：ベストプラクティス スキン-テア（皮膚裂傷）の予防と管理．照林社，東京，2015．より転載

図4　スキン-テアの予防と管理のアルゴリズム

### 表2　個体要因のリスクアセスメント

（該当項目の□に✓をつける）

| 全身状態 | 皮膚状態 |
|---|---|
| □ 加齢（75歳以上）<br>□ 治療（長期ステロイド薬使用，抗凝固薬使用）<br>□ 低活動性<br>□ 過度な日光曝露歴（屋外作業・レジャー歴）<br>□ 抗がん剤・分子標的薬治療歴<br>□ 放射線治療歴<br>□ 透析治療歴<br>□ 低栄養状態（脱水含む）<br>□ 認知機能低下 | □ 乾燥・鱗屑<br>□ 紫斑<br>□ 浮腫<br>□ 水疱<br>□ ティッシュペーパー様（皮膚が白くカサカサして薄い状態） |

一般社団法人日本創傷・オストミー・失禁管理学会 編：ベストプラクティス スキン-テア（皮膚裂傷）の予防と管理．照林社，東京，2015．より転載

### 表3　外力発生要因のリスクアセスメント

（該当項目の□に✓をつける）

| 患者行動<br>（患者本人の行動によって摩擦・ずれが生じる場合） | 管理状況<br>（ケアによって摩擦・ずれが生じる場合） |
|---|---|
| □ 痙攣・不随意運動<br>□ 不穏行動<br>□ 物にぶつかる（ベッド柵，車椅子など） | □ 体位変換・移動介助（車椅子，ストレッチャーなど）<br>□ 入浴・清拭等の清潔ケアの介助<br>□ 更衣の介助<br>□ 医療用テープの貼付<br>□ 器具（抑制具，医療用リストバンドなど）の使用<br>□ リハビリテーションの実施 |

一般社団法人日本創傷・オストミー・失禁管理学会 編：ベストプラクティス スキン-テア（皮膚裂傷）の予防と管理．照林社，東京，2015．より転載

て，全項目中1項目でも該当した場合は個体要因におけるリスクありと判断する．

外力発生要因のリスクアセスメントは，表3[1)]を用いて，全項目中1項目でも該当した場合は外力発生要因におけるリスクありと判断する．

## スキン-テアの予防

図4[1)]のアルゴリズムに基づいてアセスメントした結果に沿って，予防ケアを実施していく．

[栄養管理]

栄養状態のアセスメントとしては，低栄養でないか，脱水がないかを評価していく．スキン-テアの患者の栄養学的特徴としては，「高齢」「日常生活自立度が低い」「入院期間が長い」「栄養摂取状態が不十分」などがあげられる[1)]．日常生活自立度が低い患者では，BMIが低いという見た目にやせていな

くても，サルコペニアまたはサルコペニア肥満が潜在している可能性が考えられる．そのため体重減少率や喫食率，血清アルブミン値をみながら，栄養サポートチームと相談し，栄養状態の改善を検討していく．とくにたんぱく質・エネルギー低栄養（PEM）の患者に対しては，褥瘡予防の栄養管理と同様に高エネルギー・高たんぱく質のサプリメントの補給も検討していく．

皮膚の老化による乾燥に対し，水分補給も大切である．また近年，コラーゲンペプチドは創傷治癒を促進する効果があり，経表皮水分蒸散量を減少させ，角層水分量の減少を抑制する効果が示されている[3)]．サプリメントとして摂取することなど，必要な栄養素が摂取できるよう工夫することが大切である．

[外力保護ケア]

外力保護ケアでは，安全な療養環境を整えること

PEM：
proteinenergy malnutrition

BMI：
body mass index

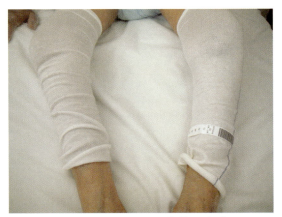

図5　医療用リストバンドの装着の実際

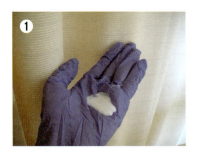

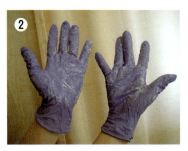

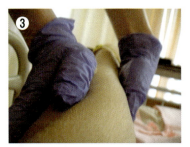

図6　保湿剤の塗布の仕方

が大切であり，ベッド環境，車椅子環境，医療用リストバンドの装着状況を確認し，介入が必要な場合には対応を検討する．たとえば，ベッド柵に接触する，またはベッドから転落するなどのリスクがある場合には，ベッド柵にカバーを付ける，ベッド周囲に衝撃吸収マットを敷くなどして予防する．

　車椅子を使用する場合には，車椅子パーツと皮膚の摩擦予防として，靴下やアームカバーを付けるなどして損傷を予防する．とくに車椅子のフットサポートに接触して発生する場合があるため，移動介助時には介助者の足の位置などに注意し移乗するとともに，場合によってはフットサポートが取り外しできる車椅子の検討も必要になる．

　医療用リストバンドを装着する際は，麻痺や浮腫のない方の手に装着する．できれば素材はソフトなものを選択し，直接皮膚に接触しないようカバーの上から付けるなどの工夫が必要である（**図5**）．

　体位変換の際には体位変換補助用具（スライディングシート・スライディングボード・スライディンググローブなど）を使用すると，摩擦やずれの軽減になる．また身体を動かす場合には，引きずらず，四肢ではなく肩や腰を支え，患者さんをつかむことなく動かすことが大切である．

　スキン-テアは，医療用テープの剥離時に多く発生している．テープの使用は必要最小限とし，どうしても使用しなければならない場合には，角質層剥離の少ない低剥離刺激性の粘着剤（シリコーン系）などを選択する．また，貼付する前には皮膚被膜剤を塗布し，その上からテープを貼る．剥離の際には粘着剥離剤を用いるとともに，皮膚を指や爪で強くこすらないように愛護的に剥離する．

［スキンケア］

　スキンケアでは皮膚の保湿を行い，皮膚の乾燥を防ぐことが大切である．乾燥予防として，低刺激性でローションタイプなどの伸びのよい保湿剤を1日2回，状態によってはそれ以上塗布する．保湿剤は，手の平にまんべんなくつけた後（**図6**），摩擦が起こらないように身体の中心から末端に向け，毛の流れに沿って押さえるように塗布する．皮膚の乾燥は環境の影響を受けるため，とくに冬場は室内の温湿度の調整を励行する．

　皮膚の清潔ケアでは，弱酸性あるいは保湿剤配合

# Chapter 4 各科に共通するスキントラブルの予防・対応

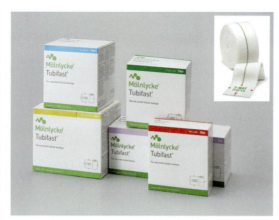

図7　チュビファースト®（メンリッケヘルスケア）

の洗浄剤を選択し，洗浄時は十分に泡立ててから泡を乗せ，手のひらでやさしく洗うようにする．乾燥が強い場合には，洗浄剤の使用を控え，蒸したタオルなどで押さえ拭きをする．入浴の際は熱いお湯は避け，長時間で頻繁な入浴は避けるようにしたい．また，保湿入浴剤の使用や上がり湯に保湿成分入りの湯を用いると，さらに皮膚の保湿ができる．

着用する衣類は，基本的には長袖・長ズボンとし，ファスナーやボタンなどで皮膚が擦れないデザインのもの，吸湿性があり滑りのよい綿やシルク素材のものを選択する．場合によっては四肢に筒状包帯（図7）などを使用し，外力から保護する．

［医療・介護メンバー教育］

医療・介護メンバーは，スキン-テアについての十分な知識と理解が必要である．スキン-テアの概要，皮膚の観察方法，栄養管理や環境の整備，皮膚を損傷しない安全な体位変換技術や医療用品の使用方法について教育を行う．日ごろからスキン-テアを意識したスキンケアを行うこと，スキン-テアハイリスク患者には適切な寝衣が選択できるよう教育していくことが大切である．また，スキン-テアハイリスク患者の情報は，多職種間で共有していくことが大切であり，予防ケアが実施できているかどうかも含めて確認するようにしたい．

［患者・家族教育］

スキン-テアは，創部の状態から虐待や不適切なケアによる受傷と間違われることもあり，患者・家族，医療提供者との信頼関係が脅かされる危険性がある．そのため患者・家族に対し，スキン-テア発生の原因について理解が得られるよう教育していくことは大切である．教育内容は，医療者が行う外力保護やスキンケアなどと同様であり，どのような場面において発生したのかを確認し，医療提供者に報告できるよう教育することが望まれる．教育に際しては，教育媒体などを用いて説明すると効果的である．

なお，スキン-テアが発生した際は，初期処置とするため，これらの処置方法ならびに物品の準備について指導しておくとよい．

# ケアのコツとワザ

## テープの使用について

スキン-テア発生時の状況として一番多いのがテープ剥離時であり[1]，この医療用テープ剥離時に生じたスキン-テア（テープテア）の予防には，状況に応じた適切なテープの選択とケアが必要である．

［テープの選択と貼り方］

医療用テープの貼付が必要な場合は，角質剥離の少ない低剥離刺激性の粘着剤（図8）を選択する．テープを貼付する際は，最初から必要な長さにテープをカットし，図9のようにテープの中心から外側に向かって貼付する．貼付したテープの端は折り返し，つまみを作っておくと後で剥がす際の刺激が少なくてよい．一方，テープを引っ張って貼ると，皮膚にテンションがかかり，スキン-テアの発生原因となるため注意が必要である．

［テープの剥がし方］

皮膚が乾燥し，菲薄化している場合には，粘着剥離剤を使用してテープを剥がす．剥がす際には，剥がそうとする部位の皮膚側を押さえ，180°に近い

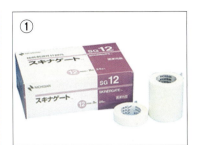
① 極低刺激性絆創膏 スキナゲート™
（ニチバン）

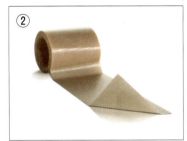
② ソフトシリコン固定テープ メピタック®
（メンリッケヘルスケア）

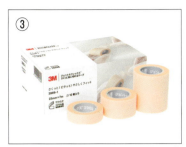
③ 3M™ ジェントルフィックス™ さくっと楽に切れるテープ
（スリーエム ジャパン）

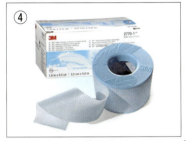
④ 3M™ やさしくはがせるシリコーンテープ
（スリーエム ジャパン）

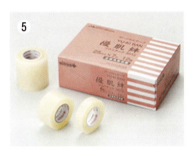
⑤ 優肌絆®プラスチック
（ニトムズ）

**図8　低刺激性粘着剤の一例**

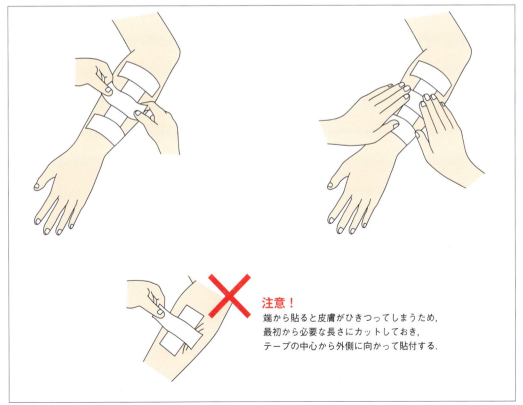

注意！
端から貼ると皮膚がひきつってしまうため，最初から必要な長さにカットしておき，テープの中心から外側に向かって貼付する．

**図9　テープの貼り方**

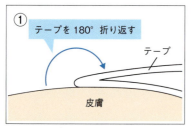
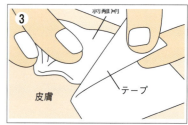

図10　テープの剥がし方

角度まで反転させゆっくりと剥がす．皮膚を押さえず剥がすと，皮膚が引っ張られ負荷がかかるので，注意が必要である（図10）．

## スキン-テアが発生した場合の対応：創傷管理手順と留意点

［止血と洗浄］

出血のあった場合，必要時は圧迫止血を行い出血のコントロールを行う．洗浄は疼痛緩和のためにも，できるだけ温かい生理食塩水を用いる．皮膚の生着を促すためにも，汚れや血腫などを含め洗い流す．

［皮弁を元の位置に戻す］

図11のように皮弁がある場合には，湿らせた綿棒，手袋をした指，または無鉤鑷子を使って皮弁をゆっくりと元の位置に戻す．スキン-テアは皮膚が真皮レベルで剥離したものであるため，そのままでは表皮が再生しない限り治らない．剥離した皮膚を戻して，それが生着すれば，再生というステップが不要になる．皮弁が固着していたり，折りたたまれているなどして元の位置に戻すことが難しい場合には，生理食塩水で湿らせたガーゼを5〜10分間貼付してから再度試みる．

皮弁を戻す際には，強い疼痛を伴う場合があるため，患者にその程度を確認し，説明しながら処置を行うことが大切である．

［創傷被覆材を貼付する］

放置すると皮弁の位置がずれて創面が露出する場合には，皮膚接合用テープを使用して固定する．皮膚接合用テープは，関節部付近のスキン-テアでは皮膚の可動に伴いテープ部に緊張が加わるため使用

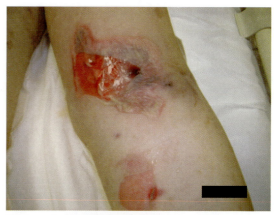

図11　皮弁が残っているスキン-テア

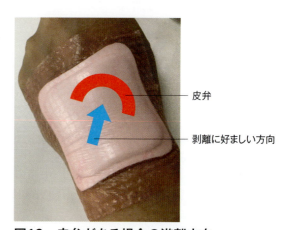

図12　皮弁がある場合の遊離方向

しない．また使用する際は，テープが浮いて自然に剥がれるまで剥がさない．

使用する創傷被覆材は，新たな創傷を発生させないために，非固着性の創傷被覆材を使用する．種類としては，シリコーンメッシュドレッシング，多孔

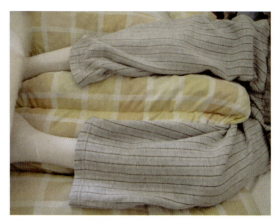

図13 足の保護の一例

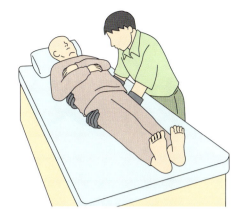

スライディンググローブなどを用いて身体を支え，動かすようにするとよい．

図14 ベッド上の患者の体位変換をする場合

性シリコーンゲルシート，ポリウレタンフォーム/ソフトシリコーンなどを用いる．また，創傷被覆材を剥がす際は皮弁がめくり上がらない方向に向かって剥がすことが大切であり，目安の矢印をつけておくとよい（**図12**）．外用薬を使用する場合には，上皮化を促進させるために白色ワセリン，ジメチルイソプロピルアズレンなどの創面保護効果の高い油脂性基剤の軟膏や，トラフェルミンを非固着性ガーゼなどとともに用いる．

### 外力に対する工夫

スキン-テア発生時の状況において，テープ剥離時の次に多いのが「転倒した」「ベッド柵にぶつけた」「車椅子移動介助時の摩擦・ずれ」などであった[1]．スキン-テア発生を予防するためには，患者の周囲環境にも目を配る必要がある．

ベッド柵や患者が歩く場所にあるベッドの角や家具などの角にはぶつかり防止クッションを準備したり，クッションで保護したりなどの工夫が必要である（**図13**）．

また，ベッド上での体位変換の際には，スライディンググローブなどを用いて，**図14**のように身体を支え動かすようにすることで摩擦の軽減を図ることができ，患者も安楽である．

## 看護のポイント

スキン-テアの発生を防ぐには，まずは全身の皮膚の観察が必要である．入院時にはなくとも，過去にスキン-テアを発症したことがないかどうか，患者さん，ご家族に確認するのはもちろんのこと，スキン-テアの既往の目安になる瘢痕にも着目し観察することが大切である．

スキン-テアハイリスク患者は，皮膚が脆弱であることから褥瘡などの創傷も発生しやすい状況にあると考えられる．スキン-テアを意識した全身の皮膚を観察することは，褥瘡などの創傷の発生を予防することにもつながる大切なケアである．看護師には「患者へ安全と安楽を提供する」という役割があり，まさにこのスキン-テアの管理は看護師だからこそできるケアであると考える．

〈引用・参考文献〉
1) 一般社団法人日本創傷・オストミー・失禁管理学会 編：ベストプラクティス スキン-テア（皮膚裂傷）の予防と管理．照林社，東京，2015．
2) Skin Tear Audit Research (STAR). Silver Chain Nursing Association and School of Nursing and midwifery, Curtin University of Technology. Revised 4/2/2010.
3) 一般社団法人日本創傷・オストミー・失禁管理学会 編：スキンケアガイドブック．照林社，東京，2017．

# 下痢によるIAD（失禁関連皮膚炎）の予防・対応

執筆●内藤　亜由美

**KEY POINT**
- 下痢によるスキントラブルでは，頻回な清拭・洗浄が悪循環をまねく
- スキントラブルの予防には，下痢・失禁の原因を究明することが重要である
- スキントラブル発生時には，局所のみならず全身状態や便の性状に応じたスキンケア用品やケア方法を選択する

## 下痢によるスキントラブル

下痢とは，水分を多く含む形のない糞便を排泄する状態であり，糞便中の水分量によって，軟便，泥状便，水様便などに分けられる[1]．1日の排便量が200g以上を下痢と定義する[2]．

下痢は，症状の持続期間が3週間未満の急性下痢と3週間以上の慢性下痢に分類される．

下痢を来す原因を**表1**に示す[2]．臨床でとくに問題となる高齢者の便失禁は**図1**[3] に示すように3つのタイプがある．

また，尿または便が会陰部の皮膚に流れ込み接触したときに生じる皮膚の炎症を失禁関連皮膚炎（IAD）という．

失禁関連皮膚障害の起こるメカニズムを**図2**に示す．下痢によって生じるスキントラブルには，発赤，びらん，潰瘍，カンジダなどの感染症がある．いずれも，強い痛みや痒みを伴い著しく安楽を妨げる．

強度の下痢がある場合，おむつ内の皮膚は身体のほかの部位に比べ，排泄物の付着が加わり高温多湿な環境におかれている．

便中にはもともと大腸菌などの細菌が含まれ，強度の下痢を呈するMRSA腸炎などでは，排泄物中に菌を認める．高温多湿の環境は，細菌や真菌にとって温床となりうる．

また，高温多湿状態の皮膚は，浸軟状態（ふやけ）になる．正常な皮膚は弱酸性であるが，浸軟した皮膚はアルカリに傾く．

加えて，強度の下痢の場合，便中のpHは消化酵素の活性が高くアルカリ性を呈する．そのため，弱酸性で維持されている皮膚のバリア機能は著しく低下する．

一方，皮膚がアルカリ性に傾くと，皮膚の水分バリア機能の担い手であるセラミドの生成過程が進まず，皮膚のバリア機能の回復が遅れる．

さらに皮膚が浸軟した状態では，角質剥離を司る蛋白分解酵素の活性が上昇し角質が剥離しやすくなり物理的な刺激に対しても脆弱となる．

このように角質層が脆くなっている状態の皮膚に付着した排泄物の汚れを除去しようと，頻回に皮膚の拭き取りや洗浄の物理的刺激が加わると，皮脂膜が除去され，角質層までもが剥離される状況となる．

そのため，バリア機能が破綻して皮膚の表面にできた間隙は化学的刺激を受けやすく，排泄物に含まれる細菌や真菌が容易に侵入しやすくなる．

その結果，スキントラブルの予防と考え実施する

IAD：incontinence associated dermatitis

MRSA：methicillin-resistant *Staphylococcus aureus*

## 表1　下痢を来す原因

### 浸透圧性下痢
- ●非吸収性溶質
  - ・塩類下剤，ラクツロース，ソルビトール
- ●輸送障害
  - ・グルコース - ガラクトース吸収不良，先天性 chloridorrhea
- ●原発性二糖類分解酵素欠乏症
  - ・乳糖不耐症，sucrase-isomaltase欠損症，trehalase欠損症
- ●二次性二糖類分解酵素欠乏症
  - ・非熱帯性スプルー，熱帯性スプルー，ウイルス性胃腸炎
- ●吸収面の減少
  - ・腸切除または側副路

### 分泌性下痢
- ●細菌エンテロトキシン
  - ・コレラ，大腸菌エンテロトキシン，MRSA
- ●エンテロウイルス
  - ・Norwalk agent，ロタウイルス
- ●ジヒドロキシ胆汁酸
  - ・回腸切除，回腸疾患（例：Crohn 病），特発性胆汁酸吸収不良，胆嚢切除後下痢，迷走神経切断後下痢（少），細菌異常増殖
- ●脂肪酸
  - ・非膵性脂肪便（原因を問わず），膵機能不全
- ●緩下剤
  - ・ひまし油（リチノール酸），bisacodyl，phenolphthalein，dioctylsodium sulfosuccinate
- ●内分泌の関与（既知または未知のメディエーター）
  - ・WDHA症候群，Zollinger-Ellison症候群，甲状腺髄様癌，カルチノイド症候群，神経節細胞腫または神経節芽細胞腫
- ●神経性統御異常
  - ・アミロイドーシス（?），糖尿病性下痢（?）

### 粘膜傷害
- ●慢性大腸炎
  - ・潰瘍性大腸炎，Crohn病，放射線胃腸炎
- ●腸感染症
  - ・*Entamoeba histolytica*，*Shigella*，*Salmonella*，*Campylobacter jejuni*，*Yersinia enterocolitica*，病原性大腸菌，ウイルス性胃腸炎，*Clostridium difficile*，腸炎ビブリオ，腸チフス，腸結核，Whipple病，ジアルジア症，アメーバ赤痢
- ●粘膜傷害を起こす他の原因
  - ・非熱帯性スプルー，熱帯性スプルー，虚血，抗癌薬（5-FU誘導体），ジキタリス，コルヒチン，ネオマイシン

### 濾過の増加
- ●不完全腸閉塞，門脈圧亢進症

### 運動性の変化
- ●胃排出の増加
  - ・胃切除後下痢
- ●直腸コンプライアンスの減少
  - ・過敏性腸症候群，直腸炎
- ●二次性細菌過増殖を伴う通過遅延
  - ・浮腫性硬化症や糖尿病性下痢の一部

武田宏司，浅香正博編：第3章 症候編 下痢．福井次矢ほか 編：内科診断学第2版．医学書院，東京，2008．より転載．©医学書院

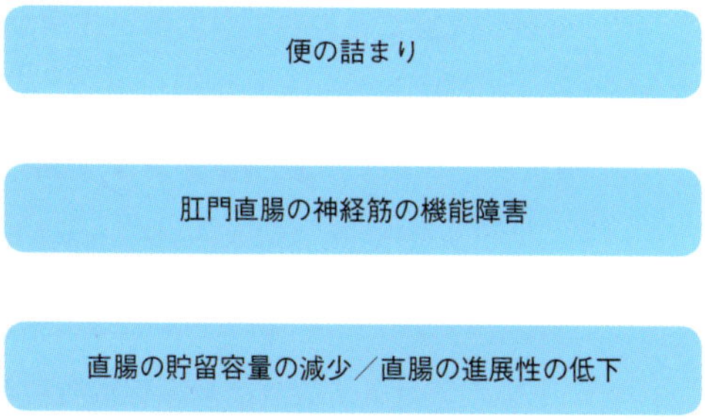

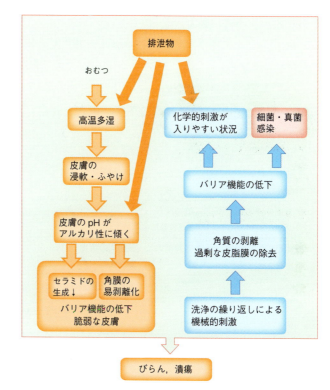

便の詰まり

↓

肛門直腸の神経筋の機能障害

↓

直腸の貯留容量の減少／直腸の進展性の低下

### 図1　高齢者の便失禁のタイプ
Leung FW, Rao SS：Fecal incontinence in the elderly. Gastroenterol Clin North Am 38（3）：503-511，2009．をもとに作成

### 図2　失禁関連皮膚障害の起こるメカニズム

おむつ交換ごとの頻回な清拭・洗浄が，実は悪循環をまねくことになる．

# 予防方法と発生時のアセスメント

## 予防方法

[下痢のアセスメントと対策を実施する]

医師とともに下痢の原因究明を行うとともに，失禁となっている原因も究明する．とくに高齢者の場合，溢流性便失禁を下痢と判断してしまい，止痢剤を使用した結果症状が悪化する場合があるので注意する（図3）．

そのうえで，栄養の見直し，薬物療法などの適応

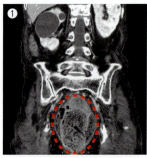
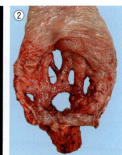

①：1日10回以上の断続的な水様便の失禁を認めた．CT上，多量の便の直腸貯留と直腸穿孔を認める．

②：切除した直腸．硬便により直腸に7カ所の穿孔を認めた．

**図3 便による直腸穿孔**

### 表2 胃瘻からの経腸栄養時の下痢の原因と対応・予防

| 機序 | 原因 | 対応と予防 |
|---|---|---|
| 栄養剤の急速な消化管の通過（消化管の通過時間が短縮し，水分の十分な再吸収ができない） | 液体栄養剤の使用 | 半固形化栄養剤短時間注入へ変更 |
| 栄養剤の浸透圧が高い（浸透圧が高いため腸内に水分が引き出される） | 高浸透圧の栄養剤の使用（成分栄養剤やペプチド） | 高浸透圧の栄養剤を希釈して用いる 等張の栄養剤に変更する |
| 消化管の吸収障害（腸管の絨毛の萎縮や炎症性腸疾患による） | 長期間の絶食 炎症性腸疾患 | 少量から持続でゆっくり開始する 成分栄養剤を使用する |
| 栄養剤の成分による | 慢性膵炎患者に脂肪成分の多い栄養剤の使用による脂肪性下痢 | 脂肪成分の少ない栄養剤に変更 |
| | 乳糖不耐症の患者に乳糖を含む栄養剤の使用 | 乳糖を含まない栄養剤に変更 |
| 脂栄養剤の温度 | 冷蔵庫保存したものをそのまま使う | 栄養剤は常温で使用する |
| 栄養剤の細菌感染 | 開封，開缶後長時間の放置 栄養剤のつくり置き 冷所保存および加温 栄養剤の継ぎ足し | 開封，開缶後8時間以内に使用する |
| 経管栄養ルートの細菌感染 | 容器やチューブの不潔 | 洗浄し清潔にする |
| | カテーテル内の残渣 | 専用ブラシでブラッシング |
| 感染性腸炎 | 細菌性腸炎（カンピロバクター，MRSA，感染性大腸菌など） ウイルス性腸炎（ロタウイルスやノロウイルスなど） | 便培養など糞便検査 感染に対する対応 |
| 使用薬剤の副作用 | 抗生物質の長期使用による偽膜性腸炎 | 便中のClostridium difficile毒素の検出と内視鏡検査 使用薬剤の中止 偽膜性腸炎の治療 |
| | 緩下剤の使用 下痢の副作用のある薬剤の使用 | 使用薬剤の中止 |

合田文則 編著：胃ろうPEG管理のすべて―胃ろう造設からトラブル対策まで．医歯薬出版，東京，p.144，2010．より転載，一部改変

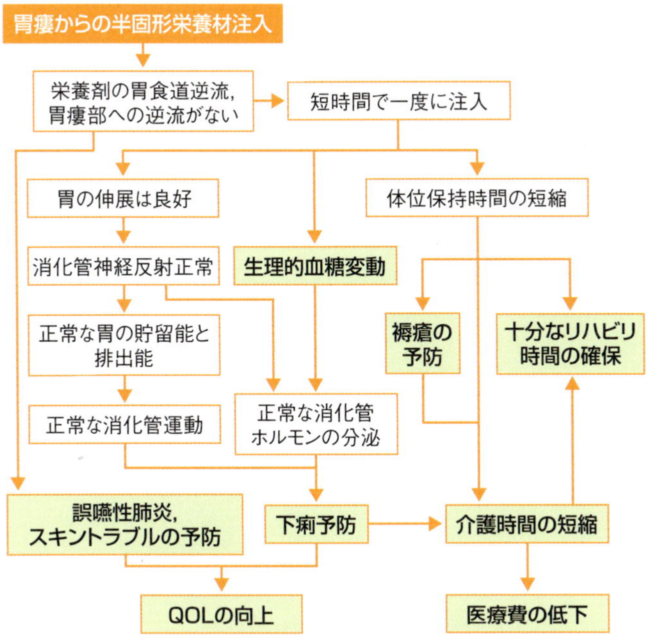

## 8 下痢によるIAD（失禁関連皮膚炎）の予防・対応

### 図4 胃瘻からの半固形栄養材の注入法のメリット

胃瘻からの半固形栄養材注入
- 栄養剤の胃食道逆流，胃瘻部への逆流がない
  - 胃の伸展は良好
  - 消化管神経反射正常
  - 正常な胃の貯留能と排出能
  - 正常な消化管運動
- 短時間で一度に注入
  - 体位保持時間の短縮
  - 生理的血糖変動
  - 正常な消化管ホルモンの分泌
- 褥瘡の予防
- 十分なリハビリ時間の確保
- 誤嚥性肺炎，スキントラブルの予防
- 下痢予防
- 介護時間の短縮
- QOLの向上
- 医療費の低下

合田文則：胃瘻からの半固形短時間摂取法ガイドブック——胃瘻患者のQOL向上をめざして．医歯薬出版，東京，p.17，2006．より転載，一部改変

### 表3 半固形化栄養材短時間注入法の適応，禁忌

**適応**
正常な胃の機能をもち，消化管運動消化吸収能をもつ患者が適応である．
　特に有用な適応
　①リハビリテーションの時間確保のため注入時間を短縮したい患者
　②誤嚥や嘔吐を繰り返す患者
　③吸収障害を伴わない下痢を繰り返す患者
　④瘻孔への漏れがある患者
　⑤頭頸部領域がんなどによる閉塞のために胃瘻となった患者
　⑥安静が保てず注入時間を短くしたい患者

**適応外であるもの**
　①器質的に胃に異常のある患者（高度の食道裂孔ヘルニアのある患者，幽門側胃切除後の患者など）
　②機能的に胃に異常がある患者〔機能性Dyspepsiaデスペプティア〕
　③消化吸収障害のある患者

**禁忌**
　①食道切除後の胃管に造設した胃瘻（代用食道であり胃の貯留，排出の機能がないばかりでなく，噴門機能もないため禁忌である．腸瘻チューブを併用し液体栄養剤を緩徐に注入すべきである．）
　②胃全摘出後の腸瘻および腸瘻の患者（胃の貯留能がないため禁忌である．腸瘻では液体栄養剤を緩徐に注入すべきである．）

合田文則：胃ろう（PEG）ケアのすべて　見てわかるDVD付．医歯薬出版，東京，pp.69-71，2011．をもとに作成

### 表4 整腸剤のはたらき

①腸管内で乳酸・酪酸などの有機酸を作る
②腸の蠕動運動を促進させる
　⇒排便を促進させる
　⇒腸の消化・吸収を助ける
③腸内のpHを低下させる
　⇒悪玉菌に対して抵抗性を示し，腸内細菌のバランスが良くなる

### 表5 下痢治療薬の特徴・使用上の注意

| 適応 | 商品名 | 一般名 | 1日の服用回数 | 特徴 | 使用上の注意 出血性大腸炎に対して | 使用上の注意 その他 |
|---|---|---|---|---|---|---|
| 非感染性下痢症 | ロペミン® | ロペラミド塩酸塩 | 1〜2回 | 強力かつ持続的に，腸管に作用する神経へ働き，蠕動運動を抑え，水分の分泌を抑える | 禁忌 | ・6カ月未満の患者は禁忌<br>・6カ月以上2歳未満の患者は原則禁忌 |
| 非感染性下痢症 | タンナルビン® | タンニン酸アルブミン | 3〜4回 | 腸粘膜に膜を作り，腸の内壁を保護して炎症を抑えることで，ゆるやかな止瀉作用を示す | 禁忌 | ・牛乳アレルギーのある患者には禁忌<br>・経口鉄剤と併用禁忌 |
| 非感染性下痢症 | フェロベリン® | ベルベリン塩化物 ゲンノショウコエキス | 3回 | 腸管内の異常発酵を抑える作用や，殺菌作用を併せ持つ．生薬成分含有 | 禁忌 | — |
| 感染性下痢症 | 抗菌薬 | | 抗菌薬の種類により異なる | 軽症であれば自然に治癒するので抗菌薬は必要ないが，症状が強い場合や重症化が懸念される小児・高齢者・免疫力の落ちた患者に使用される | 原因薬物を中止 | ・原因微生物によって，選択される抗菌薬は異なる |

**表6　整腸剤の特徴**

| 商品名 | 一般名 | 酸素感受性 | 剤形 | 抗生物質併用 | 牛乳アレルギー |
|---|---|---|---|---|---|
| ビオフェルミン® | ラクトミン（乳酸菌） | 通性嫌気性 | 散剤 | △ | ○ |
| | 糖化菌 | 好気性 | | | |
| ビオフェルミン®R | 耐性乳酸菌 | 通性嫌気性 | 散剤 | △ | ○ |
| | | | 錠剤 | | |
| ラックビー® | ビフィズス菌 | 偏性嫌気性 | 散剤 | △ | ○ |
| | | | 錠剤 | | |
| ラックビー®R | 耐性乳酸菌 | 通性嫌気性 | 散剤 | △ | × |
| ミヤBM® | 宮入菌（酪酸菌） | 偏性嫌気性 | 細粒 | ○ | ○ |
| | | | 錠剤 | | |
| ビオスリー® | 糖化菌 | 好気性 | 散剤 | △ | ○ |
| | 乳酸菌 | 通性嫌気性 | | | |
| | 酪酸菌 | 偏性嫌気性 | 錠剤 | | |

があれば実施する．経腸栄養剤による下痢の原因と対処方法を**表2**[4)] に示す．

通常の食物摂取・消化に近い生理的な経腸栄養剤の摂取法であり下痢を予防する方法として，半固形化栄養剤短時間注入法がある（**表2**，**図4**[5)]）．実施の場合は，適応と禁忌（**表3**）[6)] を参照し医師の指示の下，実施する．下痢に用いる薬剤には，整腸剤と止痢剤，抗菌薬がある．それぞれの薬剤の特徴と使用上の注意点を**表4**，**5**，**6**に示す．

［排泄用品の選択］

おむつを重ねて使うことは，高温多湿の環境を助長し浸軟をまねく．排泄物の量や性状に合ったおむつの選択や，おむつ以外の排泄ケア用品の適応についても検討を行う．

水様便をろ過しておむつ吸収させ，皮膚への排泄物の付着を低減させる効果のあるパッドやコットンを用いる方法もある．

［おむつ交換時のスキンケア］

過剰な皮脂の除去を防ぐために，おむつ交換ごとの洗浄はやめて，1日1～2回までにする．洗浄のあとは，排泄物の皮膚への付着予防と浸軟予防のため，皮膚保護クリームや皮膚保護オイル，低刺激性の皮膚剤などを使用し，皮膚を保護する．

洗浄時以外のおむつ交換時には，肛門清拭剤やオリーブオイル，ベビーオイルなど油分を含ませたコットンや肌触りのよい不織布ガーゼなどで，摩擦を

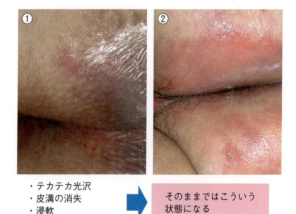

・テカテカ光沢
・皮溝の消失
・浸軟
・乾燥

→ そのままではこういう状態になる

**図5　Skin break downの予測**

加えずに押さえるように拭き取る．

［Skin break downの予測］

肛門周囲の皮膚に，かさかさした感じや，皮膚のきめが失われてテカテカした感じになったり，ふやけが出現したならば，それはびらんを起こす寸前の皮膚である（**図5**）．

洗いすぎていないか，拭き取りすぎていないか，排便コントロール方法はどうかなど，現在のケアを見直す必要がある．

［排泄物のpHを緩衝させるケア］

便失禁が続く場合は排便のたびに肛門周囲にpH緩衝作用のある粉状皮膚保護剤（以下，パウダー）

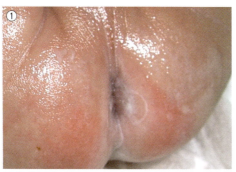
①:肛門周囲にびらん

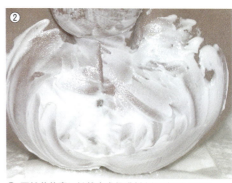
②:亜鉛華軟膏に粉状皮膚保護剤を混ぜたものを3mmほどの厚さに塗布.排便のたびに上塗りをしていく

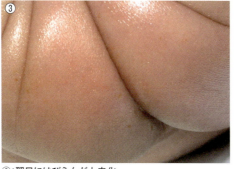
③:翌日にはびらんが上皮化

**図6　粉状皮膚保護剤+軟膏の使用例**

散布やアルコールフリー練状皮膚保護剤（以下，パテ）を塗布する方法も有効である．

両者ともに消化酵素による便のアルカリ性刺激を弱酸性に緩衝し，皮膚のバリア機能破綻を予防する．粉状皮膚保護剤を油性基材の軟膏に配合し使用する方法もある（**図6**）．

[便の収集により皮膚への付着を阻止する方法]

難治性の強度の下痢の場合や，肛門付近に創傷があり便による二次感染の予防が必要な場合，肛門にパウチングを行う方法や水様便の場合は直腸内にカテーテルを挿入する方法もある．

## 発生時のアセスメント

[失禁の原因究明]

消化管の感染症，食事や水分摂取状況，下剤などの薬剤使用状況も確認し，おむつを当てている局所だけではなく，全身状態のチェックを忘れてはならない．

[便の性状・回数の観察]

絶えず水様性のものが流れ出るのか，間欠的なのか，水様性なのか，泥状なのかなど，便の性状と回数により使用するケア用品を選択するため，観察を行う．

黒色や赤色の場合は消化管出血，緑色の場合はMRSA腸炎，白色の便の場合はウイルス感染を疑うため，医師に報告を行い指示のもと検査を実施する．

また，強度の下痢は脱水や代謝性アシドーシスをまねくおそれもあるため，水分出納と全身状態の観察も重要である．

[現在のケア方法の見直し]

洗浄方法，洗浄回数の見直しを行い，過剰な皮脂の除去を行っていないかを評価する．

また，おむつを何枚も重ねて使用することは高温多湿の環境を助長し浸軟をまねくため，排泄パターンに合ったおむつの選択や，おむつ以外の排泄ケア用品の適応を検討する．

[スキントラブルの程度をみる]

部位と範囲・大きさを確認し，表皮が剥離している場合はその深さによってびらん（部分層損傷／健

常皮膚と段差を認めない程度）か，潰瘍（全層損傷／健常皮膚と段差がある）かを判定し，壊死組織の有無を調べる．発赤，腫脹，熱感，深部に響くような痛みなどの感染徴候の有無についても観察を行う．

ケア実施時の痛みの評価も行い，苦痛を最小限にするようなケア方法を選択する．

## ケアのコツとワザ

[発赤や軽度のびらんの場合]

前述したパウダーやパテを塗布する方法が有効である．この場合，びらん部分には皮膚保護剤が直接付着しにくいため，あらかじめパウダーをびらん部分に散布し余分な粉を払い落としてベールをつくってから塗布するとなじみやすくなる．

また，パテを使用した場合はおむつ側に付着して剥がれてしまわないように，塗布後にパウダーを散布するとよい．

以上のケアで改善がみられない場合は，板状皮膚保護剤をモザイク状や短冊状に貼付し隙間をパウダーで充填する方法や，やわらかい材質の単品系ストーマ用単品系装具を用いて肛門パウチを行う方法がある．

肛門にストーマ装具を貼付する場合，練状皮膚保護剤や板状皮膚保護剤で肛門周囲に平面を作成してから貼付すると，凹凸の多い肛門周囲に密着性が得られる（図7，図8）．

ただし，すでにびらんを呈している部分にアルコールを含有している練状皮膚保護材を使用すると非常に痛みを伴うため，すでにびらんがある場合はアルコールフリーのもの［ブラバ®スティックペース

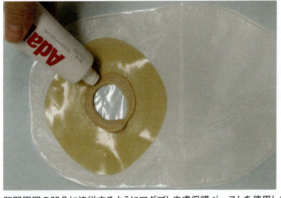
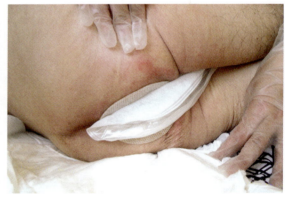

肛門周囲の凹凸に追従するようにアダプト皮膚保護ペーストを使用してパウチを貼付．
**図7　肛門へのパウチング**

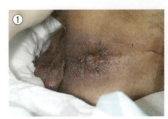
①肛門周囲にびらん．

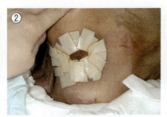
②：びらん部に粉状皮膚保護剤を散布後，板状皮膚保護剤（ここでは医師に相談し，ハイドロコロイド創傷被覆剤を使用）で肛門周囲に平面をつくる．

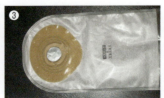
③：単品系のストーマ装具に練状皮膚保護剤をつけたものを肛門に貼付．

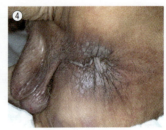
④：3日間貼付し，剥がしてみたところ，びらんは上皮化．

**図8　肛門パウチの工夫**

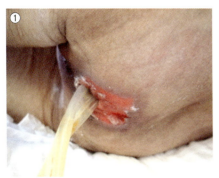
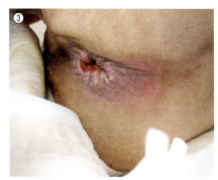

①：強度の下痢と肛門周囲のびらんに対しフレキシシール（コンバテック）を挿入．

②：挿入から5日後，びらん範囲の縮小を認める．

③：挿入から13日後，びらん部分上皮化．

**図9　シリコンチューブによる排便管理**

症例①

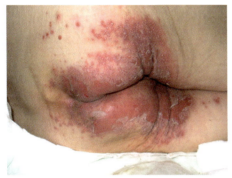

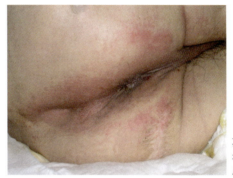

高度の下痢が続き便が触れない部分にも発赤がみられ，皮膚科で検査を受ける

真菌感染が認められ，抗真菌薬を使用して改善した

症例②

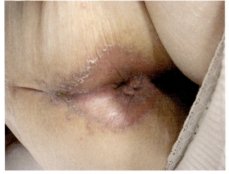

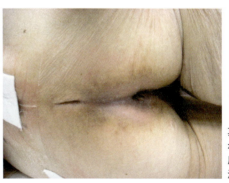

便失禁はなかったが清潔を保てない状況が続き，皮膚科で検査を受ける

真菌感染が認められ，抗真菌薬の使用と毎日の陰部洗浄で改善した

真菌感染は皮膚への症状の現れ方がさまざまであり，見た目には判断しにくいことが多いため，早期に皮膚科へ受診・検査が大切である．

**図10　真菌感染**

ト（コロプラスト），アダプト皮膚保護シール（ホリスター）など］を使用する．

[広範囲にわたるびらんや潰瘍が生じた場合]

絶え間なく水様便が流出する場合や広範囲にわたるびらん，潰瘍を認める場合は，シリコンチューブでの排便管理システムを用いると効果がある（**図9**）．

また，光沢のある紅斑性の発赤に膿疱や鱗屑，強い痒みを伴う場合（**図10**）は真菌感染が疑われるため，微生物学的検査を行う．

真菌が検出されたならば，抗真菌薬を塗布した後にケア用品を使用する．

## 看護のポイント

　スキンケア用品は患者に購入してもらう場合が多く，経済的負担も考慮する必要がある．患者や介護者に余分な心身の負担を増やさないケアの実践が大切である．

　皮膚に付着した便の汚れはとにかく落としたくなるのが一般的な心情である．洗いすぎない，擦り過ぎないということについて，はじめは抵抗感をおぼえる患者・家族も多い．しかし，発想の転換が必要となる．

　おむつかぶれは予防的スキンケアや適切な排泄管理によって解決できるスキントラブルと考えられるので，根拠をもって，つまりエビデンスに基づいたケア指導を行っていくことが大切である．

> **コラム　IAD重症度判定スケール：IAD-set**
>
> 　IAD重症度判定スケール：IAD-set とは，2018年に日本創傷・オストミー・失禁管理学会学術委員会によって作成された，失禁関連皮膚炎の状態を定量的（点数で）に評価できるツールである．褥瘡にはDESIGN-R®という経時的に定量的に評価できるツールがあり，誰もが共通の言語でその患者さんの褥瘡が治癒に向かっているのか，それとも悪化しているのかを評価できるように，IADについてもIAD-setを使用することで重症度が判定できるようになった．また，単に点数化するだけではなく，臨床現場ですべてのナースがIAD-setの評価から最善のケア方法を実践できるようにIAD-setシステムが作成された．
>
> 　今後，IAD-setを用いたベストプラクティスが拡がることで，IADに関するアセスメントとケアの質が担保されていくであろう．
>
> 　なお，IAD-setに基づくIADの予防と管理方法は，日本創傷・オストミー・失禁管理学会のホームページ（http://jwocm.org/pdf/IAD-best_practice.pdf）で公開されており，使用方法の詳細が解説されている．

〈引用・参考文献〉
1) 山口 徹ほか 編：今日の治療指針2008年版．医学書院，東京，2008．
2) 武田宏司，浅香正博：第3章 症候編 下痢．福井次矢ほか 編：内科診断学第2版．医学書院，東京，2008．
3) Leung FW, Rao SS: Fecal incontinence in the elderly. Gastroenterol Clin North Am 38 (3)：503-511, 2009.
4) 合田文則 編著：胃ろうPEG管理のすべて－胃ろう造設からトラブル対策まで．医歯薬出版，東京，p.144，2010．
5) 合田文則：胃瘻からの半固形短時間摂取法ガイドブック──胃瘻患者のQOL向上をめざして．医歯薬出版，東京，p.17，2006．
6) 合田文則：胃ろう（PEG）ケアのすべて 見てわかるDVD付．医歯薬出版，東京，pp.69-71，2011．
7) 武田宏司，浅香正博：第3章 症候編 下痢．福井次矢ほか 編：内科診断学第2版．医学書院，東京，2008．
8) 清水 宏：真菌症．新しい皮膚科学．中山書店，東京，pp.532-545，2006．
9) Farage MA, Miller KW et al：Incontinence in the aged：contact dermatitis and other cutaneous consequences. Contact Dermatitis Oct；57（4）：211-217，2007.
10) Gray M, Bliss DZ et al：Incontinence-associated dermatitis：a consensus. J Wound Ostomy Continence Nurs. Jan-Fe, 2007.
11) 内藤亜由美，寺田直央，瀬川 亮：強度の下痢のある患者のスキントラブル．内藤亜由美，安部正敏 編：スキントラブルケアパーフェクトガイドブック．学研メディカル秀潤社，東京，pp.532-545，2013．

# 9 出血傾向のある患者のスキントラブル

執筆●石川　環

**KEY POINT**
- わずかな外力でも皮下出血を来しやすい
- 出血の予防には外的刺激を避けるケアが重要である
- 発生時には，出血部位，出血形式，血液データからアセスメントする

## 出血傾向とは

　出血傾向とは，止血機序が破綻し，出血が抑制できない状態のことをいう．原因は多岐にわたり，種々の疾患や薬剤の影響がある．

　出血傾向となる主な疾患は3つの分類に分けられ，血小板の異常，血管・結合織の異常，血漿タンパクの異常によるものがある（**表1**）[1]．

　薬剤の影響は大きく2つに分けられる．ワーファリン，ヘパリンなどの抗凝固薬やアスピリンなどの抗血小板薬によるものと，血小板減少や凝固時間の延長を来すものである．抗凝固薬は，人工弁置換術後，心房細動，深部静脈血栓症など主に血流の乱れやうっ滞による血栓症で使用される．抗血小板薬は，狭心症，心筋梗塞，脳梗塞など動脈で起こる血栓症で使用され，主に動脈硬化を基礎疾患とした生活習慣病の治療あるいは予防目的で投与される．出血傾向の原因には，過剰投与や薬効の増強，薬剤の副作用がある．

　皮膚は外的刺激を受けやすく，出血傾向にある場合は，わずかな外力でも皮下出血を来しやすい状態となる．スキンケアにおける出血傾向とは，「わずかな外力，あるいは，はっきりとした外力が加わらない場合にも皮下出血し，それが維持される状態．皮膚表面の外傷はなく，皮膚の上から観察できる皮下に生じる出血状態」をいう．

## 予防方法と発生時のアセスメント

### 予防方法

　出血傾向のある場合のスキントラブルの予防方法は，外的刺激を避けることである．外的刺激を避けるためには，環境整備など日常生活上における配慮や予防的スキンケアが大切である．

[環境整備]

　転倒，転落による打撲回避のため，ベッド周囲の環境を整備する．ベッド柵に，タオルやスポンジ・ウレタンなどのカバーを取り付け，外的刺激の緩和を図る．

[寝具・寝衣の工夫]

　シーツや寝衣のしわをつくらないよう注意する．また，背部にバスタオルを敷かないようにする．

　寝衣は柔らかいものを選択し，ゴムの締め付けの強いものは避ける．縫い目による圧迫にも注意する．

### 表1 主な出血性疾患

| 分類 | 主な病態・機序 | 主な疾患 |
|---|---|---|
| I. 血小板の異常 | | |
| A. 血小板減少症 | 1）血小板生成障害 | 再生不良性貧血，種々の白血病，悪性腫瘍の骨髄転移，放射線/抗腫瘍剤の投与，ビタミン$B_{12}$/葉酸欠乏症，発作性夜間ヘモグロビン尿症（PNH） |
| | 2）血小板破壊亢進 | 特発性/薬剤性免疫性血小板減少性紫斑病（ITP），播種性血管内凝固症候群（DIC），血栓性血小板減少性紫斑病（TTP）/溶血性尿毒症症候群（HUS），Wiscott-Aldrich症候群 |
| | 3）血小板分布異常 | バンチ症候群，肝硬変症，その他の脾腫を来す疾患 |
| B. 血小板機能異常症 | a. 先天性 | |
| | 1）血小板粘着障害 | ベルナール-スーリエ症候群（BSS） |
| | 2）血小板一次凝集障害 | 血小板無力症 |
| | 3）血小板顆粒欠如 | Storage pool病（Hemansky-Pudlak症候群） |
| | 4）放出機構異常症 | Cyclooxygenase欠損症・Phospholipase $A_2$欠損症 |
| | b. 後天性 | |
| | 1）薬剤性 | アスピリン・インダシンなどの鎮痛解熱剤 |
| | 2）随伴性 | 尿毒症・肝硬変・骨髄増殖性疾患 |
| II. 血管・結合織の異常 | 1）アレルギー性 | Schönlein-Henoch紫斑病 |
| | 2）非アレルギー性 | 老人性紫斑，Cushing症候群，Ehlers-Danlos症候群，壊血病，異常蛋白血症 |
| III. 血漿タンパクの異常（凝固線溶因子） | a. 先天性 | |
| | 1）vWFの異常 | von Willebrand病（vWD） |
| | 2）凝固因子の異常 | 血友病A，血友病B，その他の凝固因子欠乏症，無/異常フィブリノゲン血症 |
| | 3）線溶阻止因子の異常 | $α_2$プラスミンインヒビター（$α_2$PI）欠損症／プラスミノゲンアクチベータインヒビター（PAI）-1欠損症 |
| | b. 後天性 | |
| | 1）ビタミンK欠乏 | 新生児メレナ，閉塞性黄疸，吸収不良症候群，抗菌薬長期投与 |
| | 2）肝疾患 | 肝硬変，劇症肝炎，急性肝不全，肝移植 |
| | 3）抗凝固薬 | ヘパリン・ワーファリン投与 |
| | 4）インヒビター | 循環抗凝血素，FⅧインヒビター，その他のインヒビター |
| | 5）消費の亢進 | 播種性血管内凝固症候群（DIC），アミロイドーシス |

日本臨床検査医学会ガイドライン作成委員会 編：臨床検査のガイドライン JSLM2005/2006．日本臨床検査医学会，p.93，2005．より転載

**PNH**: paroxysmal nocturnal hemoglobinuria

**ITP**: idiopathic thrombocytopenic purpura

**DIC**: disseminated intravascular coagulation

**TTP**: thrombotic thrombocytopenic purpura

**HUS**: hemolytic uremic syndrome

**BSS**: Bernard-Soulier syndrome

[圧迫・摩擦の除去]

褥瘡予防方法に準じて，褥瘡好発部位の圧迫予防を行う．体圧分散寝具は，患者の状態に適したものを選択する．体位変換は，手で体を強く引っ張らないようにする．

点滴ルートや三方活栓，ドレーンによる圧迫に注意する．採血時の駆血，血圧測定時のマンシェットによる圧迫は強すぎないよう注意し，短時間で行う．

テープ固定が必要な場合は，剥離刺激の少ない医療用テープ（優肌絆®など）を選択する．テープ固定前には，非アルコール性の皮膚被膜剤（リモイス®コート，3M™ キャビロン™ 非アルコール性皮膜，ノンアルコールスキンプレップなど）を使用し，剥離刺激を軽減させる．剥がす際は，正しい方法でゆっくりと剥がす．

[皮膚の保清，保護]

皮膚を洗浄するときは，泡立てた洗浄剤で擦らずなでるように洗浄する．皮膚のバリア機能を維持す

### 表2 出血部位の分類

| 部位 | アセスメント |
|---|---|
| 表在性（皮膚粘膜） | 軽度の外力，摩擦 |
| 深部性（皮下・関節・筋肉・深部組織） | 打撲，圧迫，緊縛 |
| 全身性（皮膚粘膜の広汎な出血と全身性の深部出血） | 極度の出血傾向 |

### 表3 血小板と出血傾向の目安

| 血小板値 | 出血傾向の目安 |
|---|---|
| 5万以上 | 重篤な出血傾向がなく制限はない |
| 3〜5万 | 軽い刺激で出血する |
| 3万以下 | 自然出血しやすい |
| 1万以下 | 容易に出血し皮下出血が頻発する |

### 表4 厚生労働省DIC診断基準

| スコア | | 0点 | 1点 | 2点 | 3点 |
|---|---|---|---|---|---|
| I 基礎疾患 | | なし | あり | | |
| II 臨床症状 | 出血症状 | なし | あり | | |
| | 臓器症状 | なし | あり | | |
| III 検査成績 | 血清FDP値（μg/mL） | 10> | 10≦ <20 | 20≦ <40 | 40≦ |
| | 血小板数（×10$^3$/μL）(注1) | 120> | 120≧ >80 | 80≧ >50 | 50≧ |
| | 血漿フィブリノゲン濃度(mg/dL) | 150> | 150≧ >100 | 100≧ | |
| | プロトロンビン時間比 | 1.25> | 1.25≦ <1.67 | 1.67≦ | |

| IV 判定(注2) | | | |
|---|---|---|---|
| 判定 | DIC | DICの疑い(注3) | DICの可能性少ない |
| 1.白血病その他(注1)に該当する疾患 | 4点以上 | 3点 | 2点以下 |
| 2.白血病その他(注1)に該当しない疾患 | 7点以上 | 6点 | 5点以下 |

注1：白血病および類縁疾患，再生不良性貧血，抗腫瘍剤投与後など骨髄巨核球減少が顕著で，高度の血小板減少をみる場合は血小板数および出血症状の項は0点とし，判定はIV-1.に従う．
注2：基礎疾患が肝疾患の場合は以下のとおりとする．
　　a．肝硬変および肝硬変に近い病態の慢性肝炎（組織上小葉改築傾向を認める慢性肝炎）の場合には，総得点から3点減点したうえで，IV-2.の判定基準に従う．
　　b．劇症肝炎および上記を除く肝疾患の場合は，本診断基準をそのまま適用する．
注3：DICの疑われる患者で「V．診断のための補助的検査成績，所見」のうち2項目以上満たせばDICと判定する．

るために，保湿ケアを行うことも重要である．
　また，患者の爪は短くカットし，カミソリの使用は避ける．

## 発生時のアセスメント

　発生時には，出血部位（表2），出血形式，血液データからアセスメントする．部位と形状から，原因となる刺激をアセスメントして，原因の除去に努める．血液データにより出血傾向が重度の場合には，出血範囲の拡大やバイタルサインに注意して観察を継続する．

［出血形式］

**点状出血**：表在性の皮下毛細血管からの出血で，針頭大（1mm）の血液の斑点が集まった出血のことをいう．毛細血管の透過性の亢進により，無傷の血管から血液が漏出する．考えられる原因として，血管の脆弱化，血小板の減少で現れ，軽度の打撲，圧迫，緊縛，摩擦がある．

**紫斑**：点状出血が融合した状態で，直径約1cmまでの皮下への血液の浸潤である．出血直後は赤色で，次第に赤紫色，暗紫色になる．血液が吸収されると褐色，大褐色になり消褪する．

**斑状出血**：点状出血より深部の血管からの出血で，大きさは10 mm以上になる．外傷によって生じる．

［血液データ］

　血小板の値（表3）を観察し，出血傾向のリスクのアセスメントを行う．
　正常であれば，出血時間，活性化部分トロンボプラスチン時間（APTT），プロトロンビン時間（PT），フィブリノゲン定量を確認する．DICを疑うときは，FDPも追加する（表4）．

APTT：activated partial thromboplastin time

# ケアのコツとワザ

　以下に，具体的な症例をもとにケアを紹介する．

## 広範囲の出血に対するケア1（図1）

　出血部位は深部性で，出血形状は斑状出血であった（図1①）．打撲や圧迫による出血であり，表皮剥離は外力によって発生したと推測された．
　表皮剥離は，ドレッシング材の剥離刺激を与えないよう非固着性ドレッシング材（モイスキンシート）を使用．表皮剥離部以外からもわずかに出血があるため，非固着性ドレッシング材で上腕全体を保護した（図1②）．皮膚への直接的な外的刺激を避けるため，ドレッシング材をパッドで覆い，包帯で固定．清潔ケアは拭き取り洗浄剤のリモイス®クレンズを使用し，なでるように愛護的に行う．また，皮膚を引っ張ったり，強く圧迫しないように体位変換を行う．

## 広範囲の出血に対するケア2（図2）

　出血部位は深部性で，出血形状は斑状出血であった．圧迫と摩擦による出血．表皮剥離は，ヘッドアップ時のずれ力によって発生したと推測される．
　表皮剥離は，止血効果のあるアルギン酸塩ドレッシング材のアルジサイト銀を使用（図2①）．
　右肩甲骨は，剥離刺激の少ないシリコンを粘着材に使用しているハイドロサイト®ADジェントルを貼付した．剥離刺激を極力与えないように，出血の拡がりがなければ，ドレッシング材は1週間貼付のままとする．
　左背部は広範囲であるため，非固着性ドレッシング材のモイスキンパッドを当てて保護した．その際は，剥離刺激による表皮剥離が生じる可能性があるため，テープ固定は行わず背中の下に敷くように工夫した（図2②）．

## 表皮剥離に対するケア（図3）

　出血部位は深部性で，出血形状は斑状出血であった（図3①）．外力や打撲による出血．表皮剥離は，皮膚を引っ張ったことにより生じたものと推測された．

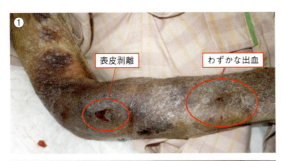
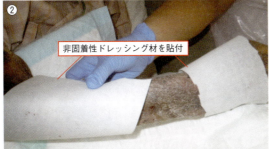

図1　広範囲の出血に対するケア1

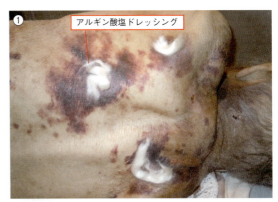
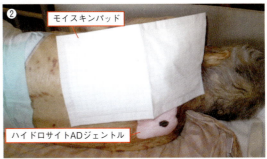

図2　広範囲の出血に対するケア2

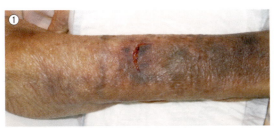
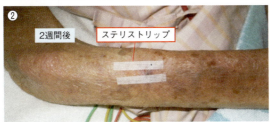

図3　表皮剥離に対するケア

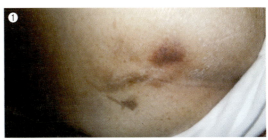
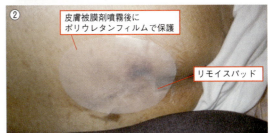

図4　褥瘡好発部位（仙骨部）に対するケア

表皮剥離は，剥離した表皮が健在であるため，再び皮膚に戻し3M™ ステリストリップ™にて固定（**図3②**）．非固着性ドレッシング（デルマエイド®）を貼付し，包帯で保護する．

出血の増加を観察し，問題がなければドレッシング材は1週間ごとに交換とした．2週間後には，皮膚は癒合して治癒し，内出血も軽減している．

### 褥瘡好発部位（仙骨部）に対するケア（図4）

出血部位は深部性で，出血形状は紫斑であった（**図4①**）．褥瘡好発部位にて，圧迫，ずれ力が原因と推測した．

皮膚の保護には，ずれ応力を低減させる効果のあるリモイス®パッドを貼付（**図4②**）．肛門側から剥がれやすいため，ポリウレタンフィルムで保護した．その際，剥離刺激を低減させるため，皮膚被膜剤（ノンアルコールスキンプレップ）を噴霧してから貼付した．

## 看護のポイント

**［転倒や外傷による皮膚損傷に注意する］**

転倒による打撲を避けるため，ベッド周囲の環境整備を行う．ベッド柵は，バスタオル等の柔らかい素材のもので保護する．

爪の手入れを行い，ひげそりは電気カミソリを使用するなど配慮する．

**［圧迫や摩擦・ずれを除去する］**

寝具やシーツのしわを作らないように注意し，褥瘡のリスクが高い場合は，体圧分散寝具を使用する．

清拭の際は，皮膚を強く擦らないようにする．採血時の駆血時や血圧測定時にマンシェットを強く巻かないように，またオムツ着用時には，きつく締め付けないようにするなど，圧迫を避ける．

皮膚を引っ張らないようにし，テープは皮膚に緊張がかからないように貼付すること．

**［皮膚の保護］**

保湿剤を使用し，皮膚の乾燥を予防する．テープ貼付部位には被膜剤を噴霧して皮膚を保護する．褥瘡後発部位には，リモイス®パッドを添付する．

〈引用・参考文献〉
1) 日本臨床検査医学会ガイドライン作成委員会 編：臨床検査のガイドライン JSLM 2005/2006．日本臨床検査医学会，p.93，2005．
2) 山本亜矢：スキントラブル具体的な対応法．出血傾向のある患者．月刊ナーシング 26（14）：37-39，2006．
3) 日本看護協会認定看護師制度委員会創傷ケア基準検討会 編著：スキンケアガイダンス．日本看護協会出版会，東京，2002．

# 10 瘙痒感のある患者のスキントラブル

執筆●内藤　亜由美

**KEY POINT**
- 痒みの誘因を避け，保湿や洗浄方法に配慮し，痒みを予防するとともに，搔破予防にも努める
- 痒みのメカニズムを理解し，アセスメントすることが重要である
- スキントラブルが発生した場合は，予防ケアに加えて，局所の冷却と皮膚科医への相談を行う

## 皮膚の痒みとは

[痒みの起こるメカニズム]

　痒みには末梢性と中枢性の発生メカニズムがある．末梢性の痒みは，表皮-真皮の接合部にあるC線維神経終末（痒み受容体）に刺激が作用することによって生じる．痒み受容体が刺激されると，求心性C線維により，脊髄，脊髄視床路，視床，大脳皮質に達し，痒みが認識される．

　痒み受容体を刺激する起痒刺激には，圧迫などの物理的刺激と，ヒスタミンなどの起痒物質による化学的刺激，精神的刺激がある．

　一方，中枢性の痒みは血液透析患者や著明な胆汁うっ滞患者などの難治性の痒みを指し，オピオイドペプチドという物質がオピオイド受容体に結合することにより，痒みを誘発すると考えられている(図1)[1]．

　高齢者に頻度が高い痒みを伴う皮膚疾患に，老人性乾皮症がある．これは，加齢による，皮脂量の減少，セラミドに代表される角質細胞間皮質の減少，角質細胞内にある天然保湿成分の減少，発汗の減少などにより，皮膚の水分保持能が低下しドライスキンとなることが原因で起こるものである．

[ドライスキンによるスキントラブル]

　通常，表皮の角質層は，パイの部分（角質細胞）の隙間をクリームの層（角質細胞間脂質）が埋めて隙間のないミルフィーユのような構造（ラメラ構造）となっており，このクリームの部分が皮膚の水分バリア機能を担っている．

　角質間脂質が減少するとドライスキンになってしまう．その隙間から，外界からの刺激物質やアレルゲンが容易に入り込みやすくなることで，スキントラブルが発生する．

## 予防方法と発生時のアセスメント

### 予防方法

[痒みの誘因を避ける]

　アレルギーと診断された場合は，特定された刺激は避けるよう指導を行う．アルコール類，香辛料などの痒みを誘発しやすい食品，過去に摂取後痒みを生じた経験のある食品も摂取を避けたほうがよい．

　衣類では毛，化学繊維は痒みを誘発する．電気毛

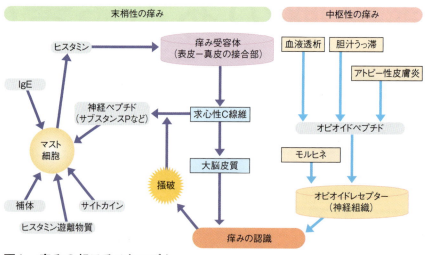

**図1 痒みの起こるメカニズム**

高森建二ほか：皮膚搔痒症治療の実際．今月の治療 5（11）：55，1997．を参考に作成

**表 スキントラブルの予防方法**

- 痒みの誘因を避ける
  ― 下着はウール，ナイロンは避け，木綿製のもの
- 皮膚の清潔
- 保湿
- 搔破予防
  ― 薬剤：抗アレルギー薬（眠気の少ないもの）
  ― 爪のケア：やすりでなめらかに
  ― 手袋の着用

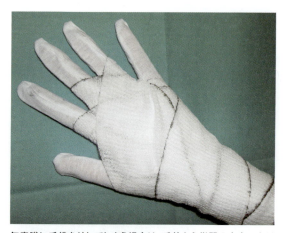

無意識に手袋を外してしまう場合は，手首から指間の方向へかけるように包帯を巻いて固定する（この写真では，包帯の走行がわかるように辺縁に線を入れてある）．

**図2 手袋が外れない工夫**

布，電気こたつ，室内の高温・低温は避け，暖房を入れる際には加湿を心がける．蚊やダニなど害虫の駆除，ペットの毛など生活環境の中にある痒みの誘因を避ける（表）．

[皮膚の清潔]

石けんは弱酸性のものを用い，よく泡立てて使用する．その泡で皮膚を包み込むように手のひらでやさしく洗う．ナイロンタオルやタオルでごしごし擦ることは，皮脂や角質を過剰に除去するおそれがあるため避ける．

入浴の温度は39℃程度のぬるめとし，保湿効果のある入浴剤を使用するとよい．

[保湿]

保湿剤は1日に何回塗っても，いつ塗ってもかまわないが，入浴後の皮膚がしっとりしているうちに保湿クリームや保湿剤を必ず塗り，皮膚の乾燥を防ぐことを習慣とするよい．

入浴直後の皮膚に吸収された水分が蒸発しないうちに保湿剤を塗布し，皮膚に水分がとどまるようにする．少量の白色ワセリンでも効果が期待できる．

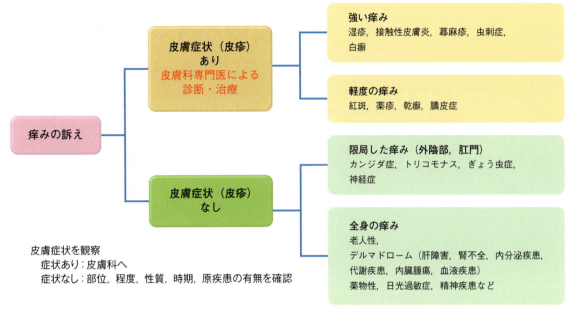

図3　スキントラブル発生時のアセスメント

[掻破予防]

掻破は，皮膚損傷による二次感染をまねくほか，末梢神経の損傷によりさらに掻破欲が高まる悪循環をまねく．爪は短くし，爪やすりで整える．

綿製の布手袋で手を覆い，爪を立てて掻破することを防ぐ方法もある．無意識のうちに手袋を外してしまうような場合は，手袋の上から包帯固定をすると手袋が外れにくくなる（図2）．

## 発生時のアセスメント

図3は，痒みを訴える患者の原因をアセスメントする目安の流れを示したものである．痒みを引き起こす原因は，日常生活環境のささいなことから，皮膚疾患，全身疾患由来のものまでさまざまである．

皮疹を認める場合（症候性瘙痒）は皮膚科医による診断を適切に行うこと，皮疹を認めない場合（皮膚瘙痒症）は，痒みの部位，程度，性質，時期，原疾患の有無のアセスメントが大切である．

# ケアのコツとワザ

痒みによるスキントラブルが発生した場合も，予防ケアを基本に実施する．予防ケアに加えて，局所の冷却と皮膚科医への相談を行う．

[冷やす]

血行がよくなり痒みが増強する場合は，局所の冷却が有効である．頭部を氷枕で冷やすことも気分が休まり，痒みを抑える効果がある．

[薬物療法]

痒みを抑える薬（鎮痒剤）には，クロタミロン，抗ヒスタミン薬，ステロイド薬などが用いられる．その他，抗アレルギー薬が使用されることもあるが，抗アレルギー薬の中には皮膚の痒みには保険適用外のものもあるので，注意が必要である．

# 看護のポイント

痒みは客観的に評価しにくいものである．

「掻くとますます痒くなるから掻かないほうがよいですよ」というだけの患者指導では，掻破予防の実践に結びつく指導にはなりにくい．

痒みの強い患者に「掻いてはいけない」と安易に言うだけではなく，患者の痒みのつらさに耳を傾け，患者が安心感を得られるような精神的支援を心がけたい．

〈引用・参考文献〉
1) 高森建二ほか：皮膚掻痒症治療の実際．今月の治療 5（11）：55，1997．
2) 宮地良樹，高森建二，上出良一：皮膚掻痒症治療の実際．今月の治療 6：51-78，1998．
3) 高森建二：カラーグラフ痒みの発生のメカニズム．小児看護 23（10）：1349-1322，2000．
4) 中川秀己：特集　老人のケアに必要な病態生理　Ⅰ高齢者の疾患の病態生理と老年症候群　皮膚掻痒．臨床看護 23（13）：1941-1943，1997．
5) 吉田秀美：特集　一般病棟で活かせるかゆみのケア　掻破予防　掻きむしらないために．Nursing Today 18（3）：34-37，2003．
6) 金児玉青：一般病棟で活かせるかゆみのケア　スキンケア．Nursing Today 18（3）：38-40，2003．
7) 真田弘美，大桑麻由美：症候別スキンケア　掻痒．日本看護協会認定看護師制度委員会創傷ケア基準検討会　編著：創傷ケア基準シリーズ3 スキンケアガイダンス，日本看護協会出版会，東京，pp.113-117．2002．
8) 清水　宏：皮膚掻痒症．新しい皮膚科学．中山書店，東京，p.114．2006．

*Chapter 5*

# 外科系での スキントラブルの 予防・対応

1. チューブ・ドレーン創周囲のスキントラブル
2. 陰圧閉鎖療法を成功させるための看護ケア
3. ストーマ周囲のスキントラブル
4. 瘻孔周囲のスキントラブル
5. 陰圧閉鎖療法中患者のスキントラブル

Chapter 5　外科系でのスキントラブルの予防・対応

#  チューブ・ドレーン創周囲のスキントラブル

執筆●内藤　亜由美

**KEY POINT**
- 排液に消化酵素を含む場合には，とくに注意が必要である
- 予防には，清潔を保つとともに，チューブ・ドレーン創の周囲の保護が重要である
- トラブル発生時には発生部位に応じた観察を行い，患者の痛みにも配慮する

## チューブ・ドレーン創周囲のスキントラブル

　チューブ・ドレーン創周囲のスキントラブルの原因は，発生部位により推測できる（**表**）．
　排液の化学的刺激は，とくに排液に消化酵素を含む場合に注意が必要である．

［刺入部，挿入部に発生するスキントラブル］
　刺入部，挿入部に発生するスキントラブルとして，紅斑，びらん，潰瘍がある．これらの原因としては，まだ完全に瘻孔化していない時期に生じる刺入部感染がある．
　また，チューブ・ドレーンが体壁にしっかりと固定されていなかったり，同一方向にのみ固定されることにより刺入部に潰瘍を形成する場合がある．

［刺入部周囲に発生するスキントラブル］
　刺入部周囲に発生するスキントラブルには，紅斑，びらん，潰瘍，痒み，浸軟などがある．排液の化学的刺激は，とくに排液に消化酵素を含む場合に

**表　チューブ・ドレーン留置中のスキントラブル**

| 部位 | トラブル | 原因として考えられること |
|---|---|---|
| 刺入，挿入部の皮膚 | 紅斑，びらん 潰瘍 | ・刺入部感染（全周性）<br>・カテーテルの動揺による刺激（重力のかかる方向に部分的）<br>・同一方向のみへの固定（固定されている方向に部分的） |
| 周囲の皮膚 | 紅斑 痒み 浸軟 | ・排液の脇漏れによる刺激<br>・消毒薬の重ね塗り<br>・皮膚の清潔が保たれていない |
| 固定部位 | 紅斑 水疱，びらん ドライスキン | ・粘着剤による接触性皮膚炎<br>・粘着テープの貼り方により形成した緊張性水疱<br>・粘着テープの剥離刺激<br>・同一部位への粘着テープの貼付と剥離による角質層の菲薄化 |

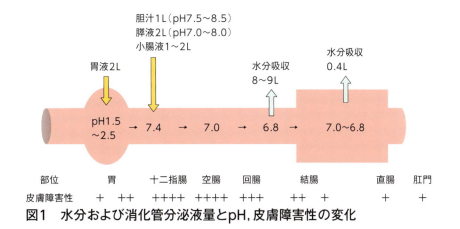

**図1** 水分および消化管分泌液量とpH,皮膚障害性の変化

注意が必要である．消化管の部位により排液のpHは異なる（図1）．

皮膚のpHは弱酸性のため，アルカリ性や強酸性の排液の付着はスキントラブルをまねく．刺入部に当てたガーゼを交換する際，皮膚を清拭せずに消毒薬を重ね塗りしている場合，痒みが出現することがある．ガーゼを当てている部分の皮膚の清潔は盲点となっていることがあるため，注意する．

消毒薬は皮膚表面の殺菌にはなるが，ドレーンからの排液による蛋白質や脂質の汚れの除去にはならない．そのため，スキンケアの基本である皮膚の清潔は維持できないことを念頭に置く必要がある．

固定部位に発生するスキントラブルには，医療用粘着剤による接触性皮膚炎のほか，粘着テープの貼り方，剥がし方によるトラブルがある．伸縮性のあるテープを引っ張った状態で貼付することにより生じる緊張性水疱や，非愛護的なテープの剥離によるびらん，同一部位への粘着テープの貼付と剥離の繰り返しにより生じる角質層の菲薄化によるドライスキンがある．

## スキントラブルの予防と発生時のアセスメント

### 予防方法

[皮膚の清潔を保つ]

よく泡立てた石けんで皮膚の汚れを浮かび上がらせ，その後，洗浄もしくは清拭を行い，石けん成分が皮膚に残らないようにする．清拭剤（リモイス®クレンズなど）を使用してもよい．

前述したように，消毒薬は皮膚表面の殺菌にはなるが，ドレーンからの排液による蛋白質や脂質の汚れの除去にはならず，消毒薬を重ね塗りするだけでは皮膚の汚れが蓄積していく場合があるので，清拭や洗浄で汚れをやさしく除去することが大切である．

[周囲の皮膚の保護]

**①パウチング法**

この方法はガーゼドレッシングの交換が1日3回以上必要である，排液の皮膚刺激性が高い，排液の悪臭がある，パウチングを行うことでシャワー浴が可能となる，パウチングでガーゼドレッシング交換回数を減らすことで患者の苦痛の緩和につながる，などの場合に選択する．

皮膚を清拭したあと，パウチを装着する．開放ドレーンからの洗浄など処置が必要な場合は，窓付きのパウチを選択するとよい（図2）．

ドレーンをバッグにつなげてドレナージしているが，ドレーンのわきからの漏れが多い場合などは，窓付きパウチの蓋の部分に穴を開けて使用することも可能である（図3）．

皮膚にしわやくぼみがあり皮膚保護剤と皮膚の間に排液がもぐりこむ場合は，溶解しないタイプの皮膚保護剤（図4）をドレーン近接部に併用するとよい．

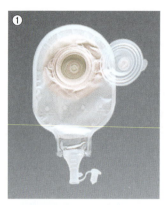
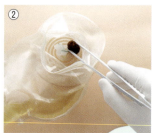

サージドレーン・ジッパー（アルケア）

サージドレーン・オープントップ（アルケア）

**図2　窓付きパウチ**

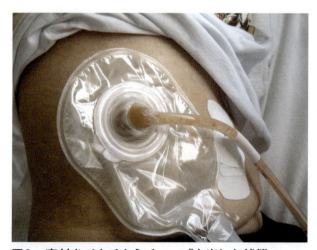

**図3　窓付きパウチからチューブを出した状態**

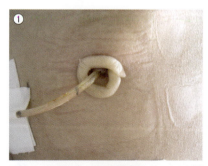
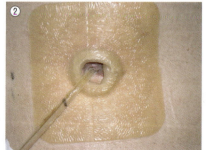

**図4　アダプト皮膚保護シールの併用**

**②粘着剥離剤・皮膚皮膜剤を用いる方法**

　医療用粘着テープなど皮膚に固着しているものを剥がす場合には，粘着剥離剤（3M™ キャビロン™ 皮膚用リムーバー，ブラバ 粘着剥離剤スプレーな ど）を使用するとよい．使い方を図5に示す．

　排液が健康な皮膚に付着する部分や，繰り返し粘着テープを貼付する部分には，あらかじめ1日1回清拭した皮膚に皮膚皮膜剤（ブラバ 皮膚被膜剤ス

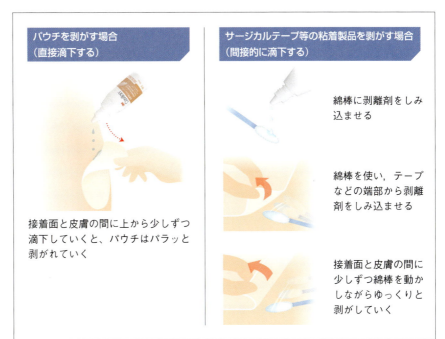

図5 3M™ キャビロン™ 皮膚用リムーバーの使い方

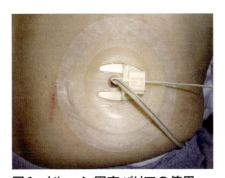

図6 ドレーン固定バリアの使用

プレー，3M™ キャビロン™ 非アルコール性皮膜，スキンプレップ，リモイス®コートなど）を使用する．

③皮膚保護ウエハーを用いる方法

　ドレーン刺入部から排液の漏れがある場合や，開放ドレーンからの排液が多い場合に使用する．石けんを使用して皮膚を清拭したあと，ドレーン孔より2～3mm大きく穴開けをして使用する．皮膚保護剤の8mm程度の溶け出しや膨潤が交換目安である．ドレーンを固定できる機能を有した皮膚保護ウエハーもある（図6）．

## 発生時のアセスメント

[チューブ・ドレーンの挿入部位と排液の性質]

　チューブ・ドレーンの先端がどこに位置し，排液の皮膚障害性をアセスメントする（図7）．また，1日の排液量と使用しているドレッシングやパウチの交換頻度を確認する．

[既往歴]

　ステロイド薬の長期使用，コントロール不良の糖尿病の患者は感染に注意をする．腎不全，肝不全，

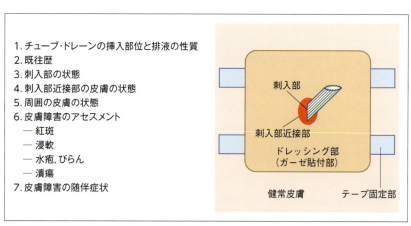

図7 発生時のアセスメント

5-FU系抗がん剤使用中，刺入部位に放射線治療の既往がある場合は，皮膚障害を来しやすいため，医療用粘着テープは角質への負担が少ないものを選択し，貼り方，剥がし方にも注意を要する（p.237～238参照）．

チューブ・ドレーンを固定する場合は，図8のように医療用粘着テープを貼付すると，皮膚に負担をかけずに剥がれにくい固定ができる．

［刺入部の状態］

発赤・腫脹・硬結・熱感・疼痛・排膿などの感染徴候を観察し，感染徴候を認めた場合は速やかに医師に報告する．

［刺入部近接部の皮膚の状態］

縫合糸固定部位の炎症・感染徴候の有無を観察する．

［周囲の皮膚の状態］

発赤，紅斑，水疱，膿疱，びらん，潰瘍の有無を観察する．排液が皮膚に付着する範囲と付着しない部位，医療用粘着テープの使用部と使用していない部位について違いを観察し，皮膚障害の原因を探る．

［皮膚障害のアセスメント］

①発赤・滲出性紅斑

単なる接触性皮膚炎なのか，皮下への感染や炎症を伴うものかのアセスメントが必要である．腫脹や硬結に圧痛を伴う場合は皮下膿瘍を疑う．境界明瞭でときに地図状を呈し，水疱，膿疱，落屑，強い痒みを伴う場合はカンジダなど真菌感染を疑う．いずれの場合も医師に報告を行う．

②水疱・びらん

水疱やびらんは真皮浅層までの損傷であり，水疱が破綻するとびらんになる．この深さまでの損傷は2週間ほどで上皮化が可能である．水疱は医療用粘着テープ使用部位にみられることがあるが，これは粘着テープの成分の問題よりも貼り方と剥がし方の問題のほうが大きい．

③潰瘍

損傷が真皮深層に及んだ状態の全層損傷であり，滲出液も増加する．チューブ・ドレーン刺入部から漏れる排液による汚染で，創感染を起こすこともあるため注意を要する．

［皮膚障害の随伴症状］

局所の痒み，痛み，熱感のほか，全身状態の変化や血液検査データの変化にも注意する．痛みは表在性の痛みか，深部に響くような痛みかを観察する．

悪い例

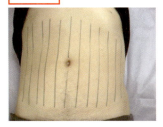
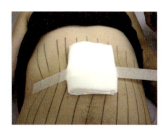
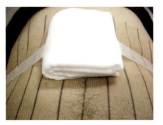
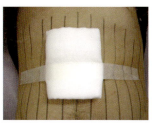

皮膚のひきつれがわかるように皮膚に線を書いている．引っ張ってテープを貼付すると皮膚に書いた直線が中央に歪んでおり，皮膚が引っ張られていることがわかる．

良い例

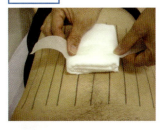
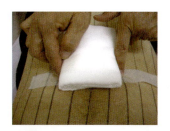
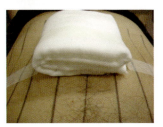
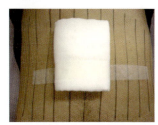

テープを引っ張らずに貼付すると皮膚に書いた線は直線の状態である．

**図8　医療用粘着テープの貼り方**

## ケアのコツとワザ

**[チューブの固定による圧迫を創部に加えない]**

　胃チューブ，イレウス管などは固定方法により鼻翼に潰瘍を発生した場合は，**図9**[1)]・**10**のように潰瘍部に圧迫を加えないような固定方法を行う．

　皮膚の状態が常に観察できる透明なウレタンテープ製の固定テープも販売されている（例：クリアホールド，使い方はp.216参照）．

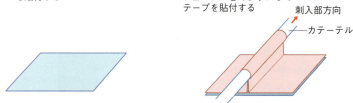
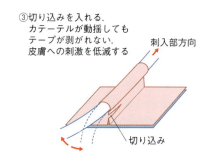

**図9　カテーテルの固定方法**
内藤亜由美：カテーテル留置中患者のスキントラブルの予防と発生後ケア．泌尿器ケア 17（1）：38，2012．を参考に作成

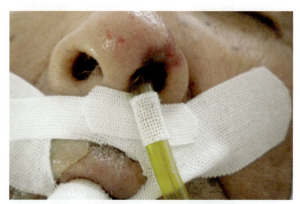

**図10　潰瘍部への圧迫を避けた固定方法**

[発赤，滲出性紅斑の場合]

　生理食塩水で皮膚を洗浄する．排液の皮膚への付着が多い場合は，パウチングを行う．パウチングで排液が漏れる場合は，アダプト™皮膚保護シールを開口部に貼付すると耐水性が得られる．合成系皮膚保護剤を用いてもよい．交換は3日を目安とし，交換時の皮膚保護剤の溶解の具合により，溶解が1cm程度で交換できるよう交換間隔を設定する．

　感染が疑われる発赤の場合は，毎日皮膚の観察を行う．

[水疱，びらんの場合]

　生理食塩水で洗浄後，ハイドロコロイドドレッシング材を貼付するかパウチングを行う．びらん部位からの滲出液によりドレッシング材が貼付できない場合は，びらん部分に粉状皮膚保護剤を薄く散布してから貼付するとよい．交換間隔はびらん部分の滲出液量によって異なる．

[潰瘍の場合]

①感染徴候がない場合

　生理食塩水で洗浄後，ハイドロファイバー®など吸水性の高いドレッシング材を置きフィルムドレッシング材を貼付してから，パウチングを実施する．2～3日ごとに貼り替えを行う．

②感染徴候がある場合

　生理食塩水で洗浄後，滲出液が少なければ，ヨードホルムガーゼとポリウレタンフィルムドレッシング材を貼付し，滲出液が多ければカデキソマー・ヨウ素を散布した上にハイドロファイバー®とポリウレタンフィルムドレッシング材を貼付する．感染創の場合は基本的には，毎日洗浄とドレッシング交換を実施する．

[カンジダ感染の場合]

　カンジダ感染が疑われる場合は，皮膚科医に相談し検査と治療を依頼する．パウチングをしている場合は，皮膚保護剤の貼付を妨げるため油性基剤の軟

膏は避けてもらうよう調整を行う（内服のカプセル剤の中身の粉を患部に散布する方法もある）．

［皮下膿瘍の場合］

医師に報告する．切開排膿や抗菌薬の全身投与を検討する．

## 看護のポイント

皮膚障害を起こしている部位に排液が付着すると痛みを伴うことが多い．苦痛の緩和を第一目的として排液の回収を行う．

痛みが強い場合，ケアを拒否される場合もあるが，原因を除去し，痛みの緩和のため行うという目的を説明してケアを実施する．

患者が直接みえない部位のこともあるため，状況が把握できるよう説明を行う．

［術後患者には早期離床を促す］

術後患者の場合，皮膚障害の痛みなどから，臥床安静となりがちなので，早期離床を促していく．

［在宅ではシンプルなケアを］

終末期患者の場合，チューブ・ドレーンを挿入したまま在宅ケアに移行する場合もある．在宅ケアへ移行した場合，可能な限りシンプルなケア方法を選択していく．

予防的ケアに消毒薬による消毒が必要なのか，シャワー浴でよいのかなど，明確なエビデンスのない部分もあるが，患者の状態に合わせたケア方法を医師とともに検討していく．

近年，医療用関連圧迫創への問題意識が高まっており，経鼻チューブの固定や静脈留置針の固定方法が見直され，新しい予防用品が発売されている（優肌パーミエイド®ピロー，図11）．

最新の情報を入手・評価し，より患者のためになる用品を選択していくことも大切である．

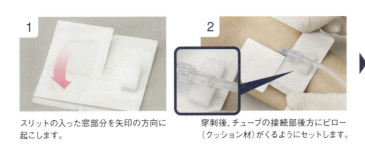
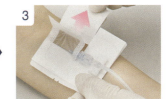
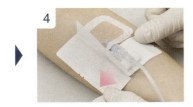
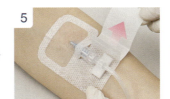
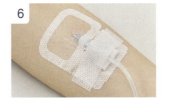

資料提供：ニトムズ

**図11　優肌パーミエイド®ピローの貼り方**

〈引用・参考文献〉
1）内藤亜由美：カテーテル留置中患者のスキントラブルの予防と発生後ケア．泌尿器ケア 17（1）：38，2012．
2）高柳智子ほか：高齢者への医療用粘着テープの剥離方法に関する研究 —皮膚への影響に対する剥離角度の検討—．日本老年看護学会誌 8（1）：14-21，2003．
3）日本看護協会認定看護師制度委員会創傷ケア基準検討会 編著：創傷ケア基準シリーズ 2．瘻孔・ドレーンのケアガイダンス．日本看護協会出版会，東京，2002．
4）内藤亜由美，安部正敏 編：Nursing Mook 46，病態・処置別スキントラブルケアガイド．学研メディカル秀潤社，東京，2008．

# 2 陰圧閉鎖療法を成功させるための看護ケア

陰圧閉鎖療法とは，創傷を閉鎖環境におき，陰圧をかけることによって創傷治癒を促進させる物理療法である．陰圧閉鎖療法を成功させるためには，看護師の観察やケアが不可欠である．本項では，看護のポイントを中心に解説する．

執筆●内藤　亜由美

## デバイスの種類および仕様への理解

陰圧閉鎖療法に用いられる主な専用機器について表1にまとめた．施設に採用されているデバイスについて十分に理解しておくことが望ましい．

## 専用機器を使用せずに陰圧閉鎖療法を行う方法

創部の汚染が強く，あらかじめ保険適用期間を超過して陰圧閉鎖療法が必要であると予測される場合には，最初に自作式の灌流付き陰圧閉鎖療法を実施してから専用機器を用いた陰圧閉鎖療法へ切り替える場合がある．自作式の灌流付き陰圧閉鎖療法の実施例を図1に示す．

自作式の陰圧閉鎖療法を行う場合は，陰圧をかける機器によって圧の単位が異なるため，注意が必要である．吸引圧の換算については表2を参照のこと．

## 陰圧閉鎖療法施行時の注意点

陰圧閉鎖療法施行にあたり，まずは医師からの指示内容と機器の設定内容，稼働状況を各勤務帯で確認する．そのうえで以下の項目を踏まえながら適切な看護ケアを行う．

### 機器の選択

スポンジ状のフォームよりも除去時の痛みや出血が少ない，コットンフィラーが使用できるRENASYS®シリーズ（スミス・アンド・ネフュー）や創の深さが浅く滲出液が少ない場合はPICO®（スミス・アンド・ネフュー）を選択するとよい．

## 観察ポイント

・滲出液の色：出血や腸液などが吸引されている場合は，医師へ報告する．
・創痛の有無，程度．
・離床状況，歩行状況．

## 表1 陰圧閉鎖療法に用いる専用機器

| | V.A.C.ULTA® 型陰圧維持管理装置 | InfoV.A.C.® 型陰圧維持管理装置 | Acti V.A.C.® 型陰圧維持管理装置 | RENASYS® EZ MAX 陰圧維持管理装置 | RENASYS® TOUCH 陰圧維持管理装置 | PICO®7創傷治療システム | SNAP® 陰圧閉鎖療法システム | |
|---|---|---|---|---|---|---|---|---|
| 外観 | | | | | | | | |
| 会社名 | ケーシーアイ | | | スミス・アンド・ネフュー | | | ケーシーアイ | |
| バッテリー駆動時間 | 約4時間充電後標準的な治療を行う場合,最長6時間 | 約4時間フル充電後,約6時間使用可能 | 約6時間フル充電後,約14時間使用可能 | 30〜50時間（陰圧値によって変動） | 10〜16時間（陰圧設定値：25〜120 mmHg）8時間（陰圧設定値：200 mmHg） | アルカリ単3電池2本．7日で自動的に稼働停止 | バッテリーなし | |
| 重さ | 3,350g | 2,890g | 910g | 3,700g | 1,100g（300 mLキャニスター装着時） | 107.3g（電池込み） | 65.5g | （PLUS）178g |
| キャニスターサイズ | 500mL, 1,000mL | 300mL 500mL 1,000mL | 300mL | 250mL 800mL | 300mL 800mL | キャニスターなし．滲出液が1週間に300mL以下の創傷に適する | 60mL | 150mL |
| 設定陰圧 | NPWTi-dモード：−50〜−200mmHg NPWT連続治療モード：−25〜−200mmHg | −25〜−200mmHg | −25〜−200mmHg | −40〜−200mmHg | −25〜−200mmHg | −80mmHg | −125mmHg −75mmHg | −125mmHg |
| 外来での使用 | 不可 | | | | | 可 | | |
| 保険適用期間 | 開始日より3週間を標準として，とくに必要と認められる場合は4週間を限度として算定できる． | | | | | | | |

# ケアポイント

## 疼痛対策

[鎮痛剤の使用]

　フォーム交換時に痛みを伴う場合があるので，処置前に即効性のある鎮痛剤（フルルビプロフェンアキセチルなど）の使用を医師と検討する．

[剥離剤の使用]

　フィルム材を剥がす際には，剥離剤を用いる．また，剥離剤を使用した場合，剥離剤成分が皮膚表面に残存しているとフィルム材の接着力を低下させるため，創周囲皮膚を石鹸や清拭材を用いて清拭または洗浄する．創の面積が大きい場合は剥離剤の使用

# Chapter 5 外科系でのスキントラブルの予防・対応

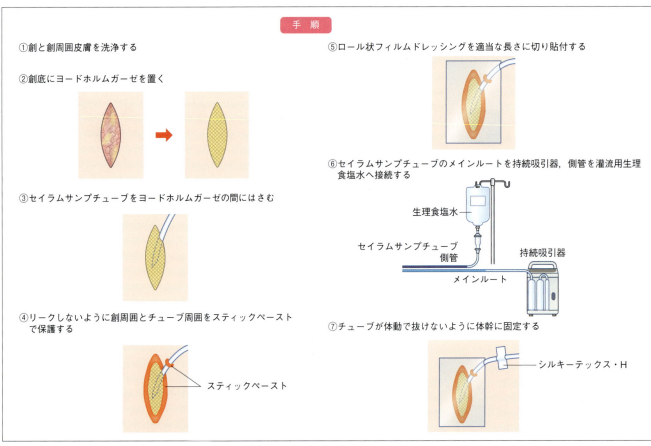

**図1** 当院における持続洗浄を併用した局所陰圧閉鎖療法

**表2 吸引圧の換算**

| 125mmHg | ≒0.16atm |
|---|---|
| | ≒16.7kPa |
| | ≒170cmH$_2$O |

範囲が広範囲になるため，筆者はスプレータイプの剥離剤を選択している（**図2**）．

［コンタクトレイヤーの使用］

　鎮痛剤を使用しても痛みが強い場合や，フォーム除去時に出血しやすい場合は，創底部にコンタクトレイヤーの創傷被覆材を使用する．この場合のコンタクトレイヤーには，シリコン系の粘着剤でメッシュ状のものが適する（**図3**）．

## リーク（leak）の予防

　創周囲の皮膚にしわがある場合，関節部付近に創がある場合は，用手形成皮膚保護材を創周囲に使用することでリークを予防できる（**図4**）．

## 排泄物での汚染予防

・仙骨部褥瘡や会陰部のフルニエ壊疽など，排泄物で汚染されやすい部位に陰圧閉鎖療法を行う場合は，ストーマ用の装具を使用し肛門部をパウチングする方法，直腸にカテーテルを留置し持続的・閉鎖的に便を回収する方法，一時的人工肛門の造設の選択肢がある（**図5**）．

・これらの方法を用いない場合は，排泄物の性状が水様便になると創部を汚染しやすくなるた

## 2 陰圧閉鎖療法を成功させるための看護ケア

| ワイプタイプ | 滴下タイプ | スプレータイプ |
|---|---|---|
| 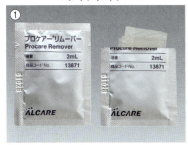 | 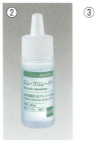 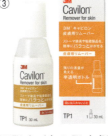 | 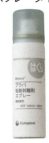 |

①プロケアーリムーバー（アルケア）
そのほかに，アダプト™剥離剤パック（ホリスター），コンバケア®リムーバー（コンバテック）など．

②スムーズリムーバー®（アルケア）

③3M™ キャビロン™ 皮膚用リムーバー（スリーエム ジャパン）など．

④ブラバ 粘着剥離剤スプレー（コロプラスト）
そのほかに，アダプト™剥離剤スプレー 得楽タイプ（ホリスター），ニルタック™粘着剥離剤スプレー（コンバテック）など．

陰圧閉鎖療法のフィルム除去時に使用する場合は，1pushで広範囲にスプレーでき，スプレー缶を逆さまにして使用しても，最後まで使い切ることができるものが使い勝手がよい．

**図2　剥離剤**

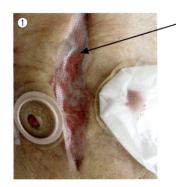

①フォーム除去時の疼痛や出血の予防のために，フォームを装着する前に創底部にメッシュ状のシートをコンタクトレイヤーとして使用する．

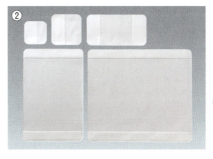

②エスアイ・メッシュ（アルケア）
そのほかに，メピテル®ワン（メンリッケヘルスケア），ウルゴチュール®（ニトムズ）など．

**図3　コンタクトレイヤーの創傷被覆材**

め，下剤の使用は注意して使用する．隔日程度の摘便や炭酸水素ナトリウム・無水リン酸二水素ナトリウム配合剤座薬の使用で排便管理ができる状態を目指すとよい．

### フィルム材貼付部位のびらんの予防

・剥離剤を使用する方法のほかに，あらかじめフィルム材を貼付する部位の皮膚に被膜材を使用する方法がある（**図6**）．
・脆弱な皮膚やすでにびらんを起こしている場合には，創の周囲に創傷被覆材を貼付する方法がある．接着する部分がシリコン系粘着剤の創傷被覆材を用いると，フィルム除去時の疼痛緩和効果も期待できる（**図7**）．

### 転倒の予防

とくに高齢者の場合は，機器のコード類に足をからめて転倒しないようにコード類を適当な長さに束ねる．歩行時の充電コードの取り扱いなども説明を行う（**図8**）．

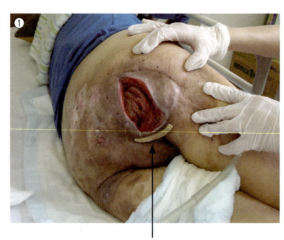
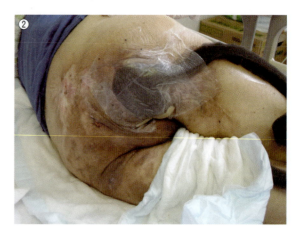

①しわの部分にブラバ スティックペースト（コロプラスト）を使用．

②用手形成皮膚保護材にはブラバ スティックペーストのほかに，セルケア®・ソフトウエハー スティック（アルケア）などがある

**図4　用手形成皮膚保護材を用いたリークの予防**

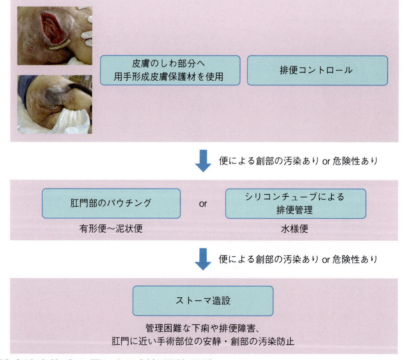

**図5　陰圧閉鎖療法実施時の便による創部汚染予防**

| ワイプタイプ | スティックタイプ | スプレータイプ |
|---|---|---|
| ① 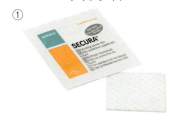 | ② 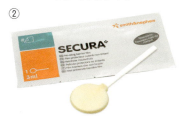 | ③ 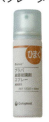 |
| セキュラ® ノンアルコール 被膜 ナプキンタイプ（スミス・アンド・ネフュー）<br>そのほかに，リモイス®コートハンディ（アルケア）<br>アダプト™皮膚保護膜パック（ホリスター）<br>シレッセ皮膚被膜剤（コンバテック）<br>3M™ キャビロン™ 非アルコール性皮膜ワイプ（スリーエム ジャパン）などがある． | セキュラ® ノンアルコール 被膜 スティックタイプ（スミス・アンド・ネフュー）<br>そのほかに，3M™ キャビロン™ 非アルコール性皮膜スティックタイプ（スリーエム ジャパン）などがある． | ブラバ 皮膚被膜剤スプレー（コロプラスト）<br>そのほかに，シレッセ皮膚被膜剤（コンバテック），リモイス®コートスプレー（アルケア），セキュラ®非アルコール被膜スプレー（スミス・アンド・ネフュー）などがある． |

**図6　皮膚被膜剤**

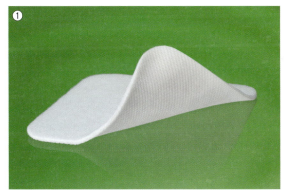

エスアイエイド®（アルケア）

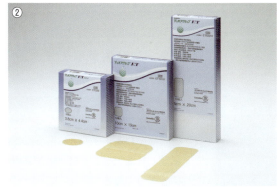

デュオアクティブ®ET（コンバテック）

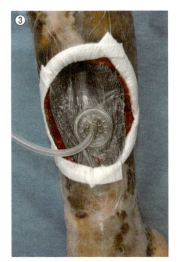

**図7　創周囲や創縁部を保護するもの**

273

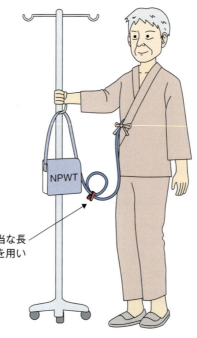

・機器の重さを考慮しながら患者の年齢,筋力に合わせた歩行器を選んで離床を促し,廃用症候群を予防する.

・チューブを踏まないように適当な長さに束ねる(洗濯ばさみなどを用いるとよい).

**図8 離床の促進,転倒予防**

### リークアラーム時の対応

- 貼付しているフィルムに間隙ができていないか確認し,間隙があればフィルム材を貼付してリーク部分を覆う.
- 陰圧のチューブやキャニスターの接続部が外れていないか確認し,外れている箇所があればしっかり接続する.
- 上記を試みてもアラームが鳴りやまない場合は,滲出液の多い創を陰圧をかけずに長時間閉鎖環境にしておくと感染のおそれがある.そのため,機器の電源を切って治療を中断する場合は,フィルムを剥がしフォームなども除去して,医師の指示に従う.
- 医師はリームアラームが鳴りやまないときに備え,夜間や休日など医師不在時の対応方法について具体的に指示しておくことが望ましい.

### 機器装着によるストレスの緩和

機器を装着した状態でも活動できるように支援する.病状的に可能であればフォーム交換日の処置前にシャワー浴などを勧めて爽快感を得る.

## 患者への教育ポイント

- 離床の促進:陰圧閉鎖療法施行期間に筋力低下を起こさないように離床を促す.
- 痛みについて:痛みは我慢せずに看護師へ伝えるように説明する.
- 充電方法:ベッド上にいるときには,機器の充電を行うように説明し,充電方法についても指導する.
- 陰圧閉鎖療法は難治性潰瘍の治癒期間を短縮させる非常に有効な治療法であるため,治療が継続できるように患者の訴えを傾聴し,精神面のサポートを行う.

# 3 ストーマ周囲のスキントラブル

執筆●三富 陽子

**KEY POINT**
- スキントラブルを起こすとストーマ管理困難となるため予防的ケアが必要
- ストーマ周囲皮膚は清潔を保持し，刺激物の除去，物理的刺激を避ける
- スキントラブルの発生原因を追究して，原因を取り除くケアを検討する

## ストーマ周囲皮膚障害とは

　ストーマの合併症として，もっとも多いのは皮膚障害である．ストーマ周囲の皮膚は，排泄物付着による化学的刺激，装具交換による機械的刺激を受けやすく，装具装着による密閉環境による皮膚浸軟などを引き起こしやすい状態にある．皮膚障害を起こしてしまうと，装具の維持が困難となって排泄物が漏れるなど，日常生活に大きく影響を及ぼし，ストーマ管理が困難となる．そこで，予防的スキンケアが非常に重要となる．

## ストーマ周囲皮膚障害発生の予防と発生時のアセスメント

### ストーマ周囲皮膚の予防的スキンケア

[皮膚の清潔保持]
　皮膚の健常を保持するためには，清潔を保つことが重要である．皮膚に付着した便・尿などの排泄物，装具の皮膚保護剤や粘着剤の残留物，皮膚の垢，皮脂などの汚れを十分に洗い流す．しかし，皮膚を過度に洗浄しすぎると，皮脂を取りすぎることとなり，その結果ドライスキンを助長し，皮膚のバリア機能の低下をまねくので，刺激の少ない弱酸性の洗浄剤をよく泡立て汚れを包み込むように，皮膚表面は擦らずに洗う．洗い流す場合は，微温湯を使用し，洗浄剤や汚れなどの残留がないように努める．拭き取る際は，湿った不織布ガーゼなどの柔らかい布で，愛護的に行う．

[皮膚の浸軟を避ける]
　ストーマ装具面板の皮膚保護剤には，汗を吸収する吸水作用があるので，必ず皮膚保護剤を使用し，定期的に装具交換する．交換の時期については，面板の種類によって耐久性の目安があるが，その目安と合わせて，面板全体の皮膚保護剤が発汗の吸収によって白く膨潤していたら，排泄物によるストーマ孔周囲皮膚保護剤の溶解がなくても，1日早く交換する．またストーマ袋と皮膚が直接接触していると，皮膚が蒸れて浸軟しやすい．ストーマ袋が直接接触しないように，パウチカバーや腹巻き，窓付きや内ポケット付きの下着などで，吸湿性のよい布を挟むなど，蒸れない工夫をする．

PEH：
pseudoepitheliomatous hyperplasia

　尿路ストーマの場合は，尿によってストーマ近接部が浸軟しやすく，その状態が続くとPEH（偽上皮腫性肥厚）とよばれる皮膚の防御機転により，浸軟したところが肥厚してくる．

[排泄物の付着を避ける]

　皮膚保護剤は排泄物の皮膚接触を防止するために用いるが，排泄物から皮膚を守る皮膚保護剤の緩衝作用，吸水作用はカラヤ，親水性ポリマーが担っている．皮膚保護剤は貼付してから時間の経過とともに発汗，排泄物を吸収し，膨潤，溶解する．装具は，ストーマからの排泄物が皮膚に付着しないように，皮膚発赤やびらんなどの皮膚障害が起きないタイミングで，ストーマ孔周囲の皮膚保護剤の溶解・膨潤が5～10 mm以内を目安に装具を交換する．面板のストーマ孔は，ストーマサイズに合わせて適切なサイズにカットするか，プレカットサイズを合わせる必要がある．基本的には，ストーマの両サイドに1～2 mm程度の隙間があくようなサイズにする．とくに水様性排泄物が排泄されるストーマでは，隙間を少なくする．

[機械的刺激を避ける]

　装具には，それぞれ適した貼付期間および交換時期がある．耐久性のある装具を短期間で交換すると，粘着力が高い状態で装具を剥離することになり，大きな機械的刺激が皮膚に加わる．こうした刺激を軽減するためには，交換時期に見合った交換間隔の設定が必要である．装具の交換時は，面板を強く引っ張らず，皮膚を押さえながら愛護的に除去し，必要に応じて剥離剤を使用する．可能な限り摩擦を生じさせないように，スキンケアを実施する．洗浄時はよく洗浄剤を泡立て，泡で汚れを浮き上がらせるように洗い，擦る刺激を加えないようにする．シャワーで洗い流すか，不織布ガーゼを絞って，洗浄剤をしっかり拭き取る．水分の拭き取り時も不織布ガーゼなどで上から押さえ拭きして，擦らないようにする．洗い流す湯が熱すぎても，刺激となるので注意する．

　皮膚の圧迫を避けるには，凸型嵌め込み具による過度の圧迫や装具固定用ベルトできつく締めつけすぎないようにする．

[感染予防]

　上記のケアで皮膚のバリア機能を保持することが，感染予防につながる．それに加えて，体毛を短くカットし，皮膚を傷つけないように爪を短く切る．

　水虫など皮膚感染部位を触った手でケアしないようにする．ストーマケアする人の手に爪白癬や疣贅などがある場合は，皮膚科受診を勧め，治るまでは手袋着用のうえケアする．

　免疫力の低下がある患者の場合には，皮膚のバリア機能も低下し感染しやすいので，とくに注意する．

## 皮膚障害発生部位の観察[1]

　ストーマ周囲皮膚の観察は，「ストーマ近接部」「皮膚保護剤貼付部」「皮膚保護剤貼付部外周部」「その他の部位」と区分して行うと原因を探りやすい．4つの区分のうち，どこに皮膚障害が発生しているのか観察する．図1にその区分と皮膚障害の例を示す．ストーマ周囲皮膚の区分の特徴は以下のとおりである．

[ストーマ近接部]

　近接部は粘膜皮膚接合部からおよそ1 cmまでの範囲である．近接部は皮膚保護剤が排泄物によって溶解あるいは膨潤して，皮膚保護剤が密着していないことが多い．よって排泄物の刺激を強く受ける部位である．便はアルカリ性で消化酵素活性があるため，接触すると皮膚障害を起こしやすい．また，消化酵素活性は水様便ほど高く，近接部に付着しやすいので，簡単にびらんを引き起こす．

　尿路ストーマの場合には，尿のアンモニアなどの刺激により皮膚障害を起こす．感染尿の場合にはアルカリに傾き，さらに皮膚障害を起こしやすい．

　装具交換時に，面板裏側や近接部皮膚に排泄物が付着しているか，皮膚保護剤の溶解・膨潤の程度を確認し，付着している場合は，なぜ排泄物が付着することになったのかを確認する．

[皮膚保護剤貼付部]

　皮膚保護剤貼付部は，皮膚保護剤そのものの化学的刺激，面板剥離時や凸型嵌め込み具による機械的刺激，皮膚保護剤による閉鎖環境から発汗・不感蒸

## ①ストーマ近接部

ストーマ近接部は最も排泄物にさらされやすい部位である．便はアルカリ性で消化酵素活性があるため，接触するとスキントラブルを起こしやすい．また，消化酵素活性は水様便ほど高く，皮膚に付着しやすいので，簡単にびらんを引き起こす．

尿路ストーマの場合には，尿のアンモニアなどの刺激によりスキントラブルを起こす．長期に尿にさらされた場合には，角質が肥厚する偽上皮腫性肥厚（PEH：pseudoepitheliomatous hyperplasia）が生じる．練状皮膚保護剤のアルコール成分による刺激や，凸型装具による圧迫によるトラブルが生じることもある．

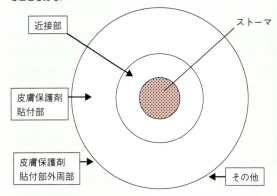

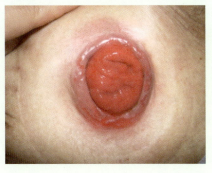

ストーマ近接部のびらん
双行式イレオストーマ．退院後，ストーマの浮腫がひいてサイズが縮小していたが，面板ストーマ孔サイズは変更していなかったために，露出した皮膚にびらんが生じた

## ②皮膚保護剤貼付部

皮膚保護剤貼付部は，皮膚保護剤そのものの刺激や剥離による物理的刺激，皮膚保護剤貼付による閉鎖環境から発汗・不感蒸泄の妨げによる蒸れなどから細菌繁殖が生じて真菌感染，毛包炎などが生じやすい．

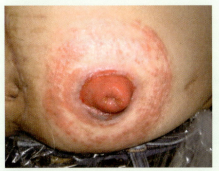

皮膚保護剤貼付部の紅斑，膨疹
S状結腸コロストーマの皮膚保護剤貼付部に一致して紅斑，膨疹．発汗障害による皮膚障害

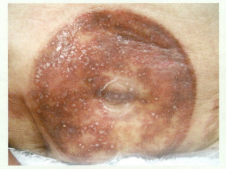

皮膚保護剤貼付部のカンジダ感染
カンジダ感染．膿疱を伴い，かゆみが生じている

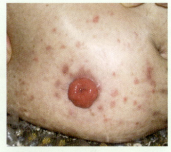

皮膚保護剤貼付部の毛包炎
回腸導管周囲皮膚に生じた毛包炎

## ③皮膚保護剤貼付部外周部

皮膚保護剤貼付部外周2cm程度の幅の領域をさす．この外周部に生じやすいスキントラブルとしては，皮膚保護剤外縁に貼付した粘着テープの影響や皮膚保護剤辺縁の物理的刺激などがある．

## ④皮膚保護剤貼付部外

面板貼付部分を超えた範囲に，スキントラブルを認めることがある．ストーマ袋接触による蒸れの影響，皮膚保護剤貼付部や外周部のスキントラブル（感染など）の波及の影響が多い．

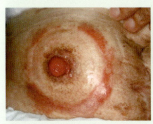

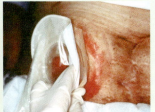

皮膚保護剤貼付部外周部のスキントラブル
回腸導管．テープ付き装具面板の粘着テープによるスキントラブル

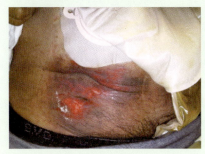

皮膚保護剤貼付部外のびらん
回腸導管．夏場に生じた尿路ストーマ装具の採尿袋の蒸れと採尿袋の摩擦によるびらん

**図1　ストーマ周囲の区分と皮膚障害の例**

泄の妨げによる皮膚の浸軟や真菌・細菌の繁殖など生理的原因が生じやすい．

装具交換時に，面板裏面全体の皮膚保護剤が発汗の吸収によって白く膨潤していないか，皮膚障害は，面板貼付部と一致しているか，凸部の圧迫と一致しているかなどを確認する．

[皮膚保護剤貼付部外周部]

皮膚保護剤貼付部外周部は，皮膚保護剤貼付部の外側2cm程度の幅の範囲をさす．医療用テープを貼付する場合には，粘着剤による刺激を受けやすい．面板外縁付近は摩擦刺激を受けやすい部位である．

[その他の部位]

ストーマ袋の接触や，ベルト等のアクセサリー使用による影響を受けやすい．腹壁の動きによって，ベルトなどの固定具が皮膚に強く擦れていないか，ストーマ袋で接触した皮膚が汗で浸軟していないかなどを確認する．ストーマ周囲皮膚の皮膚障害が波及することもある．反対に，ほかの部位のアレルギー反応や皮膚炎が波及することもある．

## 観察のポイント

[皮膚障害の状態を観察する]

皮膚に現れる病変を総称して発疹と呼ぶが，発疹は健常皮膚に一次的に出現する原発疹（表1）とほかの発疹から二次的に生じる続発疹（表2）に大別される．視診と触診によって，生じている皮膚障害の形態，色調などの情報を得る．

[発生時期，症状を観察する]

問診において，いつから皮膚障害は発生しているのか，痒み・疼痛などの自覚症状はあるのか，どの程度悪化しているのかについて，注意深く把握する．とくに発生時期においては，季節の変化（暑くなって発汗が増してきた時期など），日常生活の変化（退院後，運動をするようになり，汗をよくかくようになったなど），体重の変化，化学療法や放射線治療開始時期などとの関連を問診する．表3に問診に必要な情報をまとめる．

## ストーマ周囲皮膚障害発生時のアセスメント

[ストーマ周囲皮膚障害の原因追究]

ストーマ周囲皮膚障害は，大きく分けて，皮膚への化学的・機械的刺激と皮膚の生理的反応などの外的要因とアレルギーなどの内的要因に分けられる（表4）[1]．これらの原因は，単独ではなく，複数の原因が重なり合って生じることもある．皮膚障害が起こっている部位を確認したら，ストーマ周囲皮膚の区分の特徴を念頭に置いて原因を特定していく．たとえば，皮膚保護剤部に皮膚障害が発生している場合では，交換間隔は長すぎないか，剥がし方やスキンケアの方法は適切か，面板の皮膚保護剤全体の膨潤はあるかなどの情報を収集し，原因と考えられないものは消去していき，絞り込んでく．表3に皮膚障害のアセスメントに必要な情報をまとめる．

[背景要因を特定，原因を取り除くケアの検討]

たとえば，排泄物の付着が原因で近接部にびらんが生じていることがわかったら，なぜ排泄物が付着したのか，原因の背景にある要因を探る．化学療法後は下痢がひどく，通常の交換間隔では，皮膚保護剤の溶解がかなり進んでいたとか，体調が悪く交換間隔が長くなっていたなどの要因が隠れていると思われる．そして，その背景の要因に対して，化学療法中は装具交換間隔を1日早めるとか，体調が悪化してきているので，装具を交換間隔の延長できる耐久性の高い皮膚保護剤の面板に変更する，もしくは訪問看護などのケア介入を検討するなどの対策を立てていく．

## 表1　原発疹

| 紅斑 | 血管拡張によって生じる紅色の斑．圧迫することで色調は消褪する |
|---|---|
| 紫斑 | 紫から鮮紅色を呈する斑で皮内出血によって生じる |
| 色素斑 | 褐色を呈することが多い．大半がメラニンの沈着による |
| 白斑 | 色素脱失．メラニン色素の産生異常によるもの |
| 丘疹 | 直径10 mm以下の限局性隆起性変化 |
| 結節, 腫瘤 | 疹同様の限局性皮膚変化で直径10～20 mm程度のものをいう．成因は，浮腫，炎症，肉芽腫性変化，腫瘍などさまざまである |
| 水疱 | 透明な水様性の内容をもち，天蓋の被膜に包まれている皮膚隆起 |
| 膿疱 | 水疱の内容が膿性（好中球）のもの |
| 膨疹 | 皮膚の限局性浮腫で，短時間で消失する |

## 表2　続発疹

| 鱗屑 | 角層が皮膚面に異常に蓄積し，正常より厚くなって鱗状の白色片を形成．これが皮膚から剥離して脱落する現象を落屑という |
|---|---|
| 痂皮 | 角質と滲出液など皮膚の表面に固着したもので，びらんまたは潰瘍面に生じる |
| 表皮剥離 | 外傷，搔破によって表皮の一部が損傷した状態 |
| びらん | 表皮剥離が基底層までの表皮内にとどまったもの |
| 潰瘍 | 組織欠損がびらんよりも深く，真皮から皮下組織にまで達するもの |
| 亀裂 | 表皮深層から真皮にいたる線状の細い裂隙 |

## 表3　皮膚障害のアセスメントに必要な情報

- 発生部位，範囲，皮膚障害の程度，色調変化
- いつから発生したか？
- 皮膚障害に関する症状（疼痛，瘙痒感など）
- 使用装具，面板ストーマ孔のサイズ，ストーマサイズ，交換間隔，交換時期の皮膚保護剤の溶解・膨潤の程度，排泄物の潜り込みの有無
- 排泄物の性状，量
- しわやくぼみ，たるみなどの腹壁の状況（臥位，座位，前屈位，立位）
- ストーマ合併症の有無（ストーマ傍ヘルニア，ストーマ脱出など）
- 体重の変化（皮膚障害発生前後，退院後）
- ケア方法
- 日常生活の活動状況
- 全身状態（肝機能低下，腎機能低下，免疫機能低下，化学療法・放射線治療に伴う副作用など）

**表4 ストーマ周囲皮膚障害の皮膚障害の原因**

| 外的要因 | 化学的原因 | 排泄物に含まれる消化酵素，アルカリ尿成分，粘着剤の成分など |
|---|---|---|
| | 物理的原因 | 剥離刺激，不適切なスキンケア，面板や袋による損傷，固定具や凸型嵌め込み具などによる過度の圧迫など |
| | 生理的原因 | 発汗阻害，細菌の繁殖，皮膚温の上昇など |
| 内的要因 | 医学的原因 | アレルギー体質，デルマドーム，自己免疫疾患，治療に伴うもの（放射線療法，化学療法，免疫低下）など |

工藤礼子：ストーマリハビリテーション基礎と実際 第3版（ストーマリハビリテーション講習会実行委員会 編），金原出版，東京，p.236, 2016. より転載

# ケアの実際

## 排泄物による皮膚障害

基本は，ストーマ近接部皮膚に排泄物がつかないよう皮膚保護剤でストーマ周囲近接部ぎりぎりまで覆うことである．ストーマに高さがない，しわや腹壁のたるみなどが原因で，排泄物のもぐりこみで漏れを来している場合には，用手形成皮膚保護剤やリング状の皮膚保護剤を使用したり，凸型嵌め込み具を使用し，状況によっては固定ベルトを併用するなどして，ストーマ周囲に平面を確保し，密着を高める工夫をする．

[対策]
- ストーマサイズに合わせた，面板ストーマ孔のカットもしくはプレカット選択．
- 用手形成皮膚保護剤や練状皮膚保護剤で，近接部皮膚とストーマ孔の隙間を保護する．
- 皮膚保護剤の溶解を遅らせる（用手形成皮膚保護剤やリング状皮膚保護剤の使用）．
- 適切な装具交換間隔の設定をする．
- 装具の見直しをして，ストーマ周囲に平面を確保する．

[びらんが生じた場合]
排泄物が原因でストーマ近接部にびらんが生じると，びらん部からの滲出液のために，皮膚保護剤は粘着しにくく，溶けやすくなる．びらん部に粉状皮膚保護剤を塗布し，びらん部以外の余分な粉状皮膚保護剤は払い落し，面板の密着を妨げないようにする．滲出液が多い場合には，粉状皮膚保護剤を塗布後に，びらん部より少し大きめに用手形成皮膚保護剤やリング状皮膚保護剤を貼付し，その上から面板を貼付する．滲出液の状態に応じて交換間隔を設定する．

## 機械的刺激による皮膚障害

皮膚保護剤の耐久性の目安を把握したうえで交換間隔を設定するが，剥がす際の粘着力には発汗，体温，皮脂などに関連して個人差がある．皮膚保護剤の交換時期はそれぞれの患者に合わせて排泄物・分泌物による溶け具合と剥がしやすさのバランスをみて決めることが大切である．局所条件が悪く，粘着力が強い皮膚保護剤を使用している場合や粘着力が低下して剥がしやすい時期より早めに交換が必要な場合，治療の副作用など皮膚が脆弱化している場合には，剥離剤の使用が望ましい．入浴時などスムーズに剥がせる場合には，必ずしも剥離剤は必要ない．

皮膚保護剤の辺縁が腹壁の動きで同一部位の皮膚に接触し，それが機械的刺激となって皮膚障害を発生する場合は，毎回同じ部位が当たらないように，面板外縁をカットする．

凸型嵌め込み具には，凸度（凸の高さ）や，凸角度（凸が始める部位から凸が終わる部位），凸の硬さなどに違いがあり，過度の圧迫は皮膚の虚血を招くことがある．患者のストーマおよびストーマ周囲腹壁の状況と，凸型嵌め込み具が合っているか，装

具除去した際に凸の圧迫痕が残っていないかなど，注意深く観察する．患者の体重増加や患者が漏れへの不安から装具固定ベルトを強く締めすぎていることで，圧迫が強まってしまうことがある．

圧迫が強すぎる場合には，凸度を低くしたり，リング状皮膚保護剤，ソフトコンベックスなど厚みのある皮膚保護剤に切り替えるなどする．

［対策］
・適切な装具交換間隔の設定をする．
・愛護的に剝がす，洗浄時擦らないなど機械的刺激の軽減．
・剝離剤の使用を検討する（低刺激なオイル系かシリコン系を選択）．
・皮膚障害の原因となった粘着テープの使用を中止する．
・粘着力の強すぎない皮膚保護剤への変更を考慮する．
・皮膚保護剤辺縁が当たらないように面板を小さめにカットしたり，形状を変えたりする．
・凸型嵌め込み具の凸度などを見直す．
・装具固定ベルトの締め付けが過度でないか確認し，調整する．

### 皮膚保護剤成分や粘着テープによる化学的刺激による皮膚障害

粘着テープは吸水作用など皮膚保護効果がないため，蒸れやすく，皮膚保護剤よりも高頻度に皮膚炎を起こす．皮膚保護剤によってアレルギーが生じる頻度は非常に少ないといわれているが，皮膚が閉鎖環境におかれると皮膚が浸軟し，粘着剤の成分などが透過しやすくなり，皮膚付属器官に炎症を起こしたり，一次刺激性接触皮膚炎を生じることはよくある．一次刺激性接触皮膚炎とアレルギー性接触皮膚炎の皮膚症状は似ていて，視診で鑑別することは困難であるが，アレルギー性の場合は接触範囲を超えて拡大することが多い．

アレルギー性機序の証明としてはパッチテストが行われる．皮膚障害改善のためには，その原因物質との接触回避が必要である．

［対策］
・皮膚障害の原因となった粘着テープの使用を中止する．
・適正な装具交換間隔の設定をする．
・発汗が多く，皮膚保護剤貼付部の皮膚浸軟が疑われる場合には，交換間隔を早める．
改善がない場合は，皮膚保護剤の種類の変更を考慮する．
・丘疹が拡がり，痒みや炎症症状がひどい場合には，皮膚科医の診察を受け，ステロイドのローションタイプの外用を検討する．油性軟膏やクリームタイプしかない場合は，塗布して数分後に油分をしっかり押さえ拭き取りしてから装具を貼付する．

### 感染による皮膚障害

ストーマ周囲皮膚は皮膚浸軟によって皮膚のバリア機能が低下し，細菌が繁殖しやすい．そのうえ，全身の免疫力低下，化学療法などによる副作用，肝機能・腎機能障害から皮膚が脆弱化している場合もある．ストーマ周囲皮膚の感染の原因菌となるものには，一般細菌および真菌がある．とくに湿潤環境が持続するために，真菌感染が起こりやすいと考えられる．

### 真菌・カンジダ感染

真菌感染は，境界明瞭な鱗屑を伴った紅斑を認め，皮疹は痒みを伴う．カンジダ感染は小丘疹と膿疱がみられ，痒みを伴う．

これらの確定診断には，KOH直接鏡検法による診断を依頼し，診断確定後には，抗真菌薬を外用する．

### 毛包炎

発汗の多い夏場や多毛で装具交換時に抜毛されたり，頻回に剃毛を行うと毛包が損傷を受け感染を生じやすい．菌の皮膚への侵入経路として経毛包性のことが多い．

毛包に一致する小膿疱がみられ，黄色ブドウ球菌がもっとも頻度が高い．感染が毛包深部に生じれば

癤となる．表面から膿疱はみえず，毛包に一致して紅色丘疹が生じる．

　起炎菌を同定のため，膿疱をスワブによる細菌培養検査をする．

　治療では，起炎菌に応じた抗生剤を内服してもらう．黄色ブドウ球菌が起炎菌のことが多いので，セフェム系抗菌薬が第一選択となる[2]．

　体毛を電気カミソリやハサミでこまめにカットするなど，毛包を損傷しないように体毛処理する．

[対策]
・スキンケア方法を見直す．
・発汗が多く，皮膚浸軟によって皮膚バリア機能低下が疑われる場合には，交換間隔を早める．
・ストーマ袋接触部位が蒸れて感染を起こしている場合には，ストーマ袋に吸水性のあるカバーをつけるなど，蒸れない工夫をする．
・ストーマ周囲の外用薬には，一般的には面板の粘着力を低下させないローションタイプの選択が推奨されている．しかし，溶媒にアルコールを使用しているため，皮膚刺激性があり，注意を要する．
・軟膏やクリームを使用する場合には適量を塗布し，数分後に油分をしっかり押さえ拭きしてから，装具を貼付する．

## その他の医学的要因による皮膚障害

　その他の医学的要因として，放射線治療による影響，化学療法による影響など治療によって起こる皮膚障害と，内臓病変と関係する皮膚障害デルマドロームなどがある．

　放射線治療や化学療法では，皮膚のバリア機能が低下しているため，物理的，化学的刺激で皮膚障害が生じやすい．デルマドロームでは，肝臓疾患がある場合には黄疸や紫斑，などがあらわれる．

## 放射線治療による皮膚障害

　放射線が照射されると，皮膚では表皮基底層が大きく影響を受けて，皮膚の菲薄化およびドライスキンの状態となる．このような皮膚は損傷を受けやすい．また皮脂腺，汗腺などの機能低下，真皮の毛細血管の炎症や拡張なども起こる．そのため皮膚保護能力と細胞再生能力の低下が起こり，照射野に摩擦が加わると，放射線皮膚障害となって現れる．放射線照射による急性皮膚症状には，浮腫，紅斑，乾性落屑，水疱，びらん，潰瘍などがある．

　ストーマ周囲皮膚が放射線照射野と重なる場合には，装具の剥離，皮膚の洗浄，排泄物の接触，粘着剤の接触が起こるので，ストーマ周囲皮膚障害のリスクは高まる．また，放射線照射により下痢が生じると，消化酵素の化学的刺激による皮膚障害も発生する．骨髄抑制が出現すると，易感染状態となり，皮膚感染症も起こりうる．

　予防的ケアとしては，皮膚障害の根本的な問題が皮膚の菲薄化とドライスキンにあることを念頭に置き，機械的刺激が加わることを最大限に抑える工夫をするようにしたい[3]．

[対策]
・装具を剥がす際は，剥離剤を使用する（オイル系かシリコン系を選択）．
・皮膚の洗浄には低刺激性の弱酸性皮膚洗浄剤を使用し，愛護的スキンケアを徹底する．洗浄剤をよく泡立て，泡でストーマ周囲皮膚を包み，しばらくして微温湯のかけ湯で泡を流す．水分は押さえ拭きする．
・治療中は，放射線照射野のマーキングが消えないようにスキンケアする（前述の方法）．
・装具の粘着力に影響しない保湿ローションを塗布する．
・治療前には，排泄物を出して，ストーマ袋を空にしてコンパクトに折りたたむ．
・ストーマ管理が順調なら，治療前に装具変更する必要はないが，近接部に用手形成皮膚保護剤を追加するなどして，耐久性を高め交換間隔を延長することも検討する．
・可能な限り，放射線照射野に装具がかからないようにする（面板外縁をカットするなど）．

[皮膚障害発生時の対策]
・スキンケア方法を見直しする．
・皮膚障害の原因をアセスメントし，対処する．
・粘着テープの使用は，できるだけ控える．

・必要に応じて，皮膚科医に相談し，症状がひどいときにはステロイド外用薬を塗布する．

放射線照射中に外用を避けたほうがよい外用薬や，照射前に塗布した軟膏の拭き取りが必要な場合もあるので，注意する．

### 化学療法による皮膚障害

抗がん剤投与をすると，皮膚では分裂がもっとも盛んな表皮基底層および皮膚付属器である毛球細胞，皮脂腺細胞，汗腺細胞などが影響を受けて，保湿機能やバリア機能が低下し，ドライスキン，落屑，菲薄化，色素沈着，発疹などが現れる．

抗がん剤治療中患者のストーマ周囲皮膚障害として多くみられるのは，発疹と色素沈着である．装具の面板貼付によるストーマ周囲皮膚の閉鎖環境によって，抗がん剤が皮膚表面にとどまる影響が考えられ，色素沈着の場合には，とどまった抗がん剤によって皮膚のメラノサイトが刺激させる影響ともいわれているが，その機序は明確ではない．

抗がん剤のなかでも分子標的薬では，ドライスキンと極端な皮膚乾燥による亀裂や爪周囲炎などが起こりやすい．EGFR阻害薬の場合では，発疹は痤瘡様皮疹として現れる．限局的で深さのある皮膚潰瘍の報告もあるので注意する．

予防的ケアとしては，化学的刺激，物理的刺激，感染源となる微生物，皮膚浸軟を避けて，スキンケアすることである．

[対策]
・装具を剥がす際は，剥離剤を使用する（低刺激なオイル系かシリコン系を選択）．
・皮膚の洗浄には低刺激性の弱酸性皮膚洗浄剤を使用し，愛護的スキンケアを徹底する．洗浄剤をよく泡立て，泡でストーマ周囲皮膚を包み，しばらくして微温湯のかけ湯で泡を流す．水分は押さえ拭きする．
・装具の粘着力に影響しない保湿ローションを塗布する．

[皮膚障害発生時の対策]
・スキンケア方法を見直しする．
・皮膚障害の原因をアセスメントし，対処する．
・粘着テープの使用は，できるだけ控える．
・必要に応じて皮膚科医に相談し，症状がひどいときには外用薬を塗布する．ステロイド外用に加えて，痤瘡様皮疹に対しては抗生剤内服薬や抗菌外用薬が処方されることもある．
・びらん出現時には，粉状皮膚保護剤をびらん面に塗布し，びらん部以外の余分な粉状皮膚保護剤は払い落し，面板の密着を妨げないようにする．滲出液が多い場合には，粉状皮膚保護剤を塗布後に，びらん部より少し大きめに用手形成皮膚保護剤やリング状皮膚保護剤を貼付し，その上から面板を貼付する．
・潰瘍発生時は，感染がない場合には，繊維状ドレッシング剤などを充填して，その上から面板を密着させる．感染している，もしくは感染が疑われる場合には，装具交換を頻回にして洗浄回数を増やす．抗生剤の内服や創腔への塗布を行う．

## ストーマ周囲皮膚障害の重症度評価スケールABCD-Stoma®

ストーマ周囲皮膚は，一般社団法人日本創傷・オストミー・失禁管理学会により，2012年に公表されたABCD-Stoma®（図2, 3）[4]のスケールを用いて客観的に観察すると，前項で述べたアセスメントが，客観的に評価でき，具体的にどのようにケアしたらよいか，わかりやすい．前述した皮膚障害の原因と要因のアセスメントが，導き出せるスケールである．

ABCD-Stoma®は，
・Adjacent（近接部）のA
・Barrier（皮膚保護剤部）のB
・Circumscribing（皮膚保護剤外部）のC

ストーマ周囲皮膚障害の重症度評価スケール
# ABCD-Stoma®の使用方法

©2012日本創傷・オストミー・失禁管理学会

1. ストーマ粘膜を除く，ストーマ周囲皮膚障害の部位と程度，ならびに色調の変化の有無によって評価する．

2. ストーマ周囲皮膚をA, B, Cの3部位に区分する．

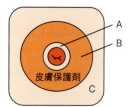

- A（Adjacent, 近接部）：ストーマ接合部からストーマ装具の皮膚保護剤までの範囲．皮膚保護剤が溶解していた部位はAの部位とする．
- B（Barrier, 皮膚保護剤部）：ストーマ装具の皮膚保護剤が接触していた範囲．
- C（Circumscribing, 皮膚保護剤外部）：医療用テープ，ストーマ袋，ベルト等のアクセサリーが接触していた範囲．

3. A, B, Cの3部位ごとに皮膚障害の程度を評価する．
   - 障害なしは「0点」，紅斑は「1点」，びらんは「2点」，水疱・膿疱は「3点」，潰瘍・組織増大は「15点」．
   - 紅斑，びらん，水疱・膿疱は急性の病態を示し，潰瘍・組織増大は慢性の病態を示す．
   - 組織増大は，水疱・膿疱を除く皮膚より隆起した組織をさす．例：偽上皮腫性肥厚
   - 同一部位に程度の異なる皮膚障害が混在する場合は，障害の範囲にかかわらず最も得点の高い障害の程度を採択する．
   - Cの範囲がない場合は，評価ができないため「障害なし」とする．

4. D（Discoloration）の色調の変化は，A, B, Cの3部位に，色素沈着と色素脱失があるか，ないかで評価する．
   - 色素沈着ありは「DP」，色素脱失ありは「DH」．
   - DPのPは，Pigmentationの頭文字を示す．
   - DHのHは，Hypopigmentationの頭文字を示す．
   - この評価には，得点はない．

5. 皮膚障害を評価する時には，スケールの写真を基準に採点する．

6. 合計得点を算出する．
   - 3部位の得点を合算する．
   - 合計得点は，0～45点となる．

7. 「A○B○C○：○（点）D○」と表記する．
   例：A2B3C0：5D0, A15B0C1：16DP, A0B0C1：1DPH

著作権は，日本創傷・オストミー・失禁管理学会に帰属します．
許可なく営利目的で使用することを禁じます．

図2　ABCD-Stoma®の使用方法

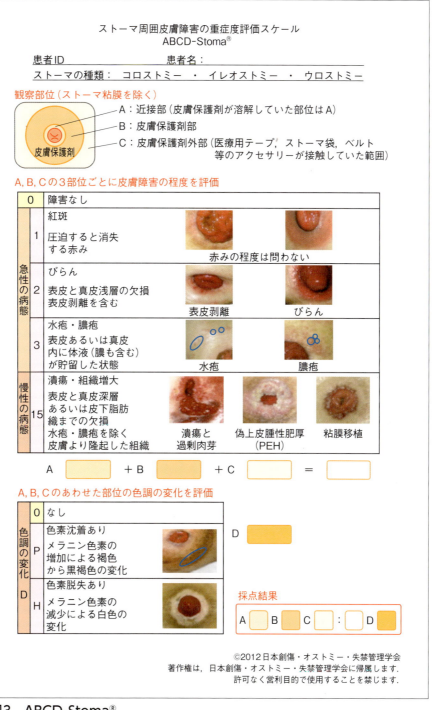

図3　ABCD-Stoma®

・Discoloration（色調変化）のD からネーミングされている．ストーマ周囲スキントラブルの部位と程度ならびに色調の変化の有無によって評価する．

## ABCD-Stoma®によるストーマ周囲皮膚障害発生時のアセスメント

　ABCD-Stoma®ケアは，ケア概念図（**図4**）のように，まずストーマの種類を確認し，ストーマ周囲皮膚の観察をABCD-Stoma®を用いて行う．次にストーマケア方法を確認し，いつもはどのように装具を剥がして，皮膚を洗浄しているのか，装具貼付は誰がどのようにしているのかなどを確認する．そして，「全身状態に応じたスキンケア」から該当するチェック項目を選択すると，目標とする皮膚の状態と具体的なケアを導き出すことができ，かつその項目ごとに原因と要因（状況）を確認できる（**表5**）．

　次にA，B，C，Dごとに「皮膚障害に対するスキンケア」から該当するチェック項目の選択を行うと，原因と要因が確認できる（**表6**）．ケアについては，装具・アクセサリーの選択と実践，指導に分かれて簡潔に示されているがここでは紹介しきれないため，詳細については，文献3を参照してほしい．

　入院中は装具交換ごと，退院後はストーマ外来受診ごとにABCD-Stoma®を用いて採点し，その結果をもとに，皮膚障害の原因と要因をアセスメントすることで，原因を明らかにすることが可能となる．

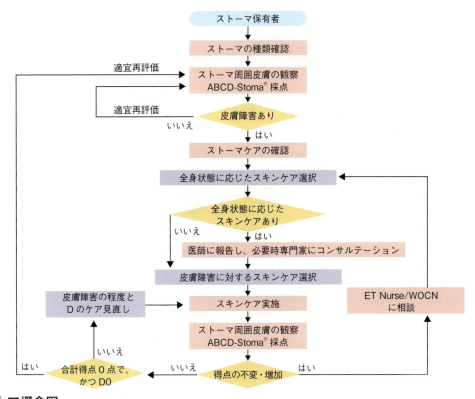

**図4　ケア概念図**

### 表5　全身状態に応じた皮膚障害の原因と要因

| 原因 | 要因 |
|---|---|
| 皮膚の脆弱化 | ・免疫力の低下（高血糖，白血球減少，ステロイド薬の使用など）<br>・治療に伴う副作用（抗がん剤の治療中），ストーマ周囲皮膚の放射線療法の既往や治療中<br>・疾患に伴う二次的障害（肝機能や腎機能の低下） |
| 皮膚の菲薄化 | ・皮膚の菲薄化（ステロイド薬の処方，スキン・テアの保有） |
| ストーマケア阻害行動 | ・認知機能の低下（装具の無用な剝離）<br>・セルフケアに関する技能の低下（身体機能の低下によるセルフケア不十分など） |

日本創傷・オストミー・失禁管理学会 編：ABCD-Stoma®に基づくベーシック・スキンケア ABCD-Stoma®ケア，照林社，東京，2014．より転載．一部改変

### 表6　発生部位とD（色調変化）による皮膚障害の原因と要因

| 項目 | 原因 | 要因（状況） |
|---|---|---|
| A | 排泄物の付着 | ・皮膚保護剤の浮き（ストーマ周囲皮膚のしわ・くぼみ，ストーマ傍ヘルニアなど）<br>・皮膚保護剤の溶解（発汗量増加，水様便，面板の交換間隔延長など）<br>・刺激性の強い排泄物（水様便，アルカリ尿）<br>・不適切なホールカット（ストーマと面板のサイズが不一致） |
| B | 機械的刺激 | ・面板剝離時の刺激（面板の剝離が粗雑など）<br>・面板による摩擦（皮膚と面板の辺縁の擦れ）<br>・凸型嵌め込み具による圧迫（凸型嵌め込み具による過度な圧迫） |
| B | 感染 | ・不適切なスキンケア（装具交換時に皮膚洗浄未実施，体毛の処置未実施など） |
| B | 化学的刺激 | ・皮膚保護剤の組成による刺激（皮膚保護剤の変更など） |
| C | 機械的刺激 | ・医療用テープ剝離時の刺激（医療用テープの剝離が粗雑など）<br>・ベルト等の固定具による摩擦（皮膚とベルト等の擦れ） |
| C | 感染 | ・不適切なスキンケア（装具交換時に皮膚洗浄未実施，体毛の処置未実施など） |
| C | 化学的刺激 | ・医療用テープの組成による刺激（医療用テープの使用）<br>・被膜剤の組成による刺激（被膜剤などの変更）<br>・ストーマ袋の材質による刺激（ストーマ袋の変更など） |
| D | 機械的刺激 | ・面板剝離時の刺激（面板の剝離が粗雑など）<br>・医療用テープ剝離時の刺激（医療用テープの剝離が粗雑など）<br>・ベルト等の固定具による摩擦（皮膚とベルト等の擦れ）<br>・皮膚の洗浄手技による刺激（皮膚洗浄が粗雑） |
| D | 正常な治癒過程 | ・皮膚障害の治癒後 |

日本創傷・オストミー・失禁管理学会 編：ABCD-Stoma®に基づくベーシック・スキンケア ABCD-Stoma®ケア，照林社，東京，2014．より転載．一部改変

〈参考・引用文献〉
1) 工藤礼子：ストーマリハビリテーション基礎と実際 第3版（ストーマリハビリテーション講習会実行委員会 編），金原出版，東京，p.236，2016．
2) 日本ストーマ・排泄リハビリテーション学会・日本大腸肛門病学会 編：消化管ストーマ関連合併症の予防と治療・ケアの手引き，金原出版，東京，p.243，2018．
3) 日本ストーマ・排泄リハビリテーション学会・日本大腸肛門病学会 編：消化管ストーマ関連合併症の予防と治療・ケアの手引き，金原出版，東京，p.264，2018．
4) 日本創傷・オストミー・失禁管理学会 編：ABCD-Stoma®に基づくベーシック・スキンケア ABCD-Stoma®ケア，照林社，東京，2014．

# 4 瘻孔周囲のスキントラブル

執筆●内藤　亜由美

**KEY POINT**
- スキントラブルの原因となる化学的刺激，機械的刺激，創感染に注意する
- 予防には，清潔を保つとともに，瘻孔周囲の皮膚の保護が重要である
- 皮膚障害発生時には，瘻孔周囲の皮膚や開孔部のみならず，交通する臓器や排液の性質もみる

## 瘻孔周囲の皮膚障害

瘻孔には，管状瘻と唇状瘻がある（図1）．前者は自然閉鎖する可能性があるが，後者は外科的に瘻孔閉鎖術を行わなければ閉鎖することはない．

瘻孔周囲のスキントラブルの原因は，主に，①化学的刺激，②機械的刺激，③創感染の3つがある（表1）．

［化学的刺激］

化学的刺激は，とくに排液に消化酵素を含む場合に注意が必要である．消化管の部位により排液のpHは異なる（p.261参照）．皮膚のpHは弱酸性のため，アルカリ性や強酸性の排液の付着はスキントラブルをまねく．

排液以外の化学的刺激には，ポビドンヨードなど消毒薬の重ね塗りによるものなどがある．

［機械的刺激］

機械的刺激は，医療用粘着テープによる緊張性水疱やパウチの剥離刺激によるもの，留置してあるチューブやドレーンの動きによる刺激，同一方向への固定による圧迫から生じるもの，ドレーンの縫合糸固定による緊張から生じるものなどがある．

［創感染］

排液が多い場合，皮膚のバリア機能が破綻し，カンジダ感染や黄色ブドウ球菌感染による毛囊炎を起こす場合がある．

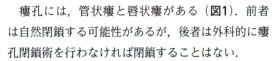

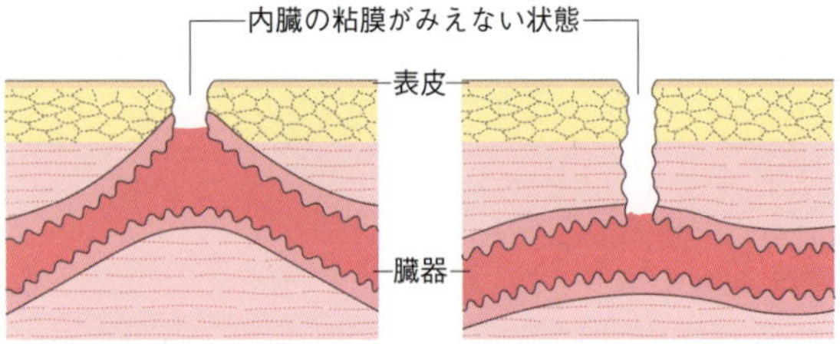

皮膚面に内臓の粘膜がみえない瘻孔で，気管瘻や腎瘻が典型的である．創の治癒が進むと自然閉鎖する可能性がある．

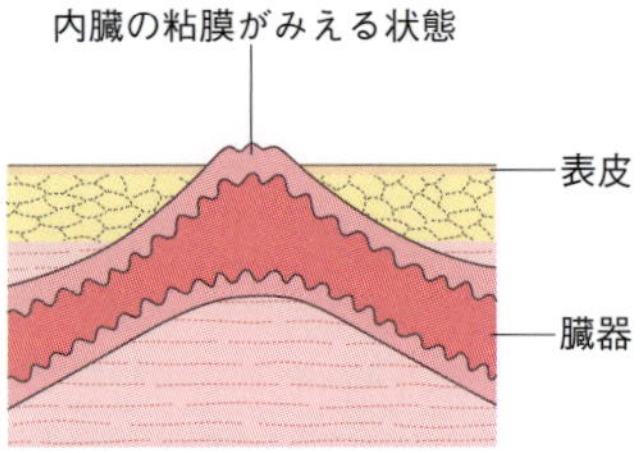

瘻管が完全に上皮で覆われ皮膚面に内臓の粘膜がみえる状態で，ストーマが典型的である．自然閉鎖することはないため，治癒には手術が必要である．

**図1　管状瘻と唇状瘻**

## 表1　瘻孔周囲のスキントラブルの原因

| 化学的刺激 | ・排液に消化酵素を含む場合<br>・ポビドンヨードなどの消毒薬の重ね塗り |
|---|---|
| 機械的刺激 | ・チューブやドレーンが動揺することによる瘻孔部の摩擦<br>・縫合部皮膚に加わる緊張<br>・医療用粘着テープの固定方法の不具合によって生じる緊張性水疱 |
| 創感染 | ・排液の多い開放性ドレーン部のカンジダ感染<br>・黄色ブドウ球菌感染による毛囊炎 |

## 表2　瘻孔管理の看護目標

1. 瘻孔周囲皮膚の保護
2. 排液の回収
3. 臭気のコントロール
4. 患者の安楽
5. 排液の計量
6. 患者の可動性の確保
7. 簡便なケア
8. 経済的負担の軽減

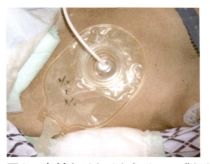

図2　窓付きパウチからチューブを出した状態

# スキントラブルの予防と発生時のアセスメント

## 予防方法

瘻孔管理の看護目標を**表2**に示す．瘻孔周囲の保護としては，以下のケアを行う．

［皮膚の清潔を保つ］

よく泡立てた石けんと微温湯で，洗浄，清拭を行う．清拭剤（リモイス®クレンズなど）を使用してもよい．

消毒薬は皮膚表面の殺菌にはなるが，ドレーンからの排液による蛋白質や脂質の汚れの除去にはならないため，清拭や洗浄で汚れをやさしく除去することが大切である．

［周囲の皮膚を保護する］

①パウチング法

1日の排液量が200 mLを超える場合や，皮膚刺激性の高い排液や悪臭を伴う排液の場合，ガーゼ交換時に苦痛を伴う場合に選択する．

皮膚を清拭したのち，パウチを装着する．瘻孔部の処置が必要な場合は，窓付きのパウチを選択するとよい．

排液バッグにつながっている場合は，窓付きパウチの蓋の部分に穴を開けて使用することも可能である（**図2**）．皮膚にしわやくぼみがあり，皮膚保護材と皮膚の間に排液がもぐりこむ場合は，溶解しな

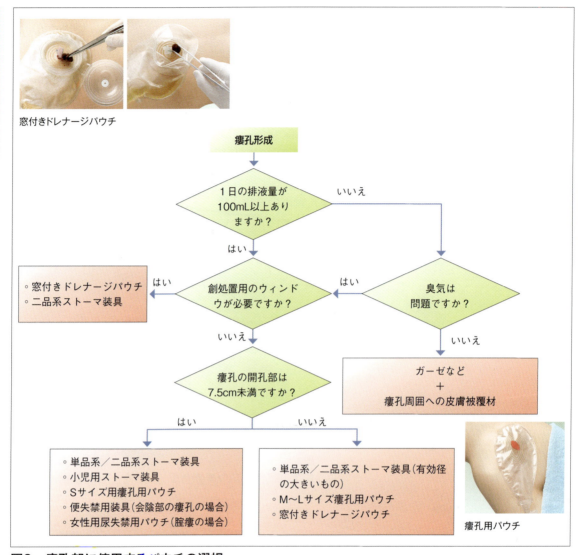

**図3 瘻孔部に使用するパウチの選択**

Bryant RA, Nix DP:Management of draining wounds and fistulas. Acute and Chronic Wounds: Current Management Concepts. 4th ed. Mosby, St. Louis, p.523, 2010. をもとに作成

写真提供:アルケア

いタイプの皮膚保護材(アダプト™皮膚保護シール,p.262参照)を瘻孔近接部に併用するとよい.

瘻孔部のパウチの選択方法について図3[1]に示す.パウチが剥がれにくい場合は,リムーバー(3M™キャビロン™皮膚用リムーバー,ブラバ粘着剥離剤スプレーなど.使用方法はp.263参照)を用いて機械的刺激を回避する.

**②皮膚被膜剤を用いる方法**

ガーゼ管理で可能な少量の排液であっても,排液が健康な皮膚に付着する場合,あらかじめ1日1回清拭した皮膚に皮膚被膜剤(3M™キャビロン™非アルコール性皮膜,リモイス®バリアなど)を使用する.

**③皮膚保護ウエハーを用いる方法**

石けんを使用して皮膚を清拭した後,瘻孔より2mm程度大きく穴開けをして使用する.

ドレーンを固定できる機能を有した皮膚保護ウエハーもある(p.263参照).

**④high-outputの瘻孔管理**

1日の排液量が500 mLを超える場合は,閉鎖陰圧療法を施行する場合もある(図4).

# 4 瘻孔周囲のスキントラブル

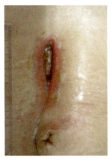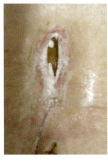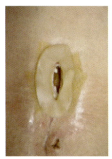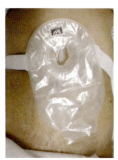

**初回**

卵巣がん終末期患者の正中創部分に開孔した回腸-皮膚の管状瘻．頭側および尾側方向に5 cmずつ下掘れ（ポケット）を形成している．消化酵素の活性が高く，1日1,000 mL以上の排液により，瘻孔周囲の皮膚はびらんを呈している．びらん部に粉状皮膚保護剤を散布し，デュオアクティブ®ETを貼付．正中創瘢痕部にくぼみがあるためアダプト皮膚保護シールで補正を行い，イレファイン®Dキャップを貼付しパウチの排泄口はメラサキュームに接続し陰圧をかけ，パウチ内の排液を持続吸引．

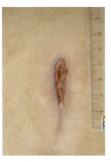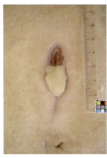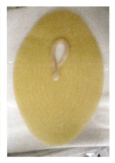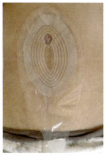

**10日後**

下掘れ（ポケット）部分は陰圧療法による肉芽形成により閉鎖．周囲皮膚のびらん部分は上皮化．瘻孔開孔部以外を上皮化させたいため，アダプト™皮膚保護シールで肉芽部分を保護し，かたい腹壁に追従性のあるウエルケア・ドレーンを貼付し，パウチの排泄口から持続吸引を継続．

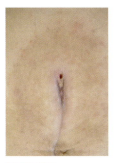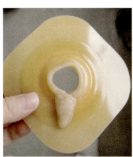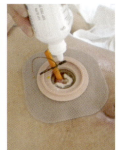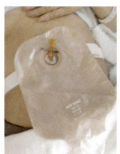

**20日後**

肉芽部分は上皮化．管状瘻孔のため自然閉鎖傾向となるが，瘻孔よりも肛門側の腸管の通過障害があり，瘻孔を排泄口として残す必要があるため，自然閉鎖を防ぐため瘻孔開孔部から腸管にネラトンカテーテル留置となる．
カテーテル管理が行いやすいように二品系のストーマ装具を使用．面板から露出する瘻孔周囲皮膚には粉状皮膚保護剤を使用．ストーマベルトを併用し排泄物の漏れはなく管理できたため，持続吸引は終了．週2回の定期交換で退院となる．

**図4 high-outputの瘻孔に対する陰圧閉鎖療法**

**表3 瘻孔の局所アセスメント**

| ①瘻孔の交通臓器 | （例：食道，胃，空腸，回腸，大腸，膀胱など） |
|---|---|
| ②排液の特徴 | A）排液量<br>B）臭気の有無<br>C）性状（液体，泥状，固形，ガス）<br>D）性質　a. 色（透明，黄色，緑，茶色など）　b. 酵素活性　c. pH |
| ③形状とサイズ | A）瘻孔のタイプ（管状瘻か唇状瘻か）<br>B）瘻孔の数<br>C）部位<br>D）長さと幅<br>E）皮膚と開孔部の高さの関係（周囲皮膚よりも陥凹，周囲皮膚レベル，周囲皮膚よりも隆起）<br>F）周囲の腹壁の状態（骨突起部，瘢痕，深いしわ，手術創，ドレーン部位，ストーマなどに近接していないかどうか）<br>G）瘻孔周囲の筋肉の緊張（かたい，やわらかい，たるんでいる） |
| ④周囲皮膚の状態 | （例：正常，浸軟，紅斑，びらん，潰瘍，腫脹，熱感） |
| ⑤瘻孔部の痛み | A）いつ痛むのか（処置時，安静時，体動時など）<br>B）程度 |

## 発生時のアセスメント

瘻孔周囲の皮膚障害発生時のアセスメントを**表3**に示す．以下，アセスメントのポイントを解説する．

［交通する臓器/部位と排液の性質］

瘻孔がどこに交通しているか，および排液の皮膚障害性をアセスメントする．

また，1日の排液量と使用しているドレッシングやパウチの交換頻度を確認する．

［開孔部の状態］

硬結・熱感・疼痛・排膿などの感染徴候を観察する．感染徴候を認めた場合は，速やかに医師に報告する．

［瘻孔近接部の皮膚の状態］

縫合糸固定部位の炎症・感染徴候の有無を観察する．

［瘻孔周囲の皮膚の状態］

①発赤・滲出性紅斑

単なる接触性皮膚炎なのか，皮下への感染や炎症を伴うものかのアセスメントが必要である．腫脹や硬結に圧痛を伴う場合は，皮下膿瘍を疑う．

境界明瞭で，ときに地図状を呈し，水疱，膿疱，鱗屑，強い痒みを伴う場合は，カンジダなど真菌感染を疑う．これらを認めた場合は，医師に報告する．

②水疱・びらん

水疱やびらんは真皮浅層までの損傷であり，水疱が破綻するとびらんになる．

この深さまでの損傷は，2週間ほどで上皮化が可能である．医療用粘着テープによる緊張性水疱を予防するため，粘着テープの貼り方・剥がし方に留意する．

③潰瘍

損傷が真皮深層に及んだ状態の全層損傷であり，滲出液も増加する．排液による汚染によって創感染を起こす場合があるため，注意を要する．

## ケアのコツとワザ

［発赤，滲出性紅斑の場合］

石けんと微温湯，または生理食塩水で皮膚を洗浄する．パウチングで排液が漏れる場合は，アダプト™皮膚保護シールを開口部に使用し，貼付すると耐水

性が得られる.

皮膚保護材の溶解が1 cm程度で交換できるよう,交換間隔を設定する.感染が疑われる発赤の場合は,毎日皮膚の観察を行う.

なお,瘻孔をパウチングする際の交換間隔は,それぞれの製品のカタログ等に表示されている適正交換日数を目安とするが,皮膚保護材部分の溶解または膨潤が1 cmを超えないようにする.1日で溶解が進んでしまったり漏れたりする場合は,アダプト™皮膚保護シールを併用するとよい.

[潰瘍の場合]

潰瘍部分は,発赤や腫脹,熱感,痛み,排膿の感染徴候に注意する.

①感染徴候がない場合

感染徴候がない場合は,潰瘍部の洗浄後,ハイドロファイバーなど吸水性の高いドレッシング材を置き,フィルムドレッシング材や薄型ハイドロコロイドドレッシング材を貼付してから,パウチングを実施する.

②感染徴候がある場合

感染徴候がある場合には,基本的に毎日の洗浄とドレッシング交換を実施する.

[水疱,びらんの場合]

洗浄後,ハイドロコロイドドレッシング材を貼付するかパウチングを行う.

びらん部分にパウチングを行う場合は,びらん部分に粉状皮膚保護剤を散布し,余分な粉を払い落として,うっすらと粉状皮膚保護剤のベールをつくってから装具を貼付する.

[カンジダ感染や皮下膿瘍の場合]

速やかに医師に報告し,カンジダの場合は薬剤による治療を行う.

皮下潰瘍の場合は切開排膿と薬物治療を検討する.

パウチの皮膚保護材貼付部位のカンジダ感染部分に外用剤を使用する場合,油性基剤の軟膏は皮膚保護材の貼付を妨げるため,医師と調整を行う.

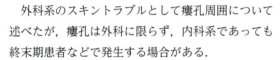

## 看護のポイント

外科系のスキントラブルとして瘻孔周囲について述べたが,瘻孔は外科に限らず,内科系であっても終末期患者などで発生する場合がある.

どんなに完璧な方法であっても,1回に費やす時間が1時間近くかかるような方法であれば,処置自体が患者の苦痛になるかもしれない.皮膚排泄ケア認定看護師が勤務中ならばできるが,その他の看護師ではできないというような技を必要とするケア方法では,問題があると思われる.よって,必ず皮膚排泄ケア認定看護師が不在の場合や夜間であれば誰がどのようなケアを行うのかという,緊急時の対応方法を提示しておく必要がある.

夜間の対応方法は,できるだけ簡便で患者とケアを行う看護師にとって負担の少ない方法をプランニングすることが大切である.

とくに,終末期患者の場合は,残された時間を患者が希望する場所で生活できるような処置方法を考えていくことが大切である.

〈引用・参考文献〉
1) Bryant RA, Nix DP：Management of draining wounds and fistulas. Acute and Chronic Wounds：Current Management Concepts 4th ed. Mosby, St. Louis, p.523. 2010.
2) 日本看護協会認定看護師制度委員会創傷ケア基準検討会 編著：創傷ケア基準シリーズ2 瘻孔・ドレーンのケアガイダンス.日本看護協会出版会,東京,2002.

# 陰圧閉鎖療法中患者のスキントラブル

執筆●関谷　宏祐

**KEY POINT**
- 陰圧閉鎖療法中には水疱形成，表皮剥離が起こりやすく，治療が継続できなくなる場合もある
- 皮膚保護のため創周囲皮膚に被覆材を貼付するなど，皮膚とフォームが直接触れないような工夫で予防が可能になる
- 皮膚剥離した創部に対しては，洗浄後に乾いたガーゼで水分を拭き取り被覆材等で保護する

## 陰圧閉鎖療法とは

近年，腹腔鏡手術やロボット支援下手術などの発展により，手術による侵襲は大きく改善した．術後創部管理についても，海外を中心に大幅な進歩がみられており，そのうちの一つが陰圧閉鎖療法である．わが国でも，術後創部感染予防，創部感染治療目的に広がりつつある．まず，術後創部に対する陰圧閉鎖療法に関して解説する（図1）．

### 術後創部感染予防目的での陰圧閉鎖療法導入

消化管穿孔や膿瘍形成に対する術後などは高度に創部が汚染される．敗血症などを伴っていれば血圧低下に伴い創部の血流も低下する．つまり，汚染手術の術直後はもっとも菌量が多く，血流も低い状態であり創部感染を起こすリスクは高い．筋膜閉鎖後に皮膚閉鎖はせず，陰圧閉鎖療法を導入する手法が用いられる．筋膜上に専用のフォームを敷き，筋膜に問題がなければ－100～120 mmHg程度の陰圧をかける（図1）．わが国ではKCI社 Vacuum Assisted Closure（V.A.C®）およびスミス・アンド・ネフュー社のRENASYS®が保険適用下で使用可能である（本来は既存の治療で治癒しない難治性潰瘍への適応であるが，汚染の強い閉鎖後筋膜上に対する陰圧閉鎖療法についても通常の治療が奏効しない症例と考えられるため適応となる）．持続的にドレナージを行うことで菌量が減り，血流改善や肉芽組織の造成を促すと言われている[1, 2]．24～48時間ごとにベッドサイドでフォームを交換し，汚染の改善，血流の改善が認められれば局所麻酔下に創部を閉鎖する．汚染創に適応することで，Surgical Site Infection（SSI）発生率や入院期間を大幅に改善しうる．

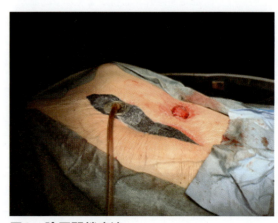

図1　陰圧閉鎖療法

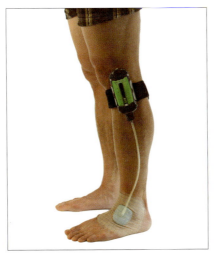

図2　SNaP®陰圧閉鎖療法システム

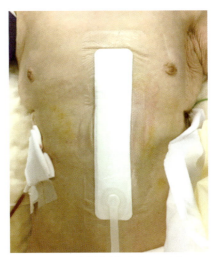

図3　PICO®創傷治療システム

### 術後創部感染治療目的での陰圧閉鎖療法導入

　従来，創部感染を起こすと創部を開放して，連日洗浄をくり返しガーゼで保護するといった方式が用いられる．感染を起こしてしまった創部に対しても陰圧閉鎖療法は有効であるため，一般的な方法を紹介する．局所麻酔下で創部を一部開放し洗浄を行う．創部が深く，筋膜がしっかり保たれている場合は予防目的と同様の方式で専用のフォームを創部に詰め，やはり100〜120 mmHg程度の陰圧をかける．フォームの交換は24〜48時間ごとであり，その間とくに消毒や洗浄を必要としない．感染が落ち着いた段階で再度閉創して処置を終了とする．また感染創が浅く，表層の感染である場合は開放創としたうえで陰圧機能のついた被覆材を貼付することも可能である．わが国ではKCI社 SNaP®（図2），スミス・アンド・ネフュー社 PICO®（図3）が使用可能である．これらのデバイスは入院中だけではなく外来でも使用可能である．また，今後は縫合閉鎖創に対しても適応が可能となる見込みである．

## 陰圧閉鎖療法中のスキントラブル

### 水疱形成，表皮剥離

　陰圧閉鎖療法中のもっとも一般的なスキントラブルは水疱形成，表皮剥離である．フォームや被覆材が直接創周囲の健常皮膚に当たった状態で陰圧をかけ続けると発生する．これは疼痛の原因となり，さらに滲出液が多いとleak（リーク）の原因ともなり治療が完遂できなくなってしまう．実際の症例と解決方法を紹介する．

◆症例1

患者：60代，男性

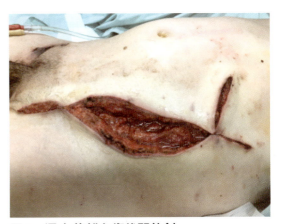

図4　深く，複雑な術後開放創

# Chapter 5 外科系でのスキントラブルの予防・対応

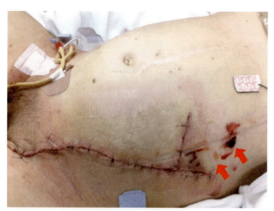

図5　フィルム貼付部に水疱形成（➡）

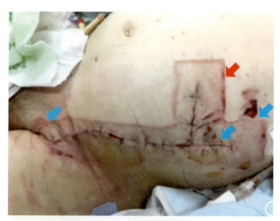

図6　皮膚発赤（➡）と表皮剥離（➡）

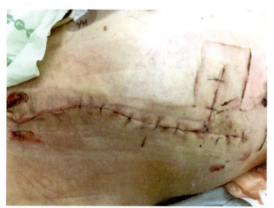

図7　PICO®への変更と表皮剥離部の上皮化

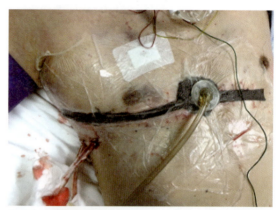

図8　手術直後から−125 mmgで陰圧閉鎖療法を開始

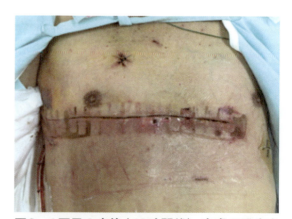

図9　1回目の交換（48時間後），皮膚の発赤を認めた

腹部大動脈瘤術後の創部に陰圧閉鎖療法を施行した（図4）．RENASYS®を用いて−120 mmHgの圧をかけて48時間ごとに交換を行った．1回目の交換では水泡形成が確認されたものの，皮膚剥離はみられなかったが（図5），2回目の交換のときにフォームが触れていたところに発赤と表皮剥離を認めた（図6）．交換時には同部位に疼痛を訴えていた．デバイスをPICO®（持続陰圧は−80 mmHg）に変更して，48時間後に再度交換すると表皮剥離部は改善傾向を認めた（図7）．以後陰圧閉鎖療法は終了とし，退院前には表皮剥離部も上皮化しており，疼痛も改善を認めた．

◆症例2

**患者：60代，男性**

土砂落下に巻き込まれ，肺挫傷で緊急開胸．創部感染を認めたため陰圧閉鎖療法を開始した（図8）．KCI社のV.A.C®を用いて−125 mmHgの陰圧をか

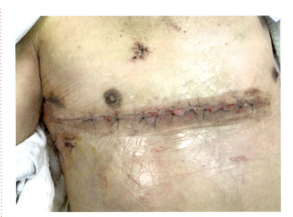

図10　2回目の交換時，表皮剝離

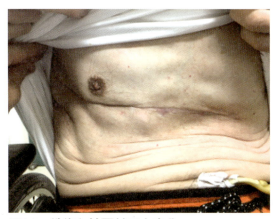

図11　洗浄と被覆材で上皮化

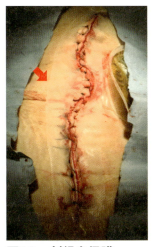

図12　創縁を保護

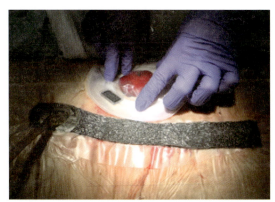

図13　創縁を保護した状態で陰圧閉鎖療法を開始

けた．48時間ごとに交換をくり返したが，1回目の交換で皮膚の発赤を認めた（図9）．引き続き陰圧を継続したところ2回目の交換時に表皮剝離を生じた（図10）．創部感染自体には改善を認めていたが，やはり表皮剝離に伴う疼痛を訴えていた．陰圧閉鎖療法を終了し，メピレックス®ボーダーを保護した．退院後の外来にて表皮剝離部の改善がみられた（図11）．

[予防]

　陰圧閉鎖療法時に起きる水疱形成，表皮剝離は予防が可能である．まず創周囲の健常皮膚とフォームがなるべく直接触れないように心がける．どうしても触れる場合は，創周囲皮膚に被覆材を1枚貼付することをお勧めする．当施設ではハイドロサイト®，エスアイエイド®・メッシュ，リモイス®パッドを用いて創縁を保護したうえで，その上からフォームやフィルムを貼付するようにしている（図12，13）．皮膚に直接フィルムやフォームが触れないため，水疱形成や表皮剝離を起こすリスクが軽減される．さらに処置，交換時も容易に剝がれるため疼痛緩和にもつながる．また，ハイドロサイト®貼付でleakの防止をすることも可能である（後述）．

[発生時のアセスメント]

　陰圧閉鎖療法の交換のタイミングは24～48時間を推奨する．交換のタイミングで可能であれば医師，看護師チームで創部のアセスメントを行いたい．①フォームやフィルムが直接皮膚と触れていた部分はなかったか，②発赤部や水疱形成がないか，③疼痛

や発赤の程度によっては陰圧を下げるか，あるいは④陰圧閉鎖療法を中止するかどうか等を観察する．アセスメントが不十分な場合は表皮剥離をはじめトラブルを起こすリスクが高いため，注意を要する．

[ケアのコツと技・看護のポイント]

水泡が破れて表皮剥離してしまった創部に関しては，滲出液が多く，創傷治癒遅延やleakの原因となるため，洗浄後に乾いたガーゼで水分を拭き取り，ハイドロサイト®などを貼付しておくことをお勧めする（図14）．表皮剥離部に再度フォームやフィルムが当たると，疼痛を増強するうえに範囲が広くなってしまうため，被覆材を用いて保護したほうがよい．水分をよく拭き取らないとleakの原因となりうるため注意する．また，医師と看護師のチームで創部をアセスメントし，問題があれば交換ごとに写真撮影をして記録しておいたほうがよいだろう．次回の交換時に発赤程度や水泡の数，表皮剥離の程度を評価する．

交換時の疼痛管理についても対応を要する．ICUにおいてすでに挿管・鎮静，鎮痛管理下であれば，そのまま処置に移行する．一般病棟など覚醒下で陰圧閉鎖療法の導入，あるいは交換する場合は疼痛対策を必要とする．感染創に対して適応する場合は，縫合糸を除去して一部開放する必要がある．洗浄やフォームの挿入など処置を要するため創部の局所麻酔を行う．また，患者の疼痛が強い場合は座薬や静注での鎮痛剤投与を検討する．その際，患者と相談のうえ処置時間と事前の鎮痛剤投与時間を決めておくことが望ましい．また，陰圧は−100〜120mmHgで開始することが一般的であるが，処置終了後も創部の痛みが続く場合は陰圧を落として管理することも選択肢の一つである．ただし，陰圧を下げることと疼痛の相関関係についてはエビデンスがなく，あくまでも経験的なものである．

## ストーマ造設患者の正中創に対する陰圧閉鎖療法時のスキントラブル

ストーマ造設後の患者に対する陰圧閉鎖療法は，以下の2つの理由で管理が難しい．1つ目は，ストーマと正中創の距離が近く，うまくフィルムが貼付できずにleakしてしまうこと．2つ目は，ストーマパウチから漏れた滲出液や便を陰圧で引いてしまい正中創が汚染してしまうことである．ストーマ造設状態の患者に対する陰圧閉鎖療法時のトラブルに対する予防方法やケアのコツについて解説する．

[フィルムの貼り方による予防とケアのコツ]

下部消化管穿孔，汎発性腹膜炎でハルトマン（Hartman）手術後，正中創は汚染しておりSSIを起こすリスクは高い．また，汚染が軽度な予定手術であっても，ストーマパウチから便が漏れて正中創が汚染してしまったという経験がある人も少なくないだろう．まず陰圧閉鎖療法を施行する際に，フィルムの貼り方で予防が可能であるため，そのコツを解説する．ストーマパウチを貼った上にフィルムを貼付するとパウチからの滲出液や便が漏れて正中創を汚染してしまう．図15のように，まず陰圧閉鎖療法のフィルムを貼付して，その上にストーマパウチを貼付すると，滲出液や便がフィルムの下に潜り込まないため正中創が汚染することがない．急性期にストーマからの汚染を防ぎつつ創傷治癒が可能となるため，有用な方法と言える．

[ハイドロサイト®を用いた正中創のカバーリングのコツ]

ストーマと正中創が近く，フィルムを貼付するのが難しい場合でもケアにコツを要する．急性期のス

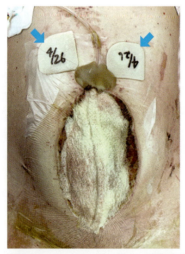

図14 ハイドロサイト®で表皮剥離を保護しつつ，持続陰圧管理

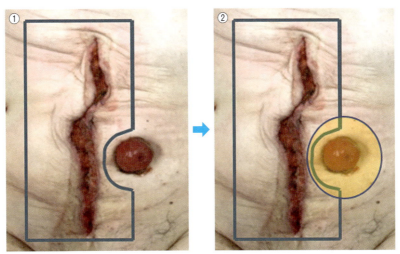

図15　先にフィルムを貼付して，フィルムの上からパウチを貼ることがコツ

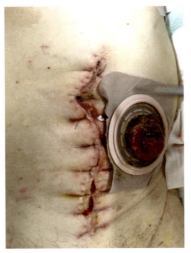

図16　正中創とストーマが近く，SSIが発生

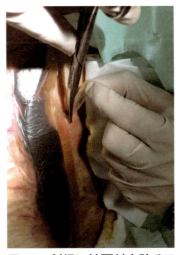

図17　創縁に被覆材を貼ることで，安定した陰圧管理が可能

トーマは浮腫もあり滲出液が多いため，フィルムが貼付しづらい．それに加えて正中創とストーマの距離が近いとフィルムが貼付できない（**図16**）．そこで，ストーマと正中創の間に細くカットしたハイドロサイト®やストーマケア用のペーストを練って線状にして貼付しておくと，leakすることなく，安定してフィルムを貼付することができる（**図17**）．KCI社やスミス・アンド・ネフュー社でもleakを防止する被覆材やペーストは発売されているが，身近にあるもので代用は十分可能である．ハイドロサイト®やペーストの上にフィルムを貼付することで湿った皮膚の上にフィルムを貼らずにすむ．もっともleakしやすいストーマ横のスペースをカバーすることで，正中創が汚染することなく管理をすることが可能である．褥瘡や会陰部のガス壊疽など，複雑な形状かつ皮膚がたるんでしまう部位にも同様の方法でleakをすることなく安定してフィルムを貼ることができる．

## 難治性瘻孔に対する陰圧閉鎖療法で皮膚トラブル

四肢や胸部と異なり，腹部領域で陰圧閉鎖療法を

施行する際にもっとも注意しなくてはならないトラブルが腸管皮膚瘻である．治療に長時間を要し，管理も難しいため厄介なスキントラブルである．リスクとなりうる要因としては，①Open Abdomen Management（OAM）を含めた複数回の手術，②縫合不全や膿瘍形成，③腹壁壊死時に陰圧閉鎖療法を施行した場合などがあげられる．

複数回開腹を行うと腹壁が損傷してしまい，皮膚と腸管が接してしまう．また，OAMを行い腹圧が高くて筋膜が閉鎖できず，やむをえず皮膚のみ閉じる場合なども同様に腸管皮膚瘻を起こすリスクが高いといわれている．腹壁瘢痕ヘルニアが大きい場合は，術後待機的にメッシュで腹壁を修復することで対処するしか方法はない．また，縫合不全や膿瘍形成を起こすと腸管皮膚瘻となるリスクが高い．当院では腸管吻合を行った場合，吻合部が創部の直下に来ないよう腸管の並べ替えの位置に注意をしている．

不可逆的に壊死してしまっている筋膜に対して陰圧閉鎖療法を行っても効果は得られない（図18）．筋膜が脱落して腸管とフォームが接触してしまう．この状態が長く続くと腸管皮膚瘻のリスクとなる．壊死した筋膜を除去し，再度腹壁を閉じた段階で問題がなければ陰圧閉鎖療法を行う．実際の症例を提示する．

◆症例3

患者：90歳，女性

消化管穿孔，膿瘍形成術後．腹壁が感染壊死してしまったが，陰圧閉鎖療法を施行した（図18）．施行後，広範に腹壁が壊死してしまい，可及的に修復して再度陰圧閉鎖療法を行ったが，最終的に腸管皮膚瘻を起こしてしまった（図19）．1カ月にわたり閉鎖を試みて肉芽の造成を待ったものの，閉鎖せずストーマパウチで管理をすることとなり，退院した．このように，腹壁に感染がある場合，腹壁が脆弱な場合に陰圧閉鎖療法を施行すると，フォームが腸管と触れてしまい，腸管皮膚瘻のリスクとなりうる[3]．

[予防]

腹壁が脆弱であるが，どうしても陰圧閉鎖療法をかけなくてはならない場合は非固着性のガーゼを敷いておくとよい．当院ではアルケア社のエスアイエイド®・メッシュを脆弱な筋膜の上に敷いて管理を行っている（図20）．腹壁が保護され，適度にドレナージされ，かつ剥がすときにも腹壁を損傷しないため有用である．同様の方法で植皮後の皮膚にエスアイエイド®・メッシュを敷き詰めて管理をすることもある．また，腹壁に懸念がなければ－100～

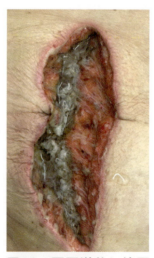

図18　不可逆的に壊死した筋膜

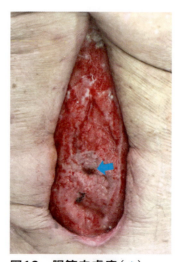

図19　腸管皮膚瘻（➡）

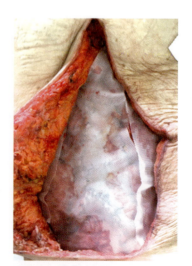

図20　エスアイエイド®メッシュを筋膜上に敷くことで腸管皮膚瘻を予防

120 mmHgで陰圧をかけてもよいが，懸念がある場合には低圧に設定して陰圧をかけたほうが安全だろう．

［発生時のアセスメント］

腸管皮膚瘻は発生しないよう観察することが大切である．医師，看護師ともにベッドサイドで観察することが望ましい．とくに膿瘍が多いSSIの場合は安易に陰圧閉鎖療法を導入せず，腹壁の状態を見きわめることが大切である．腹壁壊死，筋膜の脆弱性などが指摘された場合は，陰圧閉鎖療法を行わないという判断も必要となる．

［ケアのコツ・技］

陰圧閉鎖療法自体が腸管皮膚瘻のリスクとなることもあるが，発生してしまった腸管皮膚瘻に対する陰圧閉鎖療法も治療の選択肢となりうる．瘻孔を含めた創部全体に陰圧をかけてしまうと，瘻孔から便が吸引され創部全体に漏れてしまう．肉芽が形成されないため，瘻孔閉鎖に至らない．近年，瘻孔部と創部をセパレートし，周囲から肉芽を形成して瘻孔を閉鎖する方法が報告されている．わが国でも瘻孔部にネラトンカテーテルなどでドレナージを行い，創部に便が漏出しない状態で創部に陰圧をかけて肉芽形成を促進させる方法が報告されている[4]．また，海外では難治性瘻孔用のデバイスも数多く開発されている．日本での発売はないが，KCI社が海外で製品化しているIsolator Strip®というデバイスがある．瘻孔部をisolationし，周囲に陰圧をかけて肉芽形成を促す（図21）．isolationした瘻孔部には，フィルムのうえからストーマパウチを貼り管理を行う[5]．（瘻孔部のケアの仕方についてはhttps://www.youtube.com/watch?v=NaYLnQgcxhUを参照）この方法で2週間継続し，もし敗血症や腹膜炎の徴候がみられるのであれば腸管切除，再吻合の手術を検討する．敗血症や腹膜炎の徴候がみられない場合はこ

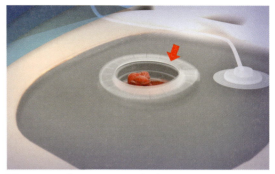

**図21　Isolator Strip®（➡）**

の方法を継続して瘻孔閉鎖を目指す．

実は海外のほうが難治性瘻孔の患者は多い．肥満や腹圧上昇で腹壁が閉じられず，ヘルニアとなる患者が多いからだ．海外では難治性瘻孔に対する取り組みが盛んに行われており，こうしたデバイスが数多く開発されている．かつて陰圧閉鎖療法が海外から導入されたように，今後は腸管皮膚瘻に関しても最新の処置，デバイスが導入されてくることを期待したい．

> **看護師にここを見てほしい！**
>
> 陰圧閉鎖療法は非常に有用な手技だが，一定の確率でスキントラブルを引き起こす．とくに皮膚の発赤や水疱形成，表皮剥離について注意深く観察してほしい．スキントラブルの早期発見，早期介入が重要となる．WOCチームが主体となり，医師と一緒に陰圧閉鎖療法の適切な開始時期，終了時期を決定する．画像の記録があると治療効果を評価する際に便利である．治療介入中の疼痛やleakアラームは，原因を特定することでほとんどが改善可能である．患者さんの訴えがヒントとなることもあるので，コミュニケーションを大切にする．

〈引用・参考文献〉
1) 大河内裕美：埼玉医科大学雑誌 40（第1号別頁）：T43-T51，2013．
2) Morykwas MJ et al：Ann Plast Surg 38：553-562，1997．
3) 松島一英：LiSA 25：1176-1182，2018．
4) 松本正成ほか：日消外会誌 49（5）：455-463，2016．
5) KCI：FISTULA SOLUTION® DEVICES https://mykci.com/products/fistula-solution-devices（2019年3月16日検索）

*Chapter 6*

# 内科系での
# スキントラブルの
# 予防・対応

1. ステロイド薬を長期内服中のスキントラブル
2. 胃瘻周囲のスキントラブル
3. 皮膚感染症をもつ患者のスキントラブル
4. 透析患者のスキントラブル

Chapter 6 内科系でのスキントラブルの予防・対応

# ① ステロイド薬を長期内服中のスキントラブル

執筆●松井　佐知子

**KEY POINT**
- わずかな刺激でステロイド紫斑やスキン-テアが発生しやすい
- ステロイド薬の薬理作用によって，創傷治癒過程が抑制されるため治りにくい
- 易感染状態で皮膚のバリア機能が低下しているため，皮膚感染症に注意する

## ステロイド薬の皮膚への影響

　ステロイド薬は糖・蛋白代謝に関与し，抗炎症作用・細胞増殖の制御・免疫抑制作用・抗アレルギー作用・中枢神経系に対する作用などがあり，数多くの疾患に適応される（表1）．治療として長期にステロイド薬を内服する疾患は，膠原病やリウマチ性疾患が多い．ステロイド薬は全身の臓器に作用するため，重症から軽症まで多くの副作用がみられる（表2）．

　ステロイド薬は蛋白異化作用をもち，長期に使用するとコラーゲン合成や弾性線維が減少・萎縮し，

### 表1　ステロイド薬の主な適応疾患

- 慢性副腎皮質機能不全，急性副腎皮質機能不全
- リウマチ性疾患：関節リウマチ，若年性関節リウマチ
- 膠原病：全身性エリテマトーデス，強皮症，多発性筋炎
- ネフローゼ症候群
- 炎症性腸疾患：クローン病，潰瘍性大腸炎
- 皮膚疾患：湿疹・皮膚炎群，天疱瘡群，紅皮症
- 肺疾患：気管支喘息，間質性肺炎

### 表2　ステロイド薬の副作用

【重症な副作用】
- 感染症の誘発・増悪　・耐糖能異常・糖尿病
- 骨粗鬆症　・血栓・塞栓　・筋力低下・筋萎縮
- 消化性潰瘍　・精神障害　・副腎不全

【軽症な副作用】
- 痤瘡　・多毛症　・満月様顔貌　・皮膚萎縮
- 皮下出血・紫斑　・多尿・多汗　・浮腫
- 食欲亢進，体重増加

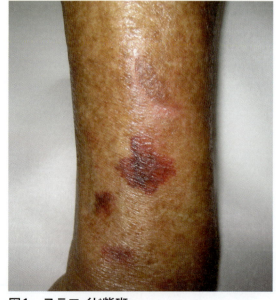

図1　ステロイド紫斑

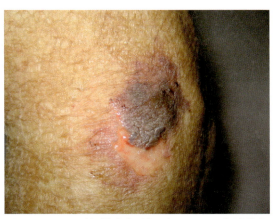

図2　ステロイド紫斑部がスキン-テアを発生した状態

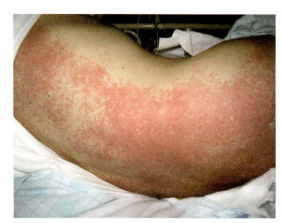

図3　ステロイド長期内服による接触皮膚炎

皮膚の菲薄化がみられる．また，血管壁や血管周囲の結合組織の変性・萎縮を来し，わずかな刺激で血管が破綻して出血する．これをステロイド紫斑という（図1）．

皮膚の菲薄化によって，角層の水分保持能と発汗機能が低下するため皮膚が乾燥し，皮膚生理機能の減退やバリア機能が低下する．そのため，わずかな刺激で医療関連機器圧迫創傷（MDRPU）やスキン-テアが生じるリスクが高くなる．皮膚が乾燥し，ステロイド紫斑部が摩擦・ずれを生じてスキン-テアを発生した状態を図2に示す．

ステロイド薬の使用中は，白血球が上昇し，長期使用により細胞性免疫機能が低下し易感染状態となる．皮膚のバリア機能が低下して微生物が侵入しやすい状態のため，とくに外陰部・鼠径部・肛門周囲・腋窩などに細菌・真菌感染などが起こりやすい．

ステロイド長期内服においては，基礎疾患やADLの状態に応じて，接触皮膚炎（図3）などさまざまな皮膚障害が発生する可能性がある．皮膚障害が発生すると，ステロイド薬は薬理作用である細胞増殖の制御があり，創傷治癒過程が抑制されるため治癒しにくい状態となる．ステロイド薬によるスキントラブルが起こるメカニズムを図4に示す．

MDRPU：
medical device related pressure ulcer

ADL：
activity of daily living，日常生活動作

## スキントラブルの予防と発生時のアセスメント

### 予防方法

ステロイド薬によるスキントラブルの予防で重要なのは，皮膚の清潔の保持，保湿，外的損傷からの保護である．以下にそれぞれ具体的な予防方法をあげる．

［皮膚の清潔の保持］

基礎疾患によってはセルフケアができないため，状態に合わせて入浴・シャワー浴・足浴・清拭・洗髪などを行う．

アルカリ性や香料の強い洗浄剤を避け，低刺激性で弱酸性の洗浄剤をよく泡立て，汚れを泡で包み込むようにやさしく洗う．

皮膚が損傷を受けやすいため，角質を損傷し角質水分や皮脂を喪失しないよう，ナイロンタオルやブラシ等で擦らないようにする．

石けん成分が残っていると，スキントラブルが発生する原因となるため十分洗い流す．熱い湯は皮脂が除去され皮膚の乾燥を助長させるため，熱すぎない（40℃以下）お湯を使用する．

入浴後は吸水性のよいやわらかいタオルで，軽く押さえるように水分を拭き取る．

不潔にすることで細菌・真菌感染を引き起こすため，清潔を保つようにする．

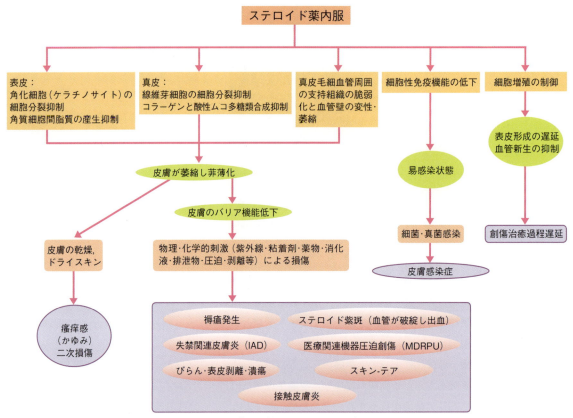

**図4　ステロイド薬内服によるスキントラブルが起こるメカニズム**

[保湿ケア]

　水分保持能が低下しているため，こまめな保湿ケアを心がける．

　清潔ケア後は皮膚が乾燥する前に（5～10分以内）保湿剤を使用する．モイスチャライザー効果とエモリエント効果の高い保湿クリームや保湿剤の使用が望ましい（基礎疾患による）．洗浄剤や入浴剤に保湿成分が含有されているものを使用するのもよい．

　冷暖房器具を使用する際には，直接送風が身体にあたらないようにする．冬季は乾燥するため，湿度が40％以下にならないよう加湿器の使用などを考慮する．

[物理的・化学的刺激による外的損傷からの保護]

　摩擦などの刺激を受けやすいため，肌着はやわらかい素材のものを着用するように患者，家族に指導する．また，きつめの下着や衣服のゴムによって皮膚障害を生じやすいため（図5），過度の摩擦や圧迫を避ける．

　乾燥は瘙痒感（痒み）を生じるため，搔破による皮膚損傷予防のため爪は短く切っておく．

　皮膚が損傷しやすいため身体を傷つけないように，けがや転倒に注意する．四肢に運動機能障害がある場合は，動作が緩慢で思うように動けないため環境整備（生活環境）にも配慮する．

　テープ固定が必要な場合，テープによる皮膚剥離を避けるため包帯やネット固定（図6）を行う．テープ固定が避けられない場合は，粘着力の弱い医療用テープを選択する．また，テープ固定前にアルコールを含まない皮膚被膜剤（リモイス®コート，3M™キャビロン™非アルコール性皮膜）を使用して剥離時の機械的刺激を低減する．

　尿・便失禁がある場合，皮膚被膜剤や保護オイルなど撥水性スキンケア用品を使用し，排泄物から皮膚を保護する．また，機械的刺激（拭き取り）により損傷を受けやすいためオリーブオイルや肛門清拭剤（サニーナ®など）を使用し，愛護的に拭き取る．

# 1 ステロイド薬を長期内服中のスキントラブル

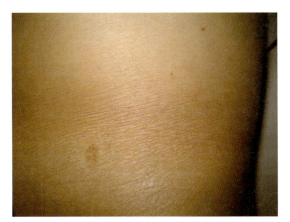

図5　ウエストゴムラインの摩擦刺激によるドライスキン

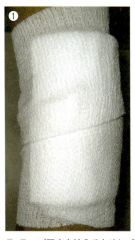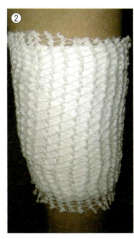

①：テープ固定を控えるために，包帯を巻き固定する．
②：ネット使用の場合は，ネットの下にガーゼを巻いてから固定するとよい．

図6　包帯固定・ネット固定

外出の際は，帽子や衣服での紫外線対策も行うように指導する．

## 発生時のアセスメント

スキントラブル発生時は，患者の基礎データを把握し，局所症状の観察，日々の生活環境の確認を行う．以下に具体的なアセスメント項目を示す．

①基礎データ
年齢，性別，現病歴，既往歴，合併症，ステロイド薬の種類・投与量・投与期間，栄養状態

②局所症状の観察
・皮膚の状態：色調，乾燥，光沢，皺，出血
・皮膚病変の有無：皮膚障害，細菌・真菌感染症，紫斑，掻破痕，圧迫痕
・瘙痒感の有無

③日常の生活環境の確認
清潔，保湿・皮膚保護のケア状況，活動範囲

# ケアのコツとワザ

## 皮膚の乾燥が著明な場合

低刺激弱酸性の洗浄剤で愛護的に清潔ケアを行う．低刺激性で保湿成分配合の洗浄剤（ソフティ薬用洗浄料など）を使用するのも効果がある．清潔ケア後は，浸透しやすいよう早目に保湿剤を塗布する．

低刺激性で伸びがよく保湿効果の高いスキンケア用品（セキューラ®DCなど），医師の処方による外用薬のヘパリン類似物質含有外用薬（ヒルドイド®ソフト）や油脂性軟膏（白色ワセリン）などを使用する．

皮膚に損傷がある場合，尿素含有外用薬は痛みを与え，皮膚のバリア機能を破壊するため避ける．また，こまめに塗布することが大切である．

継続して使用を続けるには，日常使用している保湿剤や好みを考慮して，低刺激性で使用感のよいものを選択することも必要である．

## びらん，潰瘍が発生した場合

創傷部を洗浄後，創傷の深さや滲出液の量に応じたドレッシング材や外用薬を選択する．粘着力が弱く除去しやすいドレッシング材の使用，外用薬の場合は非固着性ガーゼ（デルマエイド®，メロリン®など）で固定すると損傷が少ない．スキン-テア発生後のケアはp.231「スキン-テアの予防・対応」を参照．

図7①，②は，ステロイド紫斑の一部が損傷し，

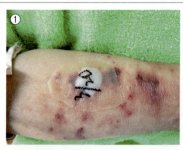
① 一部が損傷し、びらんを呈している。固着性の薄型ハイドロコロイドドレッシング材を使用.

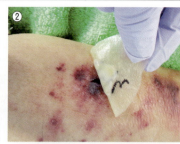
② 滲出液が多く、ドレッシング材が溶解膨潤している。固着性のドレッシング材を剥がす際に皮膚損傷のリスクを伴う。皮弁がある場合は皮膚接合用テープで固定しておくことが望ましい.

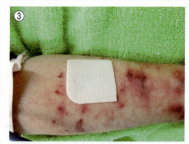
③ 非固着性のソフトシリコン・ポリウレタンフォームドレッシング材（メピレックス®ライト）に変更する.

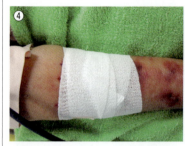
④ 皮膚にテープを貼付しないために包帯で固定.

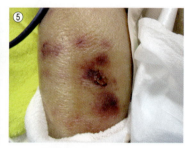
⑤ 創は縮小傾向となる.

図7　ステロイド紫斑の治療例（非固着性のドレッシング材を使用）

びらんを呈している症例に薄型ハイドロコロイドドレッシング材を使用していた例である．滲出液が多く溶解膨潤している．そこで，脆弱な皮膚への使用に適し，創部に固着せず組織損傷や痛みの軽減可能なソフトシリコン・ポリウレタンフォームドレッシング材（図7③）に変更し，包帯で固定した（図7④）．1週間後，滲出液のコントロールができ，創が縮小傾向となった（図7⑤）．

## 創傷治癒過程遅延の場合

ステロイド薬の使用または多量投与の場合，炎症反応が現れずに膿瘍や腸穿孔などの感染症状が出現しにくいことがある．腸穿孔などを来していれば緊急手術となることが多い．

図8①は，全身性エリテマトーデスで腸穿孔となり，緊急手術で結腸部分切除・人工肛門造設術を施行した症例である．術後経過は順調であったが，退院後正中創の一部が創治癒遷延しており，その後，表層切開部SSI（手術部位感染）が発生した（図8②）．

創部は1日1回シャワーで洗浄後，銀含有ハイドロファイバーを充填した．20日後には肉芽形成・上皮化し治癒となった（図8③）．

## 皮膚感染症の場合

ADLの低下や全身状態不良の場合，易感染状態となっている．清潔ケアに留意し，保湿や皮膚浸軟を避けるようケアをする必要がある．皮膚障害がみられた場合，清潔に留意し皮膚科医による抗菌薬等の治療を要する（p.316を参照）．

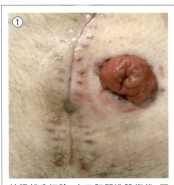
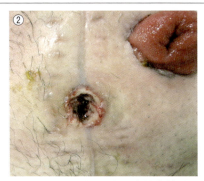
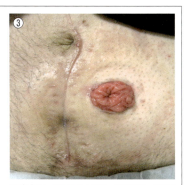

①結腸部分切除・人工肛門造設術後，正中創の一部が創治癒遷延．
②その後，表層切開部SSI（手術部位感染）が発生．
③銀含有ハイドロファイバーを充填し，20日後には肉芽形成・上皮化し治癒となった．

**図8　創傷治癒過程遅延の例（結腸部分切除・人工肛門造設術）**

## 看護のポイント

　長期にステロイド薬を内服すると，皮膚の菲薄化やドライスキンを生じることをよく認識し，愛護的な清潔ケアと保湿ケアを心がける．

　患者への指導も重要である．皮膚のバリア機能が低下し，皮膚損傷を受けやすい状態であるため，皮膚の保護に留意し，皮膚を擦ったり，ぶつけたりしないように指導する．

　また，具体的なスキンケアの方法や創傷があると治癒しにくい（創傷治癒遷延）ことも説明する．

〈引用・参考文献〉
1) 玉置邦彦 総編，飯塚　一ほか 編：皮膚科治療学 皮膚科救急．最新皮膚科学大系 2．中山書店，東京，pp.77-83，2003．
2) 玉置邦彦 総編，飯塚　一ほか 編：新生児・小児・高齢者の皮膚疾患．最新皮膚科学大系 特別巻1．中山書店，東京，pp.248-251，2004．
3) 玉置邦彦 総編，飯塚　一ほか 編：新生児・小児・高齢者の皮膚疾患．最新皮膚科学大系 特別巻1．中山書店，東京，pp.260-263，2004．
4) 橋本博史：副腎皮質ステロイド薬の副作用とその対策．臨床と研究 83（8）：1110-1114，2006．
5) 長嶋孝夫ほか：ステロイド薬．診断と治療 94（10）：106-110，2006．
6) 宮嶋正子（日本看護協会認定看護師制度委員会創傷ケア基準委員会 編著）：症候別スキンケア　菲薄．創傷ケア基準シリーズ3 スキンケアガイダンス．日本看護協会出版会，東京，pp.125-135，2002．
7) 種井良二：高齢者のスキンケア―皮膚科医から．皮膚病診療 25（増1）：89-94，2003．
8) 鎌田ケイ子：高齢者のスキンケア―看護師から．皮膚病診療 25（増1）：95-102，2003．

# 2 胃瘻周囲のスキントラブル

執筆●松原　康美

**KEY POINT**
- 胃瘻周囲のスキントラブルは患者の日常生活に支障を来す
- 術直後から皮膚の観察，予防的スキンケアを行う
- 在宅でも可能なスキンケアを患者・家族に指導する

## 胃瘻周囲のスキントラブルの発生要因

PEG：
percutaneous endoscopic gastrostomy

　経皮内視鏡的胃瘻造設術（PEG）のスキントラブル発生要因には，漏れ，外的刺激，カテーテル留置に関連するものがある（表1）[1]．

　漏れの原因には，消化管通過障害や胃排出機能の低下，ガスや便の停滞，咳嗽や怒責，瘻孔径の拡大などがあり，胃瘻から注入した栄養剤，胃液や腸液が体外に漏れて皮膚に長時間付着することで浸軟やびらんが生じる．

　外的刺激には掻破，摩擦，粘着テープの剥離刺激がある．皮膚が過度に乾燥すると瘙痒感が増し，掻くことにより皮膚が損傷するほか，粘着テープの剥離刺激も受けやすくなる．

　一方，スキントラブルは皮膚が湿潤した場合にも発生しやすい．発汗，発熱，ガーゼや腹帯による過剰な被覆が引き金となる．そのほか不必要な外用薬や消毒薬，ドライヤーの温風もスキントラブルのきっかけになる．とくにドライヤーの温風は，皮膚だけではなくカテーテルの損傷にもつながるので使用してはならない．

　カテーテル留置や処置に関連するものとして，胃瘻造設時に口腔咽頭部の菌が瘻孔部に移送され局所で菌が繁殖，胃壁固定糸や外部ストッパーによる圧迫による血流障害から炎症が起こることがある．これらは術前の全身状態や口腔内の状態にも関連している[1]．

　胃瘻カテーテルは，大きく分けて4つのタイプがある（図1）[2]．外部構造としてチューブ型とボタン型があり，胃内部の構造としてそれぞれバンパー型とバルーン型がある．

　カテーテルの種類とスキントラブルの関係は明らかでないが，経験的にカテーテルを交換したり，他の種類に変更することで漏れが少なくなることがある．

### 表1　胃瘻周囲スキントラブルのリスク要因

| 要因 | 具体例 |
|---|---|
| 漏れ | 栄養剤，胃液，腸液の付着など |
| 外的刺激 | 掻破，摩擦，粘着テープの剥離刺激　ドライヤーによる温熱刺激など |
| カテーテル留置や処置に関連するもの | 造設時に口腔咽頭部の菌が胃瘻部に移送　外部ストッパーや胃壁固定糸による局所の圧迫，カテーテルの固定方法など |

松原康美：PEG術後のスキンケア．患者の安全を守るための経管栄養の知識．臨牀看護 38（4）：443, 2012. より引用，一部改変

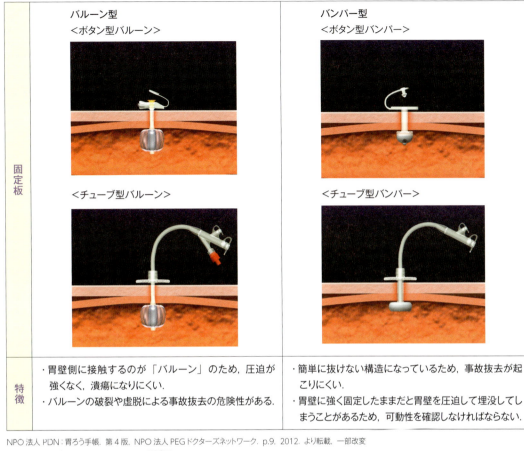

NPO法人PDN：胃ろう手帳．第4版．NPO法人PEGドクターズネットワーク．p.9, 2012. より転載，一部改変

**図1　胃瘻カテーテルの種類**

# スキントラブルの予防と発生時のアセスメント

　胃瘻造設術は，一般的な経管栄養法の1つとして広く普及しつつある．術後管理は経静脈栄養に比較すると容易だが，漏れやスキントラブルが生じると患者や家族の負担や苦痛が増し，日常生活に支障をきたすこともある．そのため術直後から皮膚の観察と予防的スキンケアを実践する必要がある．

## 予防方法

[術後に必要な処置]

　術後1週間以内に，医師が行う処置とその時期を確認する．術直後は胃壁と腹壁の癒着を促すために糸で固定（**図2**）するか，または外部ストッパーをきつめに締めてある．胃壁固定糸は通常，術後1週

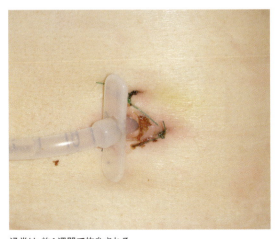

通常は，約1週間で抜糸される．
**図2　胃壁固定**

間くらいで抜糸され，外部ストッパーは術後1～2日目に緩められる．

抜糸またはストッパーを緩めたあとは，カテーテルを皮膚面に対して垂直に立てるように軽く持ち上げて，ストッパーと皮膚面の距離が1～1.5cm程度になっていることを確認する．

また，毎日カテーテルが360°回転することを確認し，ストッパーの位置を変えて一定部位の皮膚への圧迫を防ぐ．

[観察ポイント]

瘻孔周囲の皮膚，瘻孔部，カテーテルの状態を毎日観察し，スキントラブル，瘻孔部からの漏れや滲出液の性状，カテーテルの閉塞・破損・逸脱・埋没の有無を確認する．

術後の局所状態の観察ポイントを表2に示す．局所の炎症所見（発赤，腫脹，熱感，疼痛）が認められる場合には，速やかに医師に報告する．

[瘻孔周囲のスキンケア]

術直後は，瘻孔周囲に付着した血液や消毒液を拭き取る．翌日からは微温湯を湿らせたガーゼで清拭または洗浄する．

入浴は術後1週間くらいから可能だが，局所状態や全身状態にもよるため医師に確認する．

入浴やシャワー時は胃瘻部を露出した状態でボディソープを泡立てて洗浄し，微温湯で洗い流したあと，清潔なタオルで水分を拭き取る．スキンケア後に消毒する必要はない．

## 発生時のアセスメント

[瘻孔感染]

瘻孔感染は，胃瘻の造設後早期と慢性期のいずれにも発生する．瘻孔感染の原因は，造設後早期では造設手技に影響していることが多く，口腔咽頭の細菌の存在，内視鏡操作，胃壁固定や外部ストッパーの圧迫による組織血流障害から炎症・感染を来す．造設早期は瘻孔が完成していないため，瘻孔感染か

### 表2 胃瘻造設術後における局所状態の観察ポイント

| 部位 | 観察ポイント |
|---|---|
| 皮膚 | 出血，炎症徴候（発赤・疼痛・熱感・硬結・排膿など），水疱，びらん，潰瘍，発疹，瘙痒，浸軟 |
| 瘻孔辺縁 | 潰瘍，漏れ，排膿，出血 |
| カテーテルの状態 | 閉塞，破損，逸脱，埋没，カテーテルが回転するか，カテーテルを垂直に持ち上げ1～1.5cm程度のゆとりがあるか |

### 表3 Jainの基準

| 発赤 | 滲出液 | 硬結 |
|---|---|---|
| 0：発赤なし | 0：滲出液なし | 0：硬結なし |
| 1：直径<5mm | 1：漿液 | 1：直径<10mm |
| 2：直径6～10mm | 2：漿液血液状 | 2：直径11～20mm |
| 3：直径11～15mm | 3：血性 | 3：直径>20mm |
| 4：直径>15mm | 4：膿性 | |

スコアの合計点が8点以上，もしくは明らかな膿汁の流出がみられたときに「感染あり」とする。

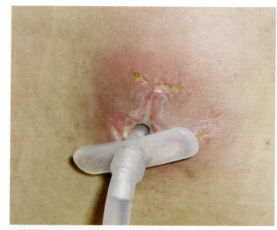

瘻孔周囲に発赤・腫脹・熱感・疼痛を伴う．
図3 瘻孔周囲炎

### 表4 胃瘻周囲にみられる不良肉芽の特徴

- 全周または一部に生じる
- 皮膚面より盛り上がっている
- 赤く湿潤している
- 少量の出血，滲出液が認められる
- やわらかく脆弱な組織

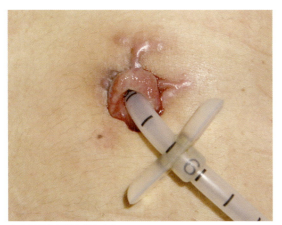

瘻孔周囲全周性に生じたケース.
図4 不良肉芽

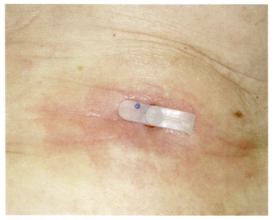

発赤・浸軟・瘙痒を伴う.
図5 栄養剤の漏れに伴う皮膚炎

ら腹膜炎や敗血症を来すこともあるので早期発見・対処が重要である．

一方，慢性期では栄養剤や胃内容物の漏れが原因となることが多い．瘻孔周囲の皮膚が常時浸軟し，細菌が繁殖して真菌感染等を来すことがある．

瘻孔感染の定義には，Jainの基準（**表3**）が用いられている．主な局所症状は発赤，腫脹，熱感，疼痛，排膿などで（**図3**），全身的には発熱，CRPや白血球の上昇が認めれる．

[不良肉芽（過剰肉芽）]

不良肉芽とは，炎症・異物・腫瘍などにより，肉芽が創縁を越えて増殖し，この上皮化が阻止されるものをいう[3]．

胃瘻の場合は，カテーテルによる瘻孔縁への摩擦，異物反応，創傷治癒過程などにより生じる．発生時期は術後1～3カ月以降が多いとされているが[3]，術後1カ月以内でも発生する．

胃瘻周囲にみられる不良肉芽の特徴は，全周または一部に生じ，皮膚面より盛り上がり，赤く湿潤している（**表4，図4**）．少量の出血や滲出液が認められるが，痛みはないことが多い．局所は少量の滲出液や出血，痛みを伴うことがある．滲出液が皮膚に付着したまま放置すると，乾燥して瘻孔部に固着する．

[栄養剤の漏れに伴う皮膚炎]

栄養剤の漏れの原因として，瘻孔径がカテーテル径より大きい，腹腔内圧の上昇，胃内の栄養剤停滞，カテーテルの破損などがあげられる．どの部分から漏れるのか，どのようなときに漏れやすいか，局所状態を十分に観察する．栄養剤が漏れて皮膚の浸軟が続くと，発赤，びらん，瘙痒，感染が生じることもある（**図5**）．

## ケアのコツとワザ

### 瘻孔感染が疑われる場合

処置に伴う疼痛を十分に考慮し，医師の指示のもとで行う．感染や壊死組織が存在する場合は，皮膚保護剤やドレッシング材で完全に密閉しないようにする．

[十分な洗浄]

微温湯，または生理食塩水や蒸留水などで毎日洗浄する．

[刺激物の除去または軽減]

圧迫の持続による血流障害の改善，機械的刺激や物理的刺激を避ける．炎症部位への刺激を軽減するためにカテーテルは皮膚面に対して垂直に立てるよ

**表5 栄養剤の漏れの発生要因と対策例**

| 発生要因 | 対策例 |
|---|---|
| 瘻孔径の拡大 | カテーテルのサイズと種類の検討 |
| カテーテルの閉塞・内腔の狭小 | カテーテルの交換，洗浄 |
| カテーテルの老朽化・断裂 | カテーテルの交換 |
| 胃内圧の上昇・胃内容の充満 | 減圧，排便調整，注入速度の調整 |

うに固定し，外部ストッパーを毎日回転させて位置を変える．

[全身管理]

栄養剤の注入を中止し，ほかの栄養補給ルートを確保して栄養管理を行う．炎症や感染の程度により，抗菌薬の全身投与を行う．

## 不良肉芽の場合

[不良肉芽部の治療]

不良肉芽に対しては，ステロイド軟膏の塗布が有効である．この方法は痛みを伴わずに不良肉芽が縮小，消失するが，長期にわたり使用してはならない．

その他，硝酸銀液による焼灼，外科的切除による治療もあるが，いずれも再発することが多い．

[スキンケア]

瘻孔周囲のスキンケアは通常どおりに行ってよい．シャワーや入浴も可能である．黄褐色，黄茶色，血液が付着することはあるが，消毒は不要である．ティッシュペーパーや不織布ガーゼを細いこより状にして瘻孔部に巻きつけ，滲出液を吸収させる方法もある．これらは毎日交換し，スキンケアを行う．

## 栄養剤の漏れに伴う皮膚炎の場合

漏れへの対策とスキンケアは同時に行う．局所の所見から感染などが予測される場合は，皮膚保護剤やドレッシング材などで完全に密閉しないようにする．

[漏れへの対策]

液状の栄養剤に凝固剤を加えて半固形化したものを，注入する．胃瘻カテーテルに直接接続して注入できる半固形化栄養剤も市販されている．

栄養剤の注入前に，カテーテルの注入口をビニール袋などに開放してエア抜きを行う．漏れる量が体位により異なる場合には，注入中と注入直後は漏れが少ない体位を調整する．また，栄養剤の速度や量を調整したり，カテーテルの蓋やチューブに破損があれば新しいものに交換する．漏れの発生要因と対策例を表5にまとめた．

[スキンケア]

スキンケアはできれば栄養剤注入中以外で，可能な限り漏れがない時間に行う．低刺激性の皮膚洗浄剤で皮膚を擦らないように丁寧に洗い，水分を拭き取った後，しばらく皮膚を露出させておく．

その後，白色ワセリン，撥水性皮膚保護クリーム，液状皮膚被膜剤などで皮膚を保護する．

# 看護のポイント

[在宅でも可能なケアの指導]

スキントラブルは入院中よりも退院後に発生することが多いため，患者や家族による日々の観察と予防的スキンケアの継続は必須である．患者や家族がケアを行うことを想定し，入院中から在宅でも可能な方法や物品を準備して指導を進める．病院では日常的に使用している物品が退院後は入手困難なこともあるため，経済面や利便性を考え，確実な方法をアドバイスする．

［スキントラブルの説明］
　患者や家族に，スキントラブルの症状と対処方法を具体的に説明する．口頭の説明だけではイメージがしにくく，忘れてしまうこともあるため，小冊子やリーフレットなどを作成し，渡しておくとよい．

［退院後の相談窓口］
　胃瘻のトラブルは，皮膚だけではなくカテーテルに関するものや，下痢，発熱などの症状に関することもあるので，いつでも対応可能な相談窓口を決めておく．それと同時にPEGを造設した施設名，手術日，カテーテル交換予定日または最終交換日，カテーテルの種類やサイズを記載したカードを渡し，トラブル発生時に相談するときや受診先で提示するように伝えておく．

〈引用・参考文献〉
1) 松原康美：PEG術後のスキンケア．患者の安全を守るための経管栄養の知識．臨牀看護 38（4）：442-445，2012.
2) NPO法人 PDN：胃ろう手帳 第4版．NPO法人PEGドクターズネットワーク，p.9，2012.
3) 後藤稠ほか 編：最新医学大辞典 第2版．医歯薬出版，東京，p.1453，1996.
4) 佐竹信祐ほか：PEGの合併症の検討．Gastroenterol Endosc 44：857-861，2002.
5) PDN法人：PDNレクチャー．http://www.peg.or.jp/lecture/index.html（2019年7月1日アクセス）

# 3 皮膚感染症をもつ患者のスキントラブル

執筆●松井　佐知子

**KEY POINT**
- 清潔を保ち，皮膚浸軟，皮膚の損傷を避けるなど，予防的なスキンケアを行う
- 抗菌作用のないドレッシング材や油脂性軟膏を使用すると症状を悪化させるため，注意する
- 感染を拡大させないためにも早期発見・早期治療が大切

## 皮膚感染症とは

　皮膚表面や消化管などには，常在菌が生息している．皮膚に感染する疾患は数多くあり，全身および局所の免疫能の低下や皮膚のバリア機能が低下することにより，皮膚感染症が生じやすくなる．皮膚感染症が生じる要因を**表1**に示す．

　一般的に皮膚感染症の原因となる代表的な病原微生物には，細菌，真菌，ウイルスなどがある．

### 皮膚細菌感染症

　皮膚細菌感染症は，表皮や粘膜の常在菌あるいは通過菌が，毛包や汗腺など皮膚のバリア機能が低下している部位や皮膚損傷部などから侵入して生じる．感染が起こってから発症するかどうかは，細菌側の要因（菌量，毒力など）と宿主の防御機構の関係により左右される．

　皮膚細菌感染症の原因菌の主なものは，黄色ブドウ球菌やA群β溶血性レンサ球菌などである．代表的な細菌感染症には，伝染性膿痂疹，蜂窩織炎（**図1**），毛包炎，壊死性筋膜炎，ガス壊疽，ブドウ球菌性熱

**表1　皮膚感染症の要因**

| 全身的要因 | 局所的要因 | その他 |
| --- | --- | --- |
| ・年齢（新生児～乳児，高齢者）<br>・基礎疾患（糖尿病，悪性疾患，肝障害，腎障害，膠原病，血液疾患，炎症性腸疾患など）<br>・薬物治療（抗がん薬治療，免疫抑制薬の投与，ステロイド薬の投与，抗菌薬の投与に伴う菌交代現象など）<br>・免疫力の低下・免疫不全 | ・皮膚の浸軟・湿潤<br>・ドライスキン<br>・皮膚の炎症<br>・開放創，外傷<br>・長期のステロイド外用薬使用 | ・高温多湿<br>・多汗<br>・長期臥床<br>・スキンケア不足<br>・不衛生な環境<br>・搔破 |

SSSS:
staphylococcal scalded skin syndrome

傷様皮膚症候群（SSSS）などがある．

深達度による皮膚細菌感染症の分類と特徴を**表2**に示す．症状に応じて適切な抗菌薬の使用や局所治療，全身管理が必要となる．

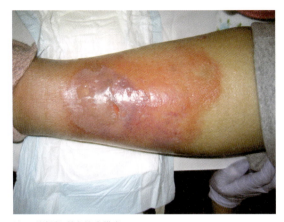

リンパ浮腫に伴う蜂窩織炎．
**図1　皮膚細菌感染症の例**

**表2　皮膚細菌感染症の分類と特徴**

| 深達度 | 細菌感染症 | 特徴 |
|---|---|---|
| 表皮～真皮 | 伝染性膿痂疹 | 角層下に起こり，黄色ブドウ球菌で水疱を形成する水疱性膿痂疹とA群β溶血性レンサ球菌により痂疲を形成する痂疲性膿痂疹がある |
| | 毛包炎 | 毛孔に一致した紅斑や膿疱がみられる．毛孔へ黄色ブドウ球菌などが感染し，毛包に炎症が生じる．毛孔の外傷や掻破，発汗などが誘因となる |
| | ブドウ球菌性熱傷様皮膚症候群（SSSS） | 鼻咽頭などから黄色ブドウ球菌の産生される表皮剥脱性毒素が血液を介して全身の表皮に移行し熱傷様の紅斑，水疱，びらんを形成する．乳幼児に好発し，全身管理が必要となる |
| 真皮～皮下組織 | 蜂窩織炎 | 顔面や四肢（主に下腿）に好発し，境界不明瞭な紅斑，腫脹，熱感から浸潤し，圧痛を伴う．黄色ブドウ球菌やA群β溶血性レンサ球菌が原因菌で，外傷や毛包炎などから生じるが，静脈循環不全やリンパ浮腫などが誘因となることもある（図1） |
| 皮下組織 | 壊死性筋膜炎 | 四肢，陰部，腹部に好発し，発赤・腫脹や潰瘍，発熱などを生じ，激痛を伴う．A群β溶血性レンサ球菌や嫌気性菌などが原因菌で紫斑や血疱などを生じ，強い全身症状を呈する．抗菌薬の大量投与と外科的デブリードマン*が必要となる．陰部に発生したものをフルニエ壊疽という |
| | ガス壊疽 | 嫌気性菌により発症し，強い全身症状と筋肉の壊死，ガスの産生がみられる．局所の激痛や悪臭がみられ，早期の抗菌薬の大量投与と外科的デブリードマンが必要で，全身管理も要する |

＊デブリードマン：創面の切除，壊死組織を除去して創を清浄化することでほかの組織への影響を防ぐ外科処置

## 真菌感染症

真菌は皮膚や粘膜，動物，植物など広く自然界に分布している．病原性真菌は宿主側の免疫能低下や皮膚バリア機能低下が要因となって侵入し，感染の要因となる．

真菌感染症の主なものは，白癬などの皮膚糸状菌症，皮膚カンジダ症などである．

# Chapter 6 内科系でのスキントラブルの予防・対応

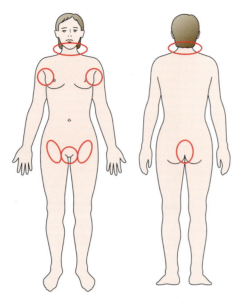

頸部周囲・腋窩・陰股部・臀裂部に発生しやすい．
**図2　カンジダ症の発生しやすい部位**

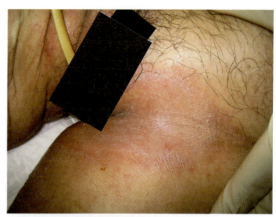

陰部・股関節部に紅斑・浸軟・鱗屑がみられる．
**図3　カンジダ症の例**

### 白癬

　皮膚糸状菌が皮膚（主に角層）に寄生し生じる．寄生部位により，足白癬，頭部白癬，体部白癬，股部白癬，爪白癬などがある．鱗屑，紅色小丘疹，爪の白濁などの症状を呈し，KOH直接鏡検法で菌成分の検出によって診断される（p.55，73参照）．治療は，抗真菌薬の外用や症状に応じて内服が必要となる．

### カンジダ症

　カンジダ属の真菌は，消化管・腟・口腔・咽頭などの粘膜や健常皮膚（腋窩・陰股部などの間擦部位）の表面に常在菌として定着している．カンジダ性間擦疹，カンジダ性指間（趾間）びらん症，カンジダ性爪周囲炎，口腔カンジダ症，乳児寄生菌紅斑などがある．

　発生しやすい部位は皮膚と皮膚の擦れ合う間擦部位（**図2**）で，紅斑，浸軟，鱗屑（**図3**）がみられ，びらん，膿疱を伴うことがある．

　免疫能の低下，高温多湿な湿潤環境，発汗貯留，スキンケア不足による不衛生な環境が続くと，カンジダの繁殖に適した環境となる．

　清潔ケアや浸軟の予防と合わせて，抗真菌薬の外用や症状に応じて内服が必要となる．

## ウイルス感染症

　ウイルスは，DNAかRNAの構造蛋白質から形成される粒子で，細胞内で寄生することによりウイルスが増殖，発症する．

　ウイルス性疾患の特徴として，水疱を形成するもの（単純疱疹，帯状疱疹など），腫瘍性変化するもの（尋常性疣贅など），全身性発疹を来すもの（麻疹，風疹など）がある．

　ここでは，免疫能低下時に発症しやすい単純疱疹と帯状疱疹について取り上げる．

### 単純疱疹

　乳幼児や免疫能の低下時に口腔，眼，生殖器粘膜や皮膚外傷部から侵入し感染する．丘疹，小水疱などが発生し，瘙痒や疼痛を伴う場合もあり，全身どこにでも発生する可能性がある．口唇ヘルペス，性器ヘルペス，臀部ヘルペス，ヘルペス性瘭疽などが

ある．症状の重症度に応じて，抗ウイルス薬の治療を行う．

### 帯状疱疹

水痘を発症した後，脊髄神経や脳神経の知覚神経節に潜伏し，免疫能の低下（悪性腫瘍，放射線照射，ストレス，高齢など）により，紅斑，丘疹，水疱が出現し，片側性の疼痛を伴い発症する．一定の神経領域に一致して帯状にヘルペスを形成する．肋間神経領域や顔面に発症することが多い．抗ウイルス薬の使用や疼痛コントロールが必要となる．

## 皮膚感染症の予防と発生時のアセスメント

### 予防方法

［皮膚の清潔保持］

免疫能が低下し，易感染状態にある場合，清潔ケアを心がける．皮膚の観察を毎日行い，入浴・シャワー浴・足浴・清拭・洗髪など，状態に合ったケアを行う．とくに皮膚が不潔になりやすい部位は，毎日清潔ケアを行う．

さらに，皮膚と皮膚が接触する部分は，発汗などで汚染されやすいため清潔を保つようにする．

低刺激性で弱酸性の洗浄剤や抗真菌成分と殺菌成分を配合した洗浄剤（コラージュフルフルシリーズ［持田ヘルスケア］など）を用いて，泡で包み込むように洗う．

［湿潤環境を避け皮膚浸軟を予防する］

高温多湿な環境は感染を助長させ，皮膚が浸軟することにより外力で皮膚が損傷しやすく，細菌や真菌が侵入して感染しやすくなる．

そのため，清潔ケア後は，水分を軽く押さえるようにしっかり拭き取る．皮膚と皮膚が接触する部分に注意する．

また，おむつの使用や失禁がある場合，排泄の量や性状に合ったおむつの選択や排泄ケア用品の選択を行う．

発汗が多い場合は，通気・吸水・速乾性のよい寝衣の着用やシーツを使用する．

テープで密閉された皮膚はアルカリ性に傾き，細菌繁殖が促進されるため，透湿性のあるテープを選択する．

ただし，長期間の同一部位へのテープ固定は避ける．

長期臥床の場合は，換気システム機能のある体圧分散式エアマットレスや通気性に優れたクッションを使用して体位の工夫をする．

［皮膚損傷を避け皮膚を保護する］

皮膚がドライスキンに傾いている場合は，皮膚の清潔を保持しながら保湿ケアに努める．

乾燥は皮膚や粘膜の亀裂を生じやすいため，皮膚本来の機能が保持できるようにする．

### 発生時のアセスメント

皮膚感染症の要因（表1）についてアセスメントし，以下のことを観察する．

**症状の部位や程度**：紅斑，水疱，膿疱，びらん，潰瘍，鱗屑，腫脹，熱感など．

**自覚症状**：瘙痒感，疼痛など．

以上のような皮膚症状を認める場合は，主治医に速やかに報告し適切な診断・治療を行う必要がある．

## ケアのコツとワザ

紅斑やびらん・潰瘍などの症状は，皮膚感染症の可能性についてもアセスメントしてケアを実践していく必要がある．

皮膚感染症が原因の場合，抗菌作用のないドレッシング材や油脂性軟膏を使用すると症状を悪化させてしまう．皮膚症状をアセスメントし，適切な診断・治療ケアを行うことは症状改善・治癒のために重要である．

疾患や治療により免疫能の低下や皮膚が脆弱となっている場合は，皮膚の清潔・保湿，浸軟予防，損傷予防を心がけケアを実践していく．

以下に臨床で遭遇することが多い皮膚感染症について，ケア方法を解説する．

### 毛包炎の場合

毛孔に一致した紅斑や膿疱が点在しているか観察する．清潔ケアができず皮膚表面に汚れが付着したままになっていないか，発汗が多くないか，体毛が濃いかなどをアセスメントする．

洗浄する際は，洗浄剤を用いて微温湯で十分に皮膚を洗浄し，汚れを除去する．

体毛が濃い場合，電気カミソリやハサミで除毛する．カミソリで剃毛をすると表皮を傷つけて感染源となりえるため避ける．

テープ貼付固定を必要とする場合，透湿性のあるテープの使用やテープ固定以外の方法（ネット固定や包帯）を考慮する．症状が多発する場合は，抗菌薬の外用と内服が必要となる．

### 蜂窩織炎の場合

蜂窩織炎の場合，早期に全身的に抗菌薬の投与と創傷管理が重要となる．放置すると壊死性筋膜炎や敗血症などに進行するおそれがある．

図4①は外傷後，右下腿に蜂窩織炎を発症，抗菌薬の投与を行い紅斑・腫脹・疼痛は消失したが，創傷部は適切な外用薬治療がされず黒色壊死を呈した症例である．

早急に医師によるデブリードマン処置を行い，感染コントロール，壊死組織の除去，滲出液コントロール目的の外用薬治療となった（図4②）．肉芽形成促進，慢性創傷への創傷治癒過程を考慮した治療を継続し（図4③，④），3カ月後に治癒へ至った（図4⑤）．

### 真菌感染の場合（ストーマ周囲皮膚障害）

ストーマ周囲に紅斑・浸軟・鱗屑などの症状がみられることがある．排泄物付着，皮膚保護剤などの要因が否定される場合，真菌感染を疑い皮膚科で検査を受ける．

真菌感染が認められた場合，抗真菌薬の外用治療を行う．ストーマ周囲に外用の場合，ストーマ装具装着を考慮し，抗真菌薬はローションタイプのものを使用する．

図5はストーマ周囲白癬と右第2指の爪白癬が認められた症例である．ストーマ周囲の抗真菌薬外用と同時に，爪白癬治療の内服・外用も行う．ストーマ周囲に白癬がみられた場合は爪への感染を考慮し，必ず爪白癬の有無についても確認することが重要である．

図6①はストーマ周囲のカンジダ症の例である．ストーマ周囲の清潔ケアと抗真菌薬ローションタイプの外用治療を行い，改善した（図6②）．

### 単純疱疹の場合（仙骨〜臀部の皮膚障害）

長期臥床や失禁によるおむつ着用患者は，褥瘡や肛門周囲皮膚炎，皮膚感染症を発症することがある．図7のような紫斑，丘疹，表皮剥離などが島状にみられる場合は，皮膚感染症を疑う．これらの症例では，皮膚科で検査を行った結果，単純疱疹（ヘルペス）と診断された．

褥瘡と判断してドレッシング材などを貼付しても改善されないため，皮膚症状のアセスメントには注意が必要である．

## 看護のポイント

基礎疾患や治療により免疫力が低下すると，皮膚感染症を生じやすくなるため，予防的なスキンケアを行うことが重要である．

スキンケアでは，清潔ケアと同時にバリア機能を保持するための保湿ケアも行う．それと同時に高温多湿な環境にならないように考慮し，皮膚浸軟を予

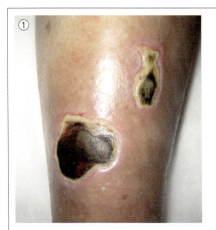
① 黒色壊死を呈している.

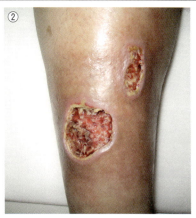
② 創面が乾燥傾向であり,感染コントロールのためゲーベン®クリームを使用.

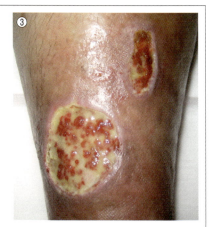
③ 肉芽形成促進:創面が浮腫状で滲出液が多くユーパスタコーワ軟膏を使用.

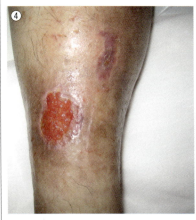
④ 慢性創傷:クリティカルコロナイゼーションで抗菌性のドレッシング材アクアセル®Agを使用.

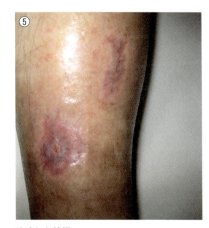
⑤ 治癒した状態.

**図4 外傷後,右下腿に蜂窩織炎を発症した例**

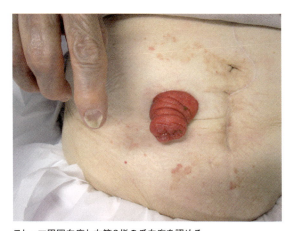
ストーマ周囲白癬と右第2指の爪白癬を認める.
**図5 ストーマ周囲白癬と爪白癬**

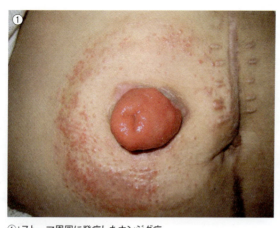
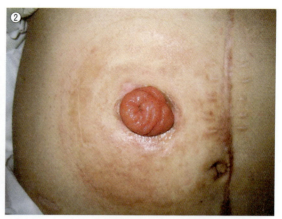

①:ストーマ周囲に発症したカンジダ症.　②:ローションタイプの抗真菌薬を使用して1週間後,症状は改善した.

**図6　ストーマ周囲のカンジダ症の例**

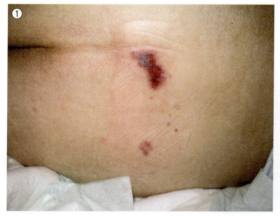
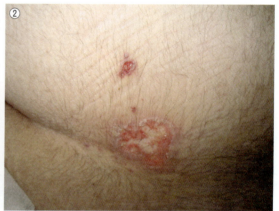

①はステロイド服用中.紫斑が島状にみられる.　②表皮剥離が島状にみられる.

**図7　仙骨部褥瘡でなくヘルペスだと診断された例**

防し,組織耐久性の低下による皮膚障害を避ける.

皮膚感染症は,症状の悪化はもちろん感染の拡大を防ぐため,早期の発見と治療が重要である.皮膚に異常がみられた場合は,皮膚感染症の可能性を含めたアセスメントを行う.

〈引用・参考文献〉
1) 玉置邦彦,飯塚　一ほか 編:細菌・真菌性疾患.最新皮膚科学大系14.中山書店,東京,pp.236-243,2003.
2) 玉置邦彦,飯塚　一ほか 編:新生児・小児・高齢者の皮膚疾患.最新皮膚科学大系 特別巻1.中山書店,東京,pp.308-309,2004.
3) 金児玉保:皮膚感染症をもつ患者のスキントラブル.内藤亜由美,安部正敏 編:病態・処置別スキントラブルケアガイド.Nursing Mook 46,学研メディカル秀潤社,東京,pp.81-87,2008.
4) 藤本和久:皮膚感染症にどう対応するか?.Modern Physician 30(5):635-638,2010.

# ④ 透析患者のスキントラブル

執筆●日野岡 蘭子

**KEY POINT**
- 透析患者の足部の観察は，冷感・色調・爪の状態等，変化を見逃さないことが重要である
- 皮膚を清潔に維持し保湿剤を塗布するなどの適切なスキンケアを患者に指導する
- 自覚症状が主体になる瘙痒などは心理的な要因も検討しながら客観的に症状を観察する

CKD：
chronic kidney disease

eGFR：
estimated glomerular filtration

## はじめに

2017年末時点で，わが国の透析患者は321,516人となり，増加の一途を辿っている[1]．透析に移行する原因は従来の慢性糸球体腎炎から1998年には糖尿病へと変化し，重症化予防が喫緊の課題とされている[1]．透析患者は皮膚トラブルを起こしやすいことはよく知られているが，ここでは皮膚トラブルを来すメカニズムおよびケアのポイント，対処方法について解説する．

### 慢性腎臓病

透析療法の理解の前に，慢性腎臓病（CKD）の概念を理解する必要がある．CKDは，末期腎不全に至る最大の要因であり，2002年米国の診療ガイドラインで定義，診断基準，分類が提唱された．現在，CKD評価指標として推算糸球体濾過量（eGFR）が導入されており，CKDのステージはeGFRで分類されている（**表1**）[2]．

CKDを促進させる因子として，高血圧，喫煙，糖尿病，膠原病，また急性腎不全の既往などが指摘されているが，現在，末期慢性腎不全に至る主要原疾患の最多は糖尿病である．以前は慢性糸球体腎炎が最多疾患であったが，1998年に糖尿病が逆転し

**表1 CKDステージ分類**

| 原疾患 | | 蛋白尿区分 | | A1 | A2 | A3 |
|---|---|---|---|---|---|---|
| 糖尿病 | | 尿アルブミン定量（mg/日）<br>尿アルブミン/Cr比（mg/gCr） | | 正常<br>30未満 | 微量アルブミン尿<br>30〜299 | 顕性アルブミン尿<br>300以上 |
| 高血圧<br>腎炎<br>多発性嚢胞腎<br>移植腎<br>不明<br>その他 | | 尿蛋白定量（g/日）<br>尿蛋白/Cr比（g/gCr） | | 正常 | 軽度蛋白尿 | 高度蛋白尿 |
| | | | | 0.15未満 | 0.15〜0.49 | 0.50以上 |
| GFR区分<br>（mL/分<br>/1.73m²） | G1 | 正常または高値 | ≧90 | | | |
| | G2 | 正常または軽度低下 | 60〜89 | | | |
| | G3a | 軽度〜中等度低下 | 45〜59 | | | |
| | G3b | 中等度〜高度低下 | 30〜44 | | | |
| | G4 | 高度低下 | 15〜29 | | | |
| | G5 | 末期腎不全（ESKD） | <15 | | | |

重症度は原疾患・GFR区分・蛋白尿区分を合わせたステージにより評価する．CKDの重症度は死亡，末期腎不全，心血管死発症のリスクを緑■のステージを基準に，黄■，オレンジ■，赤■の順にステージが上昇するほどリスクは上昇する．（KDIGO CKD guideline2012を日本人用に改変）
日本腎臓学会編：CKD診療ガイド2012．p.3．東京医学社．2012．より転載

# Chapter 6 内科系でのスキントラブルの予防・対応

現在に至っている．さらに高齢化が進んでいるのも近年の特徴である．

## 透析療法とは

慢性末期腎不全の治療として，腎移植のほかに透析療法がある．

透析療法には血液透析（HD），腹膜透析（PD）があり，わが国の患者数は2012年時点でHDが約30万人に対しPDは約1万人とHDのほうが多い[3]．

血液透析では，バスキュラーアクセスを必要とするが，多くの場合は自己動脈と自己静脈を吻合して作成される自己血管内シャントを使用する．これはシャント閉塞や感染症などの合併症が比較的少なく，長期に使用できるアクセスとして選択されている．

HD：hemodialysis
PD：peritoneal dialysis

血液はこのバスキュラーアクセスから血液ポンプを通して体外へ誘導され抗凝固化後，ダイアライザーで物質交換され浄化される．1人の1回の透析で約100Lを必要とする透析液は，水，電解質，尿毒素といった過剰な老廃物を除去する一方でカルシウム，糖分，重炭酸などの不足する物質を補充するという役割がある．

透析療法は命をつなぐ重要な治療法であるが，人工的な除水と血液浄化をくり返すことでさまざまな合併症を引き起こすことも事実である．透析は生きていくための必要不可欠なものであり，より快適な日常生活を送るために，いかに合併症をコントロールするかが重要な看護のポイントの一つである．

# 透析患者のスキントラブルとは

## 皮膚に影響する透析患者の状態

透析患者の皮膚にはさまざまな影響がもたらされることはよく知られている．とくに臨床場面で遭遇するのは瘙痒症である．

約20年前までは，維持透析患者の80～90％に瘙痒を生じていた．その後，透析技術やダイアライザーの改善，透析効率の向上などで透析患者が悩まされてきた強い瘙痒は減少してきているが，40～50％の頻度で瘙痒を自覚している患者が存在するとも言われている[4]．掻けば治る通常の痒みとは異なり，くり返す強い瘙痒は学習や仕事に支障を来すのみならず，睡眠障害やうつを引き起こすこともあり，QOLが著しく低下することが指摘されている．

TEWL：transepidermal water loss

## 透析に関連する皮膚症状

［乾燥］

CKDにおける皮脂分泌の低下による角質水分量の低下，透析による除水等の影響で多くの患者の皮膚は乾燥している（図1）．透析患者では恒常的に皮膚に対する水分供給が低下しており，結果，角質水分量の低下を引き起こしていると考えられている．透析期間が長期になると皮脂腺や汗腺の萎縮を認め，皮脂の分泌や発汗量の減少により皮脂膜の低形成を来し十分に機能できない状態となる．このことが皮膚表面の水分量減少と粗糙化につながると考えられている．経皮水分蒸散量（TEWL）は皮膚バリア機能の状態を表し，この値が高いほどバリア機能が低下しているが，透析患者では，TEWLは変化しない，または健常成人と比較して低下していることが指摘されている．これは透析患者の皮膚への水分供給量が低下しているためと考えられている[5]．

皮膚表層の水分量低下による乾燥は，瘙痒に直結する．

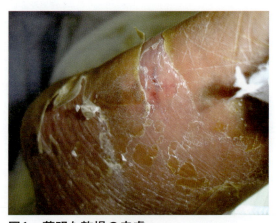

図1　著明な乾燥の皮膚

324

［瘙痒感］

透析患者の皮膚瘙痒を来す要因として以下のことがあげられる[6]．

①皮膚pHの上昇（アルカリ化），角質バリア機能の低下，発汗量の減少や皮脂分泌の低下による皮膚の乾燥といった皮膚環境．

②瘙痒感の閾値の低下による瘙痒の感受性の亢進や知覚神経の異常等．

③尿毒症による老廃物の蓄積．全身に強い瘙痒が現れる．

④瘙痒の伝達物質では，慢性腎不全の患者で血中ヒスタミン濃度の上昇を認める．抗ヒスタミン薬の効果は個々の患者で異なることも多く，一概に効果があるとは言えない状態である．

⑤電解質，脂質代謝の異常．血中のカルシウム，リン，マグネシウムの増加がマスト細胞から瘙痒の伝達物質であるヒスタミンを遊離させ，瘙痒を誘発すると考えられている．

⑥透析膜と血液の接触による免疫系の変化．透析膜と血液成分が接触することで補体系の活性化やインターロイキン-1等のサイトカインが産生が惹起されることで瘙痒の増強に関与していることが指摘されている．

⑦中枢神経系における内因性オピオイドの異常．体内の内因性オピオイド物質は，オピオイド受容体に結合し鎮痛作用があるが，瘙痒を誘発するものもある．強い瘙痒感を訴える患者では瘙痒を誘発するμオピオイド系内因性ペプチドである血中のβエンドルフィン濃度が上昇し，瘙痒を抑制する作用のあるκオピオイド系内因性ペプチドのダイノルフィンとの差が高値を示すことが報告されている．この内因性オピオイド系バランスの不均衡が瘙痒を誘発させていることが近年明らかになってきている．

以上のように瘙痒の原因は一つに特定できるものではなく，複数の要因が複合されて生じるものである．さらに瘙痒は自覚症状であり客観的に判断することが難しく，自覚症状の顕在化には，ストレスなどの心因性の要因も大きいとされている．また，掻破をくり返すことでさらに瘙痒が増悪する悪循環の状態も見逃してはならない．

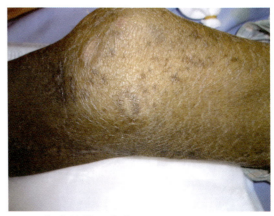

図2　色素沈着の皮膚

［色素沈着］

長期維持透析患者の皮膚に色素沈着を生じることは，臨床場面ではよくみられる（図2）．色素沈着は整容的な問題とされ検討が少なかった経緯もある．透析患者の色素沈着は，単なる表皮内のメラニン量増加ではなく，血流障害によるうっ血，瘙痒とそれに伴う掻破のくり返し，貧血の治療としての鉄剤投与によるヘモジデリンの沈着，アミロイドーシスの影響等が指摘されている[7]．柴田らは，皮膚の色調を定量的に測定し，透析患者の皮膚の明度が有意に低下していることを報告している[7]．明度の低下は血中クレアチニン，α1，β2ミクログロブリン，インタクトPTH値とは相関したが，血中BUN，尿酸，フェリチン値とは相関せず，分子量が約1～3万の物質が皮膚明度低下の原因と考えられることも報告されている[8]．また，維持透析期間と皮膚明度の間は正の相関があり，透析期間が長いほど皮膚の明度が低く色が黒いことが報告されている[7]．さらに慢性腎炎による透析患者のほうが糖尿病性腎症の患者に比べて皮膚の明度が有意に低いことも指摘されている[7]．色素沈着は，皮膚瘙痒症と比して不快な自覚症状があるわけではないため，対処法などの報告も少なく臨床場面でもあまり重要視されていない印象があることは否定できない．しかし，若年者や女性においては，整容的な見地から自己肯定感をもちにくくなることや，治療へのモチベーションの低下等さまざまな影響が考えられる．

## 皮膚症状を来す透析に関連する合併症

[老廃物蓄積による尿毒症症状]

透析療法は，より正常腎機能に近づけることを目標とするが，その指標の一つに透析効率がある．適正効率ではない状態での透析療法を続けると，老廃物が蓄積し尿毒症症状が出現する．易疲労感，悪心，嘔吐などの他に出血傾向や強い全身の瘙痒が出現する．

[低栄養]

透析患者は，食事制限による摂取量不足，尿毒素の蓄積による食欲低下，味覚障害，また創傷をもつ場合では，慢性的なたんぱく質の漏出等，低栄養になる要因を多く持ち合わせていることが多い．食事制限では，水分，塩分，リン，カリウム等が制限され，食事がおいしくないと摂取量が減少する場合も少なくない．低栄養の状態では筋肉が減少しQOLが著しく低下する．ADLの低下から些細なことでも褥瘡発生を来したり，足に創傷をもつ場合では治癒遅延につながる．

食欲低下による栄養素の摂取低下は，栄養素の喪失亢進につながる．身体に創傷がない場合でも，透析自体でたんぱく質は喪失される．これらにより栄養素の有効利用率が低下する．グルコース利用率の低下，アミノ酸，たんぱく質の合成能の低下，またMCT，LCTの利用率，クリアランスの低下が起こる．

さらに透析に関連する栄養素の崩壊速度の亢進は，透析に用いる人口膜への生体反応からの異化サイトカイン血中濃度の増加や，敗血症の罹患や外科手術を受けるなどの異化を促進させる合併病態等から引き起こされる．

これらを予防するには，まず何よりも食べることが重要である．たんぱく質制限により血清アルブミン値が低値になると，心血管障害のリスクが高くなることが指摘されており，アルブミン値を低下させない注意が不可欠である．また，鉄や亜鉛不足は皮膚瘙痒の要因となりうる．

[便秘]

透析患者では便秘の頻度が高いことも日常の臨床現場で遭遇することが多い．

透析患者が便秘になりやすい理由にはいくつかあるが，以下のことが指摘されている．

- **飲水制限**：透析患者は一人ひとりドライウェイトが設定されており，透析間の体重増加はドライウェイトの5％以内とされている．水分摂取量は1日あたり500〜700 mLに制限されることが多く，便中の水分が減少するために便秘に傾きやすい．
- **食事制限**：食物繊維を多く含む野菜，果物は，同時にカリウムも多く含んでいるため制限される．そのため便秘に傾きやすい．
- **透析中の便意を我慢する**：透析中はトイレに行くことが難しく，患者は床上排泄に抵抗をもつ場合もあり，便意を我慢する傾向にあることが多い．透析中に便意を感じることがないよう，前日に下剤を控えるなどの行動もあり，習慣性の便秘につながりやすい．便秘による皮膚症状として皮膚のくすみや吹き出物などがあるが，腸内での腐敗がもたらす悪玉菌の増加によって毒素が血中から全身に到達することで生じる肌荒れも看過できない問題である．腸内環境を整えることの重要性は昨今で指摘されており，排便コントロールは重要な項目である．

[足病変]

近年増加してきているのは，糖尿病性腎症からの透析患者による閉塞性動脈硬化症である．糖尿病の神経障害を基盤とする歩行に関与する外傷（靴擦れ，胼胝，鶏眼）は，自己管理不十分や易感染から重症化しやすい．さらに透析による血管の石灰化により動脈閉塞を来すと末梢血管の走行領域により，多くの場合足部，足趾に微細な創からの壊疽を引き起こす．これら動脈閉塞性の潰瘍に対し，重要なのは重症化予防と早期発見である．

# 皮膚瘙痒症の予防と発生時のアセスメント

皮膚の乾燥と瘙痒症は，統合して対策を考える必要がある．乾燥は瘙痒に直結し，乾燥を防ぐことで瘙痒が軽減することも多々みられる．瘙痒の原因をできるだけ突き止め，原因を取り除くことが，瘙痒に対する苦痛の軽減につながる．

透析患者の皮膚瘙痒は，HD，PD両方に出現することや，腎移植を受けると瘙痒が改善することが言われており，透析では除去しえない中の大分子の尿毒症物質が関与しているとの想定がされている[9]．透析患者の皮膚瘙痒症は，原因が単独ではなく複数の要因が指摘されているが，いまだ瘙痒の原因物質の解明には至っていないことから，完全に予防することは困難である．しかし，多少でも瘙痒を軽減し日常生活の中で瘙痒がストレス源とならないためのケアは重要であり，睡眠導入剤の検討や，個々に応じて抗ヒスタミン薬の投与が必要な場合もある．これらをどのように使用するかは，看護師のアセスメントが重要であり，使用できる薬剤がある程度限られる透析患者に対しては，投与される薬剤の効果を最大限に生かせるよう，どのタイミングで，いつ使用するかを患者とともに十分検討することが不可欠となる．

## ケアのコツとワザ

皮膚の乾燥と瘙痒に対する治療とケアに関して，治療の側面と生活指導をメインとするケアの側面の両面から解説する．

### 治療

瘙痒に対する治療としては，まず透析条件やダイアライザーの検討がある．通常のHDからオンラインHDへの切り替え，また時間延長など透析量を上げることで瘙痒が軽減することもある．ダイアライザーの種類によっては高分子領域に存在する物質を吸着によって除去できるものがあり，ダイアライザーの種類を変更することで瘙痒が軽減することがある．

### ケア

[瘙痒に対する日常生活の注意事項]

透析患者の皮膚は表皮角質水分量の低下による著明な乾燥を認める．1次バリアと言われる皮脂膜の欠如はバリア機能の低下を来し瘙痒の増悪につながることから，乾燥を防ぎ保湿をすることが重要となる．

①**入浴時の注意**：湯の温度に注意し，熱すぎる湯には入らないことを指導する．熱い湯に入ると，その後に瘙痒が助長されることはよく知られている．ぬるま湯よりやや温かい程度の温度にすることが望ましいが，湯の温度は個々で好みが異なるため，瘙痒の出現と快適を感じる温度を患者本人が考えながら検討していくよう促す．

②**皮膚の摩擦を避ける**：皮膚への強い摩擦は，より乾燥を助長し瘙痒につながる．ナイロンタオルの使用や過度の垢すりを避けるよう指導する．ナイロンタオルは長期使用による色素沈着も指摘されている．十分に泡立てた洗浄剤を手または柔らかいタオルなどで優しく洗うよう，具体的に指導する．洗浄剤はとくに弱酸性にこだわる必要はないが，固形石鹸よりは液体ボディソープのほうが泡立ちやすい．強い香料が入っているものなどは避けたほうがよい．重要なのは洗浄剤の種類ではなく，十分に泡立てることであることを理解する．

③**保湿剤の塗布**：入浴後10～15分以内に塗布することが重要である．とくに乾燥しやすい体幹や下腿，また瘙痒の強い部位にまんべんなく塗布する．

保湿剤にはいくつか種類があるが，大きくヘパリン類似物質と尿素系に分けられる．ヘパリン類似物質とは，コンドロイチン（ヘパリンの一種）を精製した物質である．保湿効果だけの尿素と違って，ヘ

表2 医療用保湿剤の種類と特徴[9]

| 医薬品の名称 | ヘパリンナトリウム，ヘパリン類似物質 | ワセリン | 尿素 |
|---|---|---|---|
| 商品名 | ヒルドイド®，ビーソフテン®，ホソイドン®，ヘパリンZ®等 | 黄色ワセリン，親水ワセリン，白色ワセリン，プロペト®等 | パスタロン®，ウレパール®，ウリモックス®，アセチロール®，ベギン®，ワイドコール®，ケラチナミンコーワ®等 |
| 適応 | 進行性指掌角皮症，皮脂欠乏症など | 皮膚保護材として用いる等 | 老人性乾皮症，アトピー皮膚，進行性指掌角皮症（主婦湿疹の乾燥型）など |
| 剤型 | ゲル，軟膏，クリーム，ローション，スプレー | 軟膏，クリーム，ローション | 軟膏 |
| 特徴 | 血液凝固抑制作用，角質の水分保持増加作用など | 皮膚を覆い水分の蒸発を防ぐ | 角質の水分保持作用，角質の溶解剥離作用 |
| 薬価* | 6.3～23.7円（1 gあたり） | 8.3～23.4円（10 gあたり） | 5.0～6.8円（1 gあたり） |

＊2007年時点での薬価
川島 眞，沼野香世子，石崎千明：日皮会誌 117（6）：969-977, 2007. を参考に作成

パリン類似物質には保湿に加えて血行促進および抗炎症作用がある．尿素含有のものは濃度が濃いと皮膚の水分を引き出してしまい，より乾燥が進んでしまうことがあり，通常は20％含有の物が多いが，顔などに使用する場合は10％のほうがよいことがある．また，尿素含有のものは濃度が高いと刺激が強くしみることがあり，掻破やあかぎれなどで傷があると刺激痛が強い．保湿剤の種類としてもう1種類，ワセリンがある．これは，角質の水分蒸発を防ぐ．安価であることが最大の特徴である．これらの特徴を踏まえて選択する必要がある．

2007年に日本皮膚科学会雑誌に掲載された保湿剤の一覧を表2[10]に示す．予防的な意味での保湿剤の使用であればドラッグストア等で購入できる市販のタイプでも十分である．多種多様な種類が販売されているが，人工セラミドが含有されたものは比較的効果が高いと言われている．掻破をくり返すような瘙痒を伴ったり，亀裂などの皮膚破綻を来すほどの強い乾燥の場合は，主治医や可能であれば皮膚科医に相談し保湿剤を処方してもらったうえで，正しい塗布のタイミングと方法の指導を受けることが望ましい．正しい塗布のタイミングとは前述したように，入浴後15分以内に，とくに乾燥の強い部位を中心にまんべんなく塗布することであり，使用量は強い摩擦を生じないで塗布できる程度の量を目安に考慮する．掻破をくり返し滲出液を生じているようなときは，場合によってはステロイド外用薬の使用も考慮される．炎症性サイトカインを含む滲出液に接触することで，皮膚はよりダメージを受ける．

また，滲出液を生じるような皮膚では，皮膚常在菌叢の変化を認め表皮ブドウ球菌から黄色ブドウ球菌に変化することが知られており，バリア機能の低下した皮膚に感染症を引き起こす可能性が高くなるため，それらを防ぐためにも適切な時期に適切な量と種類のステロイド外用薬の使用も選択肢となる．この場合は市販のものを患者の自己判断で使用することがないよう注意が必要となる．ステロイド外用薬を使用している場合は，中止時期の判断が重要であり，患者本人の状態を正しく把握するとともにタイムリーに医師に伝えることができる関係性の維持が求められる．

④**掻破の予防**（図3）：掻破を予防するには，瘙痒を防ぐことが第一であるが，掻破はくり返すことでさらに瘙痒を助長し際限なく掻破してしまうため，その悪循環をどこかで断ち切ることが重要となる．通常の痒みといわれる状態は，一度掻けば痒みは治

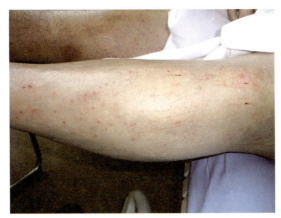

図3 搔破している皮膚

まりその後は瘙痒感のことは忘れてしまうが、透析患者の瘙痒は搔けば搔くほど強くなっていくのが特徴である。瘙痒を自覚した時に、搔くのではなく軽く叩く、冷やすなどの対応で軽減することもある。また、夏季よりも冬季のほうが乾燥しやすく瘙痒が強くなることや、日中よりも夜間から明け方にかけて強くなることなど、個々でも異なる瘙痒の状態を的確に把握し、瘙痒の強い時期や時間帯を患者自身が客観的に自覚できるようなフィードバックが必要である。痒み止めの作用がある外用薬の使用も選択肢になるが、注意すべきは外用薬にすべてを求めないことと、正しく塗布することである。正しい塗布とは、皮膚を清潔に維持し保湿剤を塗布するなどの、適切なスキンケアを行ったうえで使用することであり、それらを含めた指導は看護師の重要なケアである。

[足病変に対する日常生活の注意事項]

透析患者の足部に対する注意事項は、毎回の観察がとくに重要である。観察のポイントは足趾の色調、爪の状態、汚染状況、冷感の状態である。それらがどのように存在するかよりも、どのように変化しているかをみることが重要で、黒色変化を来すようであれば要注意である。可及的速やかに血流評価を行い血行再建が可能な診療科への受診が必要となる。糖尿病性腎症では、視力低下等のために自身の足を十分にみることができない場合も多く、趾間の汚染が蓄積しているような場合は、セルフケア能力のアセスメントと介入を行う。壊疽が進行し骨髄炎を併発するような状態に至ると、血行再建を行っても足部の組織欠損が必至となり治癒期間も長期にわたることになる。よって、日常生活のなかで患者自身が可能な限り足部の観察を行うことを指導するが、十分な観察ができない場合には、介助による重症化予防に総力をあげて取り組むべきである。

# 看護のポイント

末期腎不全の患者は、腎代替療法としてHD、PD、腎移植等いくつかの選択肢のなかから自身で治療を選択していくところから、その長い治療生活が始まる。透析患者に関わる看護師に求められるのは、2点のポイントである。

1点目は、透析療法という、場合によっては一生続く通院と食事を始めとする日常生活の制限と向き合う患者の立場に立ち、患者の意志決定を支援することと、日常生活が滞りなく遂行できるよう自己管理能力を査定しながら、できない部分を的確に援助することである。瘙痒という自覚症状が主体の症状に対し、心理的な要因も検討しながら、客観的に症状を観察し、最大限効果的な状態での薬物療法を患者とともに検討することが求められる。

もう1点は、足部に対する知識の普及である。血管石灰化から動脈閉塞が多く発症する現状において、透析に関わる看護師の観察力は重要である。定期的に通院する患者と接するからこその、「いつもと違う」「前回と違う」等の看護師の直観による違和感を客観的データにして、主治医や専門施設へ速やかに情報提供することが求められる。

〈引用・参考文献〉
1）日本透析医学会統計調査委員会：日本透析医学会2017年末統計調査（https://member.jsdt.or.jp/member 2017
2）日本腎臓学会 編：CKD診療ガイド2012，東京医学社，東京，p.3，2012．
3）大森健太郎ほか：日透析医学会誌 34（12）：1469-1477，2001．
4）江畑俊哉：透析ケア 21（9）：788，2015．
5）川島　眞ほか：腎と透析 75（2）：275-281，2013．
6）中井　洋 編：腎臓・透析療法・透析患者の体のすべて（透析ケア2012年夏季増刊号），メディカ出版，大阪，pp.228-232，2012．
7）柴田昌典ほか：日透析医学会誌 40：589，2007．
8）谷口信吉，柴田昌典，宇佐美一政：Aesthet Dermatol 16：95-101，2006．
9）飯野則昭，成田一衛：別冊日本臨床 新領域別症候群シリーズ 腎臓症候群（第2版）下，日本臨牀社，東京，pp.259-263，2012．
10）川島　眞，沼野香世子，石崎千明：日皮会誌 117（6）：969-977，2007．

Chapter 7

# クリティカルケア領域でのスキントラブルの予防・対応

1. 気管挿管チューブ固定部・気管切開口周囲のスキントラブル
2. GVHD（移植片対宿主病）患者のスキントラブル
3. TEN（中毒性表皮壊死症）患者のスキントラブル

Chapter 7 クリティカルケア領域でのスキントラブルの予防・対応

# ① 気管挿管チューブ固定部・気管切開口周囲のスキントラブル

執筆●三富 陽子

**KEY POINT**
- 気管チューブは患者の生命に関わるため，確実な固定とスキントラブルの予防ケアが重要
- スキントラブルが生じた場合は速やかに原因を取り除き患者の苦痛を最小限にとどめる
- 気管切開の場合はシンプルな予防的スキンケアと外力軽減ケアを患者と家族に指導する

## 気管挿管とスキントラブル

　気管チューブは，人工呼吸器装着中や急変時など，自力で呼吸ができない患者に対して，気道を確保し，肺に空気を送り込む目的で挿入される．気管チューブが抜けると，患者の肺に空気が送られなくなり，生命の危機に陥る．そのため，気管チューブは抜けないように確実に固定する必要がある．

　気管チューブの挿管方法には，経口挿管，経鼻挿管，または気管切開がある．気管チューブの固定に伴うスキントラブルはしばしば発生する．スキントラブルの原因は，チューブによる圧迫，唾液や痰など漏出によるもの，医療用テープによるものなどがある．

　最近では，医療関連機器圧迫創傷（MDRPU）として，気管挿管チューブの固定も，予防ケアが求められている．

MDRPU：medical device related pressure ulcer

### 起こりやすいスキントラブル

#### 固定用テープによるスキントラブル

[表皮剥離，一次刺激性接触皮膚炎]
　固定用には比較的粘着力の強い医療用テープが用いられる．挿管時は，流延などでテープが汚染されたり，固定がゆるむことが多いため，たびたび固定し直しが必要となる．そのため剥離刺激が加わりやすい．
　また，テープ貼付部の皮膚は汗による蒸れで浸軟が生じ，皮膚のバリア機能が低下して，表皮剥離や接触皮膚炎を起こしやすくなる．また皮膚のpH上昇に伴い細菌が繁殖しやすい（図1）．

[緊張性水疱]
　固定用に用いたテープに伸縮性がない場合，皮膚に緊張がかかって水疱を形成することがある．伸縮性のあるテープを用いた場合でも，皮膚を引っ張って緊張がかかるような方法で固定した場合には，同様に水疱形成の危険性があるため注意が必要である．

[圧迫潰瘍]
**経口挿管の場合**：気管チューブやバイトブロックが口角や口唇に強く押し当てられた状態でテープ固定した場合，圧迫部位に皮膚潰瘍を形成したり，壊死を起こすことがある．

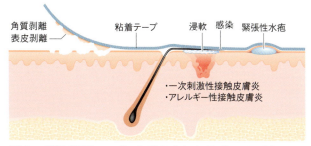

**図1　医療用テープによるスキントラブルのパターン**

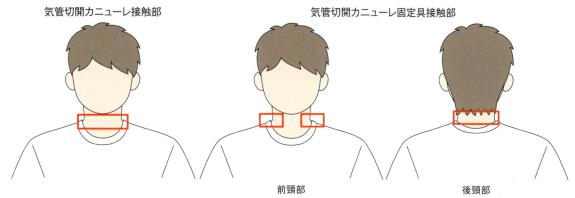

**図2　気管切開カニューレでMDRPUが発生しやすい部位**
日本褥瘡学会 編：ベストプラクティス医療関連機器圧迫創傷の予防と管理. 照林社, 東京, pp.90-102, 2016. より転載

**経鼻挿管の場合**：気管チューブが鼻翼や鼻中隔に強く押し当てられた状態でテープ固定した場合，圧迫部位に皮膚潰瘍を形成したり，壊死を起こす．

## 気管切開の場合のスキントラブル

［チューブや固定ひもを通すネックプレートによる圧迫潰瘍］

チューブが引っ張られて，気管切開を圧迫したり，固定ひもを通すネックプレート部でも圧迫されやすい．とくに小児では，首が短く，下顎も圧迫を受けやすいので注意が必要である．

［気管切開口近接部のスキントラブル］

カニューレが密着し，発汗，痰，よだれ等が貯留しやすく，皮膚が浸軟してかぶれやすい．

［固定具によるスキントラブル］

固定具のカニューレフォルダーを強く締め付けると，頸部皮膚に食い込み，圧迫やずれによるスキントラブルが生じやすい．また頸部の動きによっても，固定具ベルトが摩擦，ズレを引き起こす．とくに小児では，皮膚が密着してシワができ，発汗や痰，よだれ等が頸部に貯留しやすく，屈曲など首の動きで，ずれを生じるので，前頸部や後頸部にスキントラブルが生じやすい．図2[1]にスキントラブルが発生しやすい部位を示す．

# スキントラブルの予防方法と発生時のアセスメント

MDRPUの危険因子のアセスメントとしては，機器要因，個体要因，ケア要因の3つが関係する．機器要因では，年齢や身体に適合したサイズ，形状の危機が使用されているかをアセスメントし，個体要因では，皮膚の菲薄化，循環不全，浮腫，機器装着部の湿潤と骨突出，低栄養，感覚・知覚・認知の低下の有無をアセスメントする．

挿管による呼吸管理を必要とするような急性期には浮腫や循環不全，骨髄移植後にみられる移植片対宿主病（GVHD），ステロイド投与による皮膚菲薄化などにより，皮膚が脆弱になっている患者も多い．低出生体重児や小児では，成人に比べて角質層が薄く，物理的・化学的刺激に対して抵抗力も弱く，より脆弱な皮膚である．そのため，軽微な外的刺激でもスキントラブルを生じる危険性が高いため，全身状態と合わせてアセスメントする．

ケア要因は，外力低減ケア，スキンケア，栄養補給，患者教育が適切だったかをアセスメントする．図3[1]に気管切開カニューレ・カニューレ固定具によるMDRPU予防・管理フローチャートを紹介する．

## 予防方法―経口・経鼻挿管の場合

［適したテープの選択］

気管チューブの固定用テープには，適度な固定力があり，透湿性，伸縮性があるものを選択し，テープ貼付部皮膚の浸軟と皮膚にかかる緊張を最小にする．テープの粘着剤は，シリコン系，アクリル系，ゴム系（天然ゴム・合成ゴム）と大きく3つに分けられる（表1）．アクリル系粘着剤は，皮膚に低刺激で適度な固定力をもち，通気性，透湿性が高いので，気管チューブ固定に適している．

［物理的刺激を最小にする］

テープを剥がす際は，気管チューブが抜けないように注意し，皮膚とテープの間に粘着剥離剤を染み込ませながら，愛護的に剥がす．固定には粘着力のあるテープを使用しているため，粘着剥離剤を必ず使用する．テープを貼る際は，可能であれば，皮膚被膜剤を使用し，被膜剤を噴霧もしくは塗布した上からテープを貼付する．チューブは口角や口唇，鼻孔，鼻翼に強く押し当てないように，少し離して固定する．テープは皮膚に緊張がかからないよう注意して，引っ張らないよう貼付する．

男性患者で硬いひげが伸びている場合は，テープの密着が悪くなるため，剃毛する．その際には，皮膚を損傷しないように電気カミソリを用いる．その後，テープ貼付予定の皮膚が湿っていないことを確認して，テープ固定する．

［予防的スキンケア］

テープを貼付している部位は清潔が保ちにくいので，交換時には計画的なスキンケアを行う．まず，テープの粘着の糊残りや唾液，皮脂などの汚れを石けんで洗浄する．とくに鼻の皮膚は皮脂の分泌が多く，粘着テープがつきにくいので，スキンケアによる洗浄が不可欠である．

手早くスキンケアを行う必要がある場合には，泡立て不要で洗浄剤を洗い流さなくてもよい製品を用いる．安易にアルコールなどで皮脂を除去するのは避ける．

［適切な固定法］

**経口挿管の場合**：気管チューブは口角に押し当てないよう，数mm隙間があくように固定する．また，テープは2～3日に1回（血行動態や呼吸状態により

GVHD：graft versus host disease

表1 粘着剤の種類と透湿性

| 粘着剤 | 透湿性 |
|---|---|
| シリコン系 | 高い |
| アクリル系 | 中程度 |
| ゴム系（天然ゴム・合成ゴム） | 低い |

1 気管挿管チューブ固定部・気管切開口周囲のスキントラブル

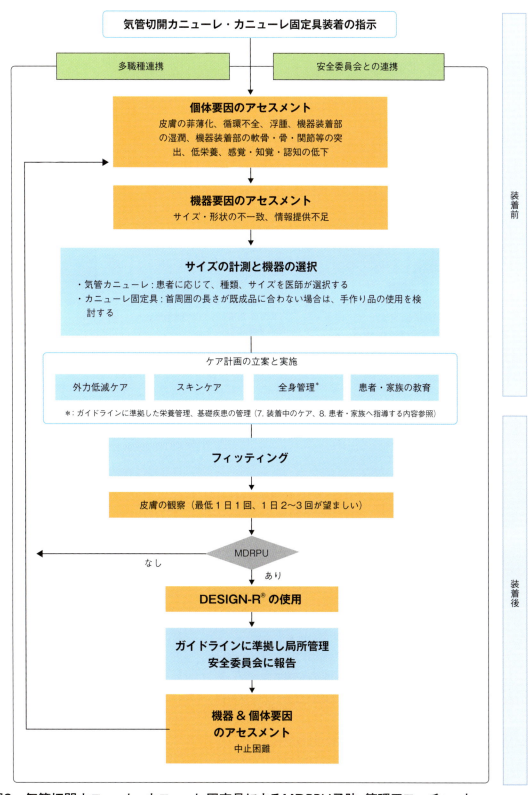

図3 気管切開カニューレ・カニューレ固定具によるMDRPU予防・管理フローチャート
日本褥瘡学会 編：ベストプラクティス医療関連機器圧迫創傷の予防と管理．照林社，東京，pp.90-102, 2016．より転載

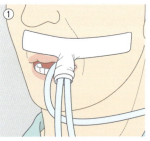

1面固定：固定力は一番弱い．完全に鎮静がかかっていて，体動がない場合に有効．

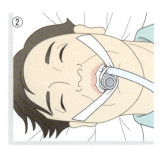 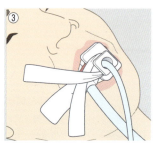 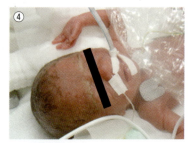

2面固定：皮膚とテープの接着面が口唇から左右2面の固定．

3面固定：皮膚とテープの接着面が3面ある固定法．

経口挿管中の低出生体重児（3面固定）．

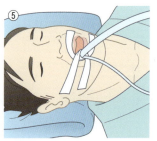

4面固定：固定力がある．体動がある患者に有効．

**図4　気管チューブの固定法**

貼り替えできないときは最低1週間に1回）はテープの貼り替えを行い，皮膚および口腔粘膜の状態（汚染の有無，浸軟の有無，発赤やびらん・潰瘍などMDRPUの有無）を観察する．

　テープ貼り替えの際は，左右の口角を交互に固定するなど，同一部位の皮膚や粘膜が圧迫されないように固定位置を変更する．図4に気管チューブの固定法について紹介する．

**経鼻挿管の場合**：経鼻挿管は，経口挿管のように固定位置を変更することができないため，気管チューブと鼻翼，鼻腔など接触する部位に薄型の創傷被覆材や皮膚保護剤などをあらかじめ貼付して皮膚保護に努めることも有効である．また鼻孔周囲の皮膚（鼻柱や鼻翼）を圧迫しないようにチューブが鼻孔の中心を通るようにテープで固定する．

　呼吸器回路（患者接続コネクターや蛇管）の向きに注意し，重みが挿管チューブにかからないように，とくに頭側にかからないよう注意する．

　テープを皮膚に貼付する際は，皮膚が引っ張られないように注意する．挿管が長期に及ぶ場合には，固定に伴うトラブルや患者の苦痛を考慮して気管切開を検討する．

## 予防方法―気管切開の場合

[気管切開部の適切な固定]

　固定ホルダーは，締め付けすぎると圧迫などによ

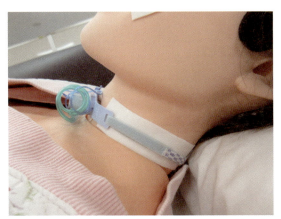

カニューレホルダーの下に，皮膚保護のクッションテープを貼付しているところ．

**図5　脆弱な皮膚の場合の固定方法①**

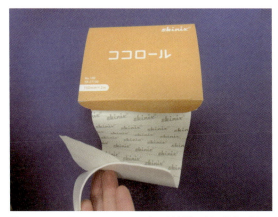

約1.5 mmの幅のクッションテープで，低刺激のゲル粘着．重ねてクッション性を高めることもできる．

**図6　図5で使用したクッションテープ「ココロール」**（スキニックス）

るスキントラブルが生じ，ゆるすぎると気切チューブの可動によって，気道粘膜を刺激して分泌物を増加させることがある．また，カニューレホルダーを通すネックプレートによる圧迫を防ぐためにも，カニューレホルダーは指1本が入る程度に調整し，適度なゆとりをもたせて固定する．チューブは気道に対して直角に挿入し，挿入部に負担がかからないようにする．

固定は，気切チューブに付属している固定ひもではなく，カニューレホルダーを用いるようにすると，皮膚への接触面積が広く，頸部皮膚への負担が少ない．小児用は適切なサイズがないので，手作りするなどして，皮膚への負担を軽減する．皮膚に食い込まない広い幅のものを選ぶ．

脆弱な皮膚の場合には，カニューレホルダーの下に，皮膚保護のクッションテープ（**図5，6**）を貼付したり，低反発ウレタンの皮膚保護包帯（**図7～9**）などを挟むなどするとよい．カニューレネックプレート部の圧迫を防ぐためには，Yカットガーゼを挟む．予防的に創傷被覆材や皮膚保護剤をネックプレートの下に貼付してもよいが，創傷被覆材は保険適用外である．

[予防的スキンケア]

気管切開口の近接部皮膚は，痰など分泌物で浸軟しやすい．よって毎日，よく泡立てた洗浄剤か拭き取り式の皮膚洗浄剤を用いて，洗浄する．ただし，気管切開口への洗浄剤の流入に注意し，洗浄後の泡は微温湯で丁寧に拭き取る．

気管切開口は，消毒薬による一次刺激性皮膚炎を生じることがあるので，日常の消毒は避ける．痰などの気道内分泌物が多い場合は，周囲皮膚に皮膚被膜剤を塗布したり，撥水性クリームを塗布して，皮膚の浸軟を防ぐ．

## 発生時のアセスメント

スキントラブルが発生してしまった場合，その原因のアセスメントと対策が重要である．また，発生しているスキントラブルの種類によって，ケア内容を選択していく．

[圧迫が原因の場合]

圧迫が原因の場合は，スキントラブルの発生の位置が気管チューブやバイトブロック，カニューレネックプレートなどが当たっていた部位と一致している．圧迫が加わった背景をアセスメントし，外力軽減ケアを検討する．挿管中の腹臥位療法など，体位によって圧迫が加わることもある．また呼吸器の向きなどが原因で，カニューレやチューブに重みが加わっていることもあるので注意する．固定具のカニューレフォルダーを強く締め付けると頸部皮膚に食い込み，圧迫だけでなくずれによる影響も受け，ス

Chapter 7 クリティカルケア領域でのスキントラブルの予防・対応

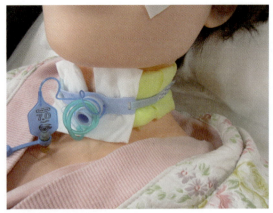

ウレタンフォーム素材包帯で保護しているところ.
**図7 脆弱な皮膚の場合の固定方法②**

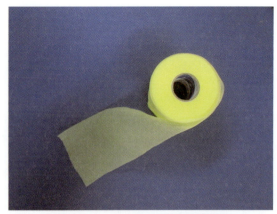

**図8 図7のウレタンフォーム素材包帯「アンダーラップテープ」**（ニチバン）

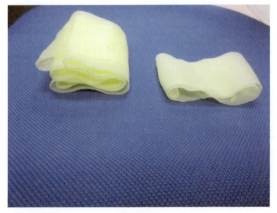

重ねてたたんでクッション効果の調整ができる.
**図9 アンダーラップテープ**

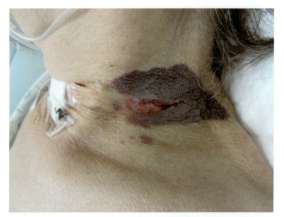

ステロイドと免疫抑制剤投与中の脆弱な皮膚の患者に, 気管切開カニューレホルダーで, 圧迫とズレでスキン-テア（皮膚裂傷）を生じた.
**図10 圧迫が原因のスキン-テアの例**

**表2 固定テープが原因の場合のアセスメントのポイント**

| 外的要因 | 内的要因 |
| --- | --- |
| ・テープの種類<br>・固定方法<br>・剥離方法<br>・チューブやバイトブロックの圧迫の有無<br>・気管チューブの固定ベルトのタブ部や固定ベルトの圧迫・ずれの有無 | ・現病歴<br>・発熱などによる発汗<br>・唾液などの分泌物<br>・栄養状態<br>・浮腫の有無<br>・抗がん剤などの薬物治療<br>・免疫不全<br>・出血傾向など |

キントラブルが生じやすくなる．また頸部の動きによっても，固定具ベルトが摩擦，ずれを引き起こす（図10）．

[固定テープが原因の場合]

固定テープによる剥離刺激や一次刺激性接触皮膚炎の場合には，スキントラブルはテープ貼付部位と一致する．テープの剥がし方には問題がなかったか，テープの粘着が強すぎないか，剥離刺激だけでなく，唾液などの汚染やテープ貼付部の蒸れにより皮膚浸軟を伴っていないかなどをアセスメントする．

緊張性の水疱は，テープの辺縁がもっとも緊張がかかりやすく好発部位となる．テープの種類は適切か，皮膚をひっぱって貼付するなど，テープ貼付方法に問題がなかったかをアセスメントする．アセスメントのポイントを表2に示す．

## ケアのコツとワザ

気管チューブが抜けてしまうと生命の危機にかかわる．スキントラブルが生じてしまうと，滲出液などの影響で確実な固定が難しくなる．ケアポイントは，「抜けない，確実な固定」と「予防的ケアにより，スキントラブルを発生させないこと」である．

もしスキントラブルが発生してしまった場合は，スキントラブルの原因を取り除いて，スキントラブルを速やかに改善し，患者の苦痛を最小にすることが重要である．そして，新たなスキントラブルを予防し，治癒までの間も確実にチューブを固定するように努める．

### 圧迫による発赤やテープ固定による水疱形成の場合

発赤の段階では，原因の除去に努める．圧迫による発赤であれば，発赤部位に当たらないように，チューブ固定位置を変えたり，固定具のカニューレホルダーの締め付けの調整をする．テープ固定による緊張性水疱は，水疱にかからないよう固定をし直し，水疱が破れないようにケアを行う．水疱が破れた際は，後述のびらんの場合のケアに準ずる．

### 剥離刺激によるびらんや気管チューブなどによる潰瘍形成の場合（図11）

びらんや潰瘍部位の周囲皮膚は，洗浄剤で洗浄し，びらん面や潰瘍面は，生理食塩水で洗浄し，水分をしっかり拭き取る．びらんや潰瘍部に創傷被覆材を貼付して，可能な限りスキントラブル部位に外力がかからないよう固定の位置を考慮するなどして，創傷被覆材の上から固定テープを貼付する．

創傷被覆材は，滲出液による溶解・膨潤の程度，

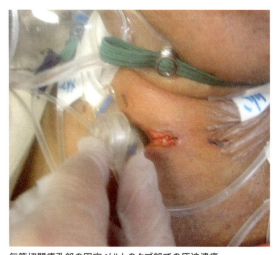

気管切開瘻孔部の固定ベルトのタブ部での圧迫潰瘍．
**図11　気管切開のスキントラブルの例**

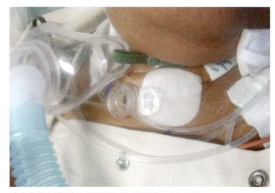

潰瘍部位に薄型ハイドロサイトを貼付したところ．
**図12　気切チューブによる潰瘍のケアの例**

テープの汚染，固定のゆるみに応じてテープを貼り替える．固定テープ部位に貼付する創傷被覆材は，その上から確実なテープ固定ができるように，ある程度，粘着力のあるものが必要となる．創傷被覆材が滲出液を吸収していくにつれ粘着力が低下してくるため，チューブ固定は不安定となりやすい．そのため，創傷被覆材の選択には，滲出液の吸収力も考慮し，適切な交換間隔を設定する．

筆者は，気管チューブや気切口周囲の潰瘍には，粘着するポリウレタンフォーム，ポリウレタンフォーム/ソフトシリコンを用いることが多い．ハイドロコロイド材などの溶解する素材より，スキンケアしやすく，チューブ類を汚染することが少ないので扱いやすい（**図12**）．

## 看護のポイント

気管挿管中のスキントラブルの看護のポイントは，予防的スキンケアに尽きる．術中の全身麻酔から覚醒時の気管挿管チューブ抜去においても，麻酔科医師に粘着剥離剤を使用して愛護的に剥がしてもらうことが望ましい．

脆弱な皮膚の患者に限らず，気管チューブのテープ固定時は，固定前には皮膚皮膜剤を使用したほうがよい．気管切開の場合，在宅ケア移行時には，患者・家族が予防的スキンケア，外力軽減ケアが実施できるよう指導することが必要である．その際は，在宅で継続可能な，シンプルなケアを心がける．

〈引用・参考文献〉
1) 日本褥瘡学会 編：ベストプラクティス 医療関連機器圧迫創傷の予防と管理．照林社，東京，pp.90-102, 2016.

# ② GVHD（移植片対宿主病）患者のスキントラブル

執筆●志村　知子

**KEY POINT**
- GVHD患者は少しの刺激で皮膚損傷を受けるためスキン-テアやIADなどが起こりやすい
- 体位変換や移動介助の際には身体に過剰な摩擦やずれ力が加わらないよう愛護的ケアを
- 慢性GVHDは自己管理がケアの中心となるため，清潔保持と保湿に努めることなどを指導

## GVHD（移植片対宿主病）とは

GVHD（移植片対宿主病）とは，白血病や悪性リンパ腫，多発性骨髄腫などの血液悪性疾患や，再生不良性貧血などの造血不全性疾患に対して行われる造血幹細胞移植によって生じる病態である．

### 造血幹細胞移植

造血幹細胞移植は，疾患の根本原因である患者（レシピエント）の骨髄や血液の細胞すべてを健常人（ドナー）の正常なものと入れ替えることによって疾患のコントロールを図る治療法である．ドナーから患者に行われる移植を同種造血幹細胞移植（同種移植）といい，同種移植には，血縁者のドナーから行われる血縁者間移植と，骨髄バンクに登録されているボランティアドナーから行われる非血縁者間移植がある．

### GVHDの機序と症状

患者に移植されたドナーのリンパ球ならびに移植された造血幹細胞から成長したリンパ球は免疫担当を担うが，その過程において患者自身の身体を非自己として認識し，攻撃する（免疫反応）．この免疫反応によって生じるさまざまな病態をGVHDという．

攻撃を受ける標的となる主な臓器は，皮膚，腸管，肝臓，肺などであるが，なかでも皮膚病変の発生頻度が高い．GVHDは，移植後100日以内に発症する古典的（classical）急性GVHDと，100日以降に発症する非典型的急性GVHDに分けられる（表1）[1,2]．慢性GVHDの診断は発症時期を問わない．

### 急性GVHDと慢性GVHD

急性GVHDは，「同種造血幹細胞移植後早期にみられる皮疹・黄疸・下痢を特徴とする症候群で，移植片の宿主に対する免疫学的反応によるもの」と定義される[1]．皮膚・肝臓・消化管のうち少なくとも1つの臓器障害があり，かつGVHDの類似疾患が否定されることによって診断される．急性GVHDでみられる症状には，斑丘疹状の皮疹，嘔気・嘔吐，るい痩，水様性の下痢，イレウスなどがある．

慢性GVHDは，NIH consensus development projectが提唱した診断基準を用いて診断される（表2）[1,3]．診断的徴候が最低1つ，あるいは生検などで支持される特徴的徴候が1つ以上で他の疾患が除外され，診断に至る．

GVHD：
graft-versus host disease

NIH：
National Institutes of Health

### 表1　GVHDの分類

| 分類 | 亜分類 | 発症時期* | 急性GVHD症状 | 慢性GVHD症状 |
|---|---|---|---|---|
| 急性GVHD | 古典的 | 100日以内 | あり | なし |
| 急性GVHD | 持続型, 再燃型, 遅発型 | 100日以降 | あり | なし |
| 慢性GVHD | 古典的 | 規定なし | なし | あり |
| 慢性GVHD | 重複型 | 規定なし | あり | あり |

*移植あるいはドナーリンパ球輸注からの日数
急性GVHDと慢性GVHDは，その発症時期や症状によって亜分類される．

日本造血細胞移植学会ガイドライン委員会 編：造血細胞移植学会ガイドライン第1巻，医薬ジャーナル社，東京，p.61，2014．
Filipovich AH et al：Biol Blood Marrow Transplant 11（12）：945-956，2005．をもとに作成．

### 表2　慢性GVHDの臨床徴候

| 臓器 | 診断的徴候 | 特徴的徴候 | 他の徴候 | 共通徴候 |
|---|---|---|---|---|
| 皮膚 | ・多形皮膚萎縮（毛細色素脱失血管拡張を伴う）<br>・扁平苔癬様皮疹<br>・限局性巣状の皮膚表層硬化<br>・強皮症様硬化性病変 | 色素脱失 | ・発汗異常<br>・魚鱗癬<br>・色素異常（沈着，脱失）<br>・毛嚢角化症 | ・紅斑<br>・斑状丘疹<br>・瘙痒疹 |
| 爪 | | ・爪形成異常，萎縮，変形<br>・爪床剥離，翼状片，対称性爪喪失 | | |
| 頭皮・体毛 | | ・脱毛（瘢痕性，非瘢痕性）<br>・鱗屑，丘疹様角化病変 | 頭髪減少，白髪化 | |
| 口腔 | ・扁平苔癬様変化，板状角化症<br>・硬化性病変による開口制限 | ・口腔乾燥症，粘膜萎縮<br>・粘液嚢胞，偽膜形成，潰瘍形成 | | ・歯肉炎，口内炎<br>・発赤，疼痛 |
| 眼球 | | ・眼球乾燥症，疼痛<br>・乾燥性角結膜炎<br>・融合性の点状角膜障害 | ・眩光症<br>・眼球周囲の色素沈着<br>・眼瞼浮腫と発赤 | |
| 生殖器 | 扁平苔癬様，腟瘢痕形成・狭窄 | びらん，潰瘍，亀裂 | | |
| 消化器 | ・食道ウェブ<br>・上部食道の狭窄 | | 膵外分泌能の低下 | ・食欲不振，嘔気，嘔吐<br>・下痢，体重減少 |
| 肝 | | | | 総ビ，ALP，ALT/AST正常値上限の2倍以上 |
| 肺 | 肺生検で確定したBO | 肺機能検査や画像によるBO | | BOOP |
| 筋, 関節 | ・筋膜炎<br>・関節拘縮 | 筋炎，多発筋炎 | ・浮腫，筋痙攣<br>・関節痛，関節炎 | |
| 造血・免疫 | | | ・血小板減少<br>・好酸球増多，リンパ球減少<br>・低・高ガンマグロブリン血症<br>・自己抗体（AIHA，ITP） | |

p.342の続き

| 臓器 | 診断的徴候 | 特徴的徴候 | 他の徴候 | 共通徴候 |
|---|---|---|---|---|
| その他 | | | ・心嚢水・胸水，腹水<br>・末梢神経障害<br>・心筋障害，伝導障害<br>・ネフローゼ症候群<br>・重症筋無力症 | |

診断的徴候：その所見単独で慢性GVHDと診断できるもの
特徴的徴候：慢性GVHDに特徴的であるが臨床所見だけでは診断価値がなく，組織学的，画像所見などにより証明され，他疾患が否定される場合に診断できるもの
他の徴候：慢性GVHDと確定診断できた場合慢性GVHDの一症状として取り上げることができるもの
共通徴候：急性GVHD，慢性GVHDどちらでもみられるもの

日本造血細胞移植学会ガイドライン委員会 編：造血細胞移植学会ガイドライン第1巻．医薬ジャーナル社，東京，pp.67-68, 2014.
Shulman HM et al：Biol Blood Marrow Transplant 12（1）：31-47, 2006. をもとに作成．

# GVHDによる皮膚病変

## 急性GVHD

急性GVHDの典型的な皮膚病変は皮疹である．皮疹はGVHDの初発症状であることが多く，手掌，足底，顔面に好発する．その他，前胸部，背部，局所照射部位などにも発生する．斑状丘疹の形態をとることが多く，瘙痒感を伴い，重症化すれば全身紅皮症，水泡形成，表皮剥離へと進展する．

## 慢性GVHD

慢性GVHDでは，扁平苔癬様変化，皮膚硬化，皮膚潰瘍，多形皮膚萎縮症などの徴候がみられる．急性GVHDでみられるような斑状丘疹や紅斑を認めることもある．その他，脱毛，爪形成異常，発汗障害，皮膚色素沈着異常などが起こる．

# GVHD患者に起こりやすい皮膚障害

GVHDを呈する患者は，免疫抑制剤やステロイド剤などの治療薬の副作用によって皮膚の菲薄化が起こる．発汗機能も低下するため皮膚は乾燥し，表皮の最上層にある角層のバリア機能が低下することによって，わずかな刺激で皮膚損傷を受けやすくなる．急性GVHDは皮疹・黄疸・下痢の3症状を特徴とする．そのため，GVHD患者には，瘙痒による皮膚の搔破や，医療用粘着剤の剥離刺激ならびに医療者の非愛護的なケアに伴って起こるスキン-テア（skin tear：皮膚裂傷），下痢便失禁によって生じるIAD（失禁関連皮膚炎）などの皮膚障害が起こりやすい．

IAD：
Incontinence Associated Dermatitis

# GVHD患者の予防的スキンケア

## 皮膚の清潔保持と角層の保護

スキンケアの基本は皮膚を清潔に保つことである．洗浄料は皮膚のpHに近い弱酸性のものをよく泡立てて使用する．泡ポンプ仕様の洗浄料であれば手間がかからず利便性が高い（図1）．皮膚に強い摩擦を加えないように不織布ガーゼを用いるか，なで洗いし，押さえ拭きする．入浴やシャワー浴が不可能な場合は，水で洗い流す必要がない洗浄料（図2）を用いることも有用である．

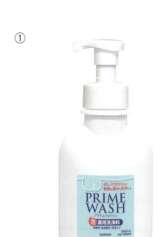

①プライムウォッシュ薬用洗浄料（SARAYA）
弱酸性，低刺激性ですすぎが簡単．低刺激性のアミノ酸系洗浄成分と15種のアミノ酸を配合し，抗炎症成分であるグリチルリチン酸ジカリウムが肌荒れを防ぐ．

②コラージュフルフル泡石鹸（持田ヘルスケア）
抗真菌（抗カビ）成分「ミコナゾール硝酸塩」と殺菌成分が配合され，洗浄，殺菌効果がある薬用抗菌石けん．石けん成分のすすぎ落ちがよい．

**図1　泡ポンプ仕様の洗浄料**

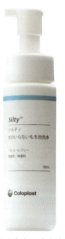 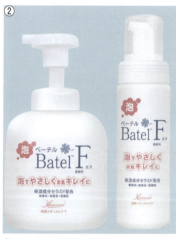 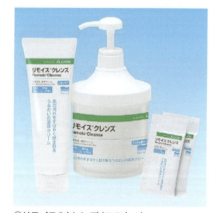

①シルティ 水のいらないもち泡洗浄（コロプラスト）
天然保湿成分（セリシン）を配合した保湿機能をもつ洗い流し不要の洗浄料．洗浄力と保湿力にすぐれ，脆弱な皮膚の清拭に適している．アルコールフリー．

②ベーテルF（越屋メディカルケア）
弱酸性・保湿成分（セラミド）配合．清拭後はガーゼ等で拭き取るだけでよい．

③リモイス®クレンズ（アルケア）
水を使わずに皮膚を洗浄でき，保湿成分が配合された弱酸性の清浄クリーム．べたつきが少なく，拭き取り後すぐにテープを貼ることができる．

**図2　水で洗い流す必要のない洗浄料**

NMF：natural moisturizing factor

　表皮の最上層にある角層は，皮脂膜と角層細胞内の天然保湿因子（NMF），細胞間を充填する角層細胞間脂質（セラミドなど）によって皮膚の水分や外界からの細菌の透過性を制御している．これを角層のバリア機能とよび，このバリア機能が低下した状態がドライスキン（図3）や浸軟（図4）である．ドライスキンになると皮膚の瘙痒感が増強されるため，清潔ケアを行ったあとは保湿剤（図5）を使用して失われた皮脂成分を補うことが重要である．ステロイドなどの外用薬が処方されている場合は，保

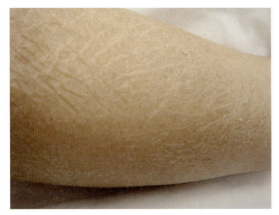
図3　ドライスキン

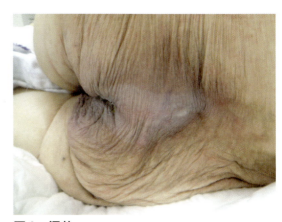
図4　浸軟

①
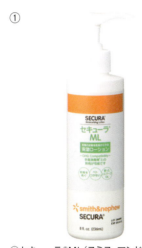
①セキューラ®ML（スミス・アンド・ネフュー）
伸びがよくべとつかないため，塗った後テープを貼ることができる．保湿効果がありドライスキンを予防する．

②
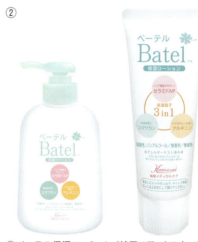
②ベーテル保湿ローション（越屋メディカルケア）
皮膚の保湿成分を補うスクワラン，セラミドAP，アルギニンが含まれている．

図5　保湿剤

湿後にこれらの薬剤を塗布し，症状緩和に努める．一方，下痢の影響などによる過度の湿潤によって浸軟した皮膚は，機械的刺激に対して脆弱となる．そのため撥水剤（**図6**）を使用して湿潤から皮膚を守る．

## 機械的刺激の低減

[摩擦・ずれ力の低減]

　基本的な看護技術であるが，患者の身体を愛護的にケアすることが，もっとも重要である．体位変換や移動介助の際には，患者の身体に過剰な摩擦やずれ力が加わらないよう，四肢を引っ張ったり皮膚を伸展する行動は避け，身体を下から支えるようにして実施する．スキン-テアはとくに上肢と下肢に発生する割合が高い．そのため上肢や下肢はアームカバーやレッグカバーなどを用いて保護するとよい．

[医療用テープの剥離刺激を防ぐ]

①医療用テープ貼付時のケア

　医療用テープによって生じるスキン-テアは，テープテアとよばれる（**図7**）．日本創傷・オストミー・失禁管理学会が実施した調査およびその二次分析において，テープテアを含めたすべてのスキン-

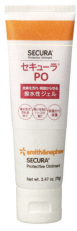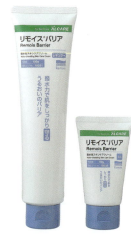

①セキューラ®PO（スミス・アンド・ネフュー）
強い撥水効果で，外からの水分をブロックし，汚れや排泄物が皮膚に付着することを防ぐ弱酸性撥水剤．

②セキューラ®DC（スミス・アンド・ネフュー）
強い撥水効果により，汚れから皮膚を保護する保湿効果を兼ね備えた撥水剤．

③リモイス®バリア（アルケア）
皮膚表面に撥水性の保護膜をつくることで，皮膚を刺激やむれから保護する．
pH緩衝能により排泄物などのアルカリ性刺激を和らげ，皮膚を守る．

**図6　撥水剤**

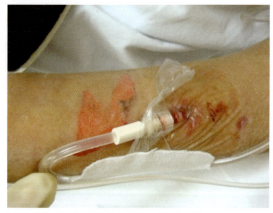

医療用テープによって生じたスキン-テアの一例．
**図7　テープテア**

テアでは，創傷周囲の皮膚に乾燥を認めたケースがもっとも多かったことが報告されている．テープテアの69.1％，その他のスキン-テアの78.4％に創傷周囲の皮膚の乾燥を認めていた[4,5]．この結果は，ドライスキンを呈する皮膚はスキン-テアの発生リスクが高いということを示している．

臨床では種々の体外・体内ラインの留置や創傷被覆固定，医療機器の固定などの際に医療用テープを使用する機会が多い．予防対策として，弾性包帯や網包帯など，テープ以外を用いた固定方法について検討する必要がある．テープを使用する場合は，低刺激性のシリコーン系などの粘着剤が使用されているものを選択する．被覆固定の場合，テープはしわを作らないように，テープの中心から左右外側に向かって圧をかけず引っ張らずに貼付する（**図8**）．テープを貼付する部位にあらかじめ皮膚被膜剤（**図9**）を使用することによって剥離の際の刺激から皮膚を保護することもできる．

②医療用テープ剥離時のケア

医療用テープは皮膚を押さえながらテープを約180度に折り返してゆっくりと剥がす（**図10①**）．ポリウレタンフィルムの場合は皮膚を押さえながらフィルムを水平に引っ張って剥がす（**図10②**）．テープの端を少し折り曲げてつまみを作っておくと，医療者の爪でテープを引っかけて剥がす必要がないため皮膚を守ることにつながる（**図11**）．粘着剥離剤を使用するのも有用である（**図12**）．粘着剥離剤は医療用粘着剤を容易に皮膚から剥がす効能をもち，皮膚に負担をかけずに剥がすことができる．

[化学的刺激の低減（下痢対策）]

腸管GVHDを生じると，水様性の下痢便が多量に排泄される．下痢便に多く含まれる消化酵素の刺激や，排泄物の付着によって皮膚が浸軟するため，

## 2 GVHD（移植片対宿主病）患者のスキントラブル

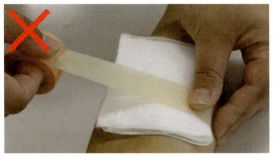
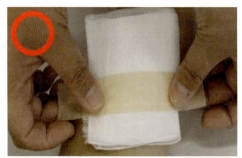
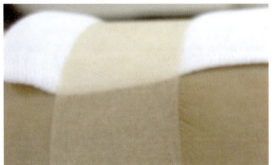
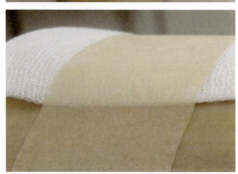

図8　テープの固定方法

①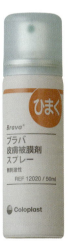
②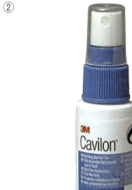

①ブラバ 皮膚被膜剤スプレー（コロプラスト）
薄い被膜を形成して排泄物の接触や，医療用粘着剤の剥離刺激から皮膚を守る．速乾性があるアルコール不使用の被膜剤．

②3M™ キャビロン™ 非アルコール性皮膜
（スリーエム ジャパン）
撥水性の皮膜を形成し，排泄物や粘着製品はくり時の刺激や皮膚を保護する非アルコール性の被膜剤．医療機器のため赤みや肌荒れのある皮膚に使用可能．

図9　皮膚被膜剤

　肛門周囲や臀部，陰部周囲にIADが発生しやすい．下痢の発生は褥瘡発生の大きな要因でもあるため，早期にリスクアセスメントを行い，撥水剤などを使用した予防的ケアを実施できるように計画する．頻繁に洗浄することによる皮膚へのダメージを防ぐため，おむつ交換の際に実施する陰部洗浄は1日1～2回程度にとどめ，それ以外は肛門清拭剤（**図13**）などで皮膚に摩擦を与えないように拭き取る．おむつにパッドを重ねて使用する場合は，便失禁専用のパッド（**図14**）を使用する．排泄量が多く，患者

347

# Chapter 7 クリティカルケア領域でのスキントラブルの予防・対応

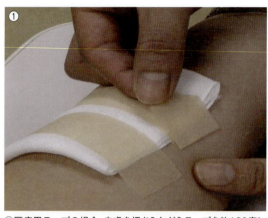

①医療用テープの場合：皮膚を押さえながらテープを約180度に折り返してゆっくりと剥がす．

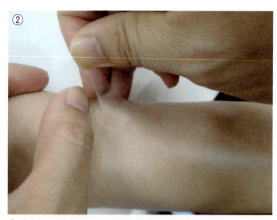

②ポリウレタンフィルムの場合：皮膚を押さえながらフィルムを水平に引っ張って剥がす．

**図10　医療用テープ貼付時のケア（注意点）**

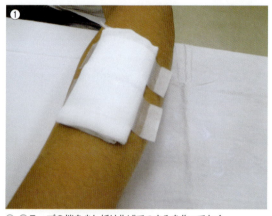

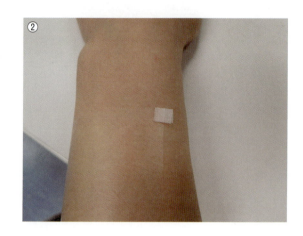

①，②テープの端を少し折り曲げてつまみを作っておく．

**図11　医療用テープ貼付時の工夫**

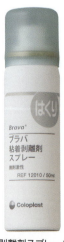

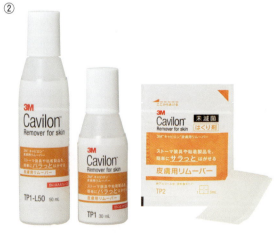

①ブラバ 粘着剥離剤スプレー（コロプラスト）
粘着剤の間に浸透し，粘着剤を浮き上がらせて剥がす．ノンアルコール性の剥離剤．

②3M™ キャビロン™ 皮膚用リムーバー（スリーエム ジャパン）
粘着剤の粘着力を低減させ，剥離時の刺激と皮膚の損傷を予防する．非アルコール性のシリコーン系はくり剤．

**図12　粘着剥離剤**

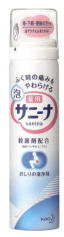
薬用泡サニーナ（花王）
消炎剤（グアイアズレン）が肛門周囲
のかぶれ，ただれを防ぐ．
**図13　肛門清拭剤**

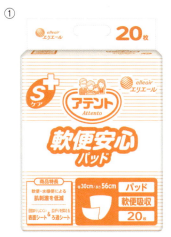
①アテント Sケア 軟便安心パッド（大王製紙）
便を濾過する3層構造で，下痢便や軟便を
吸収できるパッド．

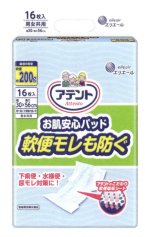
②アテント お肌安心パッド 軟便モレも防ぐ
（大王製紙）

**図14　便失禁専用パッド**

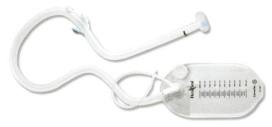
フレキシ シール®SIGNAL（コンバテック）
肛門内にカテーテルを留置することにより，下痢便を袋にドレナージするシステム．
**図15　便失禁管理システム**

のQOLを脅かす場合は便失禁管理システム（図15）の使用も考慮する．

### 日常生活の指導

　慢性GVHDは，外来でのフォローアップが開始されるころに起こることが多い．また，症状が長期化することもあるため，患者による自己管理がケアの中心となる．低刺激性の洗浄料を使用した清潔保持ケアを継続して保湿に努めることや，ステロイドなどの外用薬が処方されている場合は，塗布の方法や頻度について確認する．また，紫外線への曝露はGVHDの増悪因子であるため，日焼け止めクリームや日傘の使用について説明する．長袖，手袋などの活用も有用である．

　その他，汗腺が障害されることによって発汗しにくくなることがあるため，衣類や室温による体温調節の必要性についても患者や家族に説明する．

〈引用・参考文献〉
1) 日本造血細胞移植学会ガイドライン委員会 編：造血細胞移植学会ガイドライン 第1巻，医薬ジャーナル社，東京，pp.61-68，2014．
2) Filipovich AH et al：National Institutes of Health consensus development project on criteria for clinical trials in chronic graft-versus-host disease：I. Diagnosis and staging working group report. Biol Blood Marrow Transplant 11（12）：945-956, 2005
3) Shulman HM et al：Histopathologic diagnosis of chronic graft-versus-host disease：National Institutes of Health Consensus Development Project on Criteria for Clinical Trials in Chronic Graft-versus-Host Disease：II. Pathology Working Group Report. Biol Blood Marrow Transplant 12（1）：31-47, 2006.
4) 紺家千津子ほか：ET/WOCNの所属施設におけるスキン-テアの実態調査．日創傷オストミー失禁管理会誌 19（3）：351-363，2015．
5) 紺家千津子ほか：医療用テープによるスキン-テアの実態．日創傷オストミー失禁管理会誌 20（1）：43-48，2016．

# 3 TEN（中毒性表皮壊死症）患者のスキントラブル

執筆●松井　佐知子

**KEY POINT**
- 主に中毒性表皮壊死症は高度な皮膚脆弱状態となる
- 疾患や治療，投与薬の副作用などを踏まえ，アセスメントと予防的スキンケアを行う
- 患者の全身状態を考え，安楽に配慮したスキンケアを行う

## 高度の皮膚脆弱とは

　皮膚に影響を与える要因は，発汗や加齢などの生理的要因，紫外線や粘着剤・湿潤などの物理化学的要因，感染による要因などさまざまである．疾患や治療によって皮膚に変化を来すことも少なくない．重篤な疾患や外傷，身体的侵襲の大きい手術などにより生体機能に障害がもたらされている場合，皮膚のバリア機能も低下し，皮膚障害を受けやすい状態となっている．

　高度の皮膚脆弱とは，すでに皮膚に影響を与える要因により，皮膚障害が生じている，または二次的損傷を受けやすい状態である．疾患や治療，投与薬の副作用などを理解し，適切なアセスメントと予防的スキンケアを行うことが，皮膚障害の予防・早期発見につながる．

### 中毒性表皮壊死症

TEN：
toxic epidermal necrolysis

　中毒性表皮壊死症（TEN）とは，全身の広範囲な紅斑と水疱，表皮剥離など表皮の壊死性障害を認める重症型の薬疹である（**図1**）．診断基準を**表1**[1])に示す．

　TENの多くは広範囲のびまん性もしくは斑状紅斑がみられ，水疱やびらんが混在し，全身性広範囲熱傷様の状態といえる．発熱などの全身症状があり，局所の処置だけでなく，体液・栄養管理，感染予防などの全身管理が必要となる．

　治療は原因薬物である被疑薬を中止し，早期のステロイド薬による全身療法が第一選択となる．

## スキントラブルの予防と発生時のアセスメント

### 予防方法

　TENを発症する患者の多くは，薬剤の多剤併用や全身状態不良に陥っている場合が多い．全身管理を必要とし，皮膚障害を発症すると重症化しやすいため，予防的スキンケアが重要となる．

# 3 TEN（中毒性表皮壊死症）患者のスキントラブル

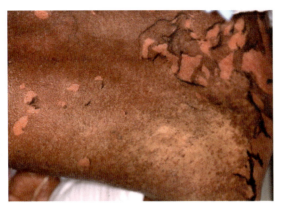

SSSS：
staphylococcal scalded skin syndrome

全身の広範囲な表皮剥離など表皮の壊死性障害がみられる.
**図1　TENによる皮膚障害**

**表1　TENの診断基準**

| 主要所見（必須） | 副所見 |
|---|---|
| 1. 体表面積の10％を超える水疱，表皮剥離・びらんなどの表皮の壊死性障害<br>2. ブドウ球菌性熱傷様皮膚症候群（SSSS）を除外できる<br>3. 発熱 | 4. 皮疹は広範囲のびまん性紅斑および斑状紅斑である<br>5. 粘膜疹を伴う，眼症状は角膜上皮障害と偽膜形成のどちらかあるいは両方を伴う両眼性の非特異的結膜炎<br>6. 病理組織学的に顕著な表皮壊死を認める |

厚生労働科学研究補助金 難治性疾患克服研究事業 橋本公二研究班：Toxic epidermal necrolysis (TEN) 診断基準 2005. より引用

しかし，TENの皮膚障害を完全に予防するのは困難である．皮膚障害が最小限になるよう，愛護的なスキンケアを心がけることが重要となる．

黄疸症状がみられる場合，黄疸に伴う皮膚症状により二次損傷を起こしやすい（スキンケアについては，出血傾向のある患者のスキントラブル（p.249），瘙痒感のある患者のスキントラブル（p.255）を参照）．

［皮膚の清潔と感染予防］

低刺激性の洗浄剤をよく泡立てて，泡を皮膚にのせて包み込むようにやさしく洗う．皮膚に洗浄剤の成分を残さないよう，たっぷりのお湯で洗い流す．タオルなどで力まかせに擦ると，皮脂などを過剰に除去し，皮膚が損傷しやすい状態となるので，注意する．

腋窩や外陰部などは，分泌物が多く皮膚と皮膚が接触し汚染されやすいため，ていねいに洗浄する．皮膚のバリア機能が低下し，細菌・真菌感染を引き起こしやすいため，清潔を保持することが大切である．

［保湿］

洗浄後はドライスキンを予防するために，保湿クリームや保湿剤を塗る．

保湿クリームや保湿剤は，低刺激性のものを使用するとよい．

［皮膚の保護，外的刺激の回避，搔破予防］

下痢や失禁などがある場合，皮膚への排泄物の付着や皮膚障害予防のため，皮膚保護クリームや皮膚保護オイル，皮膚被膜剤などは，撥水性のあるスキンケア用品（リモイス®クレンズ，リモイス®コートなど）を使用するとよい．

粘着剤などによる剥離刺激を避け皮膚を保護するため，固定が必要な場合はできる限り低粘着性や非固着性の製品を選択する．なるべく粘着テープの使用は避け，包帯やネット固定を行うとよい．

テープ固定が必要な場合，低刺激性の皮膚被膜剤を使用し，皮膚を保護するなどし，皮膚に張力がかからないよう固定する．

皮膚損傷予防のためチューブ，ライン類による物理的圧迫がかからない固定方法，褥瘡予防を考慮した体位など周囲環境整備を行う．

瘙痒感が生じると搔破による皮膚損傷のおそれがあるため，爪は短く整える．

衣服は通気性のよい，やわらかい素材のものを着用し，摩擦刺激を低減させ，体温上昇を避ける．

## 発生時のアセスメント

毎日，皮膚や粘膜変化の観察をする．

TENは表1のような症状が現れる．また，TENでは，Nikolsky現象がみられることがある．Nikolsky現象とは，一見正常にみえる皮膚を摩擦すると，表皮剥離やびらんを生じる現象である．

紅斑，水疱，びらんや表皮剥離，丘疹，瘙痒感，消化器症状などの有無をアセスメントする．

さらに，皮膚障害の原因をアセスメントし，ケ

ア・治療計画を実施する．

皮膚症状を認める場合は主治医に報告し，適切な診断を行う必要がある．症状によっては，皮膚科医による治療が必要となる．

# ケアのコツとワザ

## びらん・潰瘍の場合

びらん・潰瘍ができてしまった場合は，創傷の深さや滲出液の量に応じたドレッシング材や外用薬を選択する．粘着力が弱く除去しやすいドレッシング材の使用，外用薬の場合は非固着性ガーゼで固定すると損傷が少ない．テープ固定は，可能であれば包帯やネット固定，または低粘着性の製品（3M™やさしくはがせるシリコーンテープ，優肌絆®，メピタック®など［p.237参照］）を選択する．

［びらん（TENによる症例）］

脳梗塞治療時にTENを発症．全身の紅斑と表皮剥離，発熱の症状改善後，仙骨部に圧迫と便失禁・おむつ使用による浸軟からびらんが発生した（図2）．

皮膚が脆弱なため，剥離刺激の低減と滲出液の吸収，感染のリスク軽減を目的として，ドレッシング材は銀含有のハイドロファイバー（アクアセル®Ag）を使用した．

交換時は，微温湯で水分を含ませゲル状にし，創面を傷つけないよう剥離する．1週間後，創は縮小傾向となった．粘着力や滲出液量を考慮した創傷被覆材の選択が大切である．

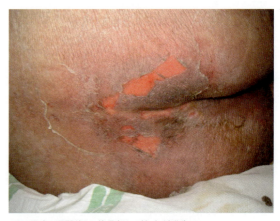

TEN発症1週間後に，仙骨部にびらんが発生．
**図2　びらん（TENによる）の症例**

# 看護のポイント

組織耐久性が低下した脆弱な皮膚は，物理的刺激を与えない愛護的なケアが大切である．

また，皮膚障害から重篤な感染症を引き起こす可能性があるため，二次損傷を起こさないよう皮膚保護ケアを行う．

患者の全身状態をみながら，安楽に配慮し短時間でケアを行うことも重要である．

〈引用・参考文献〉
1) 厚生労働科学研究補助金 難治性疾患克服研究事業 橋本公二研究班：Toxic epidermal necrolysis (TEN) 診断基準 2005.
2) 平原和久：重症薬疹診断ガイドラインのポイント．日皮会誌 119 (13)：2856-2859, 2009.
3) 金児玉青：高度の皮膚脆弱状態にある患者のスキントラブル．内藤亜由美，安部正敏 編：病態・処置別スキントラブルケアガイド．Nursing Mook 46. 学研メディカル秀潤社，東京，pp.119-124, 2008.
4) 田中秀子，田澤賢次（日本看護協会 認定看護師制度委員会 創傷ケア基準委員会 編著）：皮膚に影響を与える要因．創傷ケア基準シリーズ3 スキンケアガイダンス，日本看護協会出版会，東京，pp.37-61, 2002.

Chapter 8

# がん患者のスキントラブルの予防・対応

1. がん化学療法中のスキントラブル
2. がん放射線療法中のスキントラブル
3. がん性皮膚潰瘍

Chapter 8 がん患者のスキントラブルの予防・対応

# ① がん化学療法中のスキントラブル

執筆●高木　良重

**KEY POINT**
- スキントラブル予防のためには，皮膚のバリア機能を維持させることが大切であり，清潔・保湿・保護に努める
- スキントラブル発生時には皮膚状態だけではなく，がん治療に関連した身体状態や周囲の環境も幅広く観察する
- 発生したスキントラブルの重症化や難治化を防ぐために，すぐにケア介入する

## がん化学療法中のスキントラブルとは

　化学療法とは，がんの縮小や症状緩和などを目的として行われる治療の一つで，患者のがんの種類や病態に合わせて単独または複数の薬剤が投与される．がんそのものに対する効果をもたらす半面，副作用として他の臓器に影響を及ぼすこともあり，それは皮膚に対しても同様に起こりうる．皮膚に起こりやすい症状としては，乾燥，発疹，色素沈着などがある．特有の皮膚症状として，手足症候群や痤瘡様皮疹といった症状があり（図1①，②），皮膚症状が重症化すると日常生活を送ることにも支障を来す．また，皮膚症状だけではなく，爪の変形や剥離といった変化をもたらすこともある．

　こうしたスキントラブルが起こるメカニズムについては十分に解明されていないが，従来からの抗がん剤である殺細胞性抗がん剤では，血液を介して皮膚の基底細胞に影響すると考えられている[1]．表皮の細胞分裂の障害に伴い皮膚のバリア機能の低下や皮脂腺の分泌異常を来し，スキントラブルが容易に

手足症候群
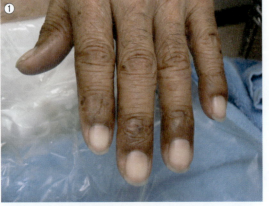

痤瘡様皮疹
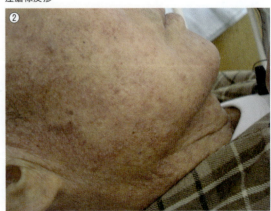

**図1　がん化学療法中のスキントラブルの例**

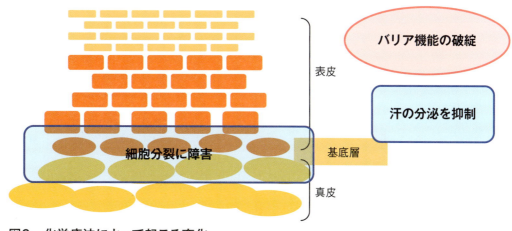

図2 化学療法によって起こる変化

### 表1 分子標的薬などによる影響
がん細胞がもつ特定の遺伝子や蛋白を標的として作用する

| | |
|---|---|
| EGFR系阻害薬（セツキシマブ，パニツムマブなど） | 上皮成長因子受容体（EGFR）に結合することでシグナル伝達を阻害し，抗腫瘍効果をもたらす．EGFRは表皮基底細胞などに発現しているため，皮膚や毛包・爪の増殖や分化に関与． |
| VEGFRチロシンキナーゼ阻害薬（ベバシズマブなど） | 血管内皮増殖因子（VEGF）に結合することでシグナル伝達を阻害，血管新生を阻害する． |
| 免疫チェックポイント阻害薬（ニボルマブ，イピリムマブ，ペムブロリズマブなど） | 体内のT細胞を利用してがん細胞を制御し抗腫瘍効果を発揮，活性化されたT細胞によって自己臓器が障害を受ける際に皮膚障害が発生する． |

発生しやすい状態になる（図2）．

また，がん細胞がもつ特定の遺伝子や蛋白を標的として作用する分子標的薬が近年用いられるようになった．これらのなかには皮膚に存在する標的分子に作用するものがあるが，一方で副作用として特有の皮膚障害を生じることがある．さらに免疫チェックポイント阻害薬は皮膚障害を引き起こすとされている（表1）．

このようなスキントラブルにより，皮膚に痛みや瘙痒感といった随伴症状を伴ったり，日常生活になんらかの支障を来すため，スキンケアとしての援助が必要となる．

## 予防と発生時のアセスメント

抗がん剤はがんの治療薬として用いられており，副作用が生じても程度によっては治療を継続することがある（表2）[2]．そのため，皮膚症状が重症化しないように治療開始時から介入する必要がある．

スキントラブルを予防するためには，普段から行っているスキンケアを工夫することが必要であり，具体的には，皮膚の清潔，保湿，保護があげられる．

### 清潔

皮膚に対して低刺激のものであることを前提に，弱酸性の洗浄剤を選択する．使用にあたっては，洗浄剤を泡立て皮膚表面に付着した汚れを浮かせて取り除くようにする．ゴシゴシ擦ることで，皮膚表面に物理的刺激を与え損傷する．また，洗浄剤のなか

## 表2 CTCAE分類

| CTCAE v4.0 Term | CTCAE v4.0 Term 日本語 | Grade 1 | Grade 2 | Grade 3 | Grade 4 | Grade 5 |
|---|---|---|---|---|---|---|
| Bullous dermatitis | 水疱性皮膚炎 | 症状がない；体表面積の<10%を占める水疱 | 体表面積の10-30%を占める水疱；痛みを伴う水疱；身の回り以外の日常生活動作の制限 | 体表面積の>30%を占める水疱；身の回りの日常生活動作の制限 | 体表面積の>30%を占める水疱；水分バランス異常または電解質異常を伴う；ICUや熱傷治療ユニットでの処置を要する | 死亡 |
| Dry skin | 皮膚乾燥 | 体表面積の<10%を占めるが紅斑や瘙痒は伴わない | 体表面積の10-30%を占め、紅斑または瘙痒を伴う；身の回り以外の日常生活動作の制限 | 体表面積の>30%を占め、瘙痒を伴う；身の回りの日常生活動作の制限 | − | − |
| Erythema multiforme | 多形紅斑 | 虹彩様皮疹が体表面積の<10%を占め、皮膚の圧痛を伴わない | 虹彩様皮疹が体表面積の10-30%を占め、皮膚の圧痛を伴う | 虹彩様皮疹が体表面積の>30%を占め、口腔内や陰部のびらんを伴う | 虹彩様皮疹が体表面積の>30%を占め、水分バランスの異常または電解質異常を伴う；ICUや熱傷治療ユニットでの処置を要する | 死亡 |
| Erythroderma | 紅皮症 | − | 症状を伴わない体表面積の>90%を占める紅斑；身の回り以外の日常生活動作の制限 | 紅斑が体表面の90%を占め、症状（例：瘙痒、圧痛）を伴う体表面積の>90%を占める紅斑；身の回りの日常生活動作の制限 | 水分バランスの異常または電解質異常を伴う体表面積の>90%を占める紅斑；ICUや熱傷治療ユニットでの処置を要する | 死亡 |
| Pain of skin | 皮膚疼痛 | 軽度の疼痛 | 中等度の疼痛；身の回り以外の日常生活動作の制限 | 高度の疼痛；身の回りの日常生活動作の制限 | − | − |
| Palmar-plantar erythrodysesthesia syndrome | 手掌・足底発赤知覚不全症候群 | 疼痛を伴わない軽微な皮膚の変化または皮膚炎（例：紅斑、浮腫、角質増殖症） | 疼痛を伴う皮膚の変化（例：角層剥離、水疱、出血、亀裂浮腫、角質増殖症）；身の回り以外の日常生活動作の制限 | 疼痛を伴う高度の皮膚の変化（例：角層剥離、水疱、出血、亀裂浮腫、角質増殖症）；身の回りの日常生活動作の制限 | − | − |

表2続き

| CTCAE v4.0 Term | CTCAE v4.0 Term 日本語 | Grade 1 | Grade 2 | Grade 3 | Grade 4 | Grade 5 |
|---|---|---|---|---|---|---|
| Pruritus | 瘙痒症 | 軽度または限局性；局所治療を要する | 広範囲かつ間欠時；搔破による皮膚の変化（例：浮腫，丘疹形成，擦過，苔蘚化，滲出/痂皮）；内服治療を要する；身の回り以外の日常生活動作の制限 | 広範囲かつ常時；身の回りの日常生活動作や睡眠の制限；経口副腎皮質ステロイドまたは免疫抑制療法を要する | ー | ー |
| Purpura | 紫斑 | 病変部の合計が体表面積の<10%を占める | 病変部の合計が体表面積の10-30%を占める；外傷による出血 | 病変部の合計が体表面積の>30%を占める；自然出血 | ー | ー |
| Rash acneiform | 座瘡様皮疹 | 体表面積の<10%を占める紅色丘疹および/または膿疱で，瘙痒や圧痛の有無は問わない | 体表面積の10-30%を占める紅色丘疹および/または膿疱で，瘙痒や圧痛の有無は問わない；社会心理学的な影響を伴う；身の回り以外の日常生活動作の制限 | 体表面積の>30%を占める紅色丘疹および/または膿疱で，中等度または高度の症状を伴う；身の回りの日常生活動作の制限；経口抗菌薬を要する局所の重複感染 | 生命を脅かす；紅色丘疹および/または膿疱が体表のどの程度の面積を占めるかによらず，瘙痒や圧痛の有無も問わないが，静注抗菌薬を要する広範囲の局所の二次感染を伴う； | 死亡 |
| Rash maculopapular | 斑状丘疹状皮疹 | 症状の有無は問わない（例：瘙痒，熱感，ひきつれ），体表面積の<10%を占める斑状疹/丘疹 | 症状の有無は問わない（例：瘙痒，熱感，ひきつれ），体表面積の10-30%を占める斑状疹/丘疹；身の回り以外の日常生活動作の制限；軽度の症状の有無は問わない，体表面積の>30%を占める皮疹 | 中等度または高度の症状を伴う，体表面積の>30%を占める斑状疹/丘疹；身の回りの日常生活動作の制限 | ー | ー |

有害事象共通用語規準 v5.0 日本語訳 JCOG 版（CTCAE v5.0 - JCOG）http://www.jcog.jp/ より引用，改変

①:ベーテル（Batel™）F
（越屋メディカルケア）

②:シルティ 水のいらない
もち泡洗浄（コロプラスト）

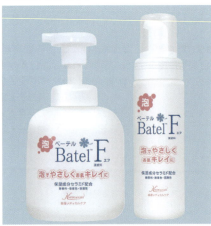
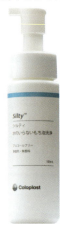

洗い流し不要　　　　　　　　　保湿成分入り

**図3　清潔剤の例**

**表3　各種保湿剤の特徴**

| 製品名 | 特徴 |
| --- | --- |
| セキューラ®ML | ローションタイプ，使用後のべたつきがなく塗布後にテープを貼付することが可能である． |
| ベーテル™保湿ローション | ローションタイプ，肌にとって大切な3大保湿因子（セラミドAP，アルギニン，スクワラン）を含んでいる． |
| シルティ 保湿ローション | ピュアセリシンとセラミドNPを配合，皮膚保護剤や粘着剤の貼付を妨げない． |
| ベーテル™保湿ウォーター | ミストスプレータイプの保湿剤，セラミド含有，べたつきが少なくテープを貼付することができる． |
| リモイス®コート | 保湿効果をもつ被膜剤，微粒子により保護膜を形成する．保護したい部分に散布する． |
| リモイス®バリア | 撥水と保湿の効果をもつクリーム，pH緩衝作用により，排泄物などによる皮膚への刺激を和らげる． |
| セキューラ®PO | 撥水性の高い被膜を形成するジェル，排泄物が付着する皮膚に塗布することで皮膚障害を予防する． |
| セキューラ®DC | 撥水効果をもつクリーム，べとつかず皮膚にうるおいを与える． |
| ロコベース®リペアクリーム | ハードタイプの保湿剤，水にも強く保湿効果が長時間持続する． |

には保湿効果につながるセラミド含有のものや拭き取るタイプのもの（洗い流し不要）もあり，皮膚にとって優しいケアを実施することができる（**図3**）．

## 保湿

皮膚の洗浄後は皮脂膜が奪われた状態であり，抗がん剤治療中であれば皮膚のバリア機能が低下していることから通常に比べて元に戻りにくい．このような状態は皮膚の乾燥（ドライスキン）につながるため，速やかに皮脂膜が再生する環境づくりが必要となる．具体的なケアとしては保湿作用がある市販のもの，または薬剤がある（**表3**）．皮膚の水分保持能力が高いものが望ましいが，基剤によってはべたつきがあり日常生活行動に支障を来す場合もある

### 表4 化学療法による皮膚トラブルへの対策

- 刺激の少ない洗浄剤を用いる．
- 皮膚を強くこすらない．
- 入浴やシャワー時，ぬるめの湯を使用する．
- 低刺激の軟膏等で保湿する．
- 皮膚への圧迫や損傷を避ける．
  - ゆるめの手袋や靴下の着用
  - 低刺激のテープの使用
  - 爪のカット方法の工夫（やや長め，やすり使用）
  - 排泄物などの接触部位の保護

### 表5 皮膚障害に影響する因子

| | |
|---|---|
| がん治療に関するもの | 使用薬剤の種類と投与量<br>使用薬剤の作用機序と排泄経路<br>併用されている治療（放射線療法，手術療法） |
| 患者の状態に関するもの | 皮膚状態<br>日常行っているスキンケア<br>日常生活におけるセルフケア状況<br>活動状況<br>カテーテルやテープ等の使用状況<br>排泄管理方法<br>栄養状態<br>全身状態 |
| その他 | 生活環境（気温，湿度）<br>食事や飲水状況 |

森 文子：皮膚障害．濱口恵子，本山清美 編．がん化学療法ケアガイド 改訂版．中山書店，東京，p.193, 2012. より転載，一部改訂

ため，目的に合わせて選択する．

#### 保護

スキントラブルを生じやすい部位に対して，さまざまな刺激を避けるために保護をする．刺激になりうるものとして，衣類，テープ，排泄物といった日常生活を送るうえで欠かせないものばかりがあり，各原因となるものの影響を最小限とする工夫が必要となる（表4）．

スキントラブルが起こった部位は，皮膚のバリア機能が破綻した状態である．予防においてはできる限り皮膚のバリア機能を維持することが求められ，具体的にはこれまで述べた清潔，保湿，保護が基本となる．

アセスメントにあたっては，患者の皮膚状態だけではなく，がんの治療に関連したものや周囲の環境なども幅広く観察する（表5）[1]．皮膚症状の程度によっては，抗がん剤治療を継続するか否かといったがん治療そのものにも影響するため，患者が感じる苦痛の程度や治療に対する意向についても把握することが必要である．

# ケアのコツとワザ

## 手足症候群

手や足など四肢末端に生じる皮膚変化であり，軽度の場合には紅斑や色素沈着が観察される．重症化すると，亀裂，腫脹，びらん，亀裂，潰瘍などの症状がみられ，足底が角化した状態となる（図4①，②）．とくに常に外力を受ける手掌や足底は皮膚が角化し，痛みを伴うことがある．また，爪の変形やひび割れ，脱落を来す．

手足に対する保湿剤の選択にあたり，とくに手は多くの動作を行う部位であるため，日中など活動する時間帯ではべたつきが少ないローションタイプの保湿剤を選ぶのが望ましい．睡眠前には手足ともに保湿効果の高いクリームを選択するとよい．皮膚症状の程度に応じてステロイド薬が投与される場合もある．

また，日常生活においては，①家事をする際に手袋を着用する，②歩行時の外的刺激を最小限にするために靴の選択においては締め付けるような形状・大きさを避ける，③高いヒールを避ける，④足底にクッション性のある素材を使用する，といったことに配慮する．外出時には紫外線を避けるために，帽子や手袋の着用，靴下着用といった工夫をする．

## 爪囲炎

爪の周囲に炎症を起こし，進行すると爪の亀裂が

亀裂を呈した例　　　　　　　　　　　腫脹を呈した例

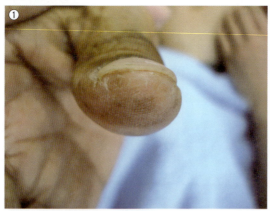
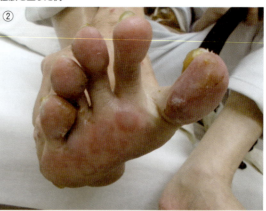

図4　手足症候群が重症化した例

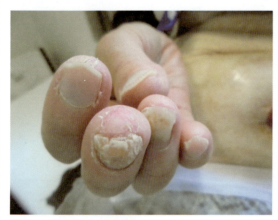

図5　爪囲炎の重症例

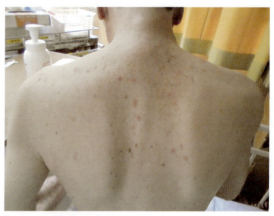

図6　痤瘡様皮疹

生じる（図5）．側爪郭部に肉芽組織が形成されることもある．痛みを伴う場合があり，日常生活を送るうえでは細かい作業を行うことができないといった支障を来す．ケアとしては保湿剤を爪甲や側爪郭部にすりこむ．炎症の程度によってはステロイド薬が投与される場合もある．側爪郭部に肉芽形成している場合には，焼灼やテーピングといった工夫をする．

## 痤瘡様皮疹

毛孔に一致し丘疹や膿疱が認められ，部位としては背部，頭部，顔面，頸部，前胸部などに観察される（図6）．自覚症状として，瘙痒感や疼痛を伴うこともある．

このような症状が出現した場合，多くは抗菌薬やステロイド薬が投与されるが，基本的スキンケアを併用することが大切である．

## ストーマ造設患者のスキントラブル

抗がん剤治療を受けている患者のなかには，ストーマを造設していることもある．ストーマケアそのものが排泄物や貼付しているストーマ装具の刺激で皮膚症状が起こりやすいが，抗がん剤の影響も加わり，よりスキントラブルを生じやすい状態になるため，発生すると重症化しやすく難治性となる（図7）．そのため，ストーマ周囲皮膚を観察するうえでは治療前の状態を把握し，皮膚に影響をもたらすものについて，ていねいに観察していくことが必要となる．

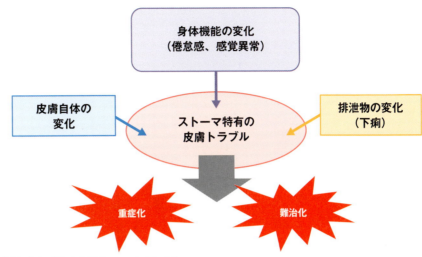

図7 化学療法中に起こるストーマトラブル

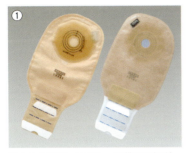
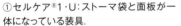
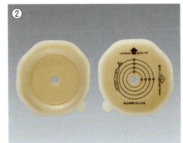
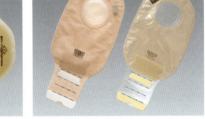

①セルケア®1・U：ストーマ袋と面板が一体になっている装具．

②，③セルケア®2・F：ストーマ袋と面板が別々になった装具．

図8 セラミド含有のストーマ装具（アルケア）

　また，他の部位にスキントラブルがある場合には，抗がん剤と関連しているかについても検討する．
　ケアとしてはストーマケアの基本に準じて，スキンケアを実施する．また漏れない，計画的な交換となるように患者に合った装具を選択する．必要以上の交換とならないようにする．抗がん剤の影響で皮膚の乾燥が予測される場合には，セラミド含有の皮膚保護材で構成された装具を選択することもある（図8①，②）．

# 看護のポイント

　抗がん剤の投与は，がんの縮小やがんに伴う症状緩和を目的とした生命に関わる治療であり，患者にとって継続できるかどうかは重要である．患者教育の観点から，皮膚症状が出現しないことを目的に，治療開始時より基本的なスキンケアをするように指導する．がんに伴う症状を有するなか，抗がん剤治療によって副作用が生じることはさらに苦痛を増すことでもあり，そうした患者の気持ちを理解したうえでケアにあたることが求められる．

〈引用・参考文献〉
1) 森　文子：皮膚障害．濱口恵子，本山清美 編，がん化学療法ケアガイド 改訂版・中山書店，東京，pp.189-207，2012.
2) 有害事象共通用語基準v5.0 日本語訳JCOG版（CTCAE v5.0-JCOG）http://www.jcog.jp/

# ② がん放射線療法中のスキントラブル

執筆●森岡　直子

**KEY POINT**
- がん放射線療法中の皮膚炎の予防は，愛護的なスキンケアと刺激を避けることが重要
- 放射線は身体を通過するため，照射野の前面だけでなく背面皮膚に関しても異常の有無を観察する
- 医師から放射線治療の説明を受け，患者が同意した時点から予防的なセルフケア指導を行う

## がん放射線療法中のスキントラブルとは

　がん放射線治療（外照射）中に起こるスキントラブルは，患者の苦痛を伴い治療の継続を左右する有害事象であり，ケアは重要である．本項では，放射線療法中のスキントラブルの予防や皮膚炎発生時のケアについて述べる．

### 放射線照射による皮膚への影響

　放射線治療は，がん細胞のDNAに損傷を与え増殖を抑制する治療法である．しかし，放射線はがん細胞にのみ攻撃するのではなく，周囲の正常細胞にまで影響を及ぼすため，さまざまな有害事象が生じる．とくに，細胞分裂の盛んな粘膜や皮膚，骨髄，生殖腺などの組織は感受性が高い．人体の外側から放射線を照射する外照射は，必ず皮膚を通過して治療が行われる．したがって，放射線治療を受ける多くの患者は，程度に差があるものの放射線皮膚炎を経験する．とくに，頭頸部がんや乳がんは皮膚表面から浅い部位にがんが発生するため，皮膚炎が出現しやすい．しかし，治療装置の進化や腫瘍および照射臓器の形状に合わせた照射ができる強度変調放射線治療（IMRT）などの治療法の進歩，予防法の研究によって放射線皮膚炎の発生頻度や程度は軽減している[1〜3]．

IMRT：intensity modulated radiation therapy

### 放射線皮膚炎の発生機序

　皮膚は表皮・真皮・皮下組織の3層から構成されている．さらに表皮は角質層・顆粒層・有棘層・基底層の4層からなっており，放射線はこの基底層にある幹細胞にダメージを与える．基底層の幹細胞は細胞分裂をくり返し，皮膚表層に押し上げられていき，約28日で垢となって脱落する．しかし，放射線の影響によって幹細胞が破壊されるため，脱落および細胞分裂し新しく作られる細胞のバランスが崩れ皮膚が薄くなる．さらに，皮脂腺や汗腺も放射線によって影響を受け皮膚のバリア機能が低下するため，皮膚の乾燥を起こしたり摩擦刺激により表皮剥奪したりと損傷を受けやすくなる．また，真皮の微小血管も放射線の影響を受けやすく，血管透過性が亢進し浮腫や炎症を来す．

　皮膚炎の症状は，紅斑や乾燥が出現し，治療が進むにつれ湿性落屑やびらんなどの症状が出現することが多い（表1）．

### 化学療法との併用

　放射線と分子標的薬との併用で皮膚炎を増強させることがある．代表的な薬剤としてはセツキシマブ

### 表1 照射線量と皮膚障害

| 照射線量 | 局所所見 | 症状 |
| --- | --- | --- |
| 20〜30 Gy | 発赤，紅斑，脱毛 | 瘙痒感，ピリピリ感 |
| 30〜50 Gy | 乾燥，落屑 | 熱感，軽度の疼痛 |
| 50〜60 Gy | びらん，滲出液，出血 | 強度の瘙痒感，疼痛 |
| 60 Gy〜 | 壊死，潰瘍 | 疼痛 |

（アービタックス®），ゲフィチニブ（イレッサ®），ソラフェニブ（ネクサバール®）などがあげられる[4]．

また，放射線照射が終了した後に抗がん剤を投与した場合，照射野に皮膚炎が再燃することがある．これをリコール現象という．リコール現象の報告がある薬剤として，ドキソルビシン，シクロホスファミド，メトトレキサート，フルオロウラシル，ゲムシタビン，タキサン系薬剤があげられる[5]．各薬剤の添付文書では，発生頻度や発生時期は詳細不明とされている．

## 予防と発生時のアセスメント

放射線皮膚炎の予防は，"愛護的なスキンケア"と"刺激を避ける"ことが重要である．また，発生時には何が原因なのかをアセスメントし，対応策を検討する．それらを具体的に述べていく．

### 予防

[スキンケア]

スキンケアとは，主に洗浄と保湿のことである．患者は『照射部の皮膚を擦らないように』『マークを消さないように』と説明を受けていることから，洗浄剤を使用しなかったり入浴を控えたりする．清潔の保持は，皮膚を健康な状態に保つための基本であるため，入浴できる患者は洗浄方法を指導する．洗浄剤をよく泡立て，擦らないように手で洗い，シャワーで十分に洗い流し，押さえ拭きをする．洗浄剤は，弱酸性や低刺激性のものが推奨されているが，「弱酸性洗浄料の使用を否定しないが，弱酸性にこだわる必然性はない」[6]とされており，洗浄を丁寧に行うことが大切である．

洗浄後には必ず保湿を行う．洗浄後10分以内に保湿を行うことで，体内の水分の蒸散を防ぐことができる[7]．保湿剤は，伸びのよいローション系のものを擦りこまないように塗布する．クリームや軟膏の場合は，手の平に取り両手で温めてから塗布するとよい．

このように，スキンケアのキーワードは擦らないこと，いわゆる「愛護的」に行うことである．そして皮膚の乾燥を予防することで，皮膚炎の悪化を予防または遅延させることができる．

[日焼け予防]

照射部位の皮膚が露出する場合には，柔らかい素材の帽子やスカーフなどで保護する．また，曇りや屋内であっても紫外線を浴びているため，日焼け止めの使用を徹底する．日焼け止めには，紫外線吸収剤と紫外線散乱剤を使用しているものがある．紫外線吸収剤は伸びがよく白浮きしにくいが皮膚への負担があり，紫外線散乱剤は白浮きしやすいが低刺激である．したがって日焼け止めにおいては，『ノンケミカル』や『吸収剤無配合』と表記のあるものを選ぶとよい．SPFは20〜30程度，PAは＋〜＋＋とし，こまめに塗り直すことで，皮膚の負担が少なく紫外線予防も可能である．

[物理的刺激の回避]

照射部位の皮膚は，掻いたり擦ったり長時間の圧迫などによる刺激を避ける．衣類はアクリルや麻，毛など素材が硬く刺激になるものは避け，柔らかい

SPF：sun protection factor

PA：protection grade of UVA

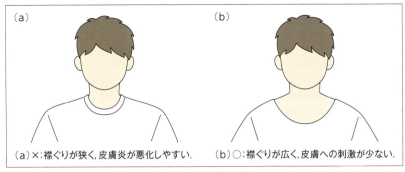

(a) ×：襟ぐりが狭く，皮膚炎が悪化しやすい．
(b) ○：襟ぐりが広く，皮膚への刺激が少ない．

**図1　インナーの襟ぐりによる皮膚刺激の違い**

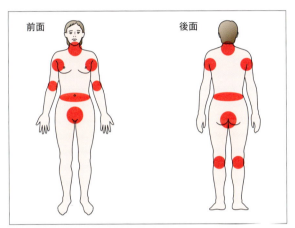

**図2　放射線皮膚炎が生じやすい部位**

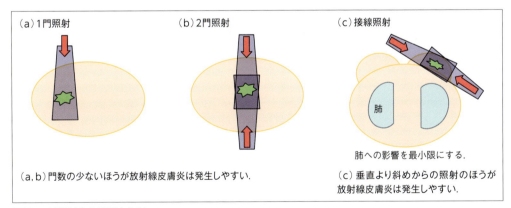

(a,b) 門数の少ないほうが放射線皮膚炎は発生しやすい．
(c) 垂直より斜めからの照射のほうが放射線皮膚炎は発生しやすい．

**図3　外照射の照射方法**

綿素材でゆったりとしたものを着用する．とくに，頭頸部領域の照射の場合は，インナーの襟ぐりが狭いと摩擦刺激となり皮膚炎が悪化しやすい（**図1**）．さらに顔面や頸部が照射部位となる男性では，髭剃りはカミソリではなく電動シェーバーを使用する．

## 放射線皮膚炎発生時のアセスメント

放射線皮膚炎の発生時期や部位は，放射線の種類や照射線量，照射方法などにより，ある程度は予測

## 表2 放射線皮膚炎のリスクアセスメント

| | 要因 | 理由 |
|---|---|---|
| 治療側のリスク因子 | 1回線量，総線量 | 2 Gy/回を超える場合や総線量が多いと皮膚炎が発生しやすい |
| | 照射門数 | 1方向よりも複数方向のほうが照射線量が分散され皮膚炎の出現が少ない |
| | 入射角度 | 丸い部分，屈曲部分に皮膚炎が発生しやすい |
| | 放射線の種類 | X線より電子線のほうが皮膚炎が発生しやすい |
| | 化学療法の併用 | 効果も高いが皮膚炎が発生しやすく悪化しやすい |
| 患者側のリスク因子 | 照射部位への刺激 | 頸部や腋窩，外陰部などシワの多い部位，衣類などで擦れる部位は皮膚炎が悪化しやすい |
| | 栄養状態 | 低栄養や肥満患者は皮膚炎が悪化しやすい |
| | 既往歴 | コントロール不良の糖尿病や膠原病のある場合は皮膚炎が発生しやすい |
| | セルフケア能力 | 適切なケアが困難な場合は皮膚炎悪化につながる |

ができる．しかし，患者の年齢や全身状態，栄養状態，喫煙習慣，抗がん剤併用の有無，セルフケアの状況によって早期に発生することがある．また，放射線皮膚炎は，頸部や腋窩，乳房，会陰部など皮膚が薄く，擦れやすくシワのある部位，また，衣服の摩擦などによって発生しやすい（図2，3，表2）．

放射線皮膚炎は発生部位や範囲，炎症の有無を観察する．皮膚炎の程度については，有害事象共通用語規準（CTCAE v5.0）を使用して評価することが一般的である．また，放射線は身体を通過する性質があるため，観察は照射野の前面（射入口）だけでなく背面（射出口）の皮膚にも異常がないか確認することが必要である．

CTCAE v5.0：Common Terminology Criteria for Adverse Evebts v5.0

# ケアのコツとワザ

放射線皮膚炎は，症状に応じてケアを選択する必要がある．その症状別のケアについて解説する（表3)[9]．

## 症状別のケア

### [紅斑・乾燥のケア]

照射開始後2週目ごろからうっすらと紅斑が観察され，徐々に濃い色調へと変化する．放射線によって皮脂腺や汗腺の機能が低下し，皮膚が乾燥する．

予防的なスキンケアを継続し，乾燥がある場合には保湿を強化する．セラミド配合の保湿剤がバリア機能の回復に効果があるとの報告もある[8]．灼熱感などの炎症がある場合には，抗炎症作用のあるジメチルイソプロピルアズレン軟膏（アズノール®軟膏）を塗布する．

### [瘙痒感・落屑のケア]

乾燥した皮膚に衣類などが擦れたり，なんらかの摩擦刺激が加わったりすることによって瘙痒感や落屑が出現する．

抗ヒスタミン外用薬のジフェンヒドラミン（レスタミンコーワクリーム）や鎮痒外用薬のクロタミトン（オイラックス®クリーム）を使用することもある．しかし，止痒効果は一時的であり，ステロイド外用薬を使用する場合もある．乾燥による瘙痒感という場合は，保湿で改善することもある．また，瘙痒感のある患者は無意識に搔破することがあるため，患者自身の爪を短くカットし皮膚の損傷を予防する．

### [びらん，潰瘍のケア]

治療終盤に発症することの多いびらんは，滲出液

## 表3 放射線性皮膚炎のグレードとケア方法

| | Grade 1 | Grade 2 | Grade 3 | Grade 4 | Grade 5 | 注釈 |
|---|---|---|---|---|---|---|
| 皮膚の状態 | わずかな紅斑または乾性落屑 | 中等度から高度の紅斑．まだらな湿性落屑．ただしほとんどが皺や襞に限局している．中等度の浮腫 | シワや襞以外の部位の湿性落屑．軽度の外傷や摩擦により出血する | 生命を脅かす．皮膚全層の壊死や潰瘍．病変部より自然に出血する．皮膚移植を要する | 死亡 | 生物学的な効果を生じるレベルに達した電離放射線の曝露の結果生じる皮膚の炎症反応 |
| ケア方法 | 愛護的なスキンケア，保湿 | ・愛護的なスキンケアとアズノール®軟膏塗布<br>・瘙痒感があれば，レスタミンコーワクリームやオイラックス®軟膏，リンデロン®-VG軟膏を塗布 | ・リンデロン®-VG軟膏やマイザー®軟膏などで炎症を改善させスキンケアを継続<br>・被覆は，非固着性ガーゼを使用 | 皮膚科医師の指示に従う | | |

Grade は有害事象共通用語規準 v5.0 日本語訳 JCOG 版
JCOG ホームページ http://www.jcog.jp（2019 年 1 月 14 日検索）を参考に改変

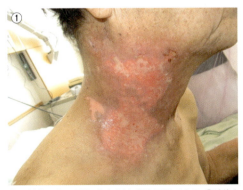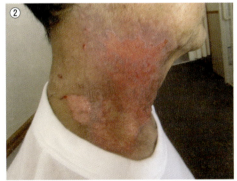

①照射終了後1週間．疼痛あり．洗浄不足である．②洗浄とマイザー®軟膏を使用し4日目．疼痛は改善した．
**図4 下咽頭癌へのステロイド外用前後の皮膚炎（全頸部：46 Gy，下咽頭：24 Gy）**

や疼痛を有し外用薬の使用や被覆を必要とする．疼痛があることで，洗浄することが困難となり滲出液や外用薬が皮膚に残存し，さらに皮膚炎が悪化することがある．そのような時には，3日程度ステロイド外用薬（リンデロン®-VG軟膏やマイザー®軟膏など）の軟膏を使用し炎症を抑え，洗浄をできるようにする（図4）．疼痛がある場合の洗浄は，シャワーの圧を弱めにしたり温度をややぬるめにしたりす

る．洗浄が可能になれば，アズノール®軟膏を乾燥しないようにやや厚めに塗布をする．

また，潰瘍に発展した場合に，スルファジアジン銀（ゲーベン®クリーム）や酸化亜鉛（亜鉛華軟膏）などの銀や亜鉛という鉱物を含む外用薬を使用すると散乱線を発生させ，皮膚表面の線量を増加させて皮膚炎が悪化するため，これらの使用は避ける．褥瘡処置などで使用せざるをえない場合には，治療前に洗浄で軟膏を除去し，治療後に軟膏を塗布する．週末など治療ができない場合には，ポリウレタンフォーム（ハイドロサイト®ADジェントル，メピレックス®ボーダー）などの剝離刺激の少ないシリコーン系粘着剤の創傷被覆材を使用して皮膚炎の改善に努めることも有効であるが，保険償還はないため病院負担となる．

## 皮膚炎の被覆のコツ

放射線治療中や治療後の皮膚は，摩擦刺激などにより皮膚損傷に至ることが多い．そのため，ワセリンやアズノール®軟膏などの油性基剤の外用薬を塗布し被覆をすると，乾燥せず外的刺激を回避ができる．油性基剤の軟膏はベタつきがあるため，多くの場合は被覆して保護する．放射線皮膚炎においての被覆は，摩擦を与えないことが重要であるため，なるべく低刺激の非固着性ガーゼ（**表4**）を推奨している．そして，滲出液量や使用する部位によって素材を検討する必要がある．外用薬は被覆するガーゼに塗布して患部に当てることで，皮膚炎部位を刺激せずにケアができる．また，固定のためにテープを使用することで，脆弱になった皮膚の損傷を来す可能性があるため，極力テープを使用せずに包帯やネット包帯などで固定をする．IMRTの場合は全方向から照射するため，照射野から外れた部位であっても皮膚へのダメージを起こす可能性があり，とくに注意したい．したがって，大きめに被覆し照射部位から十分離れた部位にテープで固定をする場合には，照射方法などを確認してから行う．

## 照射野のクーリング

放射線照射部位は，炎症による浮腫や紅斑，熱感が出現するため，臨床ではクーリングを行うことが多い．一方で，組織の酸素分圧が放射線感受性に影響をしており，治療効果に関連してくる．クーリングすることで組織の血流量が低下し細胞内の酸素量も減少するため，治療効果が低減される可能性がある．しかし，現時点ではがん細胞内の酸素が冷却されることによってどの程度影響を及ぼすかというエビデンスがないことから，照射直前でなければクーリングすることは問題ないとされている[2, 9]．また，放射線皮膚炎へのクーリングは，炎症による苦痛を一時的に緩和するという対症療法であり，皮膚炎そのものを予防または改善するものではないということは理解しておきたい．

クーリングを行う場合には，アイスノン®や保冷剤などをハンカチ等に包んで患部に当てたり，衣類の上から当てたりして，皮膚への刺激が強すぎないように配慮する．

# 看護のポイント

[治療前]

放射線治療を行う患者の看護は，治療前から始まり，治療中の観察やケア，そして治療後のサポートと継続的な関わりが重要である．

予防的なセルフケア指導は，医師から放射線治療の説明を受け患者が同意した時点から始まる．治療スケジュールや副作用，日常生活における留意点など基本的な内容だけでなく，照射部位や回数など個別的な内容も併せて説明を行う（**表4**）．また，治療目的や患者の理解度が個々によって異なるため，患者指導は統一することはできない．そのため，セルフケア指導を行う看護師は，医師の説明を踏まえてパンフレットやDVDなどを使用しながらくり返し説明を行ったり，具体的な方法を提示して実際にケアの手順などをみてもらい，患者の理解を高めていく．また，家族にも指導を行うことで，治療期間

### 表4 照射部位別の注意点

| 部位 | ケア，注意点 |
|---|---|
| 頭部 | 洗髪時，ゴシゴシ爪を立てて洗わない |
| 頭部 | 頭皮にブラシやくしを当てない |
| 頭部 | メガネやマスクは必要時以外は外す |
| 頸部 | 硬い襟のシャツ，ウールやアンゴラなどが素材のタートルネックやマフラーは避ける |
| 頸部 | 髭剃りはカミソリではなく電気シェーバーを使用する |
| 乳房 | ワイヤー入りのブラジャーは避ける |
| 肛門・陰部 | ウォシュレットは「ぬるめ・弱め」で使用し，乾燥機能は使用しない |
| 肛門・陰部 | 排泄後は擦らず，押さえ拭きする |
| 共通 | 照射部へ直接日光が当たらないように，衣類やスカーフ，帽子や日傘，日焼け止めを使用し保護する |
| 共通 | 温泉，プール，サウナは避ける |
| 共通 | 医師から処方された外用薬以外を使用する際は必ず確認する |
| 共通 | 爪は短くカットする |

### 表5 保湿剤，非固着性ガーゼの製品例

| 分類 | 商品名 | 特徴 |
|---|---|---|
| 保湿剤 | キュレルローション（花王） | ・顔・からだ用<br>・セラミド，ユーカリエキス配合<br>・のびがよくベタつかない |
| 保湿剤 | ベーテル™保湿ローション（越後メディカル） | ・セラミドAP，アルギニン，スクワラン配合<br>・べたつきが少なくさっぱりとしている |
| 保湿剤 | シルティ保湿ローション（コロプラスト） | ・ピュアセリシンとセラミドNP配合<br>・バリア機能の回復を助ける<br>・弱酸性 |
| 保湿剤 | ヒルドイド®ローション0.3%，ヒルドイド®ソフト軟膏0.3%（マルホ） | ・保険診療で処方が可能<br>・ヘパリン，グリセリン，スクワラン配合<br>・ローションはのびがよく広範囲に使用可能 |
| 非固着性ガーゼ | メロリン®（スミス・アンド・ネフュー） | ・滅菌と非滅菌がある<br>・3層構造で滲出液の吸収もできる |
| 非固着性ガーゼ | デルマエイド®（アルケア） | ・裏表なく両面使用できる<br>・すばやく滲出液を吸収する |
| 非固着性ガーゼ | モイスキンシート，モイスキンパッド（白十字） | ・シートは創に添いやすいが吸収力はほとんどない．未滅菌製品<br>・パッドは適度な滲出液を吸収する |

に患者を孤立させずともに支えていくことができる．

［治療中］

　皮膚炎のコントロールは，がん放射線照射の治療を継続，完遂するカギとなる．とくに自身で観察できる部位の場合には，ボディイメージの変化から治療への意欲が減退し，さらに疼痛などの症状によってスキンケアへの意欲が低下してしまう．したがって，定期的に症状の確認とセルフケアができているかを評価し，患者が継続できるケアを支援していくことがポイントである．

　また，皮膚炎が発生するとスキンケア以外にも処置を行うことになるため，より簡便なケアが必要とされる．その際には，治療計画がどのようになっているか，残りの照射回数なども踏まえながら処置方法を検討する．

［治療終了後］

　治療終了時に著明な皮膚炎がない場合でも，治療後2～4週間程度は皮膚炎が出現する可能性があるため，スキンケア（表5参照）と皮膚への刺激の回避をするように指導する必要がある．また，皮膚炎が発生した場合には，どの程度で回復が見込めるかを医師らと検討し，セルフケアの支援を継続する．

〈引用・参考文献〉
1) 宮脇大輔，大田史江：WOC Nursing 6（7）：88-95，2018．
2) 祖父江由紀子：がん看護 14（6）：637，2009．
3) 後藤志保：がん放射線療法ケアガイド 新訂版（久米恵江ほか 編）．中山書店，東京，pp.103-110，2013．
4) 北原　規：がん・放射線療法 2017 改訂第7版（大西　洋，唐澤久美子，唐澤克之 編著）学研メディカル秀潤社，東京，pp.121-126，2017．
5) 早川和重：化学放射線療法プラクティカルガイド（北原　規，相羽惠介 編）．南山堂，東京，pp.148-162，2009．
6) 国立がん研究センター がん患者の外見支援に関するガイドラインの構築に向けた研究班 編：がん患者に対するアピアランスケアの手引き 2016年版．金原出版，東京，pp.133-134，2016．
7) 永尾京美，菊池貴子，神田誠子：がん看護 21（5）：571-575，2016．
8) 宮地良樹：スキンケア最前線．メディカルレビュー社，大阪，pp.130-131，2008．
9) JCOGホームページ http://www.jcog.jp
10) 全田貞幹：がん・放射線療法 2017 改訂第7版（大西　洋，唐澤久美子，唐澤克之 編著）学研メディカル秀潤社，東京，pp.127-130，2017．

# 3 がん性皮膚潰瘍

執筆●内藤 亜由美

**KEY POINT**
- 滲出液，臭気，出血，痛み，痒みなどの全身的な苦痛を伴う
- 患者の恐怖感や苦痛を緩和するケアが重要
- 患者のセルフケアが困難となる場合は介護者の協力を求める

## 悪性腫瘍による皮膚の創傷とは

　悪性腫瘍による皮膚の創傷（malignant cutaneous wounds）は，原発または転移性の皮膚の損傷であり，がん性創傷やがん性皮膚潰瘍，がん自壊創ともよばれる．本項ではがん性皮膚潰瘍で統一する．がん性皮膚潰瘍は，はじめは，皮下に小さな結節として触れ，ピンク色，赤色，紫色，茶色の色調を呈することが多く，がん細胞の増殖により壊死性のカリフラワーのような状態になる[1]（図1）．

　転移性のがん性皮膚潰瘍は，乳がん，頭頸部がん，食道がん，腎がん，肺がん，卵巣がん，大腸がん，膀胱がん，性器がん，悪性リンパ腫，白血病などの皮膚転移によって起こる．

　がん性皮膚創傷の発生部位とその頻度を表1[1]に示す．

### がん性皮膚潰瘍の問題点

　がん性皮膚潰瘍の問題点は，痛みや痒みを伴うこと，腐敗臭を伴うことがあること，滲出液が多量であること，易出血性であること，容姿の変化による精神的な苦痛，不安，疎外感や生きがいの喪失などの霊的苦痛（スピリチュアルペイン）といった多岐にわたる問題を患者本人と介護者にもたらす．

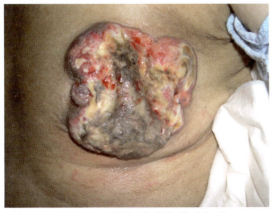

図1　カリフラワー状の乳がん皮膚転移

**表1　がん性創傷の発生部位とその頻度**

| 部位 | 頻度 |
|---|---|
| 乳房 | 39〜62% |
| 頭頸部 | 24〜33.8% |
| 体幹 | 1〜3% |
| 大腿部・膝窩 | 3〜7.4% |
| 会陰部 | 3〜5.1% |
| その他 | 3.7〜8% |

Manning M：Metastasis to skin. Seminars in Oncology 14（3）：240-243,1998. をもとに作成

## がん性皮膚潰瘍発生時のアセスメント

### 早期発見

定期受診を行い，皮膚の変化の早期発見を行う．皮下硬結が出現した場合，速やかに医師に報告し，局所の摩擦に注意する

### 発生時のアセスメント

局所のアセスメント項目を以下と**表2**に示す．
①自壊創の部位と外観
②痛み，痒みの程度と部位（潰瘍部か周囲皮膚のどちらに痛み，痒みがあるのか）
③出血量
④滲出液の量や性状
⑤感染徴候の有無
⑤臭気の有無
⑥自壊創周囲皮膚の状態
⑦患者や介護者が苦痛に思っていること

## ケアの目標と介入(表3)

### ケアの目標

ケアの目標は，①痛みのマネジメント，②においのマネジメント，③滲出液のコントロール，④出血対策，⑤周囲皮膚の保護である．

### ケアの実際

[痛みのマネジメント]

創傷処置時に痛みを生じる場合には，あらかじめ十分なレスキュー・ドーズの鎮痛剤を使用し，短時間で処置が終了するように簡便性に配慮した処置方法を検討する．

非固着性ガーゼやパッド（**図2**）を選択する．ガーゼやパッドの固定には，医療用粘着テープの使用はなるべく最小限として，固定性のある下着やチューブ包帯をするとよい（**図3**）．医療用粘着テープを使用する場合は，角質除去の少ない低刺激性のものを使用する．

また，テープかぶれを起こしやすいような場合は，皮膚被膜剤（リモイス®コートなど）を使用するとよい．

[においのマネジメント]

・洗浄

基本的に，石けんとシャワーによる洗浄を毎日行う．創の洗浄により細菌数を減らすことで感染予防の効果も期待できる．

・外用薬

悪臭がある場合，カデキソマー・ヨウ素製剤，メ

**表2　がん皮膚転移発生時のアセスメント項目とその内容**

| | |
|---|---|
| 外観 | 固着した硬い壊死か，やわらかく遊離した壊死か，易出血性か，潰瘍化しているか，などを観察する |
| 臭気 | 腐敗臭かどうか，本人や介護者が不快に感じているかどうかを観察する |
| 滲出液 | 漿液性か粘稠か，少量か中等量か多量か，1日のドレッシング材交換の頻度は何回程度か |
| 感染徴候 | 滲出液の増加，局所の熱感，全身の発熱，白血球数の増加，CRP（C反応性蛋白）の上昇の有無を観察する |
| 周囲の皮膚 | 紅斑，浸軟，浮腫，圧痛，発疹の有無 |
| 局所の大きさと形状 | ドレッシング材の薬物や材料の選択に制限が生じるかどうかをみる |

表3 ケアの目標と介入

| 目標 | 痛みのマネジメント | においのマネジメント | 滲出液のコントロール | 出血対策 | 周囲の皮膚の保護 |
|---|---|---|---|---|---|
| 介入方法 | 処置前の鎮痛剤使用 | 創の洗浄 | 滲出液量に合った外用薬の選択 | 非固着性ガーゼの使用 | 皮膚被膜材の使用 |
| | 非固着性ガーゼの使用 | 外用薬の選択 | 滲出液量に合ったパッドの選択 | アルギン酸ドレッシングの使用 | 滲出液のコントロールの実践 |
| | ガーゼやパッドの固定方法の工夫 | | Mohsペーストの使用 | | 痒みや炎症がある場合は皮膚科医へ相談 |
| | | デブリードマン | | 外用薬の選択 | ガーゼやパッドの固定法の工夫 |
| | | パウチング | | | |

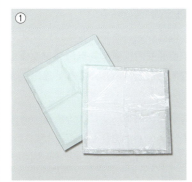
①滅菌サンドガーゼ
（オオサキメディカル）

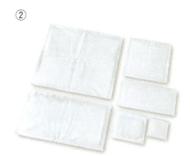
②モイスキンパッド
（白十字）

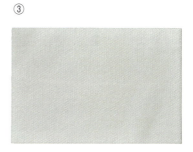
③デルマエイド®
（アルケア）

図2　非固着性ガーゼ，パッドの例

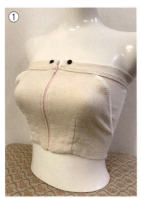 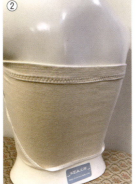 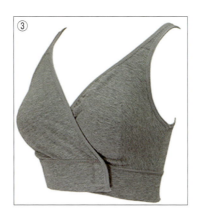 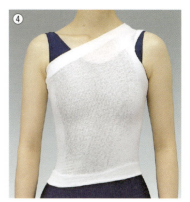

①，②ME999自壊創用ケアインナー（KEA工房）　　③ホスピタブル・コンフォート（KEA工房）　④チュービコット®　6号（アルケア）

図3　下着やチューブ包帯によるパッド類の固定

トロニダゾールゲル（ロゼックス®ゲル0.75%：マルホ）（図4）どを使用する方法も効果的である．

・デブリードマン

出血に注意しながら，浮き上がっている軟らかい壊死組織を少しずつ除去する．

・パウチング

ストーマや瘻孔管理で用いるパウチを貼付し，滲出液を密封する方法がある（図5）．パウチの中に消臭剤を入れることで滲出液を廃棄する際の悪臭にも対応できる．

[滲出液のコントロール]

外用薬を用いる場合は，吸水作用のある基材の外用薬を選択する．滲出液量に合った吸収パッドを選択する．滅菌でなくてもよく，ケア用品のコストに制限がある場合は尿取りパッドなどで代用することも可能である．継続できるケア用品を患者や介護者と相談して選択する．

滲出液量が多量であるがこまめにパッドを交換できない場合はパウチングを行うことやMohsペーストを滲出液コントロール目的で行うこともある．

がん治療の効果で壊死組織が融解し滲出液が増加している場合は，浮き上がっている壊死組織を出血に気をつけながらデブリードマンすることで滲出液量を減少できる場合もある．

[出血対策]

痛みのマネジメントで紹介した非固着性のガーゼやパッドを使用する．出血している場合は，圧迫止血を行い，アルギン酸ドレッシング材を使用する．

出血により日常生活に支障を来している場合には，Mohsペーストによる処置（図6）を行う場合もある．

[周囲皮膚の保護]

滲出液のコントロールを行いながら，滲出液が付着する範囲の皮膚に創傷被膜材を使用すると，皮膚の表面に一層ベールができて滲出液の刺激から皮膚を保護することができる．

医療用粘着テープによる皮膚障害の場合，痛みのマネジメントで紹介したガーゼやパッドの固定方法の工夫を行う．

周囲皮膚に炎症を認めた場合は，皮膚科医へ相談し，一時的にステロイド外用薬の使用などを検討する．

[避けるべきケア]

・感染をまねくおそれがあるため，ハイドロコロイド材など閉鎖式ドレッシング材の使用は避ける．
・腫瘍が増大する可能性がある潰瘍治療用軟膏やト

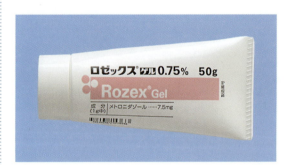

図4　メトロニダゾールゲル［ロゼックス®ゲル0.75%]（マルホ）

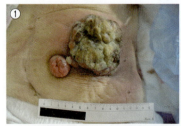

①：人工肛門付近にあるがん性皮膚潰瘍．腐敗臭が強く，在宅療養中であり介護者の負担となっていた．

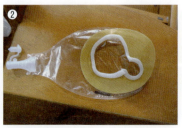

②：ウエルケア・ドレーン（アルケア）と滲出液の漏れ防止のためTREシール（ダンサック）を開孔部に使用して貼付した．

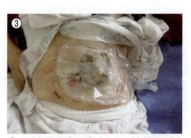

③：パウチの中に青くみえる液体はデオール 消臭潤滑剤（コロプラスト）．この処置で悪臭は劇的に改善した．頻回なパッド交換も不要となり，周囲の皮膚の発赤も改善し苦痛の緩和にもつながった．

図5　パウチングによるにおいと滲出液のマネジメント

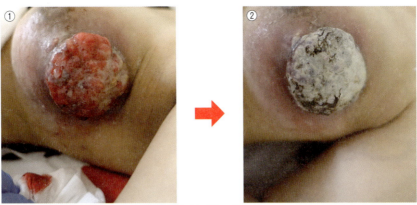

①：ぽたぽたと出血しているがん性皮膚潰瘍に対し，周囲皮膚を白色ワセリン塗布で保護して創部にMohsペーストを塗布．②：2時間後ペーストを除去して洗浄する．潰瘍の表面は腐食し，止血された．

**図6 Mohsペーストによる処置**

ラフェルミン（フィブラスト®スプレー）は，がん性創傷には使用禁忌である．また，血管新生作用のある潰瘍治療薬は出血の危険性があるため使用しない．

## 看護のポイント

精神面や社会的背景に配慮し，本人の処置への希望を尊重しケア方法を選択する．

化学療法中の患者の場合は，治療費の負担が大きい場合もあるので，ケア用品のコストについても話し合いながら，一人ひとりの状況に適したものを選択する．

巨大ながん性皮膚潰瘍であっても，化学療法の効果で縮小する場合もあるので，状態をモニタリングしながら，状態に適したケア方法の見直しを行う．

〈引用・参考文献〉
1) Manning M：Metastasis to skin. Seminars in Oncology 14（3）：240-243, 1998.
2) Bryant RA: Managing wounds in palliative care. Acute and Chronic Wounds：Current Management Concepts 5th ed. Mosby, St. Louis, pp.531-540, 2016.
3) 関 宣明，内藤亜由美：皮膚転移自壊創．スキントラブルパーフェクトガイド．学研メディカル秀潤社，東京，pp.205-209, 2008.

# Chapter 9

# フットケア

**1** 糖尿病患者のスキントラブルとフットウェア

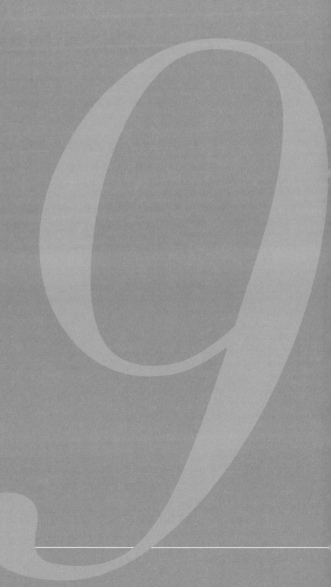

# Chapter 9 フットケア

## 1 糖尿病患者のスキントラブルとフットウェア

執筆●松本　琴美, 吉嶺　開, 大平　吉夫

**KEY POINT**
- 糖尿病患者の足潰瘍の治療・予防には，荷重コントロールが必要
- フットケアやリハビリテーションといった多職種・多診療科での集学的アプローチが必要
- フットウェアの効果は適切な装用に委ねられ，定期的なフォローアップが重要

## 糖尿病患者における足のトラブル

　糖尿病は，血糖値の高い状態が持続することで，さまざまな合併症を引き起こす．とくに，神経障害や血流障害の合併は，足のスキントラブルの一因となる．神経障害には，感覚神経障害・運動神経障害・自律神経障害があり，その症状は足先から進行することが多い[1]．これらの合併症により，乾燥や痺れ・感覚鈍磨・足変形といった症状を引き起こす[2]．なかでも，足変形や関節可動域制限は局所的な足底圧の上昇を招く[3]．局所にかかる過度な圧は胼胝の形成や疼痛につながり，感覚神経に障害があると，知らない間に潰瘍に至っていることもある．足部にできた潰瘍治療は，血流障害や立位・歩行時の荷重により容易ではない．足潰瘍の治療・予防には荷重コントロールが必要とされ，それにはフットウェアが有用である（**表**）[4]．本項では，糖尿病患者における足のスキントラブルとフットウェアを用いた治療・予防方法について述べる．なお，本項でのフットウェアの定義とは，「足底装具・靴型装具など足部に装着する義肢・装具」とする．

**CROW：**
Charcot Restraint Orthotic Walker

**TCC：**
Total Contact Cast

**表　フットウェアのガイドライン**

| |
|---|
| ガイドライン#2.1 |
| ・予防的フットウェアは切断リスクのある（虚血性疾患，神経障害，切断歴，潰瘍歴，胼胝形成，足変形）あらゆる患者に処方されるべきである |
| 原理（原則） |
| ・潰瘍リスクをもつ糖尿病患者の足潰瘍の発症は，予防的フットウェアの使用で防ぐことができる |
| ガイドライン#2.2 |
| ・免荷の方法は，杖，歩行器，車椅子，特殊靴，中敷，CROWブーツ，糖尿病ブーツ，前足部・踵部免荷靴，TCCが含まれる |
| 原理（原則） |
| ・糖尿病性潰瘍は，減圧することがもっとも治癒率を上げる |

Steed DL et al : Wound Repair Regen 14 : 680-692, 2006. より一部抜粋，改変

## 足潰瘍の発症要因

糖尿病合併症による症状（足変形や感覚鈍麻など）が潰瘍の一因であることは前述したとおりだが，糖尿病合併症のみが潰瘍の要因となるわけではない．たとえば，外反扁平足や強剛母趾といった足変形や足関節の背屈可動域制限は，健常な足にもみられる．足潰瘍の発症は，このような足の機能障害に加え，内的要因（神経障害や血流障害・変形など）と外的要因（靴の不適合・外傷など）が加わることで発症する[5,6]．フットウェアの介入を行うにあたり，これらを理解することは発症要因とその対策を検討するうえで必要不可欠である．

## 足の動きの評価

関節の動きや足部アライメント（骨配列）の評価は，潰瘍発症の要因となる足の機能障害を理解するうえで重要である．下肢の動きは，前額面・矢状面・水平面の3つの面に分けて考えることができ，立位・歩行時にはこの3つの面で複合的な動きをすることが多い（図1）．どこか1カ所に生じた動きの制限は，他の所で代償しようとするが，その代償が不十分な場合，足底の局所圧は上昇し，胼胝や潰瘍（p.26〜27参照）の発症につながる[6]．

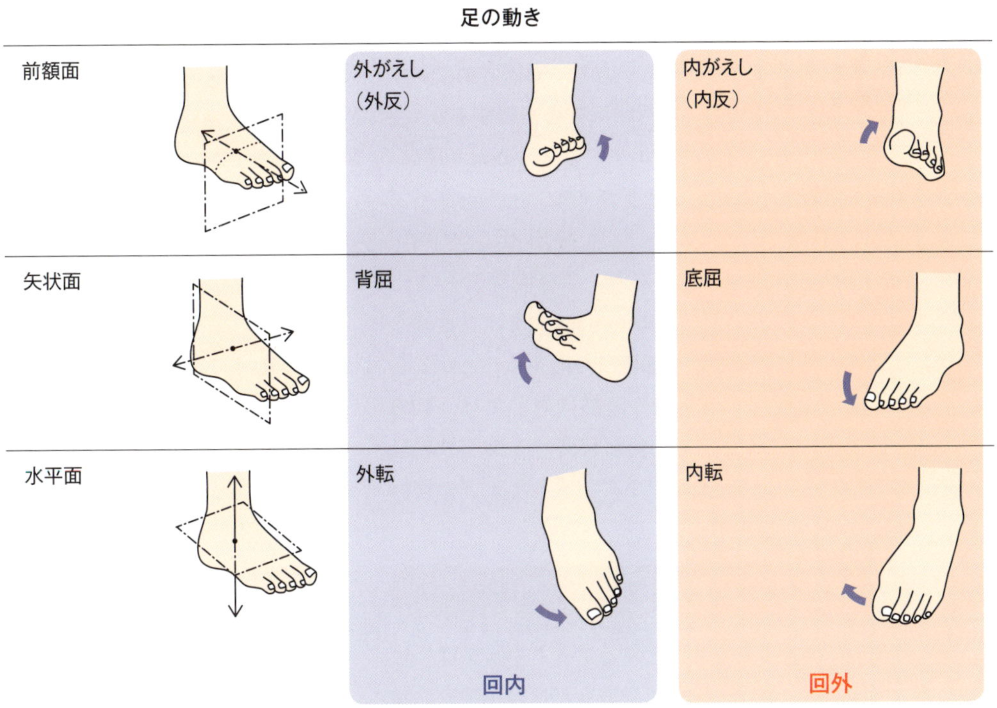

図1　各面における足部の動きと複合的な動きの例

Chapter 9 フットケア

# フットウェアの検討

糖尿病患者に対するフットウェアは「創傷治療」と「予防」に分けて考えることができ，その介入目的によって求められる機能が異なる．なかでも，予防を目的とするフットウェアは，創傷発症予防を目的とするものと，マイナー切断後などの再発予防を目的とするものがあり，その目的に応じて種類や構造を検討する．

## 創傷治療におけるフットウェア

足潰瘍の治療には，荷重コントロールが必要不可欠である[7]．荷重コントロールには，車椅子の使用やベッド上安静など歩行を制限する方法もある．しかし，足潰瘍の治癒には，足趾で147日，踵で237日を要するという報告もあり[8]，その治療は長期にわたることが予測される．安静期間が長期にわたると廃用症候群の進行や社会生活の維持が困難となることも考えられる．フットウェアを用いた免荷は，感染に留意しながらではあるが，早期のリハビリテーション開始や最低限の日常生活動作が可能となる．

潰瘍の免荷には，TCC（total contact cast）*がもっとも免荷率が高いとされる一方で，周径変動に対する即座の対応は難しく施行には技術を要する[6]．免荷を目的としたフットウェアには，instant（即席）タイプとcustom madeタイプがある．instantタイプには，免荷用フェルトや免荷用サンダル・Removable Walkerなどがあり，周径変動にも対応しやすい（**図2**）．また，custom madeタイプと異なり，製作に日数を要さず即座に対応することができる．高度な変形や広範囲の潰瘍に対しては，PTB（patellar tendon bearing）免荷装具**や短下肢装具といったcustom madeタイプのフットウェアの検討が望ましい（**図3**）．

## 予防目的のフットウェア

創傷の発症予防を目的とするフットウェアは，足の機能障害（変形・関節可動域など）の程度や活動度，皮弁・植皮の有無などによって，種類や構造を検討する．

[創傷発症予防]

・インソールでのアライメント補正と除圧

足潰瘍を発症したことのない場合でも，足部の変形や過度な胼胝が存在するということは，足の機能障害を生じており，フットウェアの介入が必要とされる．足のアライメント異常を認めた場合，インソール（足底装具）の選択が検討される．関節可動域に制限がなく柔軟性がある場合，硬度の高いインソールによりアライメント補正を行うことで，局所にかかる圧は軽減する（**図4**）．

関節可動域に制限がある場合や，足底に骨突出・植皮といった局所的な除圧が必要な場合は，軟質の材料も使用したインソールにより，足底圧の分散・減圧を図る（**図5**）．足部変形や関節可動域の制限がより強度である場合は，靴型装具も含めて検討する．

・靴の適合

インソールを挿入し装着するうえでも，靴との適合は重要である．とくに，糖尿病患者は，運動神経障害により足趾の変形を呈していることも多く，市販靴との適合トラブルを生じやすい（**図6**）．市販靴の多くは，靴の前足部（トウボックス）のゆとりが少なく縫い目があり，これが圧迫や擦れの原因となる．足趾・足部の変形がより強度である場合は，靴型装具を検討し，深底の構造にする（**図7**）．

また，足趾の拘縮や足関節の背屈可動域制限といった動きに制限がある場合は，靴底形状の工夫も検討する．ロッカーソールなどの靴底加工により，歩行における踏み返し動作の補助や制限を図る（**図8**）[9]．シャルコー関節など，より強度な足変形を呈す場合は，短下肢装具も含めて検討する（**図9**）．

[マイナー切断後の再発予防]

足部・足趾の切断後は，創治癒に至っても断端や残存趾への負担が増加する．また，足部アライメントの崩れはより強くなることもあり，再発のリスクを伴う．

*TCC：足底にかかる負荷を軽減させ，傷の部分に圧がかからないようにギプス固定する方法

**PTB免荷装具：膝蓋靱帯部で体重を支持し，足部を免荷する装具．足部全体を免荷する完全免荷タイプと，潰瘍以外の部分的な荷重を許す部分免荷タイプがある

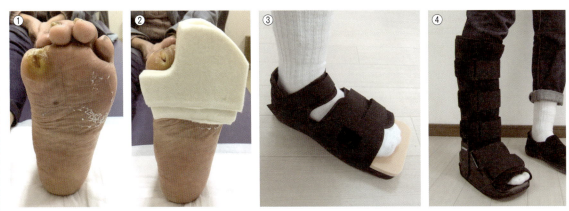

前足部の潰瘍(①)に対し,免荷用フェルトを使用した(②).歩行時の踏み返しを制限するために,免荷用サンダル(③)やRemovable Walker(④)を併用する.

**図2 前足部潰瘍に対する免荷の例**

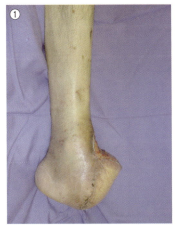
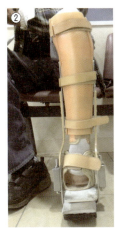

ショパール関節離断(筋皮弁後)の症例(①)に対して,PTB免荷装具(②)を装着した.

**図3 custom madeタイプのフットウェア**

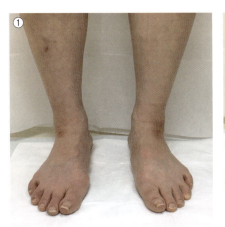
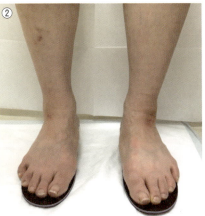
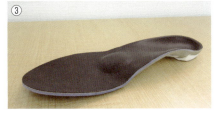

回内している足(①)に対して,インソールの介入を行った(②,③).

**図4 インソールでのアライメント補正例**

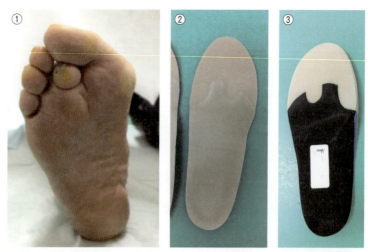

足底に潰瘍形成をくり返していたが，フットウェア装着後再発なし．3カ月に1度の胼胝処置を継続している．

**図5　足底胼胝（①）に対するインソール（②：表，③：裏）**

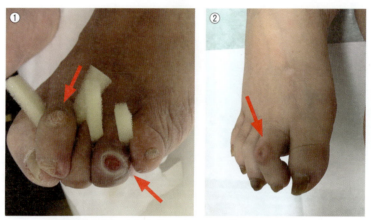

**図6　足趾変形と靴の不適合によるトラブル**

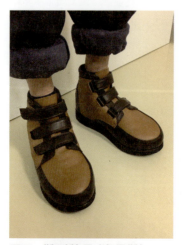

図7　靴型装具（半長靴）

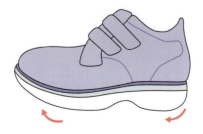

図8　靴底加工のイメージ（ロッカーソール）

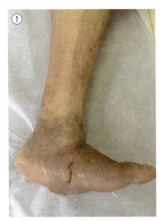
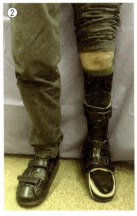

図9　シャルコー関節（①）に対する短下肢装具装着例（②）

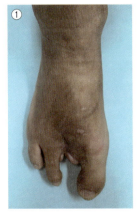
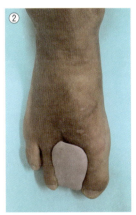

①：装着前，②：装着時．
図10　趾間スペーサー（シリコペット）

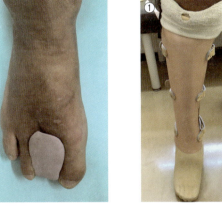
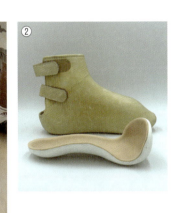

①：ショパール関節離断後の果義足．
②：中足骨切断後の足根義足．
義足内には除圧材料を用いたインソールが挿入されている．
図11　マイナー切断後の義足

　足趾の切断後は，インソールや靴型装具の装着を検討することが多い．第2〜4趾の部分的な切断の場合，空いたスペースの方向に残存趾が傾いてくることがある．専用の趾間スペーサーを用いることで，残存趾・足部の変形進行を最小限にとどめることができる（図10）．予防期と同様に，強度な足変形を呈す場合は短下肢装具の適応となることもある．

　中足骨も含めたより近位でのマイナー切断の場合は，足根義足や果義足を検討する．断端の骨突出や植皮の有無に留意して義足内部の構造を工夫する（図11）．

# 室内でのフットウェア

　フットウェアの効果は，適切な装着により効果を発揮する．それは，室外のみならず室内においても同様である．日本の生活様式は，室内で履物を脱いで生活することが多く，室内での装着に対して理解を得られないことも少なくない．しかし，室内においても潰瘍発症リスクは変わらないことから，その

必要性を十分に説明し理解を得ることが重要である．また，足の状態に応じて室内専用のフットウェアを検討するなどして，室内でも履ける工夫が必要とされる（**図12**）．

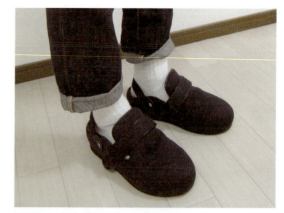

**図12　室内用のフットウェア**

# フォローアップ

　足潰瘍の発症・再発を予防するためにも，定期的なフォローアップは必要不可欠である．フットウェアのメンテナンスはもちろん，「適切な装着ができているか」「身体機能の変化はないか」といった，心理的・身体的変化に対するフォローも大切である．たとえば，足の浮腫変動や筋力の低下・視力低下といった身体的変化があれば，フットウェアの構造の調整も検討される．また，患者のなかには，経過とともにフットウェア装着の重要性に対する意識が薄れ，適切な装着がなされていないこともある．患者自身が，フットウェアを適切な状態で装着し続けられるよう，継続的にフォローアップを行うことが重要である（**図13**）．

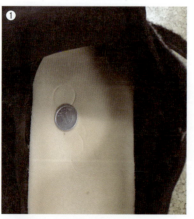
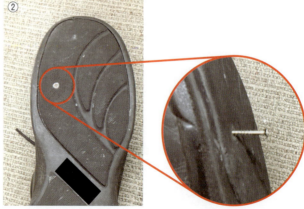

①：靴内にコインが入り込んでいた．
②：靴底に釘が刺さっていた．
**図13　フォローアップでのトラブル発見事例**

## 多職種での介入

糖尿病患者の足治療は，全身管理・血行再建・創傷ケアといった集学的なアプローチが必要とされ，各診療科・職種の連携が重要となる．フットウェアの介入においても同様で，医師を中心として看護師・理学療法士・作業療法士・義肢装具士といった多職種の関わりが大切である．看護師によるフットチェックや教育，理学療法士による歩行指導や関節可動域の改善・筋力強化といったアプローチのなかに，フットウェアの介入を取り入れることで，より高い治療効果を得ることが可能となる．

〈引用・参考文献〉
1) 日本糖尿病対策推進会議：日本における糖尿病患者の足外観異常および糖尿病 神経障害の実態に関する報告．p.4，2008．
2) 新城孝道：糖尿病のフットケア．医歯薬出版，東京，pp.1-4，2000．
3) 菊池　守：J Jpn Soc Limb Salvage Podiatr Med 8：147，2016．
4) Steed DL et al：Wound Repair Regen 14：680-692，2006．
5) 大平吉夫：足の創傷をいかに治すか—糖尿病フットケア・Limb Salvageへのチーム医療—（市岡　滋，寺師浩人 編），克誠堂出版，東京，pp.215-224，2009．
6) 上口茂徳：下肢救済マニュアル（上村哲司ほか 編）．学研メディカル秀潤社，東京，pp.362-370，2014．
7) 森脇　綾，寺師浩人：PEPARS 85：1-11，2014．
8) Pickwell KM et al：Diabetes Metab Res Rev 29：377，2013
9) 日本義肢装具学会監修/加倉井周一 編：装具学 第3版．医歯薬出版，東京，pp.17-93，2003．

## 欧文

| | |
|---|---|
| α樹状細胞 | 12 |
| Ω型テープカット固定 | 215 |
| ABCD-Stoma® | 283 |
| ABI（ankle brachial pressure index） | 177 |
| ACE阻害薬 | 68 |
| adult onset Still's disease（AOSD） | 112 |
| AIDS（acquired immunodeficiency syndrome） | 93 |
| ANCA（antineutrophil cytoplastic antibodyies） | 115 |
| anti-streptolysin O antibody（ASO） | 89 |
| antiphospholipid antibody syndrome（APS） | 112 |
| AOSD（adult onset Still's disease） | 112 |
| APS（antiphospholipid antibody syndrome） | 112 |
| arborizing vessels | 108 |
| ASA-PS | 159 |
| ASO（anti-streptolysin O antibody） | 89 |
| ATLL（adult T-cell leukemia-lymphoma） | 93 |
| Auspitz現象 | 54 |
| autoimmune disease（自己免疫疾患） | 111 |
| A群β溶血性レンサ球菌 | 316 |
| bFGF（basic fibroblast growth factor） | 43 |
| BMI（body mass index） | 159 |
| CCE（cholesterol crystal embolization） | 153 |
| Chapel Hill分類 | 115 |
| chronic kidney disease（CKD） | 153, 323 |
| CKDステージ分類 | 153, 323 |
| CLCA（cutaneous leukocytoclastic angiitis） | 115 |
| collagen disease（膠原病） | 111, 304 |
| Common Terminology Criteria for Adverse Evebts（CTCAE） | 356, 366 |
| CPA（cyclophosphamide） | 113 |
| Cryo | 115 |
| cryopyrin-associated periodic syndrome | 68 |
| CTCAE分類 | 356 |
| cutaneous leukocytoclastic angiitis（CLCA） | 115 |
| cyclophosphamide（CPA） | 113 |
| Darier徴候 | 53 |
| deep tissue injury（DTI） | 185 |
| deep vein thrombosis（DVT） | 174 |
| dermatomyositis（DM） | 112, 123 |
| dermographism（隆起性皮膚描記症） | 52, 53 |
| DESIGN-R® | 185, 191 |
| DIC（disseminated intravascular coagulation） | 90 |
| DIHS（druginduced hypersensitivity syndrome） | 80 |
| DLST（drug-induced lymphocyte stimulation test） | 81 |
| DM（dermatomyositis） | 112, 123 |
| druginduced hypersensitivity syndrome（DIHS） | 80 |
| DTI（deep tissue injury） | 185 |
| DVT（deep vein thrombosis） | 174 |
| EGFR-TKI（epidermal growth factor receptor tyrosine kinase inhibitor） | 100 |
| eGFR（estimated glomerular ltration） | 323 |
| EGFR系阻害薬 | 355 |
| EGPA（eosinophilic granulomatosis with polyangiitis） | 115 |
| end stage kidney disease（ESRD） | 154 |
| estimated glomerular ltration（eGFR） | 323 |
| exfoliative toxin | 87 |
| Favre-Racouchot症候群 | 49 |
| FTU（finger-tip unit） | 35 |
| GA（giant cell arteritis） | 115 |
| GFR（glomerular filtration rate） | 153 |
| giant cell arteritis（GA） | 115 |
| GPA（granulomatosis with polyangiitis） | 115 |
| GVHD（graft-versus host disease） | 334, 341 |
| ――による皮膚病変 | 343 |
| HAE（hereditary angioedema） | 68 |
| HBOC（hereditary breast and ovarian cancer syndrome） | 150 |
| HD（hemodialysis） | 153, 324 |
| HDF（hemodiafiltration） | 155 |
| HFS（hand-foot syndrome） | 101 |
| HHV-6 | 80 |
| high-outputの瘻孔管理 | 290 |
| highly-active antiretroviral therapy | 94 |
| HIV（human immunodefi ciency virus） | 92 |
| Hodgkin病 | 58 |

HTLV (human T-lymphotropic virus) ······92
IAD (incontimence associated dermatitis)
 ······240, 343
——重症度判定スケール：IAD-set ······248
ICDRG (International Contact Dermatitis Research Group) ······81
IgA 血管炎 ······115
IMRT (intensity modulated radiation therapy) ······363
incontinence associated dermatitis (IAD)
 ······240, 343
infusion reaction ······100
intensity modulated radiation therapy (IMRT) ······363
intermittent pneumatic compression (IPC) ······177
IP (interstital pneumonia) ······113
IPPV (invasive positive pressure ventilation) ······204
Jain の基準 ······313
Kawasaki disease (KD) ······115
Köbner 現象 ······54
KOH 直接鏡検 ······55, 96
large blue-gray ovoid nests ······108
leaf-like structures ······108
malignant cutaneous wounds ······371
MCTD (mixed connective tissue disease) ······112
MDRPU (medical device related pressure ulcer)
 ······137, 176, 196, 226, 305, 332
——ケア ······201
——の有病率・推定発生率 ······197
——の予防 ······200
——発生概念 ······201
——予防・管理フローチャート ······202
MDS (myelodysplastic syndrome) ······124
medical device related pressure ulcer (MDRPU)
 ······137, 176, 196, 226, 305, 332
methotrexate (MTX) ······113
microscopic polyangiitis (MPA) ······115
mixed connective tissue disease (MCTD) ······112
MKI (multikinase inhibitor) ······100
MMPs (matrix metalloproteinase) ······43
Mohs ペースト ······374

moist wound healing ······43
MPA (microscopic polyangiitis) ······115
MPO (myeloperoxidase) ······117
MRSA (methicilin resistant Staphylococcus aureus)
 ······88, 240
MRSA 膿痂疹 ······88
MTX (methotrexate) ······113
multikinase inhibitor (MKI) ······100
multiple blue-gray globules ······108
myelodysplastic syndrome (MDS) ······124
narrow-band UVB ······84
NIDDM (non-insulindependent diabetes mellitus)
 ······126
Nikolsky 現象 ······54, 351
nipple-sparing mastectomy (NSM) ······148
NPPV (non-invasive positive pressure ventilation)
 ······199, 204
——のメリット・デメリット ······204
——マスク ······199
——マスクによる皮膚障害 ······209
——マスクの装着手順 ······208
NPUAP (National Pressure Ulcer Advisory Panel)
 ······27
NSAIDs (non-steroidal anti-inflammatory drugs)
 ······78
NSM (nipple-sparing mastectomy) ······148
OA (osteoarth ritis) ······111
OTC 製剤 ······34
PA (protection grade of UVA) ······47
PAD (peripheral arterial disease) ······153
Panton-Valentine leukocidin (PVL) ······88
PD (peritoneal dialysis) ······153, 156, 324
PDGFR (platelet-derived growth factor receptor)
 ······100
PE (pulmonary embolism) ······174
PEG (percutaneous endoscopic gastrostomy) ······310
PEM (protein energy malnutrition) ······44
——の指標 ······45
percutaneous endoscopic gastrostomy (PEG) ······310

peripheral arterial disease（PAD）·············· 153
peritoneal dialysis（PD）·············· 153, 156, 324
PE 予防のための足関節運動·············· 175
PICO® 創傷治療システム·············· 295
PM（polymyositis）·············· 112
PN（polyarteritis nodosa）·············· 112
PPD（purified protein derivative）·············· 57
PPE（personal protective equipment）·············· 161
PR3（proteinase 3）·············· 117
prednisolon（PSL）·············· 113
propylthiouracil（PTU）·············· 115
proteinenergy malnutrition（PEM）·············· 44
PSL（prednisolon）·············· 113
PTB（patellar tendon bearing）·············· 380
purified protein derivative（PPD）·············· 57
PVL（Panton-Valentine leukocidin）·············· 88
RA（rheumatoid arthritis）·············· 112, 115
radiation recall dermatitis（RRD）·············· 100
RAST（radioallergosorbent test）·············· 82
red dermographism·············· 51
Remote Infection（RI）·············· 159
RENASYS®·············· 294
RF（rheumatic fever）·············· 113
rheumatoid arthritis（RA）·············· 112, 115
RI（Remote Infection）·············· 159
RRD（radiation recall dermatitis）·············· 100
self load related pressure ulcer·············· 196
Sjögren syndrome（SjS）·············· 80, 112
Skin break down·············· 244
Skin Tear·············· 48
skin-sparing mastectomy（SSM）·············· 148
SLE（systemic lupus erythematosus）·············· 111, 115
SNaP® 陰圧閉鎖療法システム·············· 295
SP（standard precautions）·············· 161
SPF（sun protection factor）·············· 47
spoke wheel areas·············· 108
SSc（systemic sclerosis）·············· 112
SSI（Surgical Site Infection）·············· 159, 294
SSM（skin-sparing mastectomy）·············· 148

SSSS（staphylococcal scalded skin syndrome）
·············· 317, 351
STAR 分類システム·············· 232
Stevens-Johnson 症候群（SJS）·············· 80, 112
Surgical Site Infection（SSI）·············· 159, 294
Sweet 病·············· 125
systemic lupus erythematosus（SLE）·············· 93
systemic sclerosis（SSc）·············· 112
TA（Takayasu arteritis）·············· 115
TARC（thymus and activation-regulated chemokine）
·············· 84
TCC（total contact cast）·············· 380
TEN（toxic epidermal necrolysis）·············· 80, 350
TEWL（transepidermal water loss）·············· 324
TGF-β（transforming growth factor-beta）·············· 43
TIMP（tissue inhibitor of meralloproteinase）·············· 43
total contact cast·············· 220
toxic epidermal necrolysis（TEN）·············· 80, 350
transepidermal water loss（TEWL）·············· 324
Tzanck テスト·············· 93
ulceration·············· 108
UVA（Ultraviolet A）·············· 47
UVB（Ultraviolet B）·············· 47
V.A.C®·············· 294
VA（Vascular Access）·············· 90
vasculitis·············· 115
VEGFR（vascular endothelial growth factor receptor）·············· 100
―チロシンキナーゼ阻害薬·············· 355
Wallace の 9 の法則·············· 46
white dermographism·············· 52
WOC チーム·············· 301

## あ行

亜鉛華単軟膏·············· 35
亜鉛華軟膏·············· 35
垢すり·············· 12
アカツキ病·············· 12, 13
悪性黒色腫·············· 110

悪性腫瘍による皮膚の創傷………………………371
アクリル系粘着剤………………………………334
足潰瘍………………………………………………378
　──の発症要因………………………………379
足関節上腕動脈血圧比（ABI）………………177
アスピリン蕁麻疹………………………………67
圧迫療法…………………………………137, 176
アトピー性皮膚炎…………………………………82
　──の原因……………………………………83
　──の診断基準………………………………85
　──の定義・治療……………………………86
　──の病態生理………………………………83
アナフィラクトイド紫斑………………………127
アポクリン汗腺……………………………………16
アポトーシス………………………………………41
あまがわ（甘皮）…………………………………17
アミノ酸…………………………………………170
アルギニン………………………………………170
アルギン酸塩ドレッシング材…………………252
アルミ板副子……………………………………218
アレルギー性蕁麻疹………………………………67
アレルギー性接触皮膚炎…………………………62
安息香酸ベンジル…………………………………97
胃管………………………………………………211
異汗性湿疹（汗疱）……………………………131
萎縮…………………………………………………26
移植片対宿主病（GVHD）…………… 334, 341
一次刺激性接触皮膚炎…………………………339
一次性血管炎症候群……………………………112
胃チューブ………………………………………265
遺伝子異常………………………………………140
遺伝性血管性浮腫（HAE）……………………68
遺伝性乳癌卵巣癌（HBOC）…………………150
イベルメクチン……………………………………97
いぼ…………………………………………………91
医療関連機器圧迫創傷（MDRPU）
　　　　　　　　　137, 176, 196, 226, 305, 332
医療用（粘着）テープ… 226, 227, 228, 235, 250, 262, 265
　──によるスキントラブル（皮膚障害）……… 333, 374

医療用保湿剤……………………………………328
イレウス（腸閉塞）……………………………212
イレウス管………………………………… 211, 265
胃瘻………………………………………………310
　──カテーテル………………………………310
　──周囲にみられる不良肉芽………………312
　──周囲のスキントラブル…………………310
　──造設術……………………………………311
陰圧閉鎖療法……………………………… 268, 294
インスリン非依存性糖尿病（NIDDM）……126
インソール（足底装具）………………………380
ウイルス感染症…………………………………318
ウイルス性発疹症…………………………………91
うっ滞性皮膚炎………………………… 65, 135, 175
栄養………………………………………………169
　──とスキントラブル………………………169
　──と皮膚……………………………………169
　──不足によるスキントラブル……………170
エクリン汗腺………………………………………16
壊死性筋膜炎…………………………………90, 317
壊死組織……………………………………………41
壊疽性膿皮症……………………………………128
遠隔転移を伴う乳癌……………………………150
遠隔部位感染（RI）……………………………159
炎症期………………………………………………40
黄色ブドウ球菌………………………………87, 316

## か行

疥癬…………………………………………………95
　──診療ガイドライン………………………96
　──治療薬……………………………………97
　──トンネル……………………………… 55, 95
外的刺激…………………………………………249
潰瘍…………………………………………………26
外用薬………………………………………………33
　──の構造と種類……………………………33
　──の種類……………………………………33
　──の塗布方向………………………………10
外力保護ケア……………………………………234

| | |
|---|---|
| 化学的刺激の低減 | 346 |
| 化学的バリアの障害 | 31 |
| 化学療法 | 354 |
| ──中に起こるストーマトラブル | 361 |
| ──による皮膚障害 | 283 |
| 角化型疥癬 | 95 |
| 拡散の原理 | 155 |
| 角質層（角層） | 11 |
| ──の微細構造 | 13 |
| ──の菲薄化 | 261 |
| 下肢動脈に対する脈拍触知法 | 178 |
| 荷重ギプス | 220 |
| 荷重コントロール | 378 |
| 過剰肉芽 | 313 |
| ガス壊疽 | 90, 317 |
| 苛性カリ法 | 75 |
| 金網副子 | 218 |
| 痂皮 | 25 |
| 下部毛包 | 15 |
| かぶれ | 62 |
| 貨幣状湿疹 | 63 |
| 痒みが生じるしくみ | 30 |
| 痒み受容体 | 255 |
| 痒みの起こるメカニズム | 255 |
| 顆粒層 | 11 |
| 川崎病（KD） | 115 |
| 簡易栄養状態評価表（MNA®） | 189 |
| がん化学療法 | 140, 354 |
| ──中のスキントラブル | 354 |
| 間欠的空気圧迫装置（IPC） | 177 |
| 間欠的空気圧迫法 | 176, 179 |
| 汗孔 | 10 |
| 肝硬変 | 127 |
| 推算糸球体濾過量（eGFR） | 323 |
| カンジダ（症） | 76, 318 |
| カンジダ性間擦疹 | 74 |
| 間質性肺炎（IP） | 113 |
| 管状瘻 | 288 |
| がん性皮膚潰瘍 | 371 |
| 関節リウマチ（RA） | 112, 115 |
| 汗腺 | 15 |
| 乾皮症 | 64 |
| がん放射線療法（治療） | 140, 363 |
| ──中のスキントラブル | 363 |
| 灌流付き陰圧閉鎖療法 | 268 |
| キーゼルバッハ部位 | 213 |
| 機械性蕁麻疹 | 68 |
| 機械的刺激の低減 | 345 |
| 気管切開カニューレ | 333 |
| 気管切開口周囲 | 332 |
| 気管挿管チューブ固定部 | 332 |
| 気管チューブ | 332 |
| 基剤 | 36 |
| 基底細胞 | 11 |
| ──がん | 108 |
| 基底層 | 11 |
| 基底膜部の構造 | 13 |
| ギプス | 218 |
| ──シャーレ | 224 |
| ──副子 | 218 |
| ──のゆるみ | 168 |
| ──包帯 | 218 |
| ──巻き | 165 |
| ギプスカット（カッター） | 166 |
| ギプス固定 | 164 |
| ──による合併症 | 168 |
| ──による末梢部の浮腫 | 168 |
| ──の基本操作 | 164 |
| ギプス・シーネ固定（部） | 167, 218 |
| ──による合併症 | 219 |
| ──のスキントラブル | 218 |
| ギプス・シーネによるMDRPU好発部位・有病率 | 219 |
| 逆シャンパンボトル様 | 136 |
| 吸引圧 | 270 |
| 丘疹 | 23 |
| 急性GVHD | 341 |
| 急性蕁麻疹 | 67, 68 |
| 急性肺血栓塞栓症 | 175 |

| | |
|---|---|
| 急性輸液反応 | 100 |
| 起痒刺激 | 255 |
| 強度変調放射線治療（IMRT） | 363 |
| 峡部 | 15 |
| 局所陰圧閉鎖療法 | 270 |
| 局所進行乳癌 | 151 |
| 巨細胞動脈炎（GA） | 115 |
| 亀裂 | 26 |
| 金属パッチテストユニット | 63 |
| クリーム | 33 |
| クリオグロブリン血症 | 128 |
| ――性血管炎（Cryo） | 115 |
| クリオピリン関連周期熱症候群 | 68 |
| クリティカルコロナイゼーション | 194 |
| クロタミトン | 97 |
| 経管栄養法 | 311 |
| 形質細胞 | 14 |
| 軽度の褥瘡 | 182 |
| 経鼻カテーテル | 211 |
| ――挿入中のスキントラブル | 211 |
| 経皮水分蒸散量（TEWL） | 324 |
| 経鼻挿管 | 336 |
| 経皮内視鏡的胃瘻造設術（PEG） | 310 |
| 血液凝固期 | 40 |
| 血液透析（HD） | 153, 324 |
| 血液濾過透析（HDF） | 155 |
| 血管炎 | 111, 115 |
| 血管障害 | 126 |
| 血管新生阻害薬 | 142 |
| 血管性浮腫 | 68 |
| 血管内皮細胞増殖因子受容体（VEGFR） | 100 |
| 血管留置カテーテル | 226 |
| 血漿浸透圧 | 153 |
| 血小板機能異常症 | 250 |
| 血小板減少症 | 250 |
| 血小板由来成長因子受容体（PDGFR） | 100 |
| 血清亜鉛値 | 172 |
| 結節 | 23 |
| 結節性多発動脈炎（PN） | 112, 115 |

| | |
|---|---|
| 血栓後症候群 | 175 |
| 毛の成長期，退行期，休止期 | 16 |
| ケラトヒアリン顆粒 | 11, 12 |
| 下痢対策 | 346 |
| 下痢によるIAD | 240 |
| ケロイド | 18, 107 |
| 限外濾過の原理 | 155 |
| 限外濾過量 | 156 |
| 原発疹 | 22 |
| 顕微鏡的多発血管炎（MPA） | 115 |
| 抗がん剤 | 283 |
| 口腔粘膜の構造 | 17, 18 |
| 膠原細胞（コラーゲン） | 13 |
| 膠原病 | 111, 304 |
| ――の病態 | 113 |
| ――の罹患臓器 | 113 |
| 好酸球性多発血管炎性肉芽腫症（EGPA） | 115 |
| 抗糸球体基底膜抗体病（抗GBM病） | 115 |
| コウジ酸 | 20 |
| 甲状腺機能亢進症 | 126 |
| 甲状腺機能低下症 | 127 |
| 紅色皮膚描記症 | 51 |
| 抗真菌薬外用・内服 | 76, 77 |
| 抗ストレプトリジンO抗体（ASO） | 89 |
| 厚生労働省DIC診断基準 | 251 |
| 光線過敏型 | 79 |
| ――薬疹 | 118 |
| 光線過敏症 | 118 |
| ――の治療 | 121 |
| 後天性穿孔性皮膚症 | 128 |
| 後天性免疫不全症候群（AIDS） | 93 |
| 後天性瘻孔性皮膚症 | 129 |
| 紅斑 | 22 |
| 紅皮症 | 27 |
| 紅皮症型 | 79 |
| 抗ヒスタミン薬 | 71 |
| 高分子化合物 | 142 |
| 肛門清拭剤 | 349 |
| 抗リン脂質抗体症候群（APS） | 112 |

高齢者の乾皮症（ドライスキン）･････････30
高齢者の皮膚･････････････････････21, 46
――に関わる栄養素の食事摂取基準････172
高齢者の便失禁･･････････････････････241
コールドクリーム･････････････････････34
黒色表皮腫･････････････････････123, 125
個人（用）防護具（PPE）････････････161
骨髄異形成症候群（MDS）･･･････････124
骨突出計････････････････････････････187
固定線維･････････････････････････････18
固定薬疹･････････････････････････････79
古典的軟膏･･･････････････････････････35
子どもの皮膚･････････････････････････46
粉状皮膚保護剤･･････････････････････280
コラーゲンペプチド･････････････････170
コリン性蕁麻疹･･･････････････････････68
コレステロール塞栓症（CCE）･･･････153
混合性結合組織病（MCTD）･････････112
コンタクトレイヤー･････････････････269
――の創傷被覆材････････････････････271
コンパートメント症候群････････････････219

## さ行

細菌感染症･･･････････････････････････87
坐位での90°ルール･･･････････････････20
再発乳癌････････････････････････････150
細胞間橋･････････････････････････････11
痤瘡様皮疹･･･････････････････101, 354, 360
殺細胞性抗がん剤････････････････････354
殺細胞性薬剤････････････････････････140
サルコペニア肥満････････････････････234
サンバーン･･････････････････････････122
シーネ（副木）･････････････････167, 218
紫外線･･･････････････････････････････46
自家感作性皮膚炎･････････････････････64
趾間カンジダ症･･･････････････････････76
趾間スペーサー（シリコペット）････383
色素沈着････････････････････････････325
色素斑･･･････････････････････････････23

糸球体濾過量（GFR）･･･････････････153
シクロホスファシド（CPA）････････113
自己免疫疾患････････････････････････111
自重関連褥瘡････････････････････････196
下巻き用包帯の装着方法････････････165
失禁関連皮膚炎（IAD）･･･････240, 343
失禁関連皮膚障害の起こるメカニズム････241
湿疹･････････････････････････････････62
湿布剤による光接触皮膚炎･･････････120
紫斑･････････････････････････････････23
脂肪酸･･････････････････････････････171
シャルコー関節････････････220, 380, 383
集学的アプローチ･･･････････････････385
重症型薬疹･･････････････････････････350
重層療法･････････････････････････････35
主観的包括的栄養評価（SGA）･･････188
酒皶（しゅさ）･･･････････････････････65
手術創の治癒過程････････････････････162
手術部位感染（SSI）････････････････159
手術領域別SSI発生率･･････････････160
出血傾向のある患者のスキントラブル････249
術後感染症･････････････････････････159
術後創部感染の予防と治療･････････294
術後創部管理････････････････････････294
主婦湿疹････････････････････････････130
主婦湿疹乾燥型の好発部位･････････131
循環障害････････････････････････････231
消化管の減圧････････････････････････211
消化管のドレナージ･･･････････････211
消化酵素････････････････････････････260
症候性瘙痒･･････････････････････････257
常在菌･･････････････････････････････316
小水疱･･･････････････････････････････24
脂溶性ビタミン･･････････････････････169
掌蹠膿疱症･･･････････････････････････76
静脈性潰瘍･･････････････････････････175
静脈瘤･････････････････････････65, 136
職業性接触皮膚炎････････････････････133
食事摂取基準････････････････････････173

| 褥瘡・皮膚潰瘍治療薬 | 36 |
| --- | --- |
| 褥瘡予防 | 19, 182 |
| 食物依存性運動誘発アナフィラキシー | 67 |
| 脂漏性角化症 | 106 |
| 脂漏性皮膚炎 | 64, 65 |
| 腎移植 | 327 |
| 真菌 | 45 |
| 真菌・カンジダ感染 | 281 |
| 真菌感染症 | 73, 317 |
| 真菌検査 | 55 |
| 神経障害 | 126 |
| 人工呼吸 | 204 |
| 進行性指掌角皮症 | 130 |
| 進行乳癌 | 149 |
| 滲出液 | 43 |
| ——コントロール | 374 |
| 浸潤癌 | 146 |
| 尋常性疣贅 | 91 |
| 唇状瘻 | 288 |
| 親水基 | 20 |
| 親水性基剤 | 36 |
| 浸透圧性下痢 | 241 |
| 浸透作用 | 20 |
| 浸軟 | 31 |
| 浸軟皮膚のスキンケア | 31 |
| 真皮の構造 | 14 |
| 深部静脈血栓症（DVT） | 174 |
| 腎不全 | 154 |
| 深部損傷褥瘡（DTI） | 185 |
| 蕁麻疹 | 67 |
| ——診療ガイドライン | 67 |
| ——における検査 | 70 |
| ——の分類 | 67 |
| ——様血管炎 | 68 |
| 推算糸球体濾過量（eGFR） | 323 |
| 水痘 | 23, 92 |
| 水疱形成 | 295 |
| 水溶性ビタミン | 169 |
| スキン・テア（Skin Tear） | 48, 227, 231, 305, 343 |
| ——の予防・対応 | 231 |
| ——ハイリスク患者 | 239 |
| スクアレン | 28 |
| スクラッチテスト | 81 |
| ステロイド外用薬 | 37 |
| ステロイド紫斑 | 305 |
| ——の治療例 | 308 |
| ステロイドの大量療法 | 112 |
| ステロイド薬内服によるスキントラブル | 306 |
| ステロイド薬の長期内服・副作用 | 304 |
| ストーマ | 275 |
| ——ケア阻害行動 | 287 |
| ——孔周囲皮膚保護剤 | 275 |
| ——周囲のスキントラブル | 275 |
| ——周囲皮膚障害 | 275, 320 |
| ——造設患者のスキントラブル | 360 |
| ストッキネット（チューブ包帯）の装着 | 164 |
| 整形外科の固定法 | 164 |
| 成熟期 | 40 |
| 成人 Still 病（AOSD） | 112 |
| 成人 T 細胞白血病/リンパ腫（ATLL） | 93 |
| 整腸剤 | 243 |
| 癤（せつ） | 88 |
| 切開創 SSI によるスキントラブル | 163 |
| 石けん | 20 |
| 癤腫症 | 88 |
| 接触皮膚炎 | 45, 58, 131, 305 |
| セラミド | 28 |
| ——含有外用薬 | 34 |
| 線維芽細胞 | 14 |
| 洗剤の pH による分類 | 21 |
| 全身性エリテマトーデス（SLE） | 111, 115 |
| 全身性強皮症（SSc） | 112 |
| センチネルリンパ節生検 | 110 |
| 爪囲炎 | 101, 102, 360 |
| 爪郭 | 17 |
| 造血幹細胞移植 | 341 |
| 爪甲 | 17 |
| 爪床 | 17 |

創傷治癒過程と促進　40
創傷治癒遷延　309
創傷被覆材　192, 339
増殖期　40
増殖シグナル伝達阻害薬　143
創傷治癒阻害因子　41
創部感染　294
爪母　17
瘙痒感　255
続発疹　25
足部アライメント（骨配列）　379
阻血性拘縮　168
組織球（マクロファージ）　14
疎水基　20
疎水性基剤　36

## た行

体圧分散寝具　250
ダイアライザー　155, 327
体位変換　182
帯状疱疹　92, 319
体内エストロゲン濃度　146
体部白癬　74
高安動脈炎（TA）　115
多形紅斑型　78
多剤併用療法　94
多発血管炎性肉芽腫症（GPA）　115
多発性筋炎（PM）　112
多発性固定薬疹　79
多発性老人性疣贅（レーザー・トレラ徴候）　125
ダリエ徴候（Darier 徴候）　53
単純塗布　35
単純疱疹　91, 318
弾性包帯　137, 176
丹毒　89
たんぱく質・エネルギー低栄養（PEM）　234
中毒疹　78
中毒性表皮壊死症（TEN）　80, 350
チューブ・ドレーン　260

――創周囲のスキントラブル　260
――留置中のスキントラブル　260
チューブ包帯　164
腸管皮膚瘻　299
鎮痛剤　269
鎮痒剤　257
通過菌　316
通常型疥癬　95
ツベルクリン反応検査　57
爪の構造　17
爪白癬　74
手足症候群（HFS）　101, 102, 354, 359
低栄養　170, 326
低刺激性保湿剤　229
低剥離刺激性の粘着剤　235
低分子化合物　142
低補体血症性蕁麻疹様血管炎（HUV）　115
手湿疹　130
デブリードマン　317
デルマドローム　123
転移性のがん性皮膚潰瘍　371
点眼薬による接触性皮膚炎　63
伝染性軟属腫　91
伝染性膿痂疹　87, 317
点滴　226
――ルート固定部　226
天然保湿因子　28
癜風　75
結合組織代謝異常　126
糖質代謝異常　125
動静脈用留置針　226
透析　323
――液　157
――患者の足病変　329
――患者のスキントラブル　323
――患者の皮膚瘙痒（症）　157, 325, 350
――治療　153
――の仕組み　154
糖尿病　323

——患者のスキントラブル……378
　　——患者のフットウェア……378
　　——特有の代謝異常……125
　　——患者における足のトラブル……378
　　——に伴う汎発性環状肉芽腫……126
トータルフェイスマスク……206
特異的皮膚病変（直接デルマドローム）……123
凸型嵌め込み具……276, 280
ドライスキン……29, 231, 255
　　——によるスキントラブル……255
　　——のスキンケア……28
　　——の対策……30
トリグリセライド（トリグリセリド）……28, 64
トレパン……56

### な行

内臓病変からみたデルマドロームの分類……124
内服誘発試験……81
内分泌薬……141
軟膏……33
軟膏とクリーム……34
ニコルスキー現象……54, 351
二次性血管炎……115
日光蕁麻疹……120
乳化作用……20
乳癌（がん）……146
　　——の構造……147
　　——の再発予防治療……150
　　——の治療パターン……147
　　——皮膚転移……371
乳頭壊死……149
乳房外 Paget 病……109
乳房腫瘤……146
入浴剤……35
乳輪乳頭温存乳房切除術（NSM）……148
尿素……328
尿素軟膏含有外用薬……34
尿毒症症状……326
尿毒症物質……157

尿路ストーマ……276
ネクローシス……41
粘液水腫……126
粘着テープによるスキントラブル……213
粘着剥離剤……348
粘膜傷害……241
粘着剥離剤……262
囊腫……24
膿疱……24
膿瘍……26

### は行

バーベック顆粒……13
排液の化学的刺激……260
肺血栓塞栓症（PE）……174
排泄物の皮膚接触防止……276
肺塞栓症……174
ハイドロキノン……20
排便管理……247
培養検査法……55
パウチング（法）……261, 289, 374
白色皮膚描記症……52
白癬……73, 318
白斑……23
剥離剤……269
播種性血管内凝固症候群（DIC）……90
播種性紅斑丘疹……78
バスキュラーアクセス（VA）……153
パッチテスト……58, 62, 81
鼻マスク……206
バリア機能……12
　　——が低下した皮膚……21
瘢痕……26
非アルコール性の皮膚被膜剤……250
皮下脂肪組織……16
皮下ポケット……44
光……119
　　——接触皮膚炎……120
　　——老化……47

| | |
|---|---|
| ——老化のメカニズム | 48 |
| 皮丘 | 10 |
| 皮溝 | 10 |
| 肥厚性瘢痕 | 107 |
| 鼻口マスク | 206 |
| 非固着性ガーゼ | 372 |
| 非固着性ドレッシング材 | 308 |
| 皮脂欠乏性湿疹 | 29 |
| ——の発症機序 | 30 |
| 皮脂減少性湿疹 | 64 |
| 皮脂膜 | 28 |
| 非侵襲的陽圧換気療法（NPPV） | 199, 204 |
| 非浸潤癌 | 146 |
| 非ステロイド性抗炎症薬（NSAIDs） | 78 |
| ヒゼンダニ | 95 |
| ビタミン | 171 |
| 非鎮静性の第二世代抗ヒスタミン薬 | 71 |
| 非特異的皮膚病変（間接デルマドローム） | 123 |
| ヒトヘルペスウイルス6（HHV-6） | 80 |
| 皮内テスト | 81 |
| 美白剤 | 20 |
| 美白治療 | 121 |
| 皮膚悪性腫瘍 | 108 |
| 皮膚炎 | 62 |
| 皮膚温存乳房全切除術（SSM） | 148 |
| 皮膚感染症 | 316 |
| 皮膚筋炎（DM） | 112, 123 |
| 皮膚細菌感染症 | 316 |
| 皮膚腫瘍 | 106 |
| 皮膚障害発生部位 | 276 |
| 皮膚症状に関わる検査 | 51 |
| 皮膚生検術 | 56 |
| 皮膚脆弱 | 350 |
| 皮膚接合用テープ | 238 |
| 皮膚瘙痒症 | 257 |
| ——の予防 | 327 |
| 皮膚の厚さ | 11 |
| 皮膚の機能 | 19 |
| 皮膚の急性損傷 | 231 |
| 皮膚の血管 | 15 |
| 皮膚の構造 | 10 |
| 皮膚の受容器 | 15 |
| 皮膚の真菌感染 | 45 |
| 皮膚の脆弱化 | 287 |
| 皮膚の生理的反応 | 278 |
| 皮膚の組織学 | 11 |
| 皮膚の菲薄化 | 287 |
| 皮膚の保護（バリア）機能 | 19 |
| 皮膚の保湿能 | 28 |
| 皮膚排泄ケア認定看護師 | 293 |
| 皮膚白血球破砕性血管炎（CLCA） | 115 |
| 皮膚皮膜剤 | 262, 290, 306, 340, 347 |
| 皮膚描記法 | 51 |
| 皮膚表面のpH | 20 |
| 皮膚への化学的・機械的刺激 | 278 |
| 皮膚片採取方法 | 56 |
| 皮膚保護ウエハー | 263, 290 |
| 皮膚保護剤 | 275 |
| 皮膚良性腫瘍 | 106 |
| 皮弁 | 238 |
| ——壊死 | 149 |
| 肥満 | 170 |
| ——細胞 | 14 |
| 皮野 | 10 |
| 標準予防策（SP） | 161 |
| 表皮の壊死性障害 | 351 |
| 表皮の構造 | 11 |
| 表皮の保湿因子 | 28 |
| 表皮剥脱毒素 | 87 |
| 表皮剥離 | 25, 252, 295 |
| びらん | 26 |
| 微量栄養素 | 169 |
| 微量元素 | 169, 171 |
| フィラグリン | 12 |
| フィルムドレッシング材 | 178, 228 |
| フィンガーティップユニット（FTU） | 35 |
| 風疹 | 93 |
| フォルクマン拘縮 | 168 |

不活性化組織……………………………………41
副腎皮質ステロイド外用薬……………………37
腹膜透析（PD）……………………………153, 324
浮腫…………………………………………………231
フットウェア……………………………………378
物理的バリアの障害……………………………31
ブドウ球菌性熱傷様皮膚症候群（SSSS）……317, 351
プレドニゾロン（PSL）…………………………113
部分層損傷………………………………………231
プラセンタエキス…………………………………20
プリックテスト……………………………………81
不良肉芽…………………………………………313
ブレーデンスケール……………………………182
プロピルチオウラシル（PTU）………………115
分子標的薬…………………………100, 141, 283, 363
――による皮膚障害……………………………100
分泌性下痢………………………………………241
粉瘤…………………………………………106, 107
米国褥瘡諮問委員会（NPUAP）………………27
閉鎖陰圧療法……………………………………291
閉塞性動脈硬化症………………………………326
ヘパリンナトリウム……………………………328
ヘパリン類似物質………………………………328
――含有外用薬……………………………………34
ペプチド…………………………………………170
変形性関節症（OA）……………………………111
便失禁管理システム……………………………349
便失禁専用パッド………………………………349
胼胝…………………………………………………27
蜂窩織炎………………………………………89, 317
放射線……………………………………………363
――治療…………………………………………150
――治療による皮膚障害………………………282
――皮膚炎…………………………………363, 365
――性皮膚炎のグレードとケア方法…………367
――皮膚炎へのクーリング……………………368
膨疹…………………………………………………24
保湿剤の使用方法…………………………………35
ポチ…………………………………………………35

## ま行

マイナー切断……………………………380, 383
マクロゴール軟膏…………………………………34
摩擦刺激によるドライスキン…………………307
麻疹…………………………………………………93
マスクによる皮膚障害の好発部位……………208
末期腎不全（ESRD）……………………154, 329
末梢動脈疾患（PAD）…………………………153
マッピングバイオプシー………………………110
マラセチア…………………………………………76
マルチキナーゼ阻害薬（MKI）………………100
慢性 GVHD………………………………………341
慢性肝炎…………………………………………127
慢性光線性皮膚炎………………………………121
慢性糸球体腎炎…………………………………323
慢性腎臓病（CKD）………………………153, 323
慢性蕁麻疹……………………………………67, 68
水尾徴候……………………………………………55
みずいぼ……………………………………………91
密封療法……………………………………………35
メトトレキサート（MTX）……………………113
メラノサイト（色素細胞）…………………11, 12
メルケル細胞………………………………………12
免疫学的バリアの障害……………………………32
免疫チェックポイント阻害薬……………143, 355
毛孔…………………………………………………10
毛包炎………………………………………88, 281, 317
毛包脂腺……………………………………………15
毛包の構造…………………………………………16
モールディング…………………………………165
モノクローナル抗体……………………………100

## や行

薬剤過敏性症候群（DIHS）……………………80
薬剤性光線過敏症………………………………119
薬疹…………………………………………………78
――の発疹型………………………………………78
有害事象共通用語規準…………………………366
有棘細胞がん……………………………………108

有棘層 …… 11
疣贅 …… 91
有窓ギプス …… 223
油脂性軟膏 …… 34
癰（よう） …… 88
用手形成皮膚保護材 …… 270, 280
予防用弾性ストッキング …… 177

## ら行

落屑 …… 25
ランゲルハンス細胞 …… 12
リークの予防 …… 270
リウマチ …… 111
──性疾患 …… 304
──熱（RF） …… 113
リコール現象 …… 364
隆起性皮膚描記症 …… 52, 53
鱗屑 …… 25

リンパ管（節）炎 …… 89
リンパ管再吸収量 …… 156
リンパ球刺激試験（DLST） …… 81
レーザー・トレラ徴候 …… 106
レスキュー・ドーズ …… 372
老化防止 …… 46
瘻孔 …… 288
──感染 …… 312
──周囲のスキンケア …… 314
──周囲の皮膚障害 …… 288
──部 …… 312
老人性いぼ …… 106
漏斗部 …… 15
蝋片現象 …… 54

## わ行

ワセリン …… 328
ワックスエステル …… 28

## 改訂第2版 スキントラブルケアパーフェクトガイド
### 病態・検査・治療・予防・ケアがすべてわかる！

2013年　7月　5日　初　　版　1刷発行
2014年　6月10日　初　　版　2刷発行
2019年　9月　5日　改訂第2版　1刷発行

| | |
|---|---|
| 編　修 | 内藤亜由美，安部　正敏 |
| 発行人 | 影山　博之 |
| 編集人 | 向井　直人 |
| 発行所 | 株式会社 学研メディカル秀潤社<br>〒141-8414　東京都品川区西五反田 2-11-8 |
| 発売元 | 株式会社 学研プラス<br>〒141-8415　東京都品川区西五反田 2-11-8 |
| DTP | 株式会社明昌堂 |
| 印刷・製本 | 凸版印刷株式会社 |

この本に関する各種お問い合わせ
【電話の場合】●編集内容については Tel. 03-6431-1211（編集部）
　　　　　　●在庫については Tel. 03-6431-1234（営業部）
　　　　　　●不良品（落丁・乱丁）については Tel 0570-000577
　　　　　　　学研業務センター
　　　　　　　〒354-0045　埼玉県入間郡三芳町上富 279-1
　　　　　　●上記以外のお問い合わせは Tel 03-6431-1002（学研お客様センター）
【文書の場合】〒141-8418　東京都品川区西五反田 2-11-8
　　　　　　学研お客様センター『改訂第 2 版 スキントラブルケアパーフェクトガイド　病態・検査・治療・予防・ケアがすべてがわかる！』係

©A. Naito, M. Abe　2019 Printed in Japan.
●ショメイ：カイテイダイニハン スキントラブルケアパーフェクトガイド ビョウタイ・ケンサ・チリョウ・ヨボウ・ケアガスベテワカル！
本書の無断転載，複製，頒布，公衆送信，翻訳，翻案等を禁じます．
本書に掲載する著者供物の複製権・翻訳権・上映権・譲渡権・公衆送信権（送信可能化権を含む）は株式会社 学研メディカル秀潤社が管理します．
本書を代行業者等の第三者に依頼してスキャンやデジタル化することは，たとえ個人や家庭内の利用であっても，著作権法上，認められておりません．
学研メディカル秀潤社の書籍・雑誌についての新刊情報・詳細情報は，下記をご覧ください．
https://gakken-mesh.jp/

JCOPY 〈出版者著作権管理機構委託出版物〉
本書の無断複写は著作権法上での例外を除き禁じられています．複写される場合は，そのつど事前に，
出版者著作権管理機構（電話 03-5244-5088，FAX 03-5244-5089，e-mail: info@jcopy.or.jp）の許諾を得てください．

装幀：柴田　真弘